康复治疗病例荟萃

黄富表　宋桂芸　唐志明　主编

清华大学出版社

北京

图书在版编目（CIP）数据

康复治疗病例荟萃 / 黄富表，宋桂芸，唐志明主编. — 北京：清华大学出版社，2024.4
ISBN 978-7-302-63819-3

Ⅰ. ①康… Ⅱ. ①黄… ②宋… ③唐… Ⅲ. ①康复医学—病案 Ⅳ. ① R49

中国国家版本馆 CIP 数据核字（2023）第 106014 号

责任编辑：孙　宇
封面设计：钟　达
责任校对：李建庄
责任印制：杨　艳

出版发行：清华大学出版社
　　　　　网　　　址：https://www.tup.com.cn, https://www.wqxuetang.com
　　　　　地　　　址：北京清华大学学研大厦A座　　　　邮　　编：100084
　　　　　社 总 机：010-83470000　　　　　　　　　邮　　购：010-62786544
　　　　　投稿与读者服务：010-62776969, c-service@tup.tsinghua.edu.cn
　　　　　质量反馈：010-62772015, zhiliang@tup.tsinghua.edu.cn
印 装 者：三河市龙大印装有限公司
经　　销：全国新华书店
开　　本：185mm×260mm　　　印　张：30.5　　　字　数：697千字
版　　次：2024年4月第1版　　　印　次：2024年4月第1次印刷
定　　价：298.00元

产品编号：092198-01

编委会名单

主　　审　宋鲁平

主　　编　黄富表　宋桂芸　唐志明

副 主 编　刘静娅　顾　彬　王海波　马　红

　　　　　蒋　乐　赵　爽　刘俊明　王　丽

编　　者（按姓氏拼音排序）

曹可心	曾杨康	陈亚彬	丁　倩	窦菲菲	杜文涛	方　蕊
冯梦晨	付学超	高文浩	顾　彬	顾秦菲	郭铁军	郭　漪
韩娜芸	胡靖然	黄富表	黄菊枝	黄鑫茹	及　翔	计春庚
蒋　乐	焦　乐	莱娜·木哈麦提	李　红	李　静	李秋缘	
李　珊	李　鑫	李秀丽	李宇萍	李钰棋	刘静娅	刘丽芳
刘思昆	刘晓军	刘晓岳	刘　媛	卢玲霞	马翠维	马　红
马善新	倪　敏	宁延萌	彭志勇	乔彩娜	荣小萱	芮雪月
苏柳洁	孙　泉	孙伊兰	覃海瑛	唐志明	陶媛媛	王海波
王欢欢	王　洁	王　娟	王　丽	王林平	王　尉	王文帅
王　雯	王星璇	魏明凯	魏　宇	吴佩芝	夏元浩	邢　亮
闫昱蓉	杨东升	杨　昊	杨　絮	尹浩然	张宝元	张　璠
张红兵	张津沁	张立强	张梦菲	张思佳	张甜甜	张　鑫
张耀文	赵　妃	赵建功	赵　爽	赵　鑫	赵雨楠	郑　爽
郑雅丹	周　静	周梦笛	周思月	朱　瑞	祝　晶	邹　萌

学术秘书　及　翔

前　言

2021年6月，国家卫生健康委员会等八部门发布了《关于加快推进康复医疗工作发展的意见》，提出"加强康复医疗人才培养和队伍建设"。随着老龄化的加剧和"健康中国2030"战略的推动，更是将康复提升到前所未有的高度，"全民健康、健康中国"已经上升为国家策略，国家对康复治疗专业人才的需求激增，然而相应的人才培养数量与质量缺口较大。

康复治疗师作为临床康复的主要实施者，其岗位能力是决定康复质量的关键因素。康复治疗师必须熟练掌握多种治疗技术，达到理论与实践融会贯通，才能胜任复杂的临床康复治疗工作。然而，近年来由于多种原因，康复治疗专业学生临床实践教学资源极其短缺，临床实践动手机会较少，且国内康复治疗师岗位胜任力框架和体系也尚未成熟，毕业后临床继续教育资源相对匮乏。面对这种情况，纯理论学习的效果不尽人意，而引入真实康复治疗病例的教学方式是近年来应用频率较高的新潮教学方式之一，不但能够增强学生对理论知识的理解能力与病例分析能力，而且可以提高学生临床技能操作水平和临床思维。同时，康复治疗病例的撰写也是每名一线工作的康复治疗师的常规工作和基本技能。通过康复治疗病例撰写，治疗师及康复专业学生可以了解患者评价、康复治疗及管理方案，为康复治疗寻找合理且必要的证据，改进质控及与同行高效交流，构建良好的临床推理和批判性思考的习惯，形成完整的临床康复治疗思维，有效处理临床危机，可以让日常工作学习更加规范化、条理化、逻辑化，有效提高临床康复治疗工作效率。

本书共分13章，搜集了临床中真实且典型的病例，包含颅脑损伤康复治疗病例、发育障碍康复治疗病例、脊髓损伤康复治疗病例、退行性神经病变康复治疗病例、周围神经病损康复治疗病例、骨折与骨关节疾病康复治疗病例、截肢与假肢康复治疗病例、心肺康复治疗病例、重症康复治疗病例、精神疾病康复治疗病例、烧伤康复治疗病例、呼吸及吞咽功能障碍康复治疗病例及其他康复治疗病例等，展示了康复治疗病例的书写规范和技巧，每个病例都配有详细的治疗过程和效果分析，治疗内容规范实用。不同专业（PT、OT、ST、PO等）、不同方向（神经、肌骨、心肺、重症、儿童等）的康复治疗师都可以从本书中找到自己想要的病例与内容。

通过本书的学习可以提高康复治疗师及康复专业学生分析问题、解决问题的能力，帮助读者透过现象抓住问题本质，将所学理论知识、专业技能与实践经验融会贯通。本书适用于各级康复中心、各级综合医院康复科、康复专科医院、社区康复医疗中心从事康复治疗工作的治疗师及其他相关专业人员学习或参考，也可作为高等医学院校康复治疗学或康复治疗技术专业教师及学生的辅助教材。

本书编写工作得到了清华大学出版社以及参编人员所在单位的大力支持，在此，我们一并表示衷心的感谢，希望本书能够成为康复治疗领域的重要参考资料，激励更多医疗从业者投身于康复治疗事业，共同推动康复治疗的发展和进步。

黄富表

2024年4月

目 录

第一节　关于功能性活动障碍的作业治疗病例

一、患者情况

（一）基本情况

姓名：XRS	病前性格：内向
性别：男	兴趣爱好：打乒乓球、围棋
年龄：43 岁	家庭经济情况：良好
民族：汉族	付费方式：北京医保
文化程度：博士	入院时间：2022 年 3 月 18 日
职业：北京市某公司互联网职员	病史采集日期：2022 年 3 月 18 日

家庭构成：家族谱系图（图1-1-1）表示。

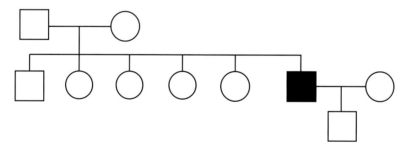

图 1-1-1　家族谱系图

（二）医学情况

1. 临床诊断：左侧脑梗死。

2. 障碍诊断：右侧肢体偏瘫；语言交流障碍；日常生活活动能力严重缺陷；社会参与活动能力障碍。

3. 主诉：右侧肢体活动不利伴言语不利 11 天。

4. 病残史：患者于 2022 年 3 月 3 日 9：00 无明显诱因自觉右侧上下肢活动不利，急救于当地医院查头颅CT示"脑梗死"，2小时后予静脉溶栓治疗，后症状逐渐好转。次日午时患者自觉右侧肢体无力加重，右上肢不能活动，右下肢可床上移动，伴言语不利，复查头颅核磁示"左侧颞顶叶、半卵圆中心梗死灶"较前扩大，就诊于当地医院。当日晚予脑血管造影，术中发现左侧颈内动脉夹层（中远端壁内血肿），并予以脑动脉机械碎栓术，术后患者肢体活动较前无明显变化，予以替洛非班抗血小板、利伐沙班抗凝，降脂、稳定斑块等治疗。住院期间发现右侧锁骨下动脉斑块、右侧椎动脉纤细、双侧颈动脉内 - 中膜不均增厚伴斑块、肝功能不全、高脂血症、糖耐量异常、低钾血症，予对症处理。发病后1周患者右侧上下肢可抬离床面，言语清晰度较前明显改善。发病后10天（2022年3月13日）复查CT示"左侧顶叶梗死伴出血"，于是暂停抗凝药物治疗。目前患者神志清，言语表达欠清晰，右侧肢体活动不利，可独立站立，行走不能，ADL大部分依赖，为康复收入院。

5. 既往史：患者平素身体健康，曾自诉头颈部不适数年，近1天头痛较前加重，休息后自行缓解。发病前患者在家中做健身操锻炼。

6. 合并症：肩关节半脱位一横指、手指轻度肿胀。

7. 个人社会生活史：生于原籍，否认长期外地居住史，否认疫区居留史，否认新型冠状病毒感染史，否认中高危地区旅居史，否认特殊化学品及放射线接触史。偶尔饮酒，每次1两，发病以来戒酒。

8. 婚育史：已婚，适龄婚育，育有一子，配偶及孩子体健。

9. 家族史：父亲患间质性肺炎，已故；母亲健在。哥哥1人，姐姐3人，体健。家族中否认遗传性疾病及类似病史。

10. 职业史：工人，华为公司联络员。

11. 心理史：病前性格内向，病后焦虑明显，否认重大心理创伤史。

（三）其他部门信息

1. 影像科

（1）2022年3月3日头颅CT平扫："左侧颞顶叶、半卵圆中心梗死。"

（2）2022年3月13日头颅CT平扫："左侧顶叶梗死伴有出血。"

2. 心理科：中度焦虑。

（四）其他情况

1. 住址：北京市海淀区某小区。

2. 患者居住环境

（1）目前比较便利，不需要大型环境改造。

（2）有电梯，空间足够。

（3）房间布局合理（图1-1-2）。

（4）可提示家居增加安全性，如增加防滑垫、扶手等。

3. 患者每日时间安排（表1-1-1）。

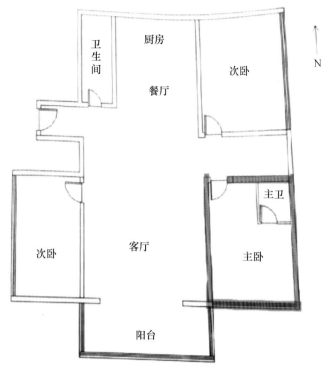

图 1-1-2 家庭布局

表 1-1-1 患者每日时间安排

6:00	起床	13:30—14:00	心理治疗
8:00—8:30	OT	14:00—14:30	OT
9:00—9:30	PT	15:00—15:30	评定科（平衡）
9:30—10:00	ST	16:00—16:30	文体
10:00—10:30	悬吊	16:30—17:00	小OT
10:30—11:00	按摩	17:30—18:00	休息/户外活动
11:00—11:30	输液	18:00—19:00	晚饭
11:30—12:00	午饭	19:30—20:00	课后作业
12:00—13:00	午睡	21:00	睡觉

4. 目前时间安排状况

（1）时间安排较为充实，不存在过度空闲。避免被动休闲。

（2）课程安排合理，上下午均5节课，患者年轻，体力好，不存在过度疲劳。

（3）OT课程时间适合，内容适当，有足够精力应对。

二、OT初期评价及分析

（一）初次面接（2022年3月18日）

第一印象（图1-1-3）：

观察： 骨盆不在中立位，双下肢足间距与肩不等宽，双足基底面较窄，患侧髋、膝关节外展、外旋、轻度足内翻，重心点落在足外侧缘，下肢力线异常，身体重心未落在双侧坐骨结节处，体重无均等负重。由坐位变立位时患侧负重差，骨盆重心转移差，出现代偿动作，异常立位姿势。日常生活能力：不能独立进食、洗漱、穿、脱开襟、套头上衣、下衣、鞋、袜、转移、用厕。

问诊： 患者吞咽功能正常，饮食及大小便控制正常，洗澡不能独立完成，日常生活大部分依赖。

触诊： 肩关节半脱位一横指，翼状肩。

沟通情况及安全风险简评： 患者及护工均小心谨慎，选择坐在轮椅上治疗，与治疗师交流过程中观察言语欠流利，语速慢，舌的灵活度下降，听力理解功能好。面部口角歪斜，右侧鼻唇沟变浅，伸舌偏向右。辅助静态立位，立位平衡功能差，跌倒风险较大。

预约治疗时间： 8:00—8:30　14:00—14:30　每次30分钟，每日2次。

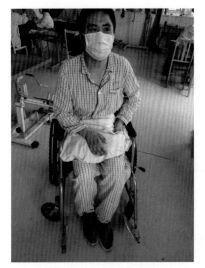

图1-1-3　患者第一印象

（二）OT访谈记录（表1-1-2）

表1-1-2　OT访谈记录

个人因素	角色	中年男性，家中决策者、照顾孩子、收拾家务、家庭经济收入主要人物。在单位技术管理骨干
	康复意愿	通过OT改善上肢及手功能，恢复像患病前一样，和正常人一样生活，从事患病以前工作充当以前的角色，不想给家人及社会增加经济负担
	习惯	良好
	兴趣爱好	体育运动、健身、跑步、打乒乓球
	以往的作业活动	主动积极
	生活方式	良好
环境因素	家庭经济环境	北京医保，工资收入较高，家庭和睦，孩子年龄小，上小学
	文化环境	博士
	人文环境	家庭、单位、社区、社会政府全力支持康复治疗
	住宅环境	家中有2套房子，计划出院搬到平方米大的且有残疾人通道设施的小区居住

（三）初期评定（2022年3月18日）

1．身体的结构和功能

（1）精神状态评价：神志清，精神状况良好。

（2）认知功能评价

1）简易精神状态检查（MMSE）：28分，提示认知功能正常。

2）改良长谷川痴呆筛查（HDS-R）：30分，提示智能正常。

3）kohs立方体检查：80分，提示智能介于轻度智能低下和正常之间。

4）单侧空间忽略的检查：①二等分线段测验：正常。②划消测验：正常。③画图测验、画钟试验、画房子测验、画树测验均正常，无单侧空间忽略及单侧身体忽略。

5）失用失认评价：①意念性失用及意念运动性失用评价：执行口令、动作模仿及实物操作均正常。②结构性失用评价：复制几何图形、复制图画均正确。③摆放一小人时能完全指认身体每一个部位，体像具体化疾病认识正常。

（3）语言功能评价：言语表达欠流利，听力理解功能好。

（4）吞咽功能：正常。

（5）躯体运动功能评价：观察、触诊、测量检查。①观察：患者双侧肩胛骨下角不对称，双侧肩胛上角不对称，右侧肩胛下角低于左侧肩胛下角；右肩胛骨后撤下沉，翼状肩。②触诊：用食指沿肩峰下触诊有肩关节半脱位，约一横指。③手水肿测量：患者手部轻度水肿，皮肤无颜色及温度改变；手水肿测量仪测量结果为健侧360毫升，患侧350毫升，结果相差10毫升。④关节活动度评价：肩关节屈曲、伸展、内旋、外旋、内收、外展被动运动末端有阻力，能完成全关节活动范围且无活动性疼痛。⑤上肢Brunnstrom Ⅱ期，手指Ⅰ期，下肢Ⅱ期。⑥手实用能力检查：废用手。⑦肌张力评定（改良Ashworth）：右侧上肢屈肌张力1⁺级，下肢伸肌张力1⁺级。

（6）躯体感觉功能评价

1）浅感觉：触觉、痛觉、温度觉减退。

2）深感觉：关节运动觉、位置觉、震动觉减退。

3）复合感觉减退。

（7）平衡功能：坐位2级平衡。

（8）心理功能障碍：通过心理科医生了解患者焦虑抑郁情绪较重。

（9）睡眠方面：睡眠质量下降。

2．活动

（1）日常生活活动，ADL评价见量表（3月18日）（表1-1-3）。

表1-1-3　ADL评分

序号	评价项目	评分	评分结果		
			3月18日	4月18日	5月18日
1	进食	0　5　10	5	5	10
2	洗澡	0　5	0	0	0
3	修饰	0　5	0	0	5

续表

序号	评价项目	评分			评分结果		
					3月18日	4月18日	5月18日
4	穿衣	0	5	10	0	0	10
5	控制大便	0	5	10	10	10	10
6	控制小便	0	5	10	0	10	10
7	上厕所	0	5	10	5	10	10
8	床椅转移	0	5	10　15	5	5	15
9	行走	0	5	10　15	0	10	15
10	上下楼梯	0	5	10	0	0	5
	总分				25	55	80

（2）生产性活动

1）家务活动：患者希望能够照顾孩子，烹饪。

2）职业活动：患者年轻，有职业康复需求。

（3）娱乐活动：活动能力下降，交流轻度障碍，近期记忆障碍，使患者参与的休闲娱乐活动范围下降，影响其生活质量。

3．参与

（1）语言交流能力

1）理解能力：口语理解功能好。

2）表达能力：言语表达欠流利，能说出短句，语速稍慢。

（2）病房参与能力：住院病房环境有限、右侧肢体运动功能障碍、移动障碍致参与病房活动能力受限。

（3）家庭参与能力

1）病后由家庭的决策者变为被照顾者，在家庭中的重要角色改变。

2）住院治疗主要是护工陪护，减少了患者与家人共同生活的时间，降低家庭活动的参与能力。

3）妻子照顾孩子及患者，不能自由安排自己的活动内容。

三、问题点（图1-1-4）

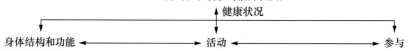

左侧脑梗死伴有出血恢复期（右侧偏瘫，运动性失语，认知功能轻度障碍，ADL障碍，社会参与能力丧失）

健康状况

身体结构和功能 ← 活动 → 参与

1．肩关节被动屈曲、后伸、内收、外展、内旋、外旋无活动性疼痛受限；关节活动度正常；肩关节半脱位1横指。	1．日常生活能力受限：ADL评分25分，个人卫生、入浴、器具使用、移动、步行需完全借助；认知交流、进食、床上活动少量借助；更衣、排泄、床上动作需大部分借助。	1．家庭活动参与受限：患者是家里主要决策者、照顾者，患病后转变为被照顾者；病后需长时间住院进行康复训练，不能参与家庭生活。

图1-1-4　基于ICF框架的问题点分析

2．手水肿测量：患者手部轻度水肿，皮肤无颜色及温度改变；手水肿测量仪测量结果为健侧360毫升，患侧350毫升，结果相差10毫升。 3．肌张力评定（改良Ashworth）：右侧上肢屈肌张力1⁺级，下肢伸肌张力1⁺级。 4．上肢BrunnstromⅡ期，手指Ⅰ期，下肢Ⅱ期。 5．手实用能力检查：废用手。 6．右利手，利手侧偏瘫。 7．躯体感觉功能评价 　（1）浅感觉：触觉、痛觉、温度觉减退。 　（2）深感觉：关节运动觉、位置觉、震动觉减退。 　（3）复合感觉减退。 8．平衡功能：坐位2级平衡；异常坐位姿势，立位平衡功能下降，重心转移差。 9．语言功能：听力理解功能好，口语表达欠流利。 10．认知功能轻度障碍，近期记忆力下降。 11．心理状况：通过心理科医生了解患者焦虑抑郁情绪较重。 12．睡眠方面：睡眠质量下降。	2．家务活动受限：不能完成。 3．病房活动参与局限：患者由于功能及能力较差，病房住院患者较多，空间小，拥挤，受医院环境限制。 4．休闲娱乐：范围受限，形式有限，患者能力障碍，患者的兴趣爱好不能得以施展，活动受限。	2．社会活动参与受限：病后语言及肢体运动功能下降，人际交往能力及社会参与活动需要他人帮助（如外出时需家属或护工推轮椅）。 3．参与重返病前工作活动能力受限。 4．家属、朋友、同事、同学、医务工作者、社区、政府、社会等全力支持患者康复训练，关注患者未来生活、工作和职业发展，增强了患者自信心。

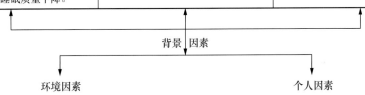

背景　因素

环境因素　　　　　　　　　　　　　　个人因素

Facilitators： 1．患者与家人、同事关系和睦。 2．患者家属、同事、同学及医务人员、社区、政府部门全力支持患者的康复训练。 3．患者拥有医保，家庭经济状况良好支持患者在医院接受持续性的系统正规的康复训练。 Barriers： 1．患者及其家属对康复期望值过高。 2．现病房环境相对家里较差，不利于患者休息。 3．患者的家庭环境需要无障碍改造（浴室地面加防滑垫、门把手加高，加宽改为推拉门，便器加高加扶手，墙壁及浴室加扶手）。 4．患者的居住小区没有无障碍残疾人设施，出行活动困难。 5．职业环境方面：患者单位工作的环境没有无障碍通道及设施，出行活动不便，患者适应工作环境能力下降。 6．同事及领导对患者未来长期康复治疗目标、预后不了解。	Facilitators： 1．患者送医及时，病程较短，发病后超早期介入康复训练。 2．患者既往体健，身体素质较好，可以全力配合康复训练；患者年轻，恢复快；平素喜欢运动。 3．患者文化程度较高（博士），可理解病情及训练方法、目标。 4．患者性格较为随和，便于交流。 5．患者发病以来利手交换明显进步，心理上增强了自信心、自尊心。 Barriers： 1．患者焦虑、抑郁情绪较重，患病前后心理落差较大，心理上难以接受，自信心不足，对未来家庭生活及工作比较迷茫，影响康复治疗进程；在家庭中患者孩子较小，需要增加家庭经济收入；管理决策能力、解决问题能力下降，在工作中是重要科技技术工作者。 2．患者发病后没有合适的娱乐兴趣活动，兴趣活动难以在医院进行，缺乏疏解、宣泄情绪途径。 3．患者右侧利手瘫痪，在未来生活购物及工作中拿取物品、手提包及写字等影响，家庭、社会及工作参与活动受限。 4．家庭方面：孩子小，妻子能力有限。

图1-1-4　（续）

四、OT康复目标

（一）长期目标

恢复实用手，独立步行，ADL完全自理，回归家庭，回归以前的工作岗位，回归社会。

（二）短期目标

1. 4周改善肩关节半脱位，矫正异常肩胛骨关节回归到正常解剖位置，改善翼状肩，提高肩关节稳定性。
2. 4周诱发患侧上肢的伸肌主动运动，缓解上肢屈肌痉挛。
3. 4周诱发出上肢部分分离运动及手指抓握功能。
4. 4周改善患者焦虑抑郁情绪。
5. 4周提高患者的日常生活活动能力。
6. 4周利用病房环境，给患者创造主动参与活动能力的机会，提高患者主动参与活动的能力，提高自信心。

五、OT训练计划

（一）肩关节稳定性训练

1. 肩胛骨运动训练：每组10次，每日2组，每日2次。
2. 肩胛胸廓关节辅助主运动训练：每组10次，每日2组，每日2次。
3. 持棒：每组10次，每日2组，每日2次。
4. 持球：每组10次，每日2组，每日2次。

（二）滚筒训练

1. 肩关节伸展、肘关节屈曲、腕背伸的选择性运动：每组10次，每日2组，每日2次。
2. 肩关节屈曲、肘关节伸展、前臂旋后、腕背伸的选择性运动：每组10次，每日2组，每日2次。

（三）肩胛带负重训练

1. 患侧上肢前支撑：每组10次，每日2组，每日2次。
2. 患侧支撑：每组10次，每日2组，每日2次。
3. 双上肢后支撑：每组10次，每日2组，每日2次。
4. 躯干旋转位左右移动抑制上肢痉挛训练：每组10次，每日2组，每日2次。

（四）诱发上肢共同运动训练

1. 肩关节、肘关节屈曲姿势控制训练：每组10次，每日2组，每日2次。

2. 肩关节屈曲、肘关节伸展运动训练：每组10次，每日2组，每日2次。

3. 双手推砂柄磨训练：每组10次，每日2组，每日2次。

4. 单手推砂板磨训练（图1-1-5）。

（五）手指功能训练

1. 腕关节背伸、手指伸展动作诱发训练：每组10次，每日2组，每日2次。

2. 兴奋性刺激易化手指伸展运动训练：每组10次，每日2组，每日2次。

（六）上肢**MOTOmed**智能运动训练（图**1-1-6**）

1. 治疗目标：提高灵活性、缓解痉挛、促进血液循环、加强肌肉力量。

2. 部位：双上肢。

3. 时间：每次15分钟，每日1次。

4. 方案：被动运动和主动运动交替进行，开始3～5分钟被动运动训练，剩余力量做主动训练，设定：助力，3N/m（牛顿/米），速转：20转/分钟；结束前，做3～5分钟被动运动。

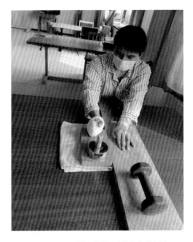 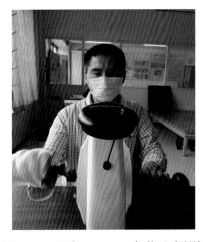

图1-1-5　单手推砂板磨训练　　　　图1-1-6　上肢MOTOmed智能运动训练

（七）器械手功能（压力手套）训练

1. 治疗目标：消除手水肿，改善手指关节活动范围。

2. 训练模式：被动运动训练。时间：每次15分钟，每日1次。

（八）上肢肌电生物反馈治疗

1. 部位：三角肌肌腹、冈上肌肌腹、腕伸肌肌腹。

2. 时间：每日15分钟，每日1次。

3. 设置参数值：频率50Hz，脉宽500μs，电流强度30mA，模式为处方刺激。

4. 电极放置位置

（1）收肩：正极置于三角肌，负极置于冈上肌，地极置于肩峰。

（2）腕关节背伸：正极置于腕横纹上二横指处，负极置于前臂背侧上1/3处，地极置于前臂任一位置。

（3）肘关节伸展：正负极置于肱三头肌肌腹，地极置于尺骨鹰嘴。

（九）智能手镜像治疗

1. 治疗目标：诱发手指主动运动。

2. 时间：每日20～30分钟，每日1次。

3. 方法

（1）运动想象：电脑播放视频，患者想象计划动作，激活大脑运动、感觉等区域功能。

（2）镜像刺激：电脑同步显示3D手的动作（图1-1-7、图1-1-8），进行运动观察，模仿再学习。

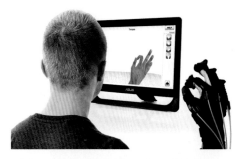

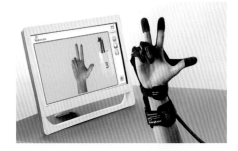

图1-1-7　计算机同步显示3D手的动作-1　　图1-1-8　计算机同步显示3D手的动作-2

（3）任务导向、精细化训练：单指、握拳、拿捏、数数、移动物体等，恢复手的实用功能。可设置每个手指伸展、屈曲的活动角度，进行主动、被动、主被动训练。

（十）日常生活能力训练

1. 进食：加高桌子的高度、用带有吸盘的加深的碗，利手交换用勺子逐渐过渡到筷子完成。

2. 洗漱：驱动轮椅进入卫生间洗漱台，毛巾固定于水龙头上打开水龙头进行洗漱、健手拧毛巾。

3. 穿脱衣、裤、鞋、袜：先穿患侧、再穿健侧，脱时向相反顺序完成。

4. 转移：床与椅子的转移及椅子与床，轮椅与马桶转移，入浴转移。

5. 用厕、洗澡：用厕、洗澡之前先进行坐位、站立位平衡及体位转移训练，在卫生间安装扶手，并放置防滑垫。

（十一）康复教育

1. 以心理支持疗法为原则，对患者进行鼓励及情绪疏导。

2. 向患者、家属及护工进行康复教育，正确肢位摆放，避免推、拉、拽患侧上肢，防止再次损伤肩关节。

3. 向患者、家属及护工康复教育正确轮椅坐位姿势，防止病理反射加剧。

4．向患者、家属及护工康复教育作业治疗的目的、重要性及其意义。

5．向患者、家属及护工康复指导利用病房环境，创造主动参与日常生活活动机会，提高自理能力及改善生活习惯与方式。

6．患者在日常生活中早期进行学习利手交换的技能、方法，早日主动参与到力所能及的日常生活活动实际当中，嘱咐护理人员及家属多给予患者鼓励与支持，以提高患者的积极性、自信心，加深自我认同感、价值感，心理治疗贯穿康复治疗始终。

六、OT中期评价、进展和问题点总结

（一）评价方法和结果

身体的结构和功能

1．认知功能评价：记忆力轻度减退。

2．语言功能评价：言语表达欠流利，听力理解功能好。

3．精神状态评价：良好。

4．吞咽功能：正常。

（二）躯体运动功能评价

1．观察检查

（1）患者双侧肩胛骨下角对称，双侧肩胛上角对称，翼状肩消失；异常坐位姿势较前明显抑制（图1-1-9）。

（2）用食指沿肩峰下触诊有肩关节半脱位，约半横指。

（3）患者手部水肿消失，皮肤无颜色及温度改变。

2．触诊检查

（1）肩关节半脱位较前明显改善，小于半横指。

（2）上肢PROM正常。

（3）上肢Brunnstrom Ⅲ期，手指Ⅲ期，下肢Ⅲ期。

（4）手的实用能力检查：辅助手C。

（5）肌张力评定（改良Ashworth）：右侧上肢肘关节屈肌张力1级，下肢伸肌张力1级。

3．躯体感觉功能评价

（1）浅感觉：触觉、痛觉、温度觉减退。

（2）深感觉：关节运动觉、位置觉、震动觉减退。

（3）复合感觉：两点辨别觉、实体觉、固定觉、重量觉均减退。

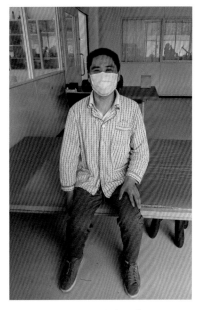

图1-1-9　患者坐位

4．平衡功能：立位2级平衡。

5．心理功能障碍：焦虑情绪较入院时明显改善；通过观察及与心理科医生了解患者焦虑抑郁情绪较入院前明显稳定，睡眠质量较前改善；目前能接受认识自身疾病情况。

（三）活动

日常生活活动，ADL评价记录表见表1-1-3。

（四）进步点

1. 肩关节半脱位较前明显改善，小于半横指，翼状肩消失。
2. 上肢肩关节稳定性较前明显提高。
3. 右上肢肢体运动功能较前明显提高，上肢Brunnstrom Ⅲ期，手指Ⅲ期。
4. 肌张力评定（改良Ashworth）：右侧上肢肘关节屈肌张力1级，下肢伸肌张力1级。
5. 异常坐位姿势较前明显抑制。
6. 坐位平衡功能较前明显提高（3级平衡）。
7. 手的实用能力检查：辅助手C。
8. 语言功能：言语表达能力较前明显提高。
9. 心理方面：焦虑情绪较入院前明显改善。
10. ADL能力明显较前提高，60分，中度依赖。

（五）尚存在的问题

1. 肩关节半脱位。
2. 右上肢及手指功能障碍。
3. 心理方面：轻度焦虑情绪。
4. 参与日常生活活动能力障碍。
5. 社会参与活动能力障碍。

七、中期康复目标

　1. 长期目标：上肢恢复正常，手指恢复实用手，日常生活自理，回归家庭、回归社会、回归患病前工作岗位。
　2. 短期目标
（1）4周诱发出上肢部分分离运动。
（2）4周达到辅助手A。

八、中期训练计划

（一）肩关节稳定性训练

1. 肩胛骨运动训练：每组10次，每日2组，每日2次。
2. 肩胛胸廓关节辅助主运动训练：每组10次，每日2组，每日2次。
3. 持棒（图1-1-10）：每组10次，每日2组，每日2次。
4. 挂圈：每组10次，每日2组，每日2次。

5. 持球：每组10次，每日2组，每日2次。

（二）上肢联带运动抑制训练

1. 肩关节、肘关节屈曲姿势控制训练：每组10次，每日2组，每日2次。

2. 肩关节屈曲、肘关节伸展运动训练：每组10次，每日2组，每日2次。

（三）上肢分离运动诱发训练

1. 患手摸肩训练

（1）肩关节屈曲、肘关节伸展（分离运动）训练：每组10次，每日2组，每日2次。

（2）肘关节屈曲、肩关节内收、内旋（分离运动）训练：每组10次，每日2组，每日2次。

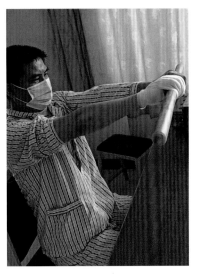

图1-1-10　持棒训练

2. 肘关节屈曲触头训练

（1）肘关节屈曲、患手摸肩训练：每组10次，每日2组，每日2次。

（2）肩关节屈曲、肩关节内收、内旋，患手拍肩训练：每组10次，每日2组，每日2次。

（四）患侧上肢滚筒训练

肩关节伸展、肘关节屈曲、腕背伸的选择性运动训练

（1）肩关节、肘关节屈曲姿势控制训练：每组10次，每日2组，每日2次。

（2）肩关节屈曲、肘关节伸展运动训练：每组10次，每日2组，每日2次。

（五）取放木钉训练（图1-1-11～图1-1-13）

1. 肘关节屈曲位下前臂旋前旋后取放木钉训练：每组10次，每日2组，每日2次。

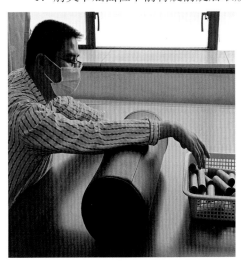

图1-1-11　取放木钉训练

2. 前臂旋前位斜板在不同角度下诱导腕关节背伸取放木钉训练：每组10次，每日2组，每日2次。

3. 肩关节屈曲、肘关节伸展不同角度取放木钉训练：每组10次，每日2组，每日2次。

4. 双侧肩关节伸展、肘关节屈曲双手向脊柱后方传递木钉训练：每组10次，每日2组，每日2次。

5. 肩关节外展、肘关节伸展、腕关节背伸取放木钉训练：每组10次，每日2组，每日2次。

6. 上肢肩关节屈曲、肘关节伸展下旋前、旋后位取放木钉训练：每组10次，每日2组，每日2次。

注意事项：根据功能水平的提高不断增加角度、难度、避免产生联合反应、诱发痉挛及代偿动作。

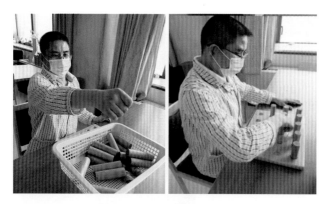

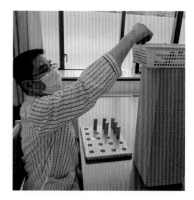

图1-1-12　取放木钉训练-1　　　　　　　　图1-1-13　取放木钉训练-2

（六）手指配带分指板/沙袋置于手背、手指伸展

抑制手指屈肌痉挛体位下桌子上推毛巾，避免产生上肢屈肌异常模式（图1-1-14）。

（七）上肢肘关节伸展、腕关节背伸、手指伸展易化训练

1．坐位及立位下站在治疗台前、后、侧支撑训练。

2．坐位下肩关节屈曲、肘关节伸展、腕关节背伸、手指伸展、外展向下按压治疗球训练。

3．立位下在治疗师指令下肘关节伸展、腕关节背伸、手指伸展摆臂击球训练（图1-1-15）。

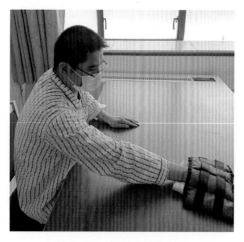

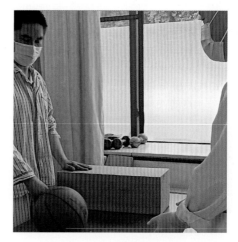

图1-1-14　手指配带分指板　　　　　　　　图1-1-15　摆臂击球训练

（八）系统A2（智能上肢康复机器人）训练

1．部位：右上肢肩关节屈曲、伸展、内收、外展；肘关节屈曲、伸展；前臂中立位，手指屈曲、伸展。

2．时间：每日15分钟，每日1次。

3．目标：提高上肢近端的控制能力及手指屈伸功能，改善认知功能。

4. 游戏：摘苹果、滴水、煎鸡蛋、接金币等。

5. 难度：低，二维、三维。

（九）智能手镜像治疗

同初期训练计划。

（十）上肢MOTOmed智能运动训练

1. 部位：双上肢。

2. 时间：每日15min，每日1次。

3. 治疗目标：提高灵活性、缓解痉挛、促进血液循环、加强肌肉力量。

4. 方案：被动运动和主动运动交替进行，开始3～5分钟被动运动训练，剩余力量做主动训练。设定为助力，8N/m（牛顿/米），速转为20转/分钟；结束前做3～5分钟被动运动。

九、末期评价、进展和问题点总结

（一）评价方法和结果

1. 身体的结构和功能

（1）认知功能评价：正常。

（2）语言功能评价：正常。

（3）精神状态评价：良好。

（4）吞咽功能：正常。

（5）躯体运动功能评价

1）观察检查：①患者双侧肩胛骨下角对称，双侧肩胛上角对称，翼状肩消失；②正确坐位姿势（图1-1-16）。

2）触诊检查：①用食指沿肩峰下触诊无肩关节半脱位；②上肢PROM正常；③上肢Brunnstrom V期，手指IV期，下肢V期；④手的实用能力检查：辅助手A；⑤肌张力评定（改良Ashworth）：右侧上肢肘关节屈肌张力1级，下肢伸肌张力1级。

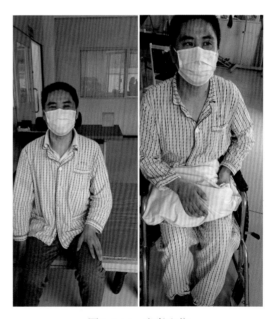

图1-1-16　患者坐位

2. 躯体感觉功能评价

（1）浅感觉：触觉、痛觉、温度觉均较前改善。

（2）深感觉：关节运动觉、位置觉、震动觉均较前改善。

（3）复合感觉：两点辨别觉、实体觉、固定觉、重量觉均较前改善。

3. 平衡功能：立位3级平衡。

4. 心理功能障碍：通过观察及与心理科医生了解患者存在焦虑抑郁情绪，明显较入院前稳定、减轻。

5．睡眠：睡眠质量较前改善，目前能接受、认识自身疾病情况。

（二）活动

1．日常生活活动，ADL评价见量表（表1-1-3）。

2．进步点

（1）肩关节半脱位较前明显改善，小于半横指，翼状肩消失。

（2）右上肢肢体运动功能较前明显提高，上肢Brunnstrom V期，手指Ⅳ期。

（3）手的实用能力检查：辅助手A。

（4）肌张力评定（改良Ashworth）：右侧上肢肘关节屈肌张力1级，下肢伸肌张力1级。

（5）平衡功能：立位3级平衡。

（6）ADL能力方面：ADL较入院前明显提高，独立。

独立进食，穿脱开襟、套头上衣、裤子、鞋、袜，梳洗，床椅转移，如厕，在他人监护下独立步行，少量辅助下完成上下楼梯，辅助量约25%，步态异常。

3．尚存在的问题

（1）肩关节半脱位。

（2）右上肢及手指功能轻度障碍。

（3）心理方面：轻度焦虑情绪。

（4）参与日常生活能力轻度障碍。

（5）参与社会活动能力障碍。

十、出院后康复目标

1．功能方面的维持和提高。

2．ADL自理，完成独自居家和社会适应。

十一、出院后OT训练计划

（一）OT训练计划

1．提高上肢肩关节稳定性训练

（1）肩胛胸廓关节主动运动训练：每组10次，每日2组，每日2次。

（2）单手持棒：每组10次，每日2组，每日2次。

（3）持球：每组10次，每日2组，每日2次。

2．上肢分离运动强化训练

（1）患者面对墙壁，双手抵住墙壁使肩关节屈曲90°，肘关节伸展；抑制肩关节屈曲时，肘关节同时出现屈曲的屈肌联带运动。强化肩关节屈曲、肘关节伸展、腕关节背伸、手指伸展的分离运动。每组10次，每日2组，每日2次。

（2）患者健侧手离开墙壁，身体旋转90°，患侧肩关节外展90°，肘关节伸展，抑制肘关节伸展时肩关节内收、内旋的上肢伸肌联带运动。强化肩关节外展、肘关节伸展、腕关节背伸、手指伸展的分离运动。每组10次，每日2组，每日2次。

3. 建议家属及患者与单位领导协商调换适合于患者目前身体情况的工作岗位。

4. 建议继续康复治疗，出院后1个月、3个月、6个月、1年来医院进行复诊。

5. 低盐、低脂、富含纤维素有营养的合理饮食。保持与调整良好的情绪及睡眠。

（二）环境改造

1. 居家环境改造：卫生间墙壁安装扶手，地面铺防滑垫，卫生间门加宽，改造推拉门。

2. 与患者及家属共同与患者单位领导协商重返工作的情况，办公室环境改造。

（三）辅助技术

1. 利用万能袖带写字。

2. 利用万能袖带用勺子进食及梳洗。

3. 利用系扣辅具系扣子及穿脱袜子。

十二、结果与反思

1. 遵循患者的意愿：以OT的思维及理念将患者作为整体看待，关注患者身体方面更要关注患者的心理感受，根据患者的意愿及兴趣、爱好精心设计作业活动。

2. 选择合适量表：面接患者前一定要做好充分的准备，根据脑损伤区域大致了解障碍类型，选择合适的评价量表。

3. 训练注意事项：训练前一定要注意患者动作完成的是否规范，避免出现病理反射、异常模式、联合反应、代偿动作，精准再评价，仔细观察分析患者存在的问题，作业活动的分析，制定康复目标，设计作业治疗措施，才能取得良好的成效。

4. 课后训练：如何在仅有护工的情况下保证课后训练的依从性及安全性。

5. 与患者有效沟通，积极心理疏导、健康宣教，采用重建生活为本的康复理念指导，作业治疗师设计重建生活训练计划，充分利用患者拥有的能力及资源，学习适应性生活策略，并培养患者新的生活态度与目标，增加愉快及有意义的生活内容。

6. 选择ICF和kAWA模式时考虑：反思OT模型与ICF之间的不同思维方式。

第二节　关于健侧功能下降的作业治疗病例

一、患者情况

（一）基本情况

姓名：LJ	病史陈述者：本人及家属
性别：男	兴趣爱好：无
年龄：59岁	家庭经济情况：无
民族：汉族	可靠性：可靠
利手：右利手	入院时间：2017年3月28日
职业：管理人员	病史采集日期：2017年3月29日

家庭构成：家族谱系图表示（图1-2-1）。

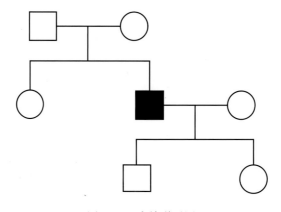

图1-2-1　家族谱系图

（二）医学情况

1. 临床诊断：①脑梗死恢复期，右侧基底节区梗死灶（左侧偏瘫）；②动脉粥样硬化；③高血压病3级，极高危；④ADL重度功能缺陷；⑤社会参与能力减退；⑥颈椎病：周围神经病；⑦脂肪肝；⑧颈动脉硬化。

2. 障碍诊断：左侧肢体运动功能障碍、左侧肢体感觉功能障碍、平衡功能障碍。

3. 主诉：左侧肢体活动不利1个月。

4. 病残史：无。

5. 既往史：既往有高血压病史30余年，血压最高190/100mmHg，未规律用药。颈椎病史30余年，未规律服药。否认糖尿病、冠心病病史，否认肝炎、结核等病史，既往阑尾炎切除术史15年。有磺胺类药物过敏史。

6．合并症：无。

7．个人社会生活史：生于原籍，否认长期外地居住史，否认疫区、疫水接触史，没有毒物及放射线接触史。否认冶游史。否认吸烟史，饮酒史30余年，每日250mL左右。已婚，23岁结婚，配偶体健，育1子1女，子女体健。

8．家族史：母亲已故，父亲尚在，患高血压、脑卒中。家族中否认代谢性疾病、遗传性疾病及类似病史。

9．心理史：病前性格外向，病后无明显改变，否认重大心理创伤史。

（三）其他部门信息

1．影像科

（1）头颅MRI（2017年2月23日）：左侧颈内动脉虹吸段钙化斑，管腔轻度狭窄。

（2）头颅MRI（2017年2月24日）：右侧基底节急性梗死灶。

2．查体

一般状况：T36℃，P 76次/分，R 20次/分，BP 131/81mmHg

神志清晰，言语流利，体位自动，查体合作

皮肤黏膜：正常	淋巴结：正常	头及器官：正常
头颅：正常	眼：正常	耳：正常
鼻：正常	口腔：正常	颈：正常
胸部：正常	肺脏：正常	心脏：正常
腹部：正常	肛门、直肠：正常	脊柱：正常
骨盆：正常		

神经系统查体（表1-2-1）。

表1-2-1a 神经系统查体

（1）利手：右利手
（2）颅神经
Ⅰ嗅神经（嗅觉）：正常
Ⅱ视神经 视力：正常 视野：正常 眼底：未窥入
Ⅲ动眼神经 Ⅳ滑车神经 Ⅵ外展神经 眼球位置：正常 眼球运动：正常 辐辏：正常 眼睑下垂（－） 复视（－） 眼球震颤（－） 瞳孔大小左2.5mm，右2.5mm 形状圆 直接对光反射正常 间接对光反射正常

续表

V 三叉神经
颜面感觉：左侧轻度减弱
角膜反射：正常
咀嚼运动：正常

VII 面神经
额纹：对称
鼻唇沟：对称
面肌痉挛：（－）
舌前2/3味觉：正常

VIII 听神经
听力：正常
气导〉骨导
Weber试验居中

IX 舌咽神经、X 迷走神经
舌后1/3味觉：正常
软腭活动：正常
发声：正常
吞咽：正常
咽反射：正常

XI 副神经
耸肩：正常
转颈：正常

XII 舌下神经
伸舌：居中
舌肌萎缩（－）
舌肌纤颤（－）

表 1-2-1b 反射，病理反射，感觉，共济运动

项目		左	右	项目		左	右
浅反射	上腹壁	正常	正常		下颌反射	（－）	（－）
	中腹壁	正常	正常		吸吮反射	（－）	（－）
	下腹壁	正常	正常		掌颌反射	（－）	（－）
深反射	肱二头肌	＋＋＋	＋＋＋	感觉	痛觉	减退	正常
	肱三头肌	＋＋＋	＋＋＋		温度觉	减退	正常
	膝腱	＋＋＋	＋＋＋		触觉	减退	正常
	跟腱	＋＋＋	＋＋＋		位置觉	减退	正常
	髌阵挛	（－）	（－）		震动觉	减退	正常
	踝阵挛	（－）	（－）		三点辨别觉	正常	正常
病理反射	Hoffmann	（－）	（－）		实体觉	正常	正常
	Babinski	（＋）	（－）	共济运动	指鼻试验	正常	正常
	Chaddock	（－）	（－）		跟膝胫试验	欠稳准	稳准
	Oppenheim	（－）	（－）		Romberg征	不配合	
	Gordon	（－）	（－）				

左上肢Brunnstrom分期Ⅳ～Ⅴ期，左手Brunnstrom分期Ⅴ期，左下肢Brunnstrom分期Ⅳ期。左侧肢体肌张力正常，左侧肱二头肌、肱三头肌肌腱反射活跃。患者可自行翻身、起坐，坐位平衡尚可，静态站立平衡差。左侧跟腱短缩。

（四）其他情况

1. 患者居住环境：居住环境没有无障碍改造。
2. 经济情况：经济条件足以支持患者进行治疗。
3. 康复欲望：无须他人帮助完成生活自理。
4. 家庭支持情况：家属支持患者参与训练。
5. 医疗费用支付方式：医保部分报销、其余费用子女均摊。
6. 患者每日时间安排：PT、OT、理疗、中医。

二、初期评价

（一）初次面接

初次面接时，患者坐着电动轮椅出现在OT治疗室，神态安详，精神焕发，衣着整齐，主动向治疗室的老师问好。患者自己将轮椅停下，打开两侧脚踏板，右手按住轮椅，以右侧下肢为支点站起。患者从轮椅走向桌子的过程中弯着身子，行走过程中右侧盆骨抬高，左侧上肢垂于胸前，行动缓慢，坐下后，左手抬上桌面的过程中左肩耸起，询问患者姓名、住址、工作单位、年龄等问题时，患者回答切题，谈笑风生。嘱患者做双上肢分开的前屈的动作，患者左侧坚持5s左右的时间后向治疗师反映肩关节以上发麻，此时头偏向左侧，患者右侧屈曲无明显异常模式。嘱患者做双上肢同时屈曲的动作，左侧上肢关节活动度达到大约150°左右开始出现抖动，右侧上肢关节活动度明显比左侧大。给予患者双手各一个磨砂板，嘱患者做双侧外展的动作，患者外展70°左右向治疗师反映左肩关节处酸胀，触摸肩胛骨有左侧内收明显，视觉上看左肩耸起，触摸双侧肌肉，左侧斜方肌、冈上肌较左侧僵硬。让患者双手抱球进行上举运动，患者出现明显的躯干后仰的代偿运动。询问患者平时的吃饭、如厕等日常生活活动完成情况，患者回答吃饭、如厕等基本不需要借助他人帮助，但是像剪指甲等精细活动无法独立完成。

（二）OT评价计划及方法

1. 认知功能、精神状态评价：简易智力状况检查法（MMSE）。
2. 躯体感觉功能的评价：偏瘫感觉、知觉检查。
3. 躯体运动功能评价
（1）采用简易上肢机能检查表来判断患者上肢运动的快慢与存在受限的程度。
（2）采用偏瘫手指机能检查表、手的实用性判定表。
（3）采用上田敏式偏瘫功能评价表评估患者脑卒中状况。
4. ADL评价：采用日常生活动作评价表评估患者目前ADL完成情况。

（三）OT 初期评价结果

1. 认知功能、精神状态评价：简易认知状况检查法（MMSE）评分29分，认知功能正常。
2. 躯体感觉功能的评价：偏瘫感觉、知觉检查，触觉、疼痛觉、温度觉左侧减弱。
3. 躯体运动功能评价

（1）简易上肢机能检查表显示左侧得分36分，右侧得分72分，左侧上肢功能弱于右侧上肢，且都达不到正常范围。

（2）手指机能检查为11级，手的实用性判定为辅助手A。

（3）上田敏式偏瘫功能评价为8级。

4. 日常生活能力活动评价：得分为77分，个人卫生动作完成时间较长（4分），进食动作里均可用右手完成（10分），更衣动作里穿脱时间较长（5分），排泄动作里便器的使用以及便后处理时间较长（12分），入浴动作完成时间较长偶尔需要他人帮助（3分），器具的使用指甲刀的使用无法完成、锁与开瓶盖需要时间较长（10分），床上运动卧位到坐位、坐位到立位的转移时间较长（8分），移动动作床与轮椅的转移、床与椅子的转移、轮椅与便器的转移时间较长（9分），步行动作可独立完成（6分），认识交流动作可以独立完成（10分）。

三、问题点（图1-2-2）

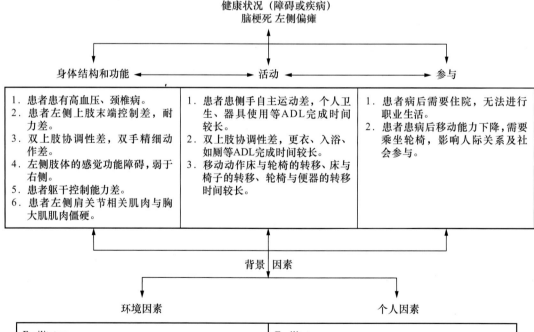

图1-2-2　基于ICF框架的问题点分析

| 3. 患者拥有外地医保，住院费用为子女均摊，能够支持患者住院治疗。
4. 患者与家人、亲戚关系和睦。
5. 患者经济条件足以支持患者进行治疗。

Barriers：
1. 患者后期出院，在家中训练项目少，康复效果下降。
2. 患者所居住的小区、工作环境未经过无障碍改造，工作与出行受影响。 | Barriers：
课下安排的作业活动有时未能及时完成。 |

图1-2-2　（续）

问题点总结：

1. 活动不充分，左侧手精细活动差，肩、肘关节稳定性差。
2. 患者左侧肩关节斜方肌与胸大肌僵硬。
3. 患者双侧肢体协调性差，双上肢交替运动较差，并且会出现代偿动作。
4. 左侧肢体感觉功能障碍，左侧肢体深浅感觉轻度减退。
5. 患者躯干控制差。
6. ADL功能缺陷：洗漱、进食、洗澡、转移等日常生活活动需要依赖他人帮助。
7. 社会参与能力减退。

四、康复目标

（一）长期目标

1. 保持良好的心理状态回归工作、回归家庭、回归社会。
2. ADL大部分实现独立完成。

（二）短期目标

1. 训练时注意患者的精神状态，通过与患者多进行沟通消除患者的焦虑与依赖（长1、2）。
2. 改善患者左肩关节主动与被动的活动范围，纠正肩胛骨的位置，缓解左肩关节的酸麻感（长1、2）。
3. 改善患者双侧肢体协调性与远端肢体的控制能力（长1、2）。
4. 放松左侧肩关节斜方肌与胸大肌（长1、2）。
5. 提高患者的坐位保持能力，纠正异常姿势，提高躯干的稳定性（长1、2）。
6. 改善患者双手的精细功能，提高患者的日常生活能力（长1、2）。

五、训练计划

1. 手法恢复肩胛骨的位置：在患者肩关节屈曲时治疗师用虎口抵住患侧肩胛下角，帮助肩胛骨外旋，以恢复肩肱节律。同时按压、叩击菱形肌和前锯肌（短2），见图1-2-3。
2. 将患者的上肢前屈至不引发疼痛的最大关节活动范围，外旋被动牵拉肱二头肌和肱三头肌，在患者坐位进行肩关节的外旋进行胸大肌的牵拉（短4），见图1-2-4。

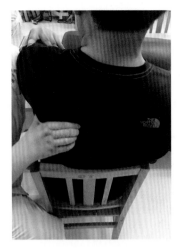

图1-2-3　手法恢复肩
胛骨的位置

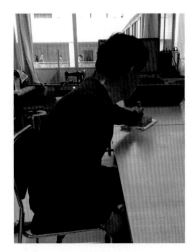

图1-2-4　肩关节的外旋
进行胸大肌的牵拉

3. 运用DMS深层肌肉刺激仪松解斜方肌与胸大肌（短4）。

4. 患者患手握住磨砂板，在桌面进行水平外展的动作，进行肱二头肌与肱三头肌肌腱的牵拉（短2、4）。

5. 患者双手各握一个磨砂板，在水平桌面上进行双侧同时外展的动作（短3、4）。

6. 两根木棍立在地板上，嘱患者双手各握住一根木棍，进行双上肢交替的屈伸运动（图1-2-5）。提高患者双上肢的协调性，在运动过程中要避免异常的运动模式（短3、4）。

7. 患者双手分别放置在毛巾上，进行双上肢交替的屈伸运动，即一侧上肢做屈曲运动，另一侧上肢做伸展运动。提高患者双上肢的协调性，在运动过程中要对称和避免异常的运动模式（短3、4）。

8. 患者双手抱球在肘伸直位下进行上举动作（图1-2-6），提高患者双上肢的协调性（短3、5）。

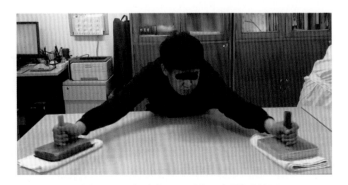

图1-2-5　水平桌面上进行双侧同时外展

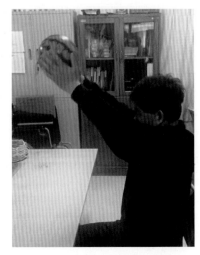

图1-2-6　双手抱球在肘伸直
位下进行上举动作

9. 患者左侧肘关节屈曲放置在滚筒上，通过躯干的前屈带动肱三头肌进行牵伸（短4、5）。

10. 训练患手用指腹抓握大号木钉，进行移动、放置、松开等一连串动作，训练患者手的精细运动同时帮助患者控制肩部和前臂（短2、6）。

11. 通过与患者进行交谈来增强患者想要主动进行康复的心理并及时观察患者的面部表情来判断作业活动的难易程度，及时对治疗方案进行调整（短1）。

六、中期评价、进展和问题点总结

（一）OT中期评价结果

1. 认知功能、精神状态评价：简易认知状况检查法（MMSE）评分29分，认知功能正常。

2. 躯体感觉功能的评价：偏瘫感觉、知觉检查，触觉、疼痛觉、温度觉左侧减弱。

3. 躯体运动功能评价

（1）简易上肢机能检查表显示左侧得分57分，进步21分，右侧得分91分，进步19分，左侧上肢功能弱于右侧上肢。

（2）手指机能检查为12级，手的实用性判定为辅助手A。

（3）上田敏式偏瘫功能评价为9级。

4. 日常生活能力活动评价：得分为85分，个人卫生动作提高3分，更衣动作提高2分，器具的使用提高1分，床上运动提高2分，个人卫生动作完成时间7分，进食动作完成10分，更衣动作里穿脱上下衣时间比较长7分，排泄动作里便器的使用以及便后处理时间较长12分，入浴动作完成时间较长偶尔需要他人帮助3分，器具的使用中指甲刀的使用、锁与开瓶盖需要时间较长11分，床上运动可以完成10分，移动动作床与轮椅的转移、床与椅子的转移、轮椅与便器的转移时间较长9分，步行动作可独立完成6分，认识交流动作可以独立完成10分。

（二）治疗进展情况

1. 患者左侧肩胛骨位置有所改善，纠正其肩胛骨的内收和向上旋转。

2. 左肩关节活动时的麻木感减轻，患者的左肩关节的前屈和外展活动范围增加、双上肢机能都有所提高、双手抱球的动作的耐力增强，上举到肩关节最大范围时抖动减少。

3. 肩关节斜方肌与胸大肌紧张度下降，肩关节的分离运动更加充分。

4. 双上肢及手的协调运动能力提高，患者可在基本不出现耸肩的代偿运动的情况下进行左右磨砂板的交替前伸运动。

5. ADL方面，个人卫生里洗脸、洗手、刷牙的动作可以独立完成，更衣动作里可独立完成穿脱上下衣，器具的使用里健手可以剪患手的指甲但完成时间较长，可以完成锁钥匙的使用，床上运动里患者可以独立完成卧位、坐位、立位的相互转移。

（三）尚存在的问题

1. 患者在完成双上肢协调性训练的动作时，颈肩部肌肉还是会有紧张，会出现躯干的旋转的代偿动作，完成上举动作出现重心转移时还会出现重心的不稳易后仰。

2. 双上肢及手的协调能力需要进一步提高。

3. 患者左侧感觉、知觉、触觉、疼痛觉仍然较差。

4. 肘关节的稳定性需要进一步提高，肱二头肌与肱三头肌的耐力需要进一步改善。

5. 患者日常生活能力方面，训练患者在无他人帮助的情况下进行穿脱鞋的动作，患者进行床与轮椅，床与椅子，轮椅与便器的转移需要提高。

七、中期康复目标

（一）长期目标

1. 保持良好的心理状态回归工作、回归家庭、回归社会。

2. ADL 大部分实现独立完成。

（二）短期目标

1. 训练时注意患者的精神状态，通过与患者多进行沟通消除患者的焦虑与依赖（长 1、2）。

2. 改善患者左肩关节主动与被动的活动范围，继续缓解左肩关节的酸麻感（长 1、2）。

3. 改善患者双侧肢体协调性与远端肢体的控制（长 1、2）。

4. 牵拉左侧肩关节斜方肌与胸大肌（长 1）。

5. 提高患者的坐位保持能力，纠正异常姿势，提高躯干的稳定性，防止进行训练时出现躯干旋转的代偿动作（长 1、2）。

6. 改善患者双手的精细功能，提高患者的日常生活能力（长 1、2）。

7. 改善患者的左侧患肢感觉（长 1、2）。

八、中期训练计划

1. 将患者的上肢前屈至不引发疼痛的最大关节活动范围，外旋被动牵拉肱二头肌和肱三头肌，在患者坐位进行肩关节的外旋进行胸大肌的牵拉（短 4）。

2. 运用 DMS 深层肌肉刺激仪松解肩关节斜方肌与胸大肌（短 4）。

3. 患者患手握住磨砂板，在桌面进行水平外展的动作，进行肱二头肌与肱三头肌肌腱的牵拉（短 2、4）。

4. 患者双手各握一个磨砂板，在水平桌面上进行双侧同时外展的动作（短 3、4）。

5. 两根木棍立在地板上，嘱患者双手各握住一根木棍，进行双上肢交替的屈伸运动。提高患者双上肢的协调性，在运动过程中要避免异常的运动模式（短 3、4）。

6. 患者双手分别放置折叠的毛巾，进行双手在桌面的擦拭运动，进行双上肢交替的屈伸运动，即一侧上肢做屈曲运动，另一侧上肢做伸展运动。提高患者双上肢的协调性，在运动过程中要对称和避免异常的运动模式（短 3、4）。

7. 患者双手抱球在肘伸直位下进行上举动作，提醒患者控制躯干避免出现代偿运动，提高患者上肢的耐力与坐位的保持（短 3、5）。

8. 患者左侧肘关节屈曲放置在滚筒上，通过躯干的前屈带动肱三头肌进行牵伸（短4、5）。

9. 训练患手用指腹抓握大号木钉，进行移动、放置、松开等一连串动作，训练患者手的精细运动同时帮助患者控制肩部和前臂（短2、6、7）。

10. 通过与患者进行交谈来提高患者想要主动进行康复的心理并及时观察患者的面部表情来判断作业活动的难易程度，及时对治疗方案进行调整（短1）。

11. 将患者的左手置于米盆中，反复用米刷擦左侧上肢刺激患者的患肢感觉（短7）。

12. 利用坐位时患侧上肢负重的方法，在患者左侧放置一把椅子，嘱患者左手抵住椅子手指方向远离身体朝向外，身体重心靠向左侧，保持5分钟，刺激患者的本体感觉（短7），见图1-2-7。

13. 对患者进行床、轮椅、椅子之间的互相转移，提高ADL能力（短6）。

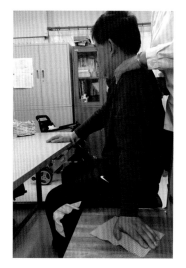

图1-2-7　坐位时患侧上肢负重牵拉和刺激本体感觉

九、末期评价、进展和问题点总结

（一）OT末期评价结果

1. 认知功能、精神状态评价：简易认知状况检查法（MMSE）评分29分，认知功能正常。

2. 躯体感觉功能的评价：偏瘫感觉、知觉检查，触觉、疼痛觉、温度觉左侧有进步但不明显。

3. 躯体运动功能评价

（1）简易上肢机能检查表显示左侧得分65分，进步8分，右侧得分93分，进步2分，左侧上肢功能弱于右侧上肢。

（2）手指机能检查为12级，手的实用性判定为辅助手A。

（3）上田敏式偏瘫功能评价为11级。

4. 日常生活能力活动评价：得分为88分，个人卫生动作提高1分，更衣动作提高1分，器具的使用提高1分，个人卫生动作完成时间8分，进食动作完成10分，更衣动作里穿脱上下衣时间比较长8分，排泄动作里便器的使用以及便后处理时间较长12分，入浴动作完成时间较长偶尔需要他人帮助3分，器具的使用中指甲刀的使用、锁与开瓶盖需要时间较长12分，床上运动可以完成10分，移动动作床与轮椅的转移、床与椅子的转移、轮椅与便器的转移时间较长9分，步行动作可独立完成6分，认识交流动作可以独立完成10分。

（二）治疗进展情况

1. 患者左侧肩胛骨位置有所改善，肩关节周围肌肉力量明显增强。

2. 患者的左肩关节的前屈和外展活动范围增加，双上肢机能都有所提高，双手抱球的动作的耐力增强，上举到肩关节最大范围时抖动减少。

3. 双上肢及双手的协调运动能力提高，患者可在基本不出现耸肩的代偿运动的情况下进行左右磨砂板的交替前伸运动。

4. 患者肩部和前臂控制以及手指粗大运动有所提高，在进行木钉的抓取、释放时更加流畅。

5. ADL方面，个人卫生里洗脸、洗手、刷牙、刮胡子的动作可以独立完成，更衣动作里可独立完成穿脱上下衣，器具的使用里健手可以剪患手的指甲，可以完成锁钥匙的使用，床上运动里患者可以独立完成卧位、坐位、立位的相互转移。

（三）尚存在的问题

1. 患者在完成双上肢协调性训练的动作时，颈肩部肌肉还是会有紧张。
2. 双上肢及手的协调能力需要进一步提高。
3. 患者左侧感觉、知觉、触觉、疼痛觉仍然较差。
4. 手指精细功能较差，分离运动有待提高。
5. 在做多关节复合性训练时的重心转移能力有待提高。
6. 患者日常生活能力方面，患者进行床与轮椅，轮椅与便器的转移需要提高。

十、出院后康复目标

（一）功能方面的维持和提高

1. 患者颈肩部肌肉代偿需要注意。
2. 继续提升上肢肌群力量以及各关节活动度。
3. 强化患者患侧感觉、知觉、触觉、疼痛觉。
4. 手指精细运动继续提高。

（二）ADL、居家及社会适应

1. 日常生活能力方面，让患者尽量尝试自主完成个人卫生、进食、更衣、排泄、入浴等动作，家属提供辅助，让患者在短时间内适应如何在家完成自理活动。
2. 定期参加社区活动，提高社会参与能力。

十一、出院后训练计划

（一）训练计划

1. 运用篮球居家进行双上肢上举训练。
2. 运用两个矿泉水瓶子（适当在瓶里加入水或沙子增加负重）进行双上肢交替前屈、外展运动训练。

3．准备一个装有小米、大米、绿豆等粗粮的盆，嘱患者每天双手在盆中互相刷擦，刺激患者的感觉系统。

4．患者坐位（或立位）进行重心转移训练。

（二）环境改造

1．联系社区询问并提出进行居民楼设置无障碍坡道改造的建议。

2．浴室设置防滑垫与小凳子辅助患者完成洗浴自理活动。

3．厕所设置无障碍扶手。

十二、结果与反思

脑卒中是常见的神经系统的病变，脑卒中往往引起对侧肢体运动功能障碍，但是也会出现同侧肢体的运动控制障碍，本案例的患者右侧基底节出现梗死灶，在OT初期评价时简易上肢机能检查右侧得分72分，评分显示患者出现了同侧肢体的运动功能受限。患者经过训练之后，OT中期评价时左右侧上肢功能都出现了明显的提高。有研究表明，脑卒中后偏瘫患者患侧尚未恢复自主运动时，着重患侧肢体的训练对患者的功能改善不如双侧肢体同时进行训练。根据脑的可塑性原理，患者在进行双侧运动的训练时有助于激活大脑相似神经网，重新建立新的神经通道，活化脑梗死区周围的脑皮质细胞的重组，尤其是在早期康复中双侧性训练对患者的康复具有非常重要的作用。所以，治疗师在对偏瘫患者进行康复训练动作的制定时要考虑双侧肢体同时进行训练。

另外，治疗师对于患者的康复计划要从整体性入手去为患者进行个性化的规划，一方面治疗师要从患者的心理、认知、躯体、日常生活活动方面进行设计，另一方面训练动作要把整体性训练考虑进计划之中，比如患者患侧手功能较差，治疗师需要指导患者进行体位摆放、体位护理、肢体主动被动运动、核心肌群训练、抗阻训练等而不是仅对于患者患侧手功能进行单一、反复、多次的训练。整体性、系统性、全面性的训练对于改善脑卒中治疗效果，提高患者生活质量方面有积极的促进作用。相反，单一、反复、多次性的训练会让患者产生厌倦情绪，拒绝配合训练，康复效果也不如整体性的康复计划。同时，传统的康复往往只看到了患者肢体功能的恢复，而忽视了生活自理能力的锻炼，肢体功能锻炼的最终目标就是回归家庭回归社会，肢体功能的恢复也是服务于日常生活。治疗师对本案例患者除了进行上肢功能训练，也会在整个训练过程中反复给予患者注意核心控制的指令，强化核心训练以及指导患者如何完成穿脱衣服、洗漱、如厕等日常生活能力训练。在训练之余治疗师会与患者及其家属沟通，提醒其注意日常生活中的体位摆放、并发症的预防及护理。这样完整性、系统性、全面性的康复计划让患者在整个康复过程中体验良好，有效地提高了患者的康复疗效，极大地改善了患者的生活质量。

第三节　关于单侧空间忽略的作业治疗病例

一、患者情况

（一）基本情况

姓名：LC	病史陈述者：妻子
性别：男	兴趣爱好：看电视、旅游
年龄：40岁	家庭经济情况：一般
民族：汉族	可靠性：可靠
利手：右利手	入院时间：2017年3月24日
职业：司机	病史采集日期：2017年3月24日

家庭构成：见图1-3-1。

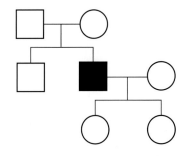

图1-3-1　家庭构成

（二）医学情况

1. 临床诊断：脑胶质瘤术后。

2. 障碍诊断：左侧偏瘫。

3. 主诉：头痛、左侧肢体活动不利5个月余。

4. 病残史：患者于2015年6月自觉舌根麻木，行头颅CT示右侧额叶胶质瘤，于当地医院行"右侧额顶开颅肿瘤切除术"，术后病理为胶质瘤四期，行放疗，定期复查。2016年7月18日复查，考虑肿瘤复发，于当地行γ刀治疗，术后恢复情况尚可。2016年11月，自觉头痛，左侧肢体活动不利，复查头颅额顶叶水肿，颅高压，2017年2月7日于当地医院行"原切口右额颞开颅肿瘤切除术"，术后左侧肢体活动不能。现患者意识清醒，言语流利，ADL大部分依赖，为进一步康复收入院。患者自发病以来，饮食、睡眠正常，大小便正常。

5. 既往史：平素身体健康状况一般，患有高血压，具体时间不详，于2016年6月术后每日口服拜糖平半片予以控制，否认糖尿病病史，否认食物药物过敏史。否认冠心病，否认结核等传染病病史，否认输血史，否认已知食物过敏史，预防接种史不详。

6. 合并症：无。

7. 个人社会生活史：生于本地，否认长期外地居住史，否认疫区、疫水接触史，否认毒物及放射线接触史，否认冶游史。否认吸烟史，否认饮酒史。已婚，育有两女，配偶体健，子女体健。

8. 家族史：父母患有高血压20余年，在世，有一个哥哥，患高血压。家族中否认遗传性疾病，代谢性疾病及类似病史。

9. 心理史：病前性格外向，病后无明显改变，否认重大心理创伤史。

（三）其他部门信息

1. 运动疗法科：患者躯干骨盆控制能力较差，患侧下肢负重能力及向患侧转移重心的能力较差。

2. 评定科：患者立位平衡能力较差，进行平衡训练、步态训练。

3. 病房：患者考虑为脑胶质瘤术后出现左侧偏瘫，患者目前意识清醒，语言流利，考虑存在左侧偏盲。左侧上肢屈肌张力高，整体姿势差，训练时应以诱发患侧主动运动为主，避免过度劳累。

（四）其他情况

1. 居住环境：患者家住平房，一层。进出入大门、客厅及卧室道路平坦，除院内的厨房有一台阶外均无坡道及门槛。患者居住的卧室内有卫生间、坐便，且已经在发病后安装扶手。

患者家面积约100m²，大门向外打开，屋中卧室、卫生间门向内打开，由院内进入客厅的门为推拉门。进出无门槛、无台阶。

家庭结构图：见图1-3-2。

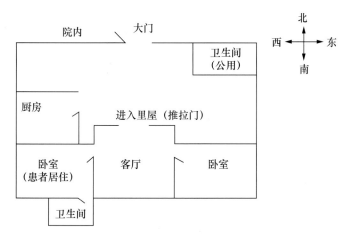

图1-3-2 家庭结构图

2. 经济情况：患者患病前为校车司机，患者妻子打零工，经济条件一般。

3. 康复欲望：患者两个女儿仍在上学，其康复欲望较强，希望可以早日重返工作岗位供其读书。目前康复目标为早日回归家庭，生活自理。

4. 家庭支持情况：由妻子及其弟弟陪护照料。

5. 医疗费用支付方式：医保。

6. 患者每日时间安排见表1-3-1。

表1-3-1　患者每日时间安排

7:00	起床	14:30—15:00	按摩
7:00—8:00	洗漱、吃饭、病房走廊练习走路	15:10—15:40	水疗
9:00—9:30	理疗	16:00—16:30	PT
10:00—10:20	针灸	17:00—19:00	吃饭、休息
13:30—14:15	OT	19:00	睡觉

二、初期评价

（一）初次面接

首次见到患者地点为病房，患者坐在床边由医生查房检查，其妻子、弟弟陪同。患者衣着整齐、意识清醒、精神状态较好，见到治疗师可主动打招呼。与治疗师交流过程中言语清晰流利，语速适中，理解力佳。经询问了解到患者饮食、大小便正常，日常生活大部分依赖家人。

面接过程中发现患者坐姿欠佳，处于如下体位：头部轻微偏向健侧，眼睛向左斜视看向前方。左侧上肢肩部下沉，可观察到肩胛骨下撤，肩关节稍外展，肘关节稍屈曲，前臂处于旋后位，置于腿上，腕关节中立位，拇指稍内收，其余四指MP伸展，IP关节轻微屈曲。左下肢髋关节屈曲稍外展，膝关节屈曲，踝关节内翻。患者患侧上肢不能完成任何主动运动。

在随后与患者交流的过程中发现其存在半侧空间忽略，当治疗师站在患者患侧说话时，患者经常注意不到。

（二）OT评价计划及方法

1. 认知功能评价：使用长谷川智力检查表、身体失认检查及失用失认检查、画钟试验、划消实验、Kohs立方体检查进行评估。

2. 躯体感觉功能的评价：从触觉、疼痛觉、温度觉、固有觉（运动位置、方向）、立体觉、体像觉、体像具体化疾病认识等方面进行评估。

3. 躯体运动功能评价：行触诊检查，使用ROM关节活动度测定、改良Ashworth分级、上田敏运动机能评价、手的实用性进行评估。

4. 精神状态检查：简易精神状态量表（MMSE）。

5．作业活动障碍自评：使用加拿大作业活动表现测量（COPM）进行评估。

6．ADL评价：使用日常生活动作评价表进行评估。

（三）OT初期评价结果

1．认知功能

（1）长谷川式智力检查表：32.5/35.5分，属于正常范围，其中Q2（日期、星期）项不能说出星期几。

（2）画钟试验：表盘可以写出右侧数字，不能画出指针。

（3）划消实验：线段划消漏划数为左上角3条。

（4）失用失认检查（图1-3-3）：摹画树、房子项目只能摹画出右侧的树和中间的房顶。

（5）身体失认检查（图1-3-4）：无法还原拼出四肢身体部位。

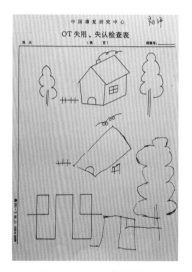

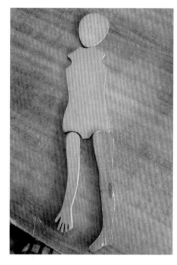

图1-3-3　失用失认检查　　　　　图1-3-4　身体失认检查

（6）Kohs立方体检查：得分为7分，换算成IQ小于20分，表现为与他人交流及环境的适应困难，完成日常生活需要某种程度借助。

2．躯体感觉功能

（1）触觉：左侧前臂内侧、外侧，以及手背侧、掌侧均存在触觉减退。

（2）疼痛觉：左侧前臂内侧、外侧，以及手背侧、掌侧均存在痛觉减退。

（3）温度觉：正常。

（4）固有觉（运动位置、方向）：正常。

（5）立体觉：正常。

（6）体像觉：正常。

（7）体像具体化疾病认识：正常。

3．躯体运动功能

（1）触诊检查：患者左侧存在一横指半的肩关节半脱位；存在轻微手部浮肿。

（2）ROM评价：左侧肩被动活动屈曲至90°、外展至60°出现疼痛受限。

（3）改良 Ashworth 分级：左侧肘关节屈肌张力 1^+ 级，伸肌张力 1 级。

（4）上田敏运动机能评价：3 级，手指分级 0 级。

（5）手的实用性：废用手。

4．精神状态检查：简易精神状态检查量表（MMSE）30 分（总分 30 分）。

5．作业活动障碍自评（表 1-3-2）：加拿大作业活动表现测量（COPM）。

表 1-3-2　加拿大作业活动表现测量

作业活动问题	现状	满意度
1．不能继续本职工作	1	0
2．无法抚养子女	1	1
3．不能自己独立穿衣	4	3
4．转移困难	3	4
5．不能独立洗漱、洗澡	2	2
评分：总分	2.2	2

6．ADL 日常生活动作评价表（表 1-3-3）：56/100 分。

表 1-3-3　日常生活动作评价表

项目	得分	问题点
个人卫生动作	5/8	无法独立洗脸
进食动作	10/10	—
更衣动作	3/10	可在辅助下穿脱上衣、裤子、鞋，穿脱袜子完全依赖他人
排泄动作	7/14	便器使用、便后自我处理等需要他人帮助
入浴动作	0/6	完全依赖他人
器具使用	9/14	剪刀、钱包的使用，开瓶盖等需要他人帮助
床上运动	5/10	不能独立翻身、不能完成体位转换
移动动作	8/12	从床到轮椅、便器以及操纵手闸不能独立完成
步行动作	0/6	无法完成步行动作
认识交流动作	9/10	使用信封信纸需要他人辅助
总分	56/100	

解读：

（1）患者存在明显的半侧空间忽略、结构性失用。

（2）患者存在一定程度的触觉、痛觉减退。

（3）患者存在肩关节屈曲、外展关节活动受限，肘关节屈、伸肌张力轻度增高。

（4）患者的运动功能较差，只有较少的主动运动。

（5）ADL 方面，患者日常生活动作大部分需要他人辅助。

三、问题点（图1-3-5）

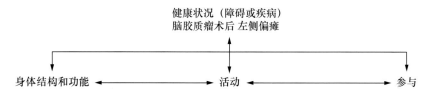

健康状况（障碍或疾病）
脑胶质瘤术后 左侧偏瘫

身体结构和功能　　　←　　　　活动　　　→　　　　参与

身体结构和功能	活动	参与
1. 左肩半脱位一横指半，手指肿胀、疼痛明显、限制活动。 2. 左侧上肢屈肌张力为1$^+$级，伸肌张力1级。 3. 左侧上肢运动功能较差，左侧肢体没有主动运动，上田敏运动功能分级3级，手指机能0级。 4. 存在半侧空间忽略、经常忽视自己左侧的身体和人，存在安全隐患。 5. 患有高血压、且有家族史。	1. 日常生活自理活动部分需他人辅助，个人卫生处理，翻身等需要帮助。 2. 平衡差，转移时存在安全隐患。 3. 无法完成步行动作，操纵轮椅需要他人辅助，出行活动受限。	1. 病前不爱做饭、兴趣爱好单一，可参与的活动种类少。 2. 每天下课之后待在病房，没有其他活动。 3. 家庭活动受限，左侧肢体活动不利，很多家务不能完成。 4. 工作参与受限，病前职业为司机，回归本职工作受到限制。

背景 因素

环境因素　　　　　　　　　　　　　　个人因素

环境因素	个人因素
Facilitators： 1. 患者家住平房，回家不需上下楼梯。 2. 家居环境较好，厕所已经改造设有扶手，除厨房外均没有台阶和坡道。 3. 家庭关系好，平日照顾者均为家人。 Barriers： 1. 厨房有台阶，对进入厨房造成不便。 2. 家庭条件一般，医保到期后经济负担大。 3. 患者怕吵，住在病房会影响休息。	Facilitators： 1. 患者年轻，恢复较快。 2. 康复意识很强，很信赖治疗师，愿意配合训练计划的实施。 3. 头脑灵活可以领会训练的目的，故能促进训练的效果。 Barriers： 1. 病前体质较弱、怕冷。 2. 康复介入时间较晚，发病后5个月基本没有进行康复训练。

图1-3-5　基于ICF框架的问题点分析

问题点总结：

1. 运动功能障碍：左侧上肢屈肌张力1$^+$级，伸肌张力1级，上田敏上肢功能分级3级，手指分级0级，废用手。

2. 认知障碍：半侧空间忽略，结构性失认。

3. 日常生活自理能力障碍：更衣、入浴、转移、步行等有障碍。

四、康复目标

（一）长期目标

日常生活活动大部分自理，回归社会。

（二）短期目标

1. 改善肩关节半脱位、减轻肩痛和手肿。
2. 降低左侧上肢屈肌张力。
3. 诱发左侧上肢运动。
4. 改善半侧空间忽略。
5. 提高日常生活自理能力。

五、训练计划

（一）改善肩关节半脱位、减轻肩痛和手肿

1. 改善肩关节半脱位

（1）指导患者良肢位摆放：仰卧位时，患侧肩胛骨下垫枕，使其处于前伸位，肘关节伸展，前臂旋后，腕关节和手指伸展；患侧卧位时，患侧肩前伸、前屈、伸肘、前臂旋后；健侧卧位时，患侧肩和上肢充分前伸，肘关节伸展。坐位时，在患肢前方放置一平桌，将患肢托起，避免自然下垂。

（2）患侧负重：患者取坐位，头转向患侧，健手协助控制使患侧肘关节伸展，腕关节背屈，患手放在坐位臀部水平略外侧，让躯体向患侧倾斜。患上肢的负重训练，通过对上肢关节的挤压，反射性地刺激肌肉的活动。治疗师用手保证肩胛骨、躯干和肩关节的正确位置（图1-3-6）。

（3）指导患者自己在病房做够取天花板的动作：患者仰卧位，双手交叉，患侧手指在上，屈曲肩关节，肘关节伸展，由健侧带动患侧向上做够取天花板的动作。

2. 改善肩痛和肩手综合征等并发症的处理和训练。

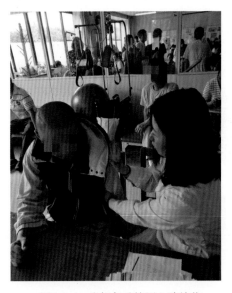

图1-3-6　患侧负重挤压上肢关节

（二）降低左侧上肢肌张力

首先使患者保持正确舒适的椅坐位，左右两肩和躯干对称，背部伸直，髋膝踝关节保持90°屈曲，双脚分开，与肩同宽。

1. 推滚筒训练：患者前臂中立位，两手交叉，患侧拇指在上，将双上肢前臂放在滚筒上做前后推动滚筒的动作，完成肩关节前屈、肘关节伸展及肩关节后伸、肘关节屈曲的交替运动，达到抑制屈肌张力增高的目的。

2. 牵伸训练：患者取椅坐位，由近端开始，先做左上肢肩部外展、后伸、前屈等被动活

动，然后牵拉肘关节使肘关节伸直，最后做腕关节背屈，掌指关节、指间关节伸展及拇指外展的被动活动。

（三）诱发左侧上肢主动运动

1. 擦拭动作训练：患者左手固定在分指板内向正前方推动及收回，在训练中给予辅助，治疗师左手托住患者肘关节，右手在患者向前推时刺激肱三头肌诱发肘关节伸展。

2. 双手抓放大号木钉训练：嘱患者用健手将木钉盘插满，后双手交叉，患侧手指在上，用手掌小鱼际握住木钉，健侧带动患侧将大号木钉移动到前方方块上的篮子内，可根据患者的情况增加方块的高度。

（四）改善半侧空间忽略

1. 训练时，治疗师坐在患者左侧，并将训练用具如小木钉等摆放在患者左侧，全程注视，时刻提醒患者注意左侧；进行视扫描训练：采用划消文字、数字或图形作为划消目标，使患者双眼在视野范围内，不断地交换注视点，提高寻找并追踪目标的能力。

2. 患侧肢体感觉输入：进行患侧负重、刷擦、按摩患侧肢体、判断肢体位置等增加患侧感觉输入。

3. 指导患者家属在病房尽量站在患者左侧并将手机、闹钟、食物等物品放在患者左侧提醒其注意左侧物品；指导患者在病房多读报并逐行朗读文字，提高对左侧文字的关注。

（五）提高日常生活自理能力

1. 更衣训练：训练患者穿脱开衫上衣，指导其先穿患侧，将患侧衣袖穿到肘部以上后再将衣服从背部绕过去，然后穿健侧衣袖。另外建议患者将裤子换为松紧带类型的以及穿不需系鞋带的鞋。

2. 入浴动作指导：嘱患者入浴时尽量处于坐位，采用淋浴的方式，并穿防滑拖鞋以防滑倒。

3. 转移动作的指导：指导患者及其家属转移要点：轮椅摆放在健侧靠近床或椅子，呈30°～45°，固定后以健侧为轴，进行转移。

（六）训练注意事项

1. 训练时治疗师应坐在患者患侧，避免患者向患侧倾斜发生危险。
2. 训练时注意放松和休息，避免急速、用力的动作。
3. 训练过程中留意患者状况，必要时暂停训练。

六、中期评价、进展和问题点总结

（一）评价方法和结果

1. 认知功能
（1）长谷川式智力检查表：35.5/35.5分，属于正常范围。

（2）画钟试验：表盘可以写出数字，不能画出指针。

（3）划消实验：线段划消漏划数为左下角2个。

（4）失用失认检查（图1-3-7）：摹画树一项只能摹画出右侧的树，可基本摹画中间的房子。

（5）身体失认检查（图1-3-8）：可以还原拼出双下肢及右上肢身体部位。

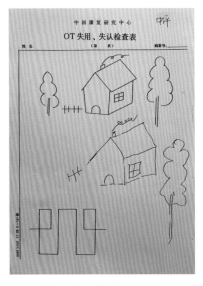

图1-3-7　失用失认检查

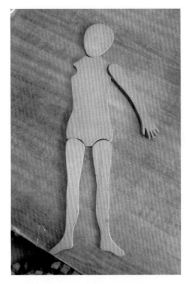

图1-3-8　身体失认检查

（6）Kohs立方体检查：得分为15分，换算成IQ 29分，表现为缺乏环境适应能力，处理身边事物需要他人少许帮助。

2．躯体感觉功能

（1）触觉：左侧前臂内侧、外侧，以及手背侧、掌侧均存在触觉减退。

（2）疼痛觉：左侧前臂外侧，以及手背侧、掌侧均存在痛觉减退，左前臂内侧正常。

（3）温度觉：正常。

（4）固有觉（运动位置、方向）：正常。

（5）立体觉：正常。

（6）体像觉：正常。

（7）体像具体化疾病认识：正常。

3．躯体运动功能

（1）触诊检查：患者左侧存在一横指的肩关节半脱位；手部浮肿症状缓解。

（2）ROM评价：肩痛缓解，左上肢关节PROM可达到全关节活动范围。

（3）肌张力评价：左侧上肢屈肌张力1级。

（4）上田敏运动机能评价：4级；手指分级0级。

（5）手的实用性：辅助手C。

4．精神状态检查：简易精神状态检查量表（MMSE）30分（总分30分）。

5．作业活动障碍自评：加拿大作业活动表现测量（COPM）（表1-3-4）。

表1-3-4　加拿大作业活动表现测量

作业活动问题	现状	满意度
1. 不能继续本职工作	1	0
2. 无法抚养子女	1	1
3. 不能自己独立穿衣	5	5
4. 转移困难	4	4
5. 不能独立洗漱、洗澡	2	2
评分：总分	2.6	2.4

6. ADL评价（表1-3-5）。

表1-3-5　日常生活动作评价表：70/100分

项目	得分	问题点
个人卫生动作	5/8	无法独立洗脸、洗手
进食动作	10/10	—
更衣动作	4/10	可自行穿脱裤子，在辅助下穿脱上衣、袜子、鞋
排泄动作	10/14	—
入浴动作	3/6	可在辅助下入浴、洗身
器具使用	11/14	指甲刀、钱包需他人辅助
床上运动	8/10	坐位到立位、保持立位需要他人辅助
移动动作	9/12	轮椅到椅子、便器的转移需要他人辅助
步行动作	0/6	完全依赖他人
认识交流动作	10/10	—
总分	70/100	

（二）进步点

1. 长谷川式智力检查量表结果正常，有明显改善。
2. 患者半侧空间忽略、结构性失用症状改善。
3. 左前臂内侧痛觉由减退转变为正常。
4. 左上肢肩痛、ROM、肌张力均有改善。
5. 上田敏评价由3级提高至4级。
6. 手的实用性评价由废用手提高至辅助手C。
7. ADL能力明显提高，由56分提高至70分。

（三）仍存在的问题

1. 认知功能障碍：仍存在一定程度的半侧空间忽略。
2. 肩关节仍存在一横指的脱位。
3. 运动功能障碍：左侧上肢屈肌张力1级，左上肢主动运动较差。

4. 日常生活自理能力障碍：更衣、入浴、转移、步行等仍存在障碍。

七、中期康复目标

（一）长期目标

日常生活活动完全自理，回归社会。

（二）短期目标

1. 改善肩关节半脱位。
2. 降低左侧上肢屈肌张力。
3. 诱发左侧上肢分离运动及肩肘腕的控制。
4. 改善半侧空间忽略。
5. 提高日常生活活动能力。

八、中期训练计划

（一）改善肩关节半脱位

继续之前的训练以及指导。

（二）降低左侧上肢屈肌张力

1. 左侧上肢负重：患者取坐位，治疗师帮助患者进行肘伸展位的患侧负重，并嘱其向患侧转移重心。

2. 牵伸训练：患者取椅坐位，由近端开始，先做左上肢肩部外展、后伸、前屈等被动活动，然后牵拉肘关节使肘关节伸直，最后做腕关节背屈、掌指关节、指间关节伸展及拇指外展的被动活动。

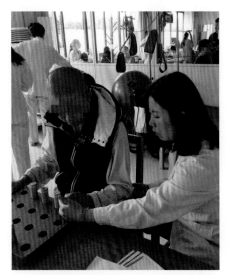

图1-3-9 单手抓放大号木钉训练

（三）诱发左侧上肢分离运动及肩肘腕的控制

1. 推单柄砂板磨训练：患者取坐位，左手握单柄砂板磨，由于其未完全诱发出手的抓握，可先用弹力绷带将手固定，嘱患者向前推至肘关节伸直后收回至起点，过程中治疗师刺激肱三头肌诱发伸展。训练中当患者出现腕关节掌屈时给予提醒或给予辅助。

2. 单手抓放大号木钉训练（图1-3-9）：嘱患者用健手将木钉盘插满，然后用患侧手握住木钉拔出，可先将篮子放在患者左侧地上，然后逐渐增加难度。

3. 扶球训练：嘱患者左手置于正前方篮球上，在肘关节伸直的情况下保持篮球的稳定。在患者扶球时可通过刺激肱三头肌使肘关节伸展，必要时可辅助其控制肘关节。当患者不能扶住篮球时，先让其前臂搭在篮球上，练习肩肘的控制。

（四）改善半侧空间忽略

继续之前的练习及指导，可让患者在进行患侧负重时练习Kohs立方体组合。

（五）提高日常生活活动能力

1．继续转移动作的指导：轮椅摆放在健侧靠近床或椅子，呈30°～45°，固定后以健侧为轴，进行转移，同时学习轮椅到椅子的转移、独立操纵轮椅。嘱患者家属在日常生活中减少对患者的帮助。

2．更衣训练：训练患者穿脱开衫上衣，指导其先穿患侧，将患侧衣袖穿到肘部以上后再将衣服从背部绕过去，然后穿健侧衣袖。

3．独立洗脸、洗手：学习在患侧手辅助下独立洗和擦干脸，学习利用水龙头把手拧干毛巾。

九、末期评价、进展和问题点总结

（一）评价方法和结果

1．认知功能

（1）长谷川式智力检查表：35.5/35.5分，属于正常范围。

（2）画钟试验：表盘可以写出数字并画出时针分针。

（3）划消实验：线段划消漏划数为左下角1个。

（4）失用失认检查：摹画树、房子一项可以摹画出右侧的树和中间的整栋房子。

（5）身体失认检查（图1-3-10）：可以还原拼出四肢身体部位。

（6）Kohs立方体检查：得分为15分，换算成IQ 29分，表现为缺乏环境适应能力，处理身边事物需要他人少许帮助。

2．躯体感觉功能

（1）触觉：手背侧、掌侧存在触觉减退，左侧前臂内侧、外侧正常。

（2）疼痛觉：手背侧、掌侧均存在痛觉减退，左前臂内侧、外侧正常。

（3）温度觉：正常。

（4）固有觉（运动位置、方向）：正常。

（5）立体觉：正常。

（6）体像觉：正常。

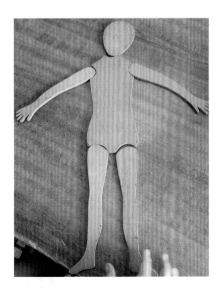

图1-3-10 身体失认检查

（7）体像具体化疾病认识：正常。

3. 躯体运动功能

（1）触诊检查：患者左侧肩关节存在一横指半脱位；手部浮肿症状缓解。

（2）ROM评价：左上肢关节PROM可达到全关节活动范围。

（3）肌张力评价：左侧上肢屈肌张力1级。

（4）上田敏运动机能评价：5级；手指分级1级。

（5）手的实用性：辅助手C。

4. 精神状态检查：简易精神状态检查量表（MMSE）30分（总分30分）。

5. 作业活动障碍自评（表1-3-6）。

表1-3-6 加拿大作业活动表现测量（COPM）

作业活动问题	现状	满意度
1. 不能继续本职工作	1	0
2. 无法抚养子女	1	1
3. 不能自己独立穿衣	5	5
4. 转移困难	5	5
5. 不能独立洗漱、洗澡	3	3
评分：总分	3	2.8

6. ADL（表1-3-7）。

表1-3-7 日常生活动作评价表：77/100分

项目	得分	问题点
个人卫生动作	8/8	—
进食动作	10/10	—
更衣动作	5/10	可自行穿脱裤子、鞋，在辅助下穿脱上衣、袜子
排泄动作	10/14	
入浴动作	4/6	可在辅助下入浴、洗身
器具使用	12/14	指甲刀、钱包需他人辅助
床上运动	8/10	坐位到立位、保持立位需要他人辅助
移动动作	10/12	轮椅到椅子、便器的转移需要他人辅助
步行动作	0/6	完全依赖他人
认识交流动作	10/10	—
总分	77/100	

（二）进步点

1. 半侧空间忽略有进一步改善。

2. 左前臂内侧、外侧痛觉、触觉恢复正常。

3. 上肢运动功能分级提高。

4．ADL能力提高，由70分提高至77分。

（三）仍存在的问题

1．认知功能障碍：仍存在较轻程度的半侧空间忽略。
2．运动功能障碍：左上肢主动运动较差，进展较为缓慢。
3．日常生活自理能力障碍：更衣、入浴、转移、步行等仍存在障碍。

十、出院后康复目标

（一）功能方面的维持和提高

1．辅助下自我牵伸、继续缓解左侧上肢屈肌张力。
2．继续诱发上肢分离运动及肩肘腕的控制。
3．继续改善半侧空间忽略。

（二）ADL、居家及社会适应

1．ADL：减少他人辅助，尽量做到大部分生活自理。
2．居家：指导家庭环境改造，做到在家中自主无障碍转移。
3．社会适应：维持与外界人、事、物的沟通及交流。

十一、出院后训练计划

（一）训练计划

1．牵伸活动
（1）指导家属帮助患者进行每日牵伸活动，由近端至远端，进行肩、肘、腕及指间关节的牵伸。
（2）由家属帮患者摆放至坐位下左上肢负重的肘伸展位，患者自行进行患侧重心转移。
2．主动运动训练
（1）扶球训练：在家属看护下进行，患者左手置于正前方篮球上，在肘关节伸直的情况下保持篮球的稳定。可由家属辅助患者控制肘关节及手的稳定。
（2）肩肘的屈伸训练：保持良好坐姿，上肢放于桌面。患者患侧手握水杯，朝不同方向上的目标滑动水杯，通过伸肘及屈肘进行触碰目标。
3．改善半侧空间忽略：每日固定时间在家属看护下进行逐行读报纸、书籍，避免出现漏字、不连贯的情况；指导家属在日常生活中多在患者的患侧进行陪护及活动。

（二）环境改造

指导患者家属进行家庭环境改造。患者家中没有台阶，厕所已经安装扶手，可指导其家属在家中放置地毯等降低安全隐患。

（三）辅助技术

建议患者在家中配备简易肌电生物反馈刺激仪，刺激患侧上肢关键性肌肉，触发肌肉主动收缩，辅助进行主动运动训练。

十二、结果与反思

患者在院进行康复治疗期间，在身体机能、认知方面均有一定程度的进步，但在左侧上肢主动运动、半侧空间忽略及日常生活活动能力等方面仍有进一步提高的空间。其中半侧空间忽略的治疗在康复治疗中尤为重要，研究显示，在临床治疗中，一些治疗人员缺乏对半侧空间忽略症的认知及足够的重视，若能及时发现、准确地评估半侧空间忽略症并给予恰当的康复治疗，对患者的整体康复将起到事半功倍的效果。

单侧空间忽略（unilateral spatial neglect，USN）是脑损伤后常见的认知功能障碍，双侧大脑半球损伤均可引起半侧空间忽略，左半球损伤的发病率明显低于右半球，左半球所致的忽略程度轻、消退早。单侧忽略临床表现形式多样，主要表现为患者日常生活中出现病灶对侧空间忽略症状，即视觉、听觉、躯体、运动等方面的忽视，严重影响其日常生活活动能力及生存质量。近年来，针对单侧空间忽略症，国内外研究中涌现出了不同的治疗方法，均取得了一定程度的疗效。除本病例中使用的感觉输入法、视扫描训练、暗示行为法等传统疗法，经皮神经电刺激、棱镜适应技术、重复经颅磁刺激、感觉整合训练等治疗手段均对USN有一定疗效。此外，上肢康复机器人辅助训练作为一种新兴治疗手段，近年来也被应用于单侧空间忽略的治疗中，有研究表明，上肢康复机器人辅助训练和镜像疗法的联合治疗效果优于单纯综合康复治疗，能够明显改善USN程度，缩短治疗周期，解放治疗师人手，减轻工作负担，增强患者对康复治疗的乐趣，减轻痛苦，提高了患者的满意度及生活质量。

综上所述，USN加重了患者的康复治疗难度，影响预后。无论是传统治疗方法还是随着新兴科技如上肢辅助机器人的补充，均可显著改善患者的忽略症状，同时单侧空间忽略的改善有助于改善患者的平衡功能，提高ADL能力。因此，在今后的治疗工作中，单侧空间忽略的及时发现、准确评估与趣味治疗，都需要在脑损伤患者的整体康复进程中被予以重视。

第四节　关于肩关节半脱位的作业治疗病例

一、患者情况

（一）基本情况

姓名：LJ	病史陈述者：患者本人
性别：男	兴趣爱好：电子游戏

年龄：22岁	家庭经济情况：较好
民族：汉族	病史可靠性：可靠
利手：右利手	入院时间：2021年8月2日
职业：学生	病史采集日期：2021年8月2日

家庭图谱：见图1-4-1。

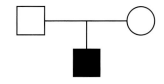

图1-4-1　家族谱系图

（二）医学情况

1. 临床诊断：脑梗死恢复期。

2. 障碍诊断：右侧偏瘫（右侧肢体运动功能障碍、右侧肢体感觉功能障碍、认知障碍、失语）。

3. 主诉：右侧肢体活动不利伴言语不利20天。

4. 病残史：患者于2021年7月11日下飞机时突发右侧肢体无力、意识模糊、不能言语，由机场工作人员急送至当地医院，具体治疗不详。后转入当地市中心医院，行头颅CT示左侧颞岛叶局部低密度灶，CTA示左侧大脑中动脉M_2段以远闭塞，考虑脑栓塞，行取栓术，后入重症监护室治疗。7月19日转入地区医院神经内科继续对症治疗，具体不详。目前患者意识转清，言语不清，右侧肢体活动不利，ADL大部分依赖，为进一步康复收入院。自发病以来，患者精神可，食欲可，睡眠可，体重无明显改变。

5. 既往史：2020年3月因全身乏力发现右侧甲状腺癌，行手术切除，目前口服优甲乐补充激素，此次发病后在外院诊断高血压、高脂血症，具体数值不详。否认糖尿病、冠心病等内科病史。否认肝炎、结核、菌痢、伤寒等传染病病史，否认手术、输血，外伤史，预防接种史不详。否认食物药物过敏史。

6. 合并症：高血压病、甲状腺肿瘤术后、甲状腺功能减退症。

7. 个人社会生活史：生于原籍，无长期外地居住史，无疫区居留史，无特殊化学品及放射线接触史。否认吸烟史，否认饮酒史。

8. 家族史：父母体健。家族中否认传染性疾病、代谢性疾病、冠心病、高血压、糖尿病、血友病、遗传性疾病、肿瘤及类似病史。

9. 心理史：病前性格中性，病后无明显改变，否认重大心理创伤史。

（三）其他部门信息

影像科：头颅MRI（2022年11月21日）脑梗死溶栓及取栓术后复查，左侧额顶颞枕叶、左侧基底节至半卵圆中心区近期梗死灶。

（四）其他情况

1. 居住环境：患者居住于独院的平房内，院门口有门槛，院中地面较平整。平房内各屋的入口处均设门槛，门扇向屋内开。卫生间内为坐便，侧墙无扶手或抓握处。此外，卫生间还设有淋浴设施，但地面未铺设防滑砖或防滑垫。

2. 经济情况：患者父母均有稳定收入，家庭经济条件尚可，且现阶段的医疗费用可由外地医保部分报销（报销比例较低），不构成巨大经济负担。

3. 康复欲望：患者及家属的康复欲望强烈，希望患者能早日恢复各方面功能，重回校园。

4. 家庭支持情况：患者现由母亲陪护照顾，家属表示全力支持患者康复，暂不考虑经济投入。

5. 医疗费用支付方式：异地医保。

6. 患者每日时间安排（表1-4-1）。

表1-4-1　患者每日时间安排

时间	康复训练安排
8:00—8:30	言语治疗（ST）
8:30—9:30	物理治疗（PT）
10:00—10:30	中医治疗（针灸）
13:30—14:30	作业治疗（OT）
14:30—15:30	康复评定（认知测评及训练）

二、初期评价

（一）初次面接

1. 观察：患者仰卧于病床，观其精神状态良好，面容、衣着干净整洁，但牙齿上残留食物软垢较明显。

2. 问诊：患者存在语言障碍，仅能表达单个字词，或用点头、摇头示意。经询问患者家属得知，患者近期睡眠、食欲及精神状态良好，生命体征平稳。患侧上肢尚未产生随意运动，下肢可主动活动。患者能独自床上翻身，能在少量辅助下从床上坐起，在双脚有支撑的情况下能在床边坐稳，能在辅助固定碗的情况下用健侧手持勺独立进食，能在辅助挤牙膏、端漱口杯的情况下用健侧手刷牙，尚不能独立穿脱衣。

（二）OT评价计划及方法

1. 认知功能评价：使用简易精神状态检查量表（MMSE）评价认知功能，得分20分，认知功能障碍（患者本科学历）。

2. 躯体感觉功能的评价：以下检查均令患者闭目，先健侧后患侧（实体觉除外）。

（1）触觉：右侧上肢及手部的触觉减退。

（2）痛觉：右侧上肢及手部的痛觉减退。

（3）温度觉：右侧上肢及手部的温度觉减退。

（4）位置觉：右侧上肢及手部的位置觉减退。

（5）运动觉：右侧上肢及手部的运动觉减退。

（6）震动觉：右侧上肢及手部的震动觉减退。

（7）两点辨别觉：右侧上肢及手部的两点辨别觉减退。

（8）实体觉：右侧上肢及手部的实体觉减退。

3．躯体运动功能评价

（1）关节活动度检查：患侧上肢及手部无关节活动受限。

（2）使用改良的Ashworth分级评估患者的上肢及手部肌肉张力，患侧肘部屈肌张力1级；前臂旋前肌张力1^+级；腕部屈肌张力1级；手指屈肌张力1级；其余上肢及手部的肌张力均为0级。

（3）使用Brunnstrom上肢运动评定表，评价患侧上肢及手部的运动控制障碍。

（4）患侧上肢及手部无任何运动，且不能引出联合反应，判定Brunnstrom分期Ⅰ期，处于弛缓阶段。

（5）肩关节半脱位检查：与健侧相比，患者的患侧肩峰与肱骨头之间的凹陷更明加显，肱骨头向前下方脱位约一横指半。

4．作业活动障碍自评：使用加拿大作业活动表现测量（COPM）让患者自己评述作业活动方面存在的问题（表1-4-2）。

*因患者存在认知障碍，由家属参与确认需要解决的问题以及活动的表现和满意度。

表1-4-2 加拿大作业活动表现测量（COPM）

初次评估：		
作业表现的问题：	表现1	满意度1
1．穿衣	2	2
2．洗漱	3	2
3．使用筷子进食	1	1
4．书写	1	1
5．做饭	1	1
评分：	表现	满意度
总分＝表现或满意度总分/问题数	1.6	1.4

5．ADL评价（表1-4-3）。

表1-4-3a 功能独立性测量评分结果

项目	得分	项目	得分
Ⅰ．自我照顾	小计13分	洗澡	2
进食	3	穿上衣	2
梳洗修饰	3	穿下衣	2

续表

项目	得分	项目	得分
如厕	1	行走或坐轮椅移动	1
Ⅱ. 括约肌控制	小计14分	上下楼梯	1
排尿管理	7	Ⅴ. 交流	小计7分
排便管理	7	理解能力	4
Ⅲ. 转移	小计4分	表达能力	3
床、椅子、轮椅间转移	2	Ⅵ. 社会认知	小计6分
如厕转移	1	社会交往	2
入浴转移	1	解决问题	2
Ⅳ. 行进	小计2分	记忆	2

表1-4-3b　功能独立性测量评分依据

Ⅰ. 自我照顾

1）进食：患者可在双脚着地、后背无支撑的情况下坐于床边进食，或坐在轮椅上进食。患者使用健侧手持勺子独立进食，但需要家属端着或在桌面上扶稳食盘。无法使用勺子进食的菜品由家属喂食。——3分（自身努力50%～74%）

2）梳洗修饰：患者可用健侧手刷牙，刷牙前由家属挤牙膏，刷牙后由家属传递漱口杯辅助患者漱口。因健侧手为非利手，患者不能彻底地清洁牙齿，经常残留食物软垢；洗脸由家属湿毛巾给患者擦拭。——3分（自身努力50%～74%）

3）洗澡：患者仅能用健侧手擦干可触及的右侧上肢及躯干，其余的冲洗和擦干皆由家属辅助。——2分（可主动配合，自身努力25%～49%）

4）穿上衣：患者未尝试过独立穿衣，由家属扶起患者后将病号服套在患者身上，健侧上肢可主动伸进袖口中，扣扣子由父母完成。——2分（可主动配合，自身努力25%～49%）

5）穿下衣：患者未尝试过独立穿裤，由家属扶起患者后将病号服套在患者身上，健侧下肢可主动伸进裤腿中。——2分（可主动配合，自身努力25%～49%）

6）如厕：患者卧位，由家属用便盆接尿便。——1分（努力小于25%或活动无法进行）

Ⅱ. 括约肌控制

7）排尿管理：可以完全和随意的控制排尿，无失禁，不使用器械和药物。——7分

8）排便管理：可以完全和随意的控制排便，无失禁，不需要任何辅助物品。——7分

Ⅲ. 转移

9）床、椅子、轮椅间转移：患者未尝试过独立站起，转移时用双臂环抱住家属的颈部借力起身，以健侧腿为轴完成转身，然后在保护下弯腰、屈膝坐下。——2分（自身努力25%～49%）

10）如厕转移：患者卧位，由父母拿便盆接尿便。——1分（努力小于25%或活动无法进行）

11）入浴转移：发病后未尝试进出浴盆或淋浴场所。——1分（努力小于25%或活动无法进行）

Ⅳ. 行进

12）行走或坐轮椅移动：患者无法独立驱动轮椅或步行。——1分（努力小于25%或活动无法进行）

13）上下楼梯：由家属推轮椅乘坐电梯完成上下楼，未尝试使用辅助设备或在他人帮助下上下楼。——1分（努力小于25%或活动无法进行）

Ⅴ. 交流

14）理解能力：患者可理解基本日常生活需要（如饮食）；患者家属认为患者虽然存在语言表达障碍，但能够听懂；是否能够理解复杂和抽象信息尚未知（如家庭问题、家庭财政、时事）。——4分（基本日常生活的75%～90%的情况下可理解和会话）

15）表达能力：日常患者可以说词，在言语治疗师的引导下可说简单的句子，生活中患者常用手势或说字、词与父母交流。——3分（在50%～74%的时间可表达日常生活活动的基本需要）

续表

Ⅵ. 社会认知

16）社会交往：患者在治疗室中多用点头或摇头表达意愿，在大部分时间内表现出紧张、交往退缩。——2分

17）解决问题：患者尚未参与解决复杂问题（如账目管理、服药、处理人际难题、制订出院计划、做出受雇决定等）；患者家属提到，当忘记做事情时，患者会通过语言、手势等各种方式给予提示；可在需要帮助时按呼叫铃。——2分（25%～49%的时间可解决常规问题）

18）记忆：患者存在交流障碍，家属不完全掌握情况；但患者家属表示患者在发病后仍能记起手机的锁屏密码，微信、支付宝支付密码。——2分（25%～49%的时间能记忆）

三、问题点（图1-4-2）

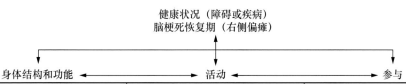

健康状况（障碍或疾病）
脑梗死恢复期（右侧偏瘫）

身体结构和功能　　　　　活动　　　　　参与

身体结构和功能	活动	参与
1. 患者存在认知功能障碍（具体为语言表达、计算、短时记忆、书写等方面）。 2. 右侧上肢及手部深浅感觉及复合感觉减退。 3. 右侧上肢及手部屈肌（和旋前肌）张力轻度增加。 4. 右侧上肢及手部尚无任何运动，布氏分期Ⅰ期。 5. 右侧肩关节半脱位约一横指半。	1. 不能独立完成穿衣、洗漱、用筷子进食等基本自理活动。 2. 不能用健侧手书写。 3. 不能独立完成床椅转移、如厕转移、入浴转移；不能独立驱动轮椅或在辅助下步行、上下楼梯。	1. 家庭参与受限：无法参与正常的家庭生活。 2. 社会参与受限：暂时休学，无法正常接受文化教育，脱离校园集体生活。

背景因素

环境因素　　　　　　　　　个人因素

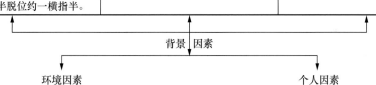

环境因素	个人因素
Facilitators: 1. 患者居住于独院的平房内，无须上下楼梯。 2. 卫生间内为坐便。 3. 患者能得到家属的照顾，且家属支持患者康复训练。 4. 异地医保可报销部分医疗费用。 5. 社会对残障人士的态度较好，患者可得到周围人的尊重、关爱和帮助。 Barriers: 1. 患者居住的院门口和房内各屋门口处均设有门槛。 2. 卫生间的侧墙无扶手或抓握处。 3. 卫生间的地面未铺设防滑砖或防滑垫。	Facilitators: 1. 患者理解能力较好，能依照指令完成训练，训练配合度高。 2. 患者康复意愿强烈。 Barriers: 1. 患者在治疗室中表现出紧张、交往退缩。 2. 患者发病时正处于升学、就业的关键时期。

图1-4-2　基于ICF框架的问题点分析

四、康复目标

（一）长期目标

1. 提高患侧上肢及手部的运动功能，诱发主动分离运动。

2. 改善患侧肩关节半脱位。

3. 改善患者的认知功能（计算、短时记忆、书写等方面）。

4. 提高患者的日常生活活动能力，使患者能够独立完成基本的自理活动和书写活动。

5. 回归家庭。

（二）短期目标

1. 维持患侧上肢的关节活动范围。

2. 促进随意运动的恢复，将正确的运动模式作为一种运动感觉向患者输入。

3. 刺激肩关节周围起稳定作用的肌肉的活动和张力，并对患者及其家属或护理人员进行宣教，防止脱位的肩关节二次损伤。

4. 提高患者的计算能力和短期记忆力，使患者能正确完成个位数的加减法。

5. 提高患者的日常生活活动能力，使患者能借助带有负压吸盘的碗、碟挡和助食筷独立进食；能独立穿衣；准备好必需的物品时，能独立完成各项洗漱活动；尝试用健侧手持笔书写结构简单的汉字。

五、训练计划

（一）课上训练项目

1. 上肢全范围的关节被动活动（5min）：活动过程中指示患者眼睛追随患侧上肢的运动方向进行运动确认。

2. 辅助主动运动训练

（1）双手推滚筒训练（10min）：嘱患者Bobath握手，腕关节置于滚筒上方，先保持躯干直立，由健侧手带动患侧手伸直肘部，然后身体最大程度前倾，最后屈肘还原。训练过程中也要求患者尽量控制患侧伸肘，当患侧伸肘不充分时，可拍打刺激肱三头肌肌腱给予刺激（图1-4-3）。

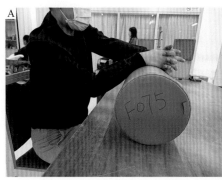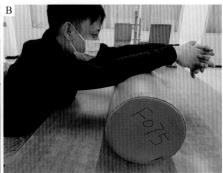

图1-4-3　双手推滚筒训练

（2）木钉摆放训练（10min）：嘱患者用健侧手将木钉摆放至木钉盘内，然后Bobath握手，由健侧手带动患侧手将木钉放回筐内。在此过程中，由治疗师说出个位数加法或减法的题目，患者心算后捡出相应数目的木钉于筐内。一般情况下，木钉盘正对患者躯干放置，而筐可偏向患侧放置（使患侧上肢肘伸直、肩外展），以对抗偏瘫患者常见的屈曲、内收的痉挛模式，同时加入了躯干的旋转动作（图1-4-4）。

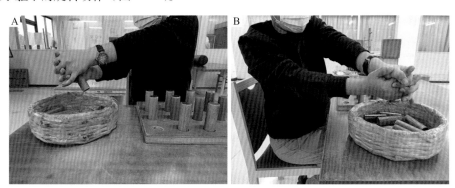

图1-4-4　木钉摆放训练

3. 侧方支持训练（10min）：患者的患侧上肢肩关节外旋、肘部伸展（利用肘关节锁定机制）、腕关节背伸、前臂旋后、五指伸展，以掌心撑于侧面（手掌根处距离股骨大转子约一拳距离）。嘱患者转移身体重心压至患侧，治疗师在患侧给予保护。患侧上肢负重可对肩关节产生挤压，反射性地刺激肌肉活动，改善肩关节半脱位（图1-4-5）。

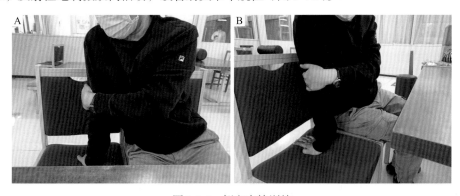

图1-4-5　侧方支持训练

4. 肘部扶球训练（10min）：患者的患侧手肘部置于球上，治疗师的手在患手附近，示意患者在球的辅助下，左右移动患肢触碰治疗师的手（图1-4-6）。

5. 穿脱衣裤训练（10min）：指导患者穿脱开衫上衣和裤子，提高患者的生活自理能力。

（二）课后训练项目

1. 耸肩训练（10min）：患者在稳定的坐位下，双侧肩部发力上抬，完成耸肩的动作。如耸肩动作完成不充分，家属可通过拍打其颈肩部的肌肉，给予适当刺激辅助。

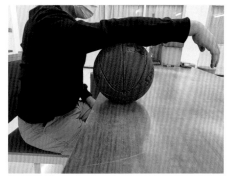

图1-4-6　肘部扶球训练

2. 上举训练（10min）：患者仰卧位或长坐位，Bobath握手，肘关节伸直，健侧手带动患侧手进行肩关节屈曲和伸展的运动。

3. 书写训练（20min）：患者用患侧手压住本子，使用健侧手持笔书写，训练初期在田字格本上描摹结构简单的汉字，待能较好地控制笔的运动后，再增加难度，尝试抄写句子。

4. 日常生活活动训练

（1）穿脱衣裤训练：按照课上训练的方法，在病房内尝试独立穿脱病号服。

（2）进食训练：借助带有负压吸盘的碗和碟挡，用健侧手持助食筷尝试独立进食。

（3）洗漱训练

1）刷牙：用健侧手借助电动牙刷、按压式牙膏完成。

2）洗脸：面部打湿后，用健侧手涂抹适量洗面奶（可用按压式泡沫洗面奶），再洗净。洗脸前，可将毛巾搭在患侧肩部，或放置于大腿上。洁面完成后，健侧手拿毛巾擦拭脸部，再把毛巾放回大腿上，健侧手和前臂在毛巾上反复移动摩擦，完成手部的擦拭。

3）洗手：压取少量洗手液涂抹至毛巾表面，用健侧手持毛巾擦拭患侧手。然后，把毛巾置于洗漱台，健侧手的掌面和背面在毛巾上反复移动摩擦，完成健侧手的清洁。最后清洗毛巾（可借助轻便的搓衣板），用相同的方法重新擦拭患侧和健侧手部，直至把双手擦净。

（三）健康教育

1. 叮嘱患者及其家属卧床期间注意正确的体位摆放。

2. 要求患者尽量使用健侧肢体完成自理活动，同时注意始终将患侧上肢置于视野之内，以预防患侧被忽视。

3. 日常应注意保护肩关节，避免对肩关节造成损伤：在帮助患者转移时，应避免牵拉脱位的肩关节；坐位时应将患侧上肢放在桌面上给予充分支持，坐轮椅时建议使用轮椅桌。

六、中期评价、进展和问题点总结

（一）评价方法和结果

1. 认知功能评价：使用简易精神状态检查量表（MMSE）评价认知功能，得分20～22分，认知功能障碍（患者本科学历）。

2. 躯体感觉功能的评价：检查方法参照初期评价，患者的患侧上肢及手部的浅感觉（触觉、痛觉、温度觉）、深感觉（位置觉、运动觉、震动觉）、复合感觉（两点辨别觉、实体觉）均减退。

3. 躯体运动功能评价

（1）关节活动度检查：患侧上肢及手部无关节活动受限。

（2）使用改良的Ashworth分级评估患者的上肢肌肉张力，患侧肘部屈肌张力1～1$^+$级；肘部伸肌张力2级；前臂旋前肌张力1$^+$～2级；腕部屈肌张力1～2级；手指屈肌张力1～2级；其余上肢及手部的肌张力均为0级。

（3）使用Brunnstrom上肢运动评定表，评价患侧上肢及手部的运动控制障碍。

（4）患侧上肢的痉挛程度进一步加重，可以产生随意运动，但联带运动特点明显。坐位时患者能从腰部抬起患侧上肢，且指尖位置超过乳头（未至耳侧）。患侧手不能背后触摸脊柱，不能肩关节屈曲90°（肘关节伸展），不能屈肘位下前臂旋前旋后。判定Brunnstrom分期Ⅲ期，处于联带运动阶段。

（5）患侧手部无任何运动，且不能引出联合反应，判定Brunnstrom分期Ⅰ期，处于弛缓阶段。

（6）肩关节半脱位检查：与初期评价相比，患者的患侧肩峰与肱骨头的间隙缩小，肱骨头向前下方脱位约一横指。

4. 作业活动障碍自评（表1-4-4）。

表1-4-4 加拿大作业活动表现测量

初次评估：		
作业表现的问题：	表现2	满意度2
1. 穿衣	2～6	2～6
2. 洗漱	3～7	2～8
3. 使用筷子进食	1～3	1～3
4. 书写	1～3	1～3
5. 做饭	1	1
评分：	表现	满意度
总分＝表现或满意度总分/问题数	1.6～4	1.4～4.2

表现总分差值＝表现总分2 __4__ －表现总分1 __1.6__ ＝ __2.4__
满意度总分差值＝满意度总分2 __4.2__ －满意度总分1 __1.4__ ＝ __2.8__

经初期训练，患者对5项作业活动的表现评分和满意度评分均提高，这表明训练确实有效。

5. ADL评价：使用功能独立性测量（FIM）评估患者的日常生活活动能力，得分46～61分，中度依赖（表1-4-5）。

表1-4-5 功能独立性测量评价结果及解释

Ⅰ. 自我照顾
1）进食：家属将饭食盛在带有负压吸盘的碗内，并将碗固定于桌面，给餐盘安装碟挡，患者可健侧手持助食筷和勺子，独立完成进食。——3～5分（监护或准备）
2）梳洗修饰：患者可用健侧手借助电动牙刷独立刷牙，并能独立洗手、洗脸，仅需要家属帮助准备洗漱用品并给予监护和提示。——3～5分（监护或准备）
4）穿上身衣：患者可用健侧手独立穿开衫上衣，并系好纽扣，但完成时间较长。——2～6分（有条件的独立）
5）穿下身衣：患者在长坐位下，需要家属的帮助完成穿裤子。家属需帮助患者将患侧腿屈髋屈膝放到健侧腿上，使患者能利用健侧手将裤腿穿过患侧下肢。此外，患者不能充分上抬骨盆，需家属辅助将患侧的裤腰提至髋部。——2～3分（自身努力50%～74%）
Ⅴ. 交流
14）理解能力：患者对复杂、抽象的事物理解较为困难，在绝大部分日常生活中无理解障碍。——4～5分（90%以上的日常生活无理解障碍，需要减慢说话速度、强调特别的词语或短语、暂停、姿势提示的机会少于10%）
15）表达能力：日常患者可说几个词组成的简单句，表达欠流畅，但能表达日常活动的基本需要。——3～4分（在75%～90%的时间可表达日常生活活动的基本需要）

Ⅵ. 社会认知
16）社会交往：患者在治疗室中能较从容地回答治疗师的提问，能遵循治疗师的指示完成训练，能与医务人员、家庭成员友好相处。——2～5分（仅在应激或不熟悉的条件下需要监护） 18）记忆：患者能记住自己的课程安排，以及治疗师布置的课后训练任务，并按时完成。——2～3分（50%～74%的时间能记忆）

（二）进步点

1. 患侧上肢可产生随意运动，Brunnstrom 分期Ⅲ期。
2. 肩关节半脱位的情况有所改善，患侧肩峰与肱骨头的间隙缩小。
3. 计算能力和短期记忆提高，能短时间内保持题目内容的记忆，并正确完成个位数的加法。
4. 日常生活活动能力提高，患者能借助带有负压吸盘的碗、碟挡和助食筷独立进食，能独立穿上身衣，并在适量地辅助下穿裤子，能用健侧手持笔书写结构简单的汉字。

（三）仍存在的问题

1. 患侧上肢联带运动明显。
2. 患侧存在较明显的肩关节半脱位。
3. 患者的计算能力、短时记忆能力仍欠缺。
4. 患者不能用健侧手持普通筷子进食，不能独立坐起，并完成床、椅子、轮椅间转移活动。
5. 健侧手持笔书写不够工整规范，速度慢。

七、中期康复目标

1. 维持患侧上肢的关节活动度。
2. 促进患侧上肢的分离运动。
3. 改善肩关节半脱位，通过患侧负重训练和上肢运动训练激活肩关节周围起稳定作用的肌肉。
4. 提高计算能力和短期记忆力，使患者能正确完成十位数的加减法，以及三组个位数字的加法。
5. 提高日常生活活动能力，使患者能用健侧手持普通筷子夹食花生米等零食、能够在监护下独立坐起，并完成床、椅子、轮椅间转移活动。
6. 提高健侧手持笔书写的规范性和速度。

八、中期训练计划

（一）课上训练项目

1. 上肢全范围的关节被动活动（5min）：同初期训练。
2. 单手推滚筒训练/推砂板磨训练（10min）：患侧肘关节屈曲、前臂旋前位，腕关节置于滚筒上方，嘱患者完成肩关节屈曲、肘关节伸展的运动（伸肘不充分时，可拍打肱三头肌肌腱给予刺激），然后躯干前倾，此时治疗师与患者的患侧手相握，引导其前臂旋后，然后前臂旋前、躯干后移、肩关节伸展、肘关节屈曲回归初始位置（图1-4-7）。

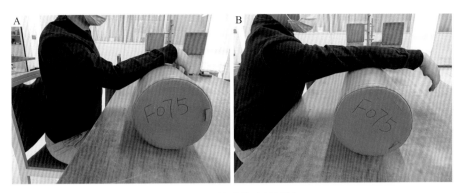

图1-4-7 单手推滚筒训练

待患者能够较好地控制肘关节伸展后，嘱患者在前臂中立位下单手推竖向砂板磨。治疗师用手轻扶住砂板磨手柄，引导患者向身体正前方推出，不出现肩关节内收的代偿姿势。训练过程中，应提醒患者注意不要使肩关节过度内旋。

3. 腕部扶球训练（10min）：患侧上肢远端（靠近腕部）置于篮球上，嘱患者肘关节伸展，并尽可能的维持这个姿势。待动作稳定后，可让患者在保持肘关节伸展的情况下，借助球左右移动患肢触碰治疗师的手（图1-4-8）。

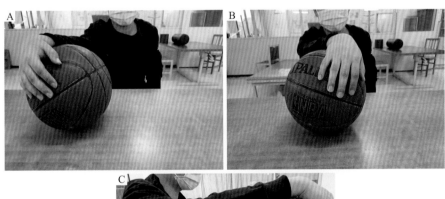

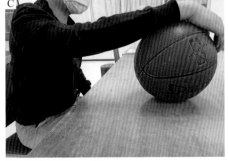

图1-4-8 腕部扶球训练

4. 双手举球训练（10min）：用绷带将患者的患侧手五指张开绑至球面上，健侧手扶住球的另一侧。嘱患者双手抱球，先伸展肘关节，肩关节上举至90°，再肩关节伸展、肘关节屈曲回到初始位（图1-4-9）。

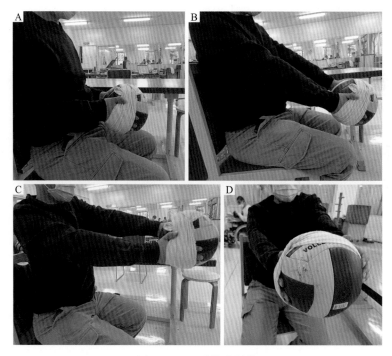

图1-4-9　双手举球训练

5．患侧上肢负重训练（10min）：患者的患侧上肢在肩关节稍外展、外旋，肘关节伸展、前臂旋后、腕关节背伸、手指伸直位下进行负重训练。健侧手在桌面上完成捡豆粒训练，治疗师说出十位数的加减法及三组个位数字的加法，让患者心算得出答案后，用拇指和示指捏起豆粒，放入被垫高的盒内（图1-4-10）。

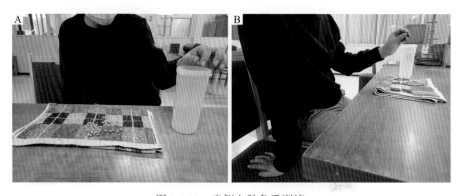

图1-4-10　患侧上肢负重训练

6．夹塑料块训练（10min）：嘱患者使用健侧手持筷子，将置于毛巾上的塑料方块（边长约1cm）夹起置于嘴边，再放入盒内（图1-4-11）。

7．坐起及床椅转移训练（10min）：治疗师指导患者在治疗室内练习床边坐起，以及床椅转移，使患者获得习惯化的动作。同时，应指导患者家属早期以正确的方式进行辅助。

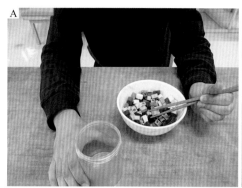
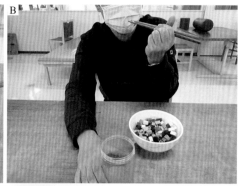
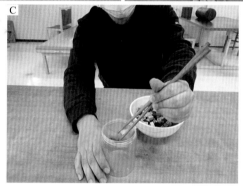

图1-4-11 夹塑料块训练

（二）课后训练项目

1. 书写训练：要求患者健侧手持笔书写，并尽量将字体写得工整。

（1）治疗师在本上写出构成简单句子的几个句子成分（顺序混乱），例如喜欢、小鸟、唱歌，让患者在旁边尝试以正确的语序写出完整句子。

（2）治疗师在本上布置十位数加减法的题目，让患者课后完成。

2. 日常生活活动训练：嘱患者按照课上训练的方法，在家属的看护下尝试独立完成床椅转移。平时鼓励患者尝试用健侧手持普通筷子夹食花生米、怪味豆等零食，用正餐时仍建议暂使用助食筷，以避免因进食速度过慢或洒落较多，影响患者的自信心。此外，要求患者坚持独立穿脱衣，并在帮助准备好必需用品的情况下，独立完成各项洗漱活动，努力提高完成的速度和熟练度。

九、末期评价、进展和问题点总结

（一）评价方法和结果

1. 认知功能评价：使用简易精神状态检查量表（MMSE）评价认知功能，得分20→22→26分，认知功能障碍；（患者本科学历）。

2. 躯体感觉功能的评价：检查方法参照初期评价，患者的患侧上肢及手部的浅感觉（触觉、痛觉、温度觉）、深感觉（位置觉、运动觉、震动觉）、复合感觉（两点辨别觉、实体觉）

均减退。

3. 躯体运动功能评价

（1）关节活动度检查：患侧上肢及手部无关节活动受限。

（2）使用改良的Ashworth分级评估患者的上肢肌肉张力，患侧肘部屈肌张力1→1⁺→1级；肘部伸肌张力2→1⁺级；前臂旋前肌张力1⁺→2→1⁺级；腕部屈肌张力1→2→1级；手指屈肌张力1→2→2级；其余上肢及手部的肌张力均为0级。

（3）使用Brunnstrom上肢运动评定表，评价患侧上肢及手部的运动控制障碍。

（4）患侧上肢的痉挛程度开始减轻，运动模式开始脱离联带运动的控制，出现了部分分离运动。患者的患侧上肢可完成伸肘位下，肩关节屈曲90°，但不能上举至肩关节屈曲180°。可以在肘关节屈曲、前臂中立位下，完成约20°旋前运动，暂不能完成旋后运动。患侧手可背后至脊柱正中线附近约5cm内。暂不能完成伸肘位下，患侧上肢水平外展。故判定Brunnstrom分期Ⅳ期，处于部分分离运动阶段。

（5）患侧手部的肌张力仍较高。在前臂中立位、腕关节中立位下，患侧中指、环指、小指可产生极细微的屈曲，故判定Brunnstrom分期Ⅱ期，处于痉挛阶段。

（6）肩关节半脱位检查：与中期评价相比，患侧肩峰与肱骨头的间隙缩小，肱骨头向前下方脱位半横指，与健侧触及到的间隙宽度近似。

4. 作业活动障碍自评（表1-4-6）。

表1-4-6　加拿大作业活动表现测量（COPM）

初次评估：		
作业表现的问题：	表现3	满意度3
1. 穿衣 ＿＿＿＿	2→6→8	2→6→8
2. 洗漱 ＿＿＿＿	3→7→9	2→8→9
3. 使用筷子进食 ＿＿＿＿	1→3→5	1→3→4
4. 书写 ＿＿＿＿	1→3→5	1→3→4
5. 做饭 ＿＿＿＿	1	1
评分：	表现	满意度
总分＝表现或满意度总分/问题数	1.6→4→5.6	1.4→4.2→5.2

表现总分差值＝表现总分3　5.6　－表现总分2　4　＝　1.6

满意度总分差值＝满意度总分3　5.2　－满意度总分2　4.2　＝　1

经中期训练，患者对5项作业活动的表现评分和满意度评分均提高，这表明训练确实有效。

5. ADL评价：使用功能独立性测量（FIM）评估患者的日常生活活动能力，得分46→61→78分，轻度依赖（表1-4-7）。

表1-4-7　功能独立性测量

Ⅰ. 自我照顾
5）穿下身衣：患者可以在长坐位下用健侧手独立穿裤子，该过程需要家属的监护和提示。——2→3→5分（监护或准备）
6）如厕：患者如厕时，可用健侧手完成阴部的清洁。家属需帮助患者取出卫生纸，并辅助其在如厕前后穿脱裤子。——1→2分（自身努力25%～49%）

续表

Ⅲ．转移
9）床、椅子、轮椅间转移：患者能够按照课上训练的方法完成床椅转移，在转移的过程中偶尔需要家属帮助平衡。——2→4分（自身努力≥75%）
10）如厕转移：患者能在监护下，独立走入卫生间，并可参照从轮椅到床转移的动作要领来完成从轮椅到坐便器的转移，在转移过程中偶尔需要家属帮助平衡。——1→4分（自身努力≥75%）
11）入浴转移：患者能在监护下，独立走入浴室淋浴，并转移至淋浴椅完成洗浴，在转移过程中偶尔需要家属帮助平衡。——1→4分（自身努力≥75%）
Ⅳ．行进
12）行走或坐轮椅移动：患者可在家属的监护下，缓慢地步行在平整的路面上约50m。——1→5分（监护或准备）
Ⅵ．社会认知
17）解决问题：患者在日常生活活动中遇到问题时，能通过语言或手势向家属请求帮助。——2→3分（50%~74%的时间可解决常规问题）
18）记忆：患者在绝大部分时间里，能认识熟悉的治疗师和病友，能记住前一天的天气情况和上课的训练内容，能记得早饭吃了什么，但在不熟悉的环境下有时需要重复或提示（日常常规、物品用途等）。——2→3→4分（75%~90%的时间能记忆）

（二）进步点

1. 患侧上肢产生部分分离运动，Brunnstrom 分期Ⅳ期；手部尺侧三指可产生极细微的屈曲，Brunnstrom 分期Ⅱ期。

2. 患侧肩关节半脱位的情况有所改善，肩峰与肱骨头的间隙进一步缩小。

3. 患者的计算能力和短期记忆能力提高，患者在大部分时间能正确地完成两位数的加减法。

4. 患者的日常生活活动能力有所提高，能在最小的接触性帮助下完成床椅间的转移活动，并参照其动作要领完成如厕转移和入浴转移，能用健侧手持普通筷子夹食花生米、怪味豆等小零食，能独立穿裤子。

5. 患者健侧手持笔书写较为工整。

（三）仍存在的问题

1. 患侧上肢的分离运动仍不充分，尚未完全脱离联带运动的控制。患侧手部的随意运动尚不充分。

2. 患者尚不能快速、准确地完成常用的百以内加减法及多组数字的计算，短期记忆力欠佳。

3. 患者尚不能用健侧手持普通筷子进食，完成洗漱、穿衣裤的时间较长，不能较独立地完成洗浴活动（洗浴活动仍需大量身体接触的帮助）。

4. 健侧手书写速度较慢，尚不能用合适的语言逻辑书写完整的句子。

十、出院后康复目标

（一）功能方面的维持和提高

1. 维持患侧及手部的关节活动度。

2．促进患侧上肢产生难度较大的分离运动，患侧手部产生五指的集团屈曲和伸展。

3．能正确地完成生活中常用的百以内加减法和多组数字的计算。

4．能记住并执行复杂指令。

（二）ADL、居家及社会适应

1．健侧手能较流畅的书写，能自己写出符合语言逻辑的完整句子，并尝试写日记。

2．健侧手能使用普通筷子进食。

3．能在合理的时间内，独立完成进食、洗漱、穿脱衣裤和床椅转移，在监护下能坐淋浴椅上完成身体绝大多数部位的冲洗和擦干。

4．回归家庭，能基本生活自理。

十一、出院后训练计划

（一）训练计划

1．上肢及手部的被动活动/辅助主动活动：嘱患者坐位下双手交叉Bobath握手，用健侧上肢及手部辅助患侧完成肩胛骨的前伸，肩关节的屈曲和伸展、内旋和外旋，肘关节的屈曲和伸展，前臂的旋前和旋后，腕关节的掌屈和背伸。此外，患侧手放松时，健侧手可帮助患侧手屈伸掌指和指间关节，以防止关节挛缩。

2．擦拭训练：将患侧手固定于分指板中，使拇指外展、手指伸展。在患侧手下垫一块毛巾，嘱患者在桌面上先向正前方伸出胳膊（肩关节屈曲、肘关节伸展），再肩关节外展90°，最后肩关节内收、肘关节屈曲回到起始动作。患者面对墙站立，将健侧手放在患侧手的手背上，两手同时做向上推举的动作，使患侧上肢尽量肘关节伸展举过头顶。

3．扶棍训练：患者坐位下，患侧手握住长木棍的一端（可借助绷带），保持肩关节外展90°，肘关节伸展的动作约10s，然后肩关节内收、肘屈曲回到初始位置休息（木棍的另一端始终撑在地面上），动作重复进行。初期训练时，需要家属辅助保持木棍稳定。

4．抓握筒状物训练：患者在家属的辅助下，患侧手拇指外展，其余四指伸展，抓握桌面上的桶状物体（可以是空的塑料水瓶），该过程指示患者控制手指屈曲。抓握完成后，肩、肘关节伸展，用患侧手将桶状物拿到桌下，家属指示患者手部放松，尝试张开手指，并在患侧手背部给予刷擦刺激，辅助患者完成手指伸展。

5．书写训练：患者用健侧手持笔尝试写出语言逻辑正确的完整句子。如不能完成，家属可先引导患者结合生活情境写出动词＋名词/形容词＋名词结构的短语，如吃西瓜、削铅笔、粉红色的花朵等，再尝试写句子。待能书写出完整的语句后，让患者养成写日记、做备忘录的习惯，以增强语言表达能力，并补偿记忆功能的缺陷。患者用健侧手持笔完成常用百以内加减法和多组数字的计算。也可以尝试让患者简单记录每日家庭的支出情况，并计算总额。

6．日常生活活动训练

（1）使用筷子进食：嘱患者暂时使用助食筷进食，待健侧手使用筷子的准确性、稳定性和速度有所提升，能够夹持各种形状、质地、大小的物体后，再尝试使用普通筷子吃饭。

（2）洗浴：患者坐在淋浴椅上，健侧手可直接完成头部、腹部和患侧上肢的清洗，借助带吸盘的刷子（可吸附固定于墙面）完成健侧上肢的清洗，借助长柄刷子完成双下肢及背部的清洗。然后在稳定的坐位下，用健侧手持毛巾完成头部、患侧上肢、腹部和双下肢的擦干。用健侧手将毛巾搭在肩部，再从背后伸手将毛巾拉下来，反复数次，完成背部的擦干。最后，把毛巾平铺在大腿上，健侧上肢在毛巾上移动摩擦，完成健侧上肢的擦干。

（3）嘱患者回家后，借助辅助用具独立完成进食、洗漱、穿脱衣等自理活动，在监护下和少量辅助下，完成床椅转移、洗浴等活动。患者应努力提高完成上述自理活动的熟练性，争取在合理的时间内安全完成。此外，随着患侧运动功能的恢复，应把患手结合到活动中，让患者习惯再次使用患手（如患手握住梳子后，可用健侧手包裹住患手，辅助患手完成梳头动作，这本身也是一种训练）。

（二）环境改造

1. 取消门槛，并使门内外地面同高。
2. 卫生间坐便器的侧墙上安装能承受身体重量的扶手。
3. 卫生间的洗浴区内放置淋浴椅（椅腿有橡胶负压吸盘固定，两侧有扶手），并于地面铺设防滑砖。

（三）辅助技术

1. 使用助食筷进食。
2. 使用拐杖辅助在室外的自然环境下步行。
3. 厨房内使用特制的切菜板（带有竖直向上的长钉，边缘加装直角形挡板，用于固定蔬菜，防止蔬菜滑出），使患者在用健侧手持刀切割时能帮助固定食物。

十二、结果与反思

肩关节半脱位是脑卒中最常见的并发症之一，好发于 Bronnstrum Ⅰ～Ⅱ期肌张力低下的阶段。临床研究中，应用悬吊训练、上肢加压振动训练、肌内效贴、神经肌肉电刺激等方法结合常规的康复训练，改善肩关节半脱位。

肩关节半脱位本身并不会造成肩痛，但它极易因不恰当的护理造成肩关节损伤进而引起肩痛，故在治疗中应受到重视。作业治疗通过应用有目的性的作业活动，来纠正肩胛骨和肱骨的位置以恢复肩关节原有的锁定机制、刺激肩关节周围起稳定作用的肌肉的活动及张力、保持肩关节无痛性的全范围被动活动、保护易受伤的肩关节，进而缓解患者肩部的不适感。在本病例中，我们主要采用患侧上肢负重训练来挤压关节，反射性地刺激肌肉的活动；进行上肢运动训练，激活肩周肌肉。此外，治疗师在评价和治疗时，应注意避免牵拉脱位的肩关节。患者在病房用健侧带动患侧进行自主上肢训练时，由于患侧上肢尚无法产生随意运动或运动不充分，患侧上肢很可能受到过度用力的牵扯，造成肩关节的损伤。且患侧的运动功能障碍常伴随着感觉功能的减退，这种损伤可能是无意识的。因此，家属可以给予患侧上肢适量的辅助，以避免损伤发生。在日常生活中，患者及其家属应按照治疗师的指导，让患者尽量独立地完成穿衣、转移等活动。这样既可以提高患者的日常生活活动能力，又可以避免家属在辅助时牵拉患侧上肢（如将患侧的胳膊从衣袖中拽出来）。患者坐位时应给予患侧上肢充分支持，可以借助轮椅板，把患侧上肢及手部放在桌板上，这样不仅可以把患肢置于视野内，预防患者因为不经常使用患侧肢而导致的患侧肢体忽视（进而造成患手卡压、烫伤等严重后果），还能够避免患侧下肢受重力影响自然下垂，达到保护肩关节的目的。

　　从初、中、末评价结果可知，伴随着上肢及手部运动控制能力和ADL能力的提高，患者肩关节半脱位的情况也有所改善，患侧肩峰与肱骨头的间隙逐渐缩小，最终与健侧触及到的间隙宽度近似，这表明我们所行的治疗切实有效。

第五节　关于脑外伤的作业治疗病例

一、患者情况

（一）基本情况

姓名：GYM	利手：右利手
性别：女	文化程度：博士
年龄：44岁	婚姻状况：已婚
民族：汉	兴趣爱好：唱歌、学习
籍贯：黑龙江	家庭经济情况：良好
职业：副研究员	入院日期：2022年9月16日
住址：北京市海淀区	首次训练日期：2022年9月20日

家族谱系图：见图1-5-1。

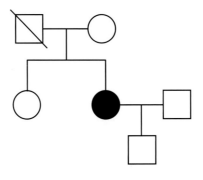

图1-5-1　家族谱系图

（二）医学信息

1. 主诉：车祸后肢体运动感觉功能障碍伴言语认知障碍6个月余。

2. 现病史：患者于2022年3月6日发生车祸，当即昏迷，右侧头部大量出血，右侧肩部青紫肿胀。查CT提示多发脑挫裂伤，脑干损伤，蛛网膜下腔出血，弥漫性轴索损伤，左侧额颞部出血，胼胝体偏左出血灶，左侧顶叶散在小出血灶，右侧2～6肋骨多发折，右侧锁骨骨折。予以紧急气管插管＋呼吸机辅助呼吸，胸带固定，期间因患者大量失血，导致失血性休克，予以输血治疗。2022年3月15日转院，于2022年3月28日在全麻下行"右侧锁骨骨折内固定术"，手术顺利，术后停用镇静，患者可睁眼，偶有追视表现，左侧上肢及双侧下肢偶可见活动，但不能配合遵嘱指令，2022年4月1日另转院，收入康复医学科，予以抗感染治疗，加强翻身、拍背、促醒，加强营养支持，进行床边康复锻炼；患者病情较前逐渐好转，意识状态较前逐渐恢复，听理解尚可，表达存在找词困难及命名障碍，有言语持续现象，时间地点定向障碍，记忆力计算力障碍，逻辑思维障碍，左侧上下肢可自主活动，但笨拙，右侧上下肢运动被动肌张力高，主动肌力可相对降低，可保持坐位，二便失禁，为进一步康复治疗今日入院。患者自发病以来，饮食、睡眠差，大便借助开塞露，小便失禁，使用纸尿裤。

3. 既往史：否认肝炎、结核等传染病史，2008年剖腹产术，否认既往其他外伤输血手术史，否认食物药物过敏史，预防接种史随当地。

4. 个人史：生于原籍，长期北京居住，否认疫区、疫水接触史，否认毒物及放射线接触史。否认冶游史。否认吸烟饮酒史。13岁月经初潮，月经周期25天，经期3～5天，末次月经2022年3月6日，偶有痛经情况，否认异常阴道流血史。适龄结婚，育有1子，配偶及儿子体健。

5. 家族史：父亲肺部肿瘤去世，母亲健在。1妹妹体健。否认家族中家族病史及类似病史。

6. 职业史：毕业后从事蔬菜花卉遗传育种研究16年。

7. 心理史：病前性格内向，病后无明显改变，否认重大心理创伤史。

8. 临床诊断：脑外伤恢复期；左侧颞叶、双侧额叶、半卵圆中心脑损伤、弥漫性轴索损伤；脑积水；肺部感染；右侧2～6多发肋骨骨折；右侧锁骨骨折内固定术后。

9. 障碍诊断：右侧偏瘫6个月余。

（三）其他部门信息

1. 主治医师：查体：BP 120/70mmHg，P 98次/min，神清，言语听理解尚可，表达存在找词困难及命名障碍，有言语持续现象。认知功能初筛示：时间地点定向障碍，记忆力计算力障碍，逻辑思维障碍。饮水呛咳。双侧瞳孔等大同圆，直径约3mm，光反射灵敏，眼动自如，辐辏反射正常。右侧面部感觉检查减退，无葱皮样减退，咬肌、颞肌对称有力，下颌无偏移，角膜反射存在。双侧额纹对称，右侧鼻唇沟变浅，示齿口角左偏。双侧听力检查大致正常。悬雍垂居中，咽反射迟钝，软腭动度正常，伸舌居中。转颈对称有力，右侧耸肩力弱。左侧肢体笨拙，右上肢布式分期Ⅳ期，右手布式分期Ⅳ期，右侧下肢布式分期Ⅲ期。右侧上肢肌张力被动升高，改良Ashworth分级3级，右侧肱二头肌、肱三头肌肌腱反射（＋＋＋），桡骨膜反射

（＋＋＋），右侧膝腱反射、跟腱反射（＋＋＋），髌阵挛、踝阵挛阳性。右侧Hoffmann征阳性，右侧Babinski征阳性，双侧掌颏反射阳性，吸吮反射阴性。右侧偏身浅感觉减退，深感觉检查减退，指鼻试验、跟膝胫试验不适用。左侧指鼻试验、跟膝胫试验欠稳准。坐位平衡不能保持，不能独站。

2．日常护理：Ⅱ级护理：每2小时巡视患者，观察患者病情变化；根据病情，测量生命体征，如体温、血压等；根据医嘱，正确实施治疗、给药措施，观察用药反应；根据病情，正确实施护理和安全措施；提供相关健康指导。

3．影像

（1）头颅CT：左侧颞叶及双侧额叶、半卵圆中心低密度灶，考虑脑软化灶形成，脑积水。

（2）胸部CT：双肺散在炎症伴双侧胸腔少量积液，左肺下叶病变，右侧锁骨术后改变，周围软组织骨化性肌炎不除外，右侧2～7肋骨、左侧第11肋骨陈旧性骨折表现。

4．PT：患者右侧下肢布式分期Ⅲ期，肌张力被动升高，改良Ashworth分级3级，感觉功能障碍，坐位平衡功能障碍，不能独站。训练以提高坐位平衡能力，加强核心肌群力量，加强左侧膝关节屈伸肌力训练，改善感觉功能障碍为主。

5．评定

（1）Berg平衡量表得分：3/56，仅无靠背坐位，但双脚着地或放在一个凳子上得到3分，建议患者乘坐轮椅，加强坐位静态平衡功能训练，如无靠背坐位；加强体位转移训练，如坐-站、床-椅转移。

（2）静态平衡功能测定：静态坐位平衡功能障碍，患者需轻度外力介助下保持坐位，建议加强核心肌群肌力训练。

（3）等速肌力测试：建议加强左侧膝关节屈、伸肌力训练，扩大左膝关节活动范围，改善左侧膝关节协调性及稳定性。

6．时间安排（表1-5-1）。

表1-5-1　时间安排

时间	训练安排	时间	训练安排
7:30—9:00	高压氧	13:30—14:00	PT
9:00—9:30	PT	14:30—15:00	OT
10:30—11:00	OT	15:00—16:00	理疗

（四）家庭情况

1．居住环境：家住一楼，有电梯，有无障碍坡道，轮椅可通行，坡道的坡度（高/长）小于1/12。进门处的防盗门有门槛，厕所未安装扶手，厕所和厨房的洗手池下方有储物柜，非容膝设计，乘坐轮椅使用时略有不便。患者自伤后一直住院治疗，未曾回过家。

2．经济状况：患者博士学历，在研究所工作，硕士生导师，带三个研究生，研究内容很受单位重视，经济状况良好。住院有医保，本次车祸的责任在双方，暂时自费支付，单位报销。

 3. 康复意愿：患者希望能够自如地活动右侧上肢，仍能回单位做实验。

 4. 医疗费用支付方式：自费。

二、初期评价

（一）面接（2022年9月19日）

 9月19日下午初见患者，由护工推入治疗室，家属陪同，患者靠坐在轮椅上，精神状况良好，衣着整齐，双手叠放在腹部，肘关节置于轮椅扶手上。与其交流过程中，神清，听理解尚可，回答问题时表述简单，反应较慢，部分问题回答正确。询问其肢体情况，见患者双手均可抓握、放开、患侧上肢仅能小范围抬举。与患者约定训练时间为10:30—11:00。

（二）OT评价计划及方法

 1. 认知检查：MMSE、MoCA。

 2. 运动功能评价：ROM检查，肌张力评定，Fugl-Meyer运动功能评定，Brunnstrom分期。

 3. 感觉功能评价：感觉检查。

 4. 平衡功能评价：Berg平衡量表检查。

 5. ADL评价：改良Barthel指数。

（三）评价内容及结果（2022年9月20日）

 1. 认知功能检查：MMSE12/30分，MoCA6/30分。时间地点定向障碍；注意障碍；记忆障碍；命名障碍；结构性失用；视空间与执行功能障碍；失算；思维障碍。

 2. PROM检查

 （1）右侧肩关节：屈曲90°，外展90°，水平外展70°，水平内收20°，内旋20°，外旋45°。

 （2）右侧肘关节：伸展−30°。

 （3）右侧前臂：旋前70°，旋后60°。

 （4）右侧腕关节：掌屈20°，背伸20°，桡偏10°，尺偏10°。

 （5）右手指指间关节无法完全伸直。

 3. 肌张力检查：改良Ashworth分级为被动增高，3级。

 4. 运动功能检查

 （1）Fugl-Meyer上肢部分：33分。

 （2）Brunnstrom分期：右侧上肢Ⅳ期，右手Ⅳ期。

 （3）手的实用性判定：辅助手B。

 5. 感觉功能检查：基本正常。

 6. 平衡功能检查：Fugl-Meyer平衡量表得分。

 7. ADL检查：改良Barthel指数（MBI）13分（修饰3分、进食5分、穿衣2分、床椅转移3分），生活完全依赖。

三、问题点（图1-5-2）

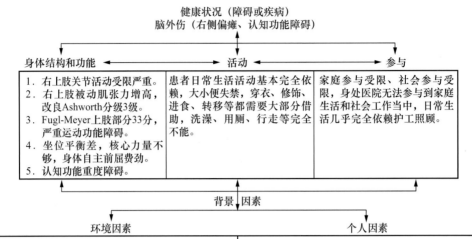

图1-5-2　基于ICF框架的问题点分析

主要问题点：

1. 肩关节、肘关节、腕关节及手指活动均受限以及疼痛。

2. 运动功能检查

（1）Fugl-Meyer上肢部分：33分。

（2）Brunnstrom分期：右侧上肢Ⅳ期，右手Ⅳ期。

（3）手的实用性判定：辅助手B。

3. 改良Ashworth分级：3级。

4. 认知功能重度障碍：时间地点定向、注意、记忆、命名、视空间与执行功能、思维逻辑障碍，结构性失用、失算。

5. 坐位平衡能力差。

6. ADL基本完全依赖。

四、康复目标

（一）长期目标

1. 更好地活动右侧上肢及右手，提高患肢功能。

2．改善认知障碍，尽可能安全独立地完成日常生活活动。

（二）短期目标

1．改善上肢各关节活动度（远期目标1、远期目标2）。
2．促进右上肢及右手的分离运动（远期目标1、远期目标2）。
3．提高坐位平衡能力（远期目标2）。
4．提高认知功能（远期目标2）。
5．提高ADL能力（远期目标2）。

五、训练计划

1．扩大关节活动度的训练（近期目标1）：右侧上肢在疼痛容忍范围内尽可能大的关节被动活动、滚筒训练。
2．促进右上肢及右手分离运动的训练（近期目标1、近期目标2）：捡木钉（前方，侧方）、举木棍、推双棒。
3．改善坐位平衡的训练：推双棒，推单棒（近期目标3）。
4．提高注意力、记忆力的训练（近期目标4）：物品识别、命名、分类等。
5．改善失用失算的训练（近期目标4）：拼图、计算等。
6．提高ADL的训练（近期目标4、近期目标5）：进食训练、穿衣指导。

六、中期评价、进展和问题点总结

（一）评价方法和结果（2022年10月24日）

1．认知功能检查：MMSE17/30分，MoCA9/30分。
2．PROM检查
（1）右侧肩关节：屈曲130°，外展110°，水平外展90°，水平内收30°，内旋30°，外旋60°。
（2）右侧肘关节：伸展0°。
（3）右侧前臂：旋前80°，旋后70°。
（4）右侧腕关节：掌屈30°，背伸30°，桡偏15°，尺偏15°。
（5）右手示指和小指指间关节无法完全伸直。
3．肌张力检查：改良Ashworth分级为被动增高，3级。
4．运动功能检查
（1）Fugl-Meyer上肢部分：42分。
（2）Brunnstrom分期：右侧上肢Ⅳ期，右手Ⅳ期。
（3）手的实用性判定：辅助手A。
5．平衡功能检查：Fugl-Meyer平衡量表得分。
6．ADL检查：改良Barthel指数（MBI）24分（修饰3、进食8、穿衣5、床椅转移8）。

（二）进步点

1. MMSE：12～17/30分，MoCA：6～9/30分，在计算、命名和执行上有所提高。
2. 上肢肩关节、肘关节、腕关节及手指的关节活动度均有扩大。
3. Fugl-Meyer上肢部分得分由33～42分，肩肘的功能有所改善。
4. 平衡。
5. ADL能力有所提高，MBI由13～24分，在进食、穿衣和床椅转移方面有所提高。

（三）仍存问题

1. 右侧上肢及手指各关节活动均受限及疼痛。
2. 右侧上肢及手指分离运动不充分。
3. 肌张力高（被动触摸时）。
4. 认知功能重度障碍：时间地点定向、注意、记忆、命名、视空间与执行功能、思维逻辑障碍，结构性失用、失算。
5. ADL重度功能障碍。

七、中期康复目标

（一）长期目标

1. 更好地活动右侧上肢及右手，提高患肢功能。
2. 改善认知障碍，尽可能多的使用双手完成日常生活活动，减少护工辅助。

（二）短期目标

1. 改善上肢各关节活动度（远期目标1、远期目标2）。
2. 促进右上肢的分离运动（远期目标1、远期目标2）。
3. 提高右手的精细运动，双手的协调运动（远期目标1、远期目标2）。
4. 提高认知功能（远期目标2）。
5. 提高ADL能力（远期目标2）。

八、中期训练计划

1. 扩大关节活动度的训练（近期目标1）：右侧上肢在疼痛容忍范围内尽可能大的关节被动活动、滚筒训练、举棍训练、推斜面训练。
2. 促进右上肢分离运动的训练（近期目标1、近期目标2）：捡木钉（前方，侧方）、举木棍、推单棒擦桌子。
3. 提高右手精细运动的训练（近期目标3）：爬手指楼梯，双手拧螺丝、串珠子。
4. 提高注意力、记忆力的训练（近期目标4）：物品识别、命名、分类等。

5. 改善结构性失用的训练（近期目标4）：拼图，复制图形等。

6. 提高ADL的训练（近期目标5）：梳洗、进食、穿衣、转移等。

九、出院计划及对家属的教育

1. 减少外界的刺激，比如来自电视或收音机的额外噪音。

2. 经常告诉患者日期、时间、地点，发生了什么事。

3. 帮助患者开始工作。您可能需要经常重复命令。

4. 让患者做一些简单的事情，比如刷牙或穿衣服。不要让患者做需要大量思考或有很多步骤的任务。

5. 使用保健团队建议的记忆辅助工具。

6. 给出简短、简单的答案。

7. 为患者制定每天的时间表，结构非常重要。鼓励患者参与所有的治疗，其可能不知道自己受伤的程度，也不知道为什么要接受治疗。

8. 给患者充足的休息时间。

十、讨论与反思

该患者处于Rancho认知的Ⅵ级水平。该患者对外界的刺激存在适当的反应，但是混乱的，在日常生活中需要中等辅助。该患者存在定向障碍，时间和地点定向都不准确。目前可以集中注意力在熟悉的任务和治疗活动上，可以维持30分钟。患者的远期记忆好于近期记忆。患者对家人的定向程度良好，但是对陪伴她的学生和治疗师存在定向不准确的情况。患者的解决问题能力和执行功能存在障碍，无法独立完成。患者在不断的提示和辅助下可以学习一些简单的任务，例如ADL活动中的更衣、洗漱，但是记忆力较差。患者对自身疾病的意识差，不了解目前身体情况。患者对于简单的指令依从性好，对于复杂的不熟悉的反应差。

接下来应该利用一些外部记忆辅助工具来帮助患者解决日常生活问题，让其学会在特定的场景下，常规性地使用辅助工具，治疗师需教会患者如何使用并记住，还要确保患者能掌握使用该设备的时机和使用目的。

第二章 发育障碍康复治疗病例

第一节　关于脑瘫痉挛型偏瘫的作业治疗病例

一、患者情况

（一）基本情况

姓名：GYQ	病史陈述者：患儿母亲
性别：女	民族：汉族
年龄：3岁2个月	病史可靠性：可靠
入院时间：2018年4月18日	病史采集日期：2018年4月18日
爱好：喜欢玩毛绒玩具，喜欢玩过家家游戏，喜欢家里养的宠物狗，喜欢到海边玩沙子	家庭经济情况：家庭经济状况良好，父母都有稳定的收入，爷爷奶奶都有退休工资。患儿家庭足以支持患儿的系统康复治疗及孩子的教育等

家庭组成：见图2-1-1。

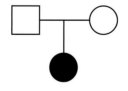

图2-1-1　家族谱系图

（二）医学情况

1. 临床诊断：脑性瘫痪。
2. 障碍诊断：痉挛型偏瘫（左侧）。
3. 主诉：至今3岁2个月左侧肢体活动不利。
4. 病残史：患儿系第1胎第1产，足月，顺产，无窒息，出生体重2900克，生后第三天出现黄疸，第六天被父亲肘关节撞击右头部，当时两眼发直，未予处理，第七天黄疸加重，未予治疗，生后14天因"黄疸未消退"就诊于北京儿童医院，给予头颅CT检查显示右侧颅内出血，给予综合治疗及对症处理，具体治疗不详，约生后21天黄疸消退。满月发现左侧肢体活动不能，于生后4个月会翻身，但只会向左侧翻，生后运动发育落后，8个月会坐，14个月会站，18个月会走，12个月会说话，2岁7月因"左侧肢体活动不利"就诊于北京天坛医院，行头颅MRI示颅内软化灶，家长自行家庭康复。现患儿可独行，姿势异常。患儿精神反应好，饮食、睡眠良好，大小便无异常。

5. 既往史：生后第六天脑外伤。

6. 个人史：第1胎第1产，足月，顺产；生后持续黄疸，第六天外伤后颅内出血。

7. 发育史：出生体重2900克，抬头3个月，翻身4个月，抓握5~6个月，独坐7~8个月，爬不能，站立14个月，走路18个月；认人6个月，说话12个月；出牙10个月。

（三）其他部门信息

1. 影像科

（1）头颅CT示右侧颅内血肿。

（2）头颅MRI示右侧颞岛叶，右侧基底节放射冠区异常信号，考虑软化灶伴局部含铁血黄素沉淀，右额皮层下局部T2信号稍高。

（3）脑电图报告，睡眠背景图下示：各导联均为复形慢波，并伴有较多快节律，闪光刺激后额区、中央区、顶区阵发性出现波帕超过100μV/cm慢波，双侧稍有不对称。诊断为轻度异常。

2. 儿科

（1）一般查体：左足下垂，左膝反张；左侧垂腕。患儿为左侧偏瘫，左下肢功能优于左上肢。左腕关节过度掌屈，甚至爬行时，腕关节仍处于掌屈位支撑，建议患儿选配矫形器。

（2）粗大运动功能分级：

脑性瘫痪粗大运动功能分级系统（GMFCS）分级-1。

3. PT：轻度步态异常，左踝关节主动活动受限，灵活性差，左踝关节肌张力升高。

4. 心理科：神经心理检查（表2-1-1），智龄25.2个月，发育商DQ65。

表2-1-1 神经心理学检查

项目	大运动	精细运动	适应能力	语言	社会行为
智龄	25.5	25	24	30	25.5
单项发育商	66	54	62	77	66

评价：发育商低下。

（四）其他情况

1. 患者居住环境：患儿居住在北京市内一普通住宅小区内，家住10层（楼高18层），有电梯，三室一厅。患儿有自己的房间，房间内有儿童桌椅、地垫，防滑且有保护作用。

2. 经济情况：家庭经济状况良好，父母都有稳定的收入，爷爷奶奶都有退休工资。患儿家庭足以支持患儿的系统康复治疗。

3. 康复欲望：家长康复意愿强烈，能配合医院对患儿的康复治疗，但患儿在小组活动中表现出情绪障碍，积极性低，参与性差。

4. 家庭支持情况：父母及爷爷奶奶均支持患儿系统康复治疗，经济及精力上的支持。

5. 医疗费用支付方式：北京市医疗保险。

6. 患者每日时间安排（表2-1-2）。

表2-1-2   时间安排

时间	安排	时间	安排
8:00—8:30	PT	13:30—14:00	教育
8:30—9:00	OT	14:00—14:30	音乐
9:30—10:30	水疗	14:30—15:00	感觉统合训练

二、初期评价

（一）初次面接情况

1. 观察：患儿独立步行，由母亲陪伴进入治疗室，左下肢佩戴踝足矫形器，步态无明显异常。母亲离开后，患儿出现寻找母亲的焦躁情绪，使用治疗道具吸引其注意力后，不良情绪缓解。患儿神志清醒，主动发语较少，交流过程中，语速较快，音量小，可以说由2个单词组成的简单句子。患儿可在不辅助的情况下，独立由站立位变为坐位。坐位下，左侧保护性伸展反应不充分，患儿右上肢置于桌上，左侧患肢至于桌下，对治疗道具的操作多由右侧进行。遂将右侧上肢固定，患儿即出现焦躁哭闹等情绪，并用言语表示拒绝，称固定后右侧上肢疼痛。患儿左上肢置于桌上静止时，肘关节屈曲呈90°，腕关节掌屈75°，拇指内收，其余四指掌指关节屈曲，DIP、PIP关节屈曲。患儿主动运动左侧上肢时，多由肩关节运动代偿，肘关节可见伸展，腕关节及指指关节不见活动；令患儿左手进行抓握时，腕关节始终保持掌屈，拇指无外展运动，其余四指可进行集团抓握和放开；被动使患儿腕关节保持中立位后，患儿则无法完成抓握及放开。患儿拒绝治疗师被动活动左侧患肢，碰触时出现躲避，治疗师向其询问患肢是否出现疼痛时，患儿称不是，也没有说明躲避原因。当治疗道具摆放在较左侧时，患儿多出现躯干和头颈部向左旋转后再进行操作；面对镜子时，患儿头向左旋转，右眼面向镜子观察自我形象。面接过程中，患儿注意力较分散，易被周围事物吸引，对一件治疗道具操作及注意时间较短；可以理解治疗师的指令，可以理解部分日常用品的用途，与治疗师主动交流多以提出要求为主。患儿对其患肢的检查不配合，情绪急躁；若患肢可完成指令动作，患儿便会抵触治疗师的触碰，若无法完成指令动作，患儿可接受对患肢的辅助，但经数次后即出现厌烦。

2. 问诊：病史陈述者为患儿母亲，病史可靠。家长对目前障碍的描述：可独行，姿势异常，左侧肢体活动不利，左手不灵活，注意力不集中。康复病史：自行在家中，间断进行康复训练6个月余，有一定的效果，但不明显。本次住院的诉求：改善步态，提高手的灵活性，改善注意力。

3. 焦点问题

（1）患儿诊断为脑性瘫痪中的痉挛型偏瘫，此类患儿患侧肢体会出现肌张力增高。面接时患儿左侧肘关节保持在90°屈曲，左侧腕关节严重掌屈，拇指内收，掌指关节伸展，四指DIP、PIP关节屈曲。其肘、腕、指关节表现出屈肌痉挛模式，因此需要对患儿进行肌张力评定。此外由于肌张力升高和患肢缺乏主动运动，易导致关节活动受限，因此有必要对关节活动度进行测定。

（2）对于痉挛型偏瘫的脑瘫患儿，有可能存在感觉障碍，面接时可发现，由于左上肢活动不灵活，患儿常避免使用患肢，这会导致患肢感觉功能的退化。另外患儿对治疗师碰触患肢有抵触，可能存在感觉过敏等感觉异常，因此有必要进行感觉功能评定。

（3）根据病历辅助检查显示，患儿颞岛叶出现异常信号，颞叶损害时可出现同向性上1/4象限盲。面接时发现，患儿有转头代偿的现象，视近处物体时用右眼，因此需要确定其视野范围；并且由于视觉的异常，会造成手眼协调发育异常及障碍，因此有必要对其作出评定。

（4）由于患儿左侧偏瘫，面接中，左侧上肢伸展不充分，并且左手只能在腕关节掌屈的情况下进行集团抓握和放开，无法进行分离运动和精细运动，患儿的上肢功能及手功能发育受到影响，因此需要对上肢功能及手功能进行评定。

（5）此外，由于一侧肢体活动障碍，患儿会出现平衡障碍；面接中也发现，患儿在坐位下，患侧保护性伸展反应不充分，需要进一步对其平衡功能做出评定。

（6）患儿发育商低下，并且辅助检查中显示患儿额叶受损，额叶损伤会带来高级认知功能障碍。面接时发现患儿注意力不集中。因此有必要对患儿的认知功能，尤其是注意力方面进行测评。

（7）目前，患儿已经三岁，可以开始接受学前教育，在家庭环境中可以完成部分自理活动，但由于偏瘫侧影响，患儿ADL活动需要家长辅助，因此需要从OT的角度对ADL各方面做出测评，以提高生活自理能力为目的，设计相关ADL项目作业活动。

（8）最后关于患儿的社会交往能力的发育水平也需要评定，需要了解患儿在治疗过程与治疗师的交流，在集体作业活动中与其他儿童间的交流，观察是否存在问题，并分析影响因素，为出院后入园做准备。

（二）OT评价计划及方法

1. 认知功能评价：对患儿认知功能，尤其是注意力、听理解方面进行评定，了解其认知发育水平，分析出院后是否可以顺利入园。通过作业观察患儿注意力持久性；采用KIDS量表"言语理解能力""语言表述能力"以及"概念"部分进行测评。

2. 躯体感觉功能评价：了解患儿上肢及手部感觉功能，是否存在感觉减退等感觉异常情况，在日常生活中是否会出现由于感觉减退导致不能及时躲避危险物的可能性。采用偏瘫感觉、知觉检查表作为参考。

3. 躯体运动功能评价

（1）左上肢关节活动度：了解关节活动度有无受限，分析其对上肢活动及双手配合活动的影响。使用关节角度测量尺测量。

（2）左上肢肌张力评定：了解患儿肌张力增高程度及痉挛分布情况，分析其对ADL动作的影响。采用Ashworth分级法对患儿左上肢进行评定。

（3）左上肢功能评价：了解患儿左上肢功能障碍程度。采用上田敏式偏瘫功能分级评价表作为参考。

（4）手功能评定：了解患儿左手粗大及精细运动发育情况，测定是否达到该年龄发育水平，观察双手配合情况，分析手功能障碍导致ADL动作不能完成的原因。KIDS评价表中"操作"部分并参考该年龄手功能筛查活动。

（5）手眼协调检查：采用脑瘫儿童精细运动能力测量表中"手眼协调"24项；按照发育商年龄，患儿应可将9个边长为5cm的正方形木块垒起。

（6）平衡功能测定：了解患儿坐位平衡能力，以及对日常生活的影响。参考Berg平衡量表。

4. 视野范围评定：了解患儿视野范围，并观察其对手眼协调的影响，分析对日常活动的影响。观察患儿在进行全视野活动时，患儿头部代偿动作，通过作业活动范围粗测视野范围。

5. ADL评价：了解患儿日常生活情况及介助量，为ADL训练及指导提供方向。采用"脑瘫患儿日常生活能力评定表"进行评价，并向家长询问日常生活情况。

6. 社会交往能力评定：了解患儿对成人及对儿童的社会性，评价入园后患儿是否可以正常与人交往。采用PEDI量表"社会能力"部分进行测评；观察患儿对家长、治疗师的态度及交流，在集体作业活动中，观察患儿与其他儿童的交流及互动。

（三）OT初期评价结果

1. 左上肢关节活动度

（1）被动ROM无受限。

（2）主动ROM：肩关节前屈100°、外展90°，肘关节伸展不充分，腕关节掌屈75°，拇指内收，其余四指掌指关节屈曲，DIP、PIP关节屈曲。

2. 左上肢肌张力评定：左上肢肌张力采用改良Ashworth分级法评定1^+级——肌张力轻度增加：在关节活动范围50%均呈现最小的阻力。

3. 左上肢功能评价：上田敏式偏瘫功能分级6级。

患儿可将患手从对侧腰部拿到乳头水平以上，充分。患儿左侧上肢存在屈肌联带运动，部分分离运动不充分。

4. 手部感觉功能评定（表2-1-3）。

表2-1-3 手部感觉功能评定结果

评定项目	右侧（健侧）	左侧（患侧）
痛觉	正常	减退
温度觉	正常	反应迟钝
触觉	正常	正常
图形觉	正常	消失
实体觉	正常	消失

5. 手功能评定

（1）KIDS评价表中"操作"：21分（三岁儿童应达到25分，患儿手部操作发育相当于2岁水平）。手功能发育落后于实际年龄。

（2）精细运动年龄评价表：23分（三岁儿童应达到36分，患儿手部精细活动发育相当于2岁水平）。精细活动发育落后于实际年龄。

（3）患儿双手配合活动差。在双手协调性检查中，患儿可用患侧腕关节固定书，使用健侧手翻页；可以使用患侧手指固定纸张，由健手撕纸，但完成困难，所撕下的纸张较小。

（4）脑瘫儿童精细运动能力测量表中"手眼协调"24项：41分（满分72分）。

6．视野范围评定：在患儿全视野范围内放置十个物品，患儿在头保持中立位时，可拾取右侧6个，左侧4个物品，患儿可主动转头进行代偿。

7．认知功能评定

（1）KIDS量表中"言语理解能力"：23分（三岁儿童应达到25分，基本正常）。

（2）KIDS量表中"语言表达能力"：23分（三岁儿童应达到24分，基本正常）。

（3）KIDS量表中"概念"：10分（三岁儿童应达到11分，基本正常）。

（4）患儿注意持久性差，对同一事物的注意时间最多可达1分钟。

8．ADL能力评定

（1）脑瘫患儿日常生活能力评定表：61分（满分100分），患儿进食方面可基本达到自理，穿脱衣服、大小便管理需要部分借助，如厕及沐浴方面以及器具使用方面则需要完全借助。

（2）患儿母亲反应，患儿日常生活有较大的依赖性，母亲也并没有培养孩子独立自理的意识。

9．社会交往能力：PEDI量表"社会能力"16分。社会能力低下。患儿解决问题方面依赖母亲较多，与他人合作交流差，游戏中与同龄人的交流极少，无法完成自我保护和社区功能。

解读：

1．运动功能：左侧上肢存在1$^+$级肌张力，伴有屈肌联带运动；左手粗大抓握不可，精细运动发育落后于同龄儿童；双手协调性差；左侧保护性伸展反应不充分，平衡欠佳，会导致患儿无法完成日常生活动作。

2．感觉功能：左上肢及手部感觉减退，患儿易出现对危险事物躲避不及时，造成左上肢及手部烫伤，割伤等创伤。

3．存在左侧视野受限，患儿对患侧上肢及手部忽略，使用少，继而功能障碍更加严重，造成患儿对患侧更少的使用的恶性循环。

4．患儿对家长依赖性强，ADL需借助，缺乏自理意识。

5．患儿出现不配合治疗的情况，与同龄儿童交流被动，与人交往的社会功能不佳，会影响出院后入园。

三、问题点（图2-1-2）

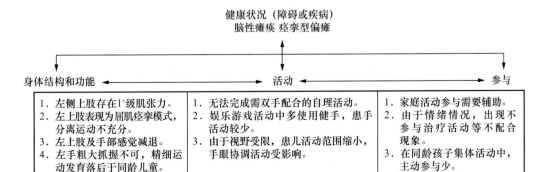

图2-1-2　基于ICF框架的问题点分析

| 5. 存在左侧忽略。
6. 手眼协调能力差。
7. 左侧保护性伸展反应不充分，平衡欠佳。
8. 左侧上肢及手部感觉减退。 | 4. 由于左上肢及手部感觉减退，患儿易出现对危险事物躲避不及时。 | 4. 目前无法参与正常幼儿园活动。 |

背景　因素

环境因素　　　　　　　　　　　　　　　　　　　个人因素

| Facilitators：
1. 患儿在康复中心能接受系统治疗及各科室全方位康复治疗。
2. 患儿家属能配合患儿的治疗。

Barriers：
1. 患儿对家长依赖性强，自理意识弱。
2. 患儿入院前的家庭康复存在误区，系统康复训练介入较迟。
3. 院内无法为患儿提供更多与正常儿童相处环境。 | Facilitators：
1. 认知发育水平正常。
2. 身体及营养状况良好，无合并症。

Barriers：
1. 患儿对患侧上肢忽略，极少使用。
2. 患儿由于情绪问题，时而出现不配合治疗。
3. 患儿与同龄儿童缺乏主动交流。 |

图 2-1-2　（续）

四、康复目标

（一）长期目标

1. 改善左上肢及手部功能障碍，提高左上肢及手部在日常活动中的使用频率。
2. 减少患儿对患侧肢体的忽视，并且避免出现创伤。
3. 提高 ADL 能力，回归家庭。
4. 提高社会交往能力，为入园做准备。

（二）短期目标

1. 改善运动功能，降低左上肢肌张力，促进左上肢分离运动，提高坐位平衡稳定性，增加上肢在日常生活中的使用。
2. 提高左手实用性、双手配合性及手眼协调能力，为改善 ADL 中的操作动作做准备。
3. 增加左上肢及手部感觉输入，以浅感觉中触觉、温度觉的感觉强化为主，避免创伤。
4. 提高患儿 ADL 自理意识，指导穿脱衣物等 ADL 项目，并指导家长配合并培养其自理，为回归家庭做准备。
5. 引导患儿在集体治疗中与同龄儿童进行交流，改善社会能力，以与同龄儿童相处能力为主，为入园做准备。

五、治疗计划

1. 给娃娃洗澡游戏
操作方法：
首先用人偶娃娃、脸盆、浴花、水勺，模拟盆式沐浴场景。其次将洗澡的步骤边讲解边操作，演示给患儿看。最后，让患儿参与进来，带着患儿一起完成"给娃娃洗澡"的游戏。

作业活动分析：

在此过程中：①锻炼注意力，提高互动与患儿的参与性。②维持关节活动度，防止活动度受限。③鼓励患手多多参与游戏，提高了患手使用及双手配合意识。④改善患侧上肢运动能力，包括肩关节的屈、伸、收、展。⑤锻炼患手的粗大抓握。⑥借此游戏，培养患儿的IADL意识及能力，也为BADL中的沐浴做准备。

2. 喂小猪吃饭游戏

操作方法：

首先，选取道具：毛绒玩具小猪、碗、勺子、彩色石子。其次，跟患儿解释游戏规则：我们以彩色石子当作食物，右手将用勺子舀起食物，左手（患手）扶着小猪坐稳，最后将食物喂到小猪嘴里。

作业活动分析：

在此过程中：①提高患儿的注意力和参与性。②提高患手对健手的辅助意识及辅助能力。③培养患儿的IADL意识及能力。

3. 套圈游戏

操作方法：

让患儿用患手以粗大抓握形式握住圈圈，治疗师拿着套圈底座，让患儿将圈圈套在底座上。在此过程中，治疗师要不断变换底座的位置，以锻炼患儿的运动控制能力，同时增加活动的兴趣。

作业活动分析：

在此过程中：①需要患儿注意力紧跟治疗师。②通过套圈活动，促进肘关节伸展，腕关节背伸，抑制屈肌痉挛模式。③因治疗师会移动套圈底座位置，故锻炼患儿的反应能力。④锻炼手眼协调性。⑤提高兴趣，提高参与性。

4. 沙盘游戏

操作方法：

首先，准备用具：盛有细沙的沙盘、底部带孔的塑料杯子、小动物模具（螃蟹、虾、小鱼、乌龟等）、雨花石。其次，跟患儿玩以下游戏：①你藏我找/你找我藏（将各色雨花石埋入细沙中，患儿来藏治疗师来找/治疗师来藏患儿来找）；②小手日光浴游戏：让患儿将患手平放在沙子上，健手用带孔杯舀沙子，然后将细沙慢慢漏在患手上，如此反复，直到沙子可以将患手埋上，想象小手在沙子里享受日光浴；③小动物沙滩运动会：用事先准备好的小动物模型，治疗师和患儿分别用手拿住小动物，模拟在沙滩上完成动物爬行比赛。

作业活动分析：

选取此作业活动是结合了患儿"喜欢到海边玩沙子"这个喜好，模拟沙滩场景，根据"人-环境-任务-互动"原理，模拟的沙滩环境激发患儿的兴趣，使患儿更易专注更易参与，促进任务的完成。同时，在此过程中，对患手输入感觉刺激，提高患手感觉功能。

此项作业活动的目的有：①感觉刺激。②锻炼患手的抓握能力。③提高患儿注意力。④提高患儿游戏参与程度。⑤IADL休闲娱乐范畴。⑥提高颜色认知、命名认知。

5. BADL更衣训练——脱穿套头上衣

操作方法：

首先为患儿讲解分步步骤，并演示。其次，用套圈及宽布条进行更衣动作模拟练习。最后，让患儿实际操作脱穿自己的衣服，治疗师在此过程中给与辅助。

作业活动分析：

完成此项BADL活动的同时，还会锻炼到：①患儿的执行功能。②双手的抓握能力。③双手的协调配合能力。④生活认知能力。⑤ADL自理意识。

六、中期评价、进展和问题总结

（一）评价方法和结果

评价方法：

1. 认知功能评价：对患儿认知功能，尤其是注意力、听理解方面进行再评定，了解其认知发育进展情况，分析下一步干预措施。采用KIDS量表"言语理解能力""语言表述能力"以及"概念"部分进行测评。

2. 躯体感觉功能评价：了解患儿上肢及手部感觉功能，判断目前感觉异常情况，在日常生活中是否会出现由于感觉减退导致不能及时躲避危险物的可能性。采用偏瘫感觉、知觉检查表作为参考。

3. 躯体运动功能评价

（1）左上肢关节活动度：了解关节活动度进展情况，分析其对上肢活动及双手配合活动的影响。使用关节角度测量尺测量。

（2）左上肢肌张力评定：了解患儿肌张力改善情况，分析其对ADL动作的影响。采用Ashworth分级法对患儿左上肢进行评定。

（3）左上肢功能评价：了解患儿左上肢功能进展情况。采用上田敏式偏瘫功能分级评价表作为参考。

（4）手功能评定：了解患儿左手粗大及精细运动发育进展情况，观察双手配合情况，分析手功能障碍导致ADL动作不能完成的原因。KIDS评价表中"操作"部分并参考该年龄手功能筛查活动。

（5）手眼协调检查：采用脑瘫儿童精细运动能力测量表中"手眼协调"24项；测试患儿是否可将9个边长为4cm的正方形木块垒起，并可以模仿画十字。

（6）平衡功能测定：了解患儿坐位平衡能力，以及对日常生活的影响。参考Berg平衡量表。

4. 视野范围评定：了解患儿视野范围，并观察其对手眼协调的影响，分析对日常活动的影响。观察患儿在进行全视野活动时，患儿头部代偿动作，通过作业活动范围粗测视野范围。

5. ADL评价：了解患儿日常生活情况及介助量，为ADL训练及指导提供方向。采用"脑瘫患儿日常生活能力评定表"进行评价，并向家长询问日常生活情况。

6．社会交往能力评定：了解患儿对成人及对儿童的社会性，评价入园后患儿是否可以正常与人交往。采用PEDI量表"社会能力"部分进行测评；观察患儿对家长、治疗师的态度及交流，在集体作业活动中，观察患儿与其他儿童的交流及互动。

结果：

1．左上肢关节活动度

（1）被动ROM无受限；

（2）主动ROM：肩关节前屈125°、外展100°，肘关节伸展不充分，腕关节掌屈75°，腕关节背伸20°，拇指内收减轻，其余四指掌指关节屈曲，DIP、PIP关节屈曲。

2．左上肢肌张力评定：左上肢肌张力采用改良Ashworth分级法评定：1^+级——肌张力轻度增加：在关节活动范围50%均呈现最小的阻力。

3．左上肢功能评价：上田敏式偏瘫功能分级：6级。

患儿可将患手从对侧腰部拿到乳头以上，充分。患儿左侧上肢存在屈肌联带运动，部分分离运动不充分。

4．手部感觉功能评定（表2-1-4）。

表2-1-4　手部感觉功能评定结果

评定项目	右侧（健侧）	左侧（患侧）
痛觉	正常	较之前反应明显
温度觉	正常	反应迟钝
触觉	正常	正常
图形觉	正常	消失
实体觉	正常	消失

5．手功能评定

（1）KIDS评价表中"操作"：23分，手功能发育落后于实际年龄。

（2）精细运动年龄评价表：26分，精细活动发育落后于实际年龄。

（3）患儿双手配合活动差。在双手协调性检查中，患儿可用患侧腕关节固定书，使用健侧手翻页；可以使用患侧手指固定纸张，由健手撕纸，所撕下的纸张不规整。

（4）脑瘫儿童精细运动能力测量表中"手眼协调"24项：45分（满分72分）。

6．视野范围评定：在患儿全视野范围内放置十个物品，患儿在头保持中立位时，可拾取右侧6个，左侧4个物品，患儿可主动转头进行代偿。

7．认知功能评定

（1）KIDS量表中"言语理解能力"：23分，基本正常。

（2）KIDS量表中"语言表达能力"：23分，基本正常。

（3）KIDS量表中"概念"：10分，基本正常。

（4）患儿注意持久性差。

8．ADL能力评定：脑瘫患儿日常生活能力评定表65分（满分100分）。患儿进食方面可基本达到自理，穿脱衣服、大小便管理需要部分借助，但借助量较之前减少，如厕及沐浴方面以及器具使用方面则需要完全借助。

9. 社会交往能力: PEDI量表"社会能力"20分。社会能力低下。患儿解决问题方面依赖母亲较多, 与他人合作交流差, 游戏中与同龄人的交流极少, 无法完成自我保护和社区功能。

(二) 进步点

1. 运动功能中: 肩关节主动前屈100°→125°, 肩关节主动外展90°→100°, 腕关节背伸0°→20°。

2. 感觉功能中: 痛觉反应有改善, 较之前敏感。

3. 手操作能力: Kids操作21→23分, 手精细功能评定23→26分。

4. 手眼协调性24项: 41→45分。

5. ADL评分: 61→65分, 穿脱衣借助量减少。

6. 社会交往能力评分: 16→20分。

(三) 仍存在的问题

1. 运动功能中: 左侧上肢存在1^{+}级肌张力, 伴有屈肌痉挛模式; 左手粗大抓握能力差, 精细运动发育落后于同龄儿童; 双手协调性差; 左侧保护性伸展反应不充分, 平衡欠佳, 会导致患儿无法完成日常生活动作。

2. 感觉功能: 左上肢及手部感觉减退, 患儿易出现对危险事物躲避不及时, 造成左上肢及手部烫伤, 割伤等创伤。

3. 存在左侧忽略, 患儿对患侧上肢及手部忽略, 使用少, 继而功能障碍更加严重, 造成患儿对患侧更少的使用的恶性循环。

4. 患儿对家长依赖性强, ADL需借助, 缺乏自理意识。

5. 患儿与同龄儿童交流被动, 与人交往的社会功能不佳, 会影响出院后入园。

七、中期康复目标

(一) 长期目标

1. 改善左上肢及手部功能障碍, 提高左上肢及手部在日常活动中的使用频率。

2. 减少患儿对患侧肢体的忽视, 并且避免出现创伤。

3. 提高ADL能力, 回归家庭。

4. 提高社会交往能力, 为入园做准备。

(二) 短期目标

1. 改善运动功能, 降低左上肢肌张力, 促进左上肢分离运动, 提高坐位平衡稳定性, 增加左上肢在日常生活中的使用。

2. 提高左手实用性、双手配合性及手眼协调能力, 为改善ADL中的操作动作做准备。

3．增加左上肢及手部感觉输入，以浅感觉中触觉、温度觉的感觉强化为主，避免创伤。

4．提高患儿ADL自理意识，指导穿脱衣物等ADL项目，并指导家长配合并培养其自理，为回归家庭做准备。

5．引导患儿在集体治疗中与同龄儿童进行交流，改善社会能力，以与同龄儿童相处能力为主，为入园做准备。

八、中期训练计划

1．给娃娃洗澡游戏：与之前相比，增加任务难度：如娃娃材质的光滑程度从粗糙→光滑，娃娃材质的质感从硬→软。

作业活动分析：提高了对手部操作能力以及注意力的要求。

2．喂小猪吃饭游戏：与之前相比，增加了小猪的数目。

作业活动分析：由于操作对象的增多，对患儿的参与意识、思考能力及运动控制能力的要求提升。

3．套圈游戏：与之前相比，套圈的直径变细，治疗师拿底座进行更多的位置变换。

作业活动分析：由于任务方式的改变，提升了对患儿注意力、手眼配合能力、上肢运动控制以及躯干控制的要求。

4．沙盘游戏

操作方法：

首先，准备用具：盛有细沙的沙盘、底部带孔的塑料杯子、小动物模具（螃蟹、虾、小鱼、乌龟等）、雨花石。其次，跟患儿玩以下游戏：①你藏我找/你找我藏（将各色雨花石埋入细沙中，患儿来藏治疗师来找/治疗师来藏患儿来找）；②小手日光浴游戏：让患儿将患手平放在沙子上，健手用带孔杯舀沙子，然后将细沙慢慢漏在患手上，如此反复，直到沙子可以将患手埋上，想象小手在沙子里享受日光浴；③小动物沙滩运动会：用事先准备好的小动物模型，治疗师和患儿分别用手拿住小动物，模拟在沙滩上完成动物爬行比赛。

作业活动分析：

选取此作业活动是结合了患儿"喜欢到海边玩沙子"这个喜好，模拟沙滩场景，根据"人-环境-任务-互动"原理，模拟的沙滩环境激发患儿的兴趣，是患儿更易专注更易参与，促进任务的完成。同时，在此过程中，对患手输入感觉刺激，提高患手感觉功能。

此项作业活动的目的有：①感觉刺激。②锻炼患手的抓握能力。③提高患儿注意力。④提高患儿游戏参与程度。⑤IADL休闲娱乐范畴。⑥提高颜色认知、命名认知。

5．BADL更衣训练——脱穿套头上衣：之前阶段更多进行模拟脱穿衣，目前阶段进行实际脱穿训练，在过程中给与要点指导与适当辅助。

作业活动分析：让患儿完整地完成"脱穿套头上衣"这项作业活动，既遵循了任务的完整性，也真正提高患儿穿脱衣的ADL技能，同时锻炼了患儿的执行功能，提升了自信心，提高了ADL独立意识。

九、末期评价、进展和问题点总结

（一）评价方法和结果

评价方法：

1. 认知功能评价：采用KIDS量表"言语理解能力""语言表述能力"以及"概念"部分进行测评。

2. 躯体感觉功能评价：采用偏瘫感觉、知觉检查表作为参考。

3. 躯体运动功能评价

（1）左上肢关节活动度。

（2）左上肢肌张力评定：Ashworth。

（3）左上肢功能评价：采用上田敏式偏瘫功能分级评价表作为参考。

（4）手功能评定：KIDS评价表中"操作"部分并参考该年龄手功能筛查活动。

（5）手眼协调检查：采用脑瘫儿童精细运动能力测量表中"手眼协调"24项。

（6）平衡功能测定：参考Berg平衡量表。

4. 视野范围评定：通过作业活动范围粗测视野范围。

5. ADL评价：采用"脑瘫患儿日常生活能力评定表"进行评价，并向家长询问日常生活情况。

6. 社会交往能力评定：采用PEDI量表"社会能力"部分进行测评；观察患儿对家长、治疗师的态度及交流，在集体作业活动中，观察患儿与其他儿童的交流及互动。

评价结果：

1. 左上肢关节活动度

（1）被动ROM无受限；

（2）主动ROM：肩关节前屈150°、外展130°，肘关节基本能完全伸展，腕关节掌屈80°，腕关节背伸50°，拇指内收明显改善，其余四指屈曲泛型也明显改善。

2. 左上肢肌张力评定：改良Ashworth分级法评定：1级——肌张力仅在运动终末有抵抗感，且基本不影响患儿的主动运动。

3. 左上肢功能评价：上田敏式偏瘫功能分级：9级。

4. 手部感觉功能评定（表2-1-5）。

表2-1-5　手部感觉功能评定结果

评定项目	右侧（健侧）	左侧（患侧）
痛觉	正常	轻度迟钝
温度觉	正常	轻度迟钝
触觉	正常	正常
图形觉	正常	不充分
实体觉	正常	不充分

5．手功能评定

（1）KIDS评价表中"操作"：25分，基本符合生理年龄。

（2）精细运动年龄评价表：28分，精细活动发育落后于实际年龄。

（3）患儿双手配合的协调性欠佳。

（4）脑瘫儿童精细运动能力测量表中"手眼协调"24项：60分（满分72分）。

6．视野范围评定：在患儿全视野范围内放置十五个物品，患儿在头保持中立位时（没有头部代偿），基本都能找到。

7．认知功能评定

（1）KIDS量表中"言语理解能力"：25分，符合生理年龄。

（2）KIDS量表中"语言表达能力"：24分，符合生理年龄。

（3）KIDS量表中"概念"：10分，基本正常。

（4）患儿注意持久性差。

8．ADL能力评定：脑瘫患儿日常生活能力评定表：80分（满分100分）。患儿进食方面可达到自理，脱穿衣服、脱穿鞋可达自理，大小便管理需要少部分借助，如厕及沐浴方面以及器具使用方面需要部分借助。

9．社会交往能力：PEDI量表"社会能力"：30分，社会交往能力仍需努力提高。尤其与他人合作交流方面，以及游戏中与同龄人的交流。

（二）进步点

1．运动功能中：肩关节主动前屈125°→150°，肩关节主动外展100°→130°，肘关节基本能完全伸展，腕关节背伸20°→50°。

2．感觉功能中：浅感觉改善，较之前敏感。

3．手操作能力：Kids操作23→25分，手精细功能评定26→28分。

4．手眼协调性24项：45→60分。

5．ADL评分：65→80分（满分100分），脱穿衣、脱穿鞋基本可达自理，速度及质量均有提升。

6．社会交往能力评分：20→30分（满分65）。

（三）仍存在的问题

1．BADL

（1）患儿目前在如厕、脱穿裤子、穿袜子、系扣子方面还需要部分借助。

（2）患儿对母亲仍然有依赖心理，独立意识需要再提高。

2．IADL

（1）患儿希望可以照顾家中的狗狗，但不能独立完成给狗狗梳理毛发。

（2）在帮妈妈给狗狗洗澡的时候，患儿的参与较少，可以继续练习以加强参与。

3．关于入园

（1）需要再增加与其他小朋友之间的游戏互动、沟通，加强集体活动中的参与及环境适应能力。

（2）动态平衡差，蹦跳类动作不协调、速度慢。

（3）注意力有时会不集中。

4. 其他：双手操作能力、双手协调性、左手感觉功能需进一步提高。

十、出院后康复目标

（一）功能方面的维持和提高

1. 双手操作能力。

2. 双手协调性。

3. 左手感觉功能。

4. 躯干动态平衡及协调。

5. 平衡反应及保护性伸展反应。

（二）ADL、居家及社会适应

1. BADL：进食饮水、更衣、洗漱、梳头、如厕、便后处理、脱穿袜子和鞋，达到自理。

2. IADL

（1）学会整理自己的衣物。

（2）独立完成给狗狗梳理毛发；能够帮妈妈一起给狗狗洗澡。

（3）能够参与家庭购物中的部分环节。

3. 入园前准备

（1）通过社区内幼儿间的玩耍，提高患儿社会交往方面沟通、参与和协作。

（2）控笔及书写做适应性准备。

（3）提高注意力及阅读能力。

（4）提高蹦跳类动作的协调能力。

十一、出院后训练计划

（一）BADL

进食饮水、更衣、洗漱、梳头、如厕、便后处理、脱穿袜子和鞋，练习方法：在家中要求患儿以上BADL全部独立完成，给患儿建立独立意识，慢慢摆脱对母亲的依赖；但在实际操作过程中，患儿暂时未能做到的部分，家长可给与适当辅助，随着能力进展，母亲的辅助量慢慢减少，直到患儿完全独立操作。

（二）IADL

1. 自己的衣物、玩具及其他生活用品，要学会自己整理、分类，玩具玩儿好以后，要自己将玩具收拾好，放回收纳的地方。

2．家中喂养宠物狗狗的过程要全程参与，包括喂食喂水、给狗狗梳理毛发、遛狗、给狗狗洗澡，患儿参与量以及参与难度遵循循序渐进的原则，由少量逐渐增多。

3．每周至少安排一次家庭购物，比如去超市购买家中所需物品及食品及其他，让患儿参与以下环节：①讨论要买的东西以及买多少；②从货架上把物品拿到购物车（仅指患儿能够到的物品）；③结账时，将购物车内的物品放到收银台上。

（三）辅助技术

左下肢佩戴踝足矫形器。

（四）入园前准备

1．每周至少三次带患儿到社区内玩耍，提供环境和场景，锻炼患儿社会交往方面沟通、参与和协作。

2．书写练习：此时可以选择粗线条的蜡笔，让患儿进行涂鸦或画画游戏，注意在此过程中，嘱患儿左手（患手）要参与进来，提供辅助作用。

3．注意力以及阅读能力：可以用正念罐及专用卡片等，帮助患儿提高注意力；可以用幼儿绘本来激发患儿阅读的兴趣和习惯，也利于跟同龄儿的沟通交流。

4．进行平衡类、身体协调性方面锻炼，增加蹦跳动作的练习游戏，为入园做准备。

十二、结果与反思

（一）关于CIMT

此患儿是一例典型的痉挛型左侧偏瘫脑性瘫痪患儿，在治疗过程中，考虑过用CIMT（强制性运动疗法）。CIMT是限制患者的健侧肢体，诱导使用患侧肢体，对患侧肢体进行大量反复的训练，促进患肢运动功能的方法。由美国Taub教授提出，经美国多中心临床研究证实，能有效改善上肢运动功能。CIMT的疗效机制主要是克服习得性废用和使用性依赖的皮质功能重组。这两种机制相互影响，共同作用。可使用悬吊带、连指手套、夹板、石膏固定、卡通袖套等限制装置。根据患者病情选择：①较少限制：限制健侧腕手运动，允许健侧肩肘活动。健侧肢体可以辅助活动和保持平衡。②中等限制：限制健侧腕手肘，允许健侧肩关节活动，健侧肢体可以稍微辅助活动和保持平衡。③较多限制：限制整个健侧上肢，有平衡功能障碍的患儿不宜使用。

但在本次个案中，患儿性格强烈且不愿交流，试行过程中抗拒此疗法，因此没有将此疗法继续。

（二）关于训练内容的选择

本次个案中患儿性格特点鲜明，初入医院阶段不愿配合训练。因此所有训练内容的考量，都结合了患儿的喜好，并且模拟了患儿喜欢的场景（融入环境因素的作业活动），进行任务导向性训练，以下启发：

1. 将"任务"（主题游戏）作为整体进行，而不是只进行其中一部分。
2. "任务"具有可变性，比如游戏规则、游戏的场景、游戏的形式等。
3. 让患儿参与对游戏细节的讨论，可有多种选择。
4. 积极正向的心理。

第二节 关于"手足徐动＋痉挛"混合型脑瘫患儿的作业治疗病例

一、患者情况

（一）基本情况

姓名：L××	病史陈述者：患儿母亲
性别：男	民族：汉族
年龄：2岁7个月	利手：右利手
职业：无	病史可靠性：基本可靠
入院时间：2021年10月8日	病史采集日期：2021年10月8日
兴趣爱好： 好动且表达欲望强烈，尽管话语并不清晰，但与人交流的欲望强烈；对于涂画涂鸦十分感兴趣，不过并不在意涂画内容	家庭经济情况： 经济条件良好，能够做到稳定由父母其中一方进行陪护，且同时另一方可以保持正常工作以获得稳定经济来源

家庭构成： 见图2-2-1。

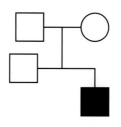

图2-2-1 家族谱系图

（二）医学情况

1. 临床诊断：脑性瘫痪。

2. 障碍诊断：痉挛型＋手足徐动型。

3. 主诉：至今2岁头控差、不会坐。

4. 病残史：患儿系第4胎第2产，自然分娩，母孕早期有少量阴道出血，休息后好转。曾行无创DNA示"低风险"。孕6～7个月时有发热，予静滴"阿奇霉素"2～3天；有"妊娠糖尿病"史，其余正常。患儿出生体重3390克，出生重度窒息，羊水Ⅲ°污染，出院诊断"新生儿惊厥；新生儿窒息（重度）；新生儿肺炎；Ⅱ型呼吸衰竭；新生儿黄疸；新生儿心肌损害；新生儿低钙血症；蛛网膜下腔出血；脑电图异常；卵圆孔未闭（1mm）；糖尿病母亲婴儿"。生后运动、语言发育落后，5个月能俯卧抬头，翻身时间不详，8个月能坐，10个月会腹爬，扶站、扶行时间不详。曾于10月龄在北京儿童医院就诊，诊断"发育迟缓"，居家康复，效果不明显。曾于1岁4个月在我院门诊就诊，初步诊断"发育迟缓"，建议康复训练，家长未进行。现患儿2岁7个月，仍不能独行，以"脑性瘫痪"收入院。患儿睡眠、饮食良好，大小便正常。

5. 既往史：新生儿住院期间曾有抽搐，表现眨眼、咀嚼样动作、四肢划船样动作，脑电图示"睡眠中在右侧中央、顶、枕，左侧顶、枕，导联可见多量棘波，尖波"。出院后至今未再抽搐，未复查脑电图。

6. 合并症：无。

7. 个人史：母亲怀孕：孕38^{+1}周，第4胎第2产，孕时38岁，第2、第3胎为人工流产。出生前状况：孕6～7个月时有发热，予静滴阿奇霉素2～3天，否认中毒。出生时状况：有重度窒息史。羊水Ⅲ°污染，否认早产。出生后状况：生后有黄疸，曾行蓝光治疗（具体不详）；有蛛网膜下腔出血。

8. 家族史：父母健康；有一12岁哥哥，健康。

（三）其他部门信息

1. 头颅MRI（2019年3月19日）：双侧额叶脑沟明显，双侧枕叶外围以及小脑周围可见条状T1W1高信号，考虑：蛛网膜下腔出血。

2. 0～6岁小儿神经心理检查（2020年1月23日）：DQ 70，发育商低。

3. 查体：反射（表2-2-1）。

表2-2-1 反射

项目		次数及日期	1	2	3	项目		次数及日期	1	2	3
			2021年10月18日						2021年10月18日		
浅反射	上腹壁	左	+			浅反射	下腹壁	左	+		
		右	+					右	+		
	中腹壁	左	+				提睾反射	左	+		
		右	+					右	+		

续表

项目		次数及日期	1	2	3	项目		次数及日期	1	2	3
			2021年10月18日						2021年10月18日		
浅反射	跖反射	左	+			原始反射	握持反射	左	−		
		右	−					右	−		
深反射	肱二头肌	左	++				掌反射	左	−		
		右	++					右	−		
	肱三头肌	左	++				髌阵挛	左	−		
		右	++					右	−		
	膝腱	左	++				踝阵挛	左	−		
		右	++					右	−		
	跟腱	左	++			感觉	痛觉	左	不配合		
		右	++					右	不配合		
	内收肌反射	左	−				温度觉	左	不配合		
		右	−					右	不配合		
病理反射	Hoffmann	左	−				触觉	左	不配合		
		右	−					右	不配合		
	Babinski	左	+				位置觉	左	不配合		
		右	+					右	不配合		
	Chaddock	左	−			共济运动	指鼻实验	左	不配合		
		右	−					右	不配合		
原始反射	ATNR						跟膝胫试验	左	不配合		
								右	不配合		
	STNR						Romberg征	左	不配合		
								右	不配合		
	MORO						立直反射	颈	+		
								躯干	+		
	吸允反射		−				平衡反射	坐	+		
								立	−		
	侧弯反射	左	−				降落伞反射	左	+		
		右	−					右	+		

（四）其他情况

1. 患者居住环境：患儿家住十一楼，与自己的哥哥同住一个房间，家中尚未安装防护栏以及扶手等防护设施，房间内暂无矫形器具，地板为木质地板，但在桌子角处有粘贴防护垫；小区内有成人无障碍设施，居民楼含有电梯。

2. 经济情况：经济条件良好，能够做到稳定由父母其中一方进行陪护，且同时另一方可以保持正常工作以获得稳定经济来源，足以支持两个孩子的花销。

3．康复欲望：家长康复意愿极强，明确说明希望患儿能够在适龄上幼儿园。

4．家庭支持情况：父母完全支持患儿的康复，每次都极其配合治疗师的要求，并时常与治疗师进行积极沟通。

5．医疗费用支付方式：自费。

二、初期评价

（一）初次面接

观察：11月2日，初见患儿于治疗室，患儿坐车上由家长推入，初观患儿五官端正、体型正常、头部略大，在被家长抱起时开始大声哭闹。被抱到训练椅上呈坐位，在家长离开时哭嚎声变大，情绪激动。多次言语以及轻拍安慰后患儿无改善，玩具诱导也无法引起患儿的注意。在哭嚎期间患儿的双手紧握成拳头，身体有右倾斜趋势。

11月8日，患儿于治疗室：患儿哭泣片刻后开始配合训练。能够听懂简单指令，对于问题可用点头摇头进行回答。双手抓握姿势异常，在抓握时双臂存在不自主运动，上下肢存在联合运动，头控差、躯体活动时会倾斜，上肢稳定性差，左手功能略好于右手，（左手可进行桡侧抓握；右手张开与握紧动作不顺畅，张开时后三指速度慢）。放在面前的物体倾向于使用左手去拿。双手的稳定性较差，无法将大号木钉准确插入孔洞（无论是否有手在做支撑）且过程伴随晃动。上肢在动时有联带运动（右侧下肢髋关节外展外旋）。注意力容易被吸引，若在被吸引时下达较为简单指令（如继续把木钉插进去），患儿可不回头地用手执行命令，但精确度极差。进行抛接球时，仅可将球举过头顶但无法向前扔出。

问诊：向家长询问患儿认知状况，家长称患儿可识亲疏，对于简单指令可以理解，并且可进行简单模仿，不过模仿时极倾向于使用右手；问及是否上其他课程也存在哭闹情况，回答是肯定，并称其他课程需要家长陪护训练；问及是否曾做过康复训练时，回答为没有做过训练，问及原因时并未进行正面回答；问及有何康复意愿时，家长对于患儿能适龄回归幼儿园有极强的执念，并且对于患儿ADL中的进食自理也有较强的康复意愿；问及打算住院时长时，称大约半年。

（二）OT评价计划及方法（表2-2-2）

表2-2-2　OT评价计划及方法

项目	目的	方法
认知能力评定	了解患儿认知能力发育水平	格赛尔量表
	了解患儿持续性注意能力	注意力检查
躯体感觉能力评定	了解患儿双上肢感觉能力	针刺度感觉
	了解患儿双手感觉能力	
	了解患儿坐位自我安全保护能力	保护性反射检查
躯体运动能力评定	了解患儿双上肢运动能力	格赛尔量表
	了解患儿双手运动能力	ROM
	了解患儿精细运动发育水平	改良Ashworth
精神状态评定	了解患儿不同环境适应能力	观察患儿表现
日常生活自理能力评定	了解患儿日常生活自理的程度	脑瘫儿童日常生活活动能力（ADL）评价表

（三）OT初期评价结果

1. 改良 Ashworth 量表评定（表2-2-3）。

表2-2-3　改良 Ashworth 量表评定

右	肌肉名称	部位	肌肉名称	左
I	肱二头肌	上肢	肱二头肌	0
I	股四头肌	下肢	股四头肌	I
I	指浅屈肌	手	指浅屈肌	I

2. 注意力检查：全程提醒患儿情况下1分钟内可拔出木钉20个，不提醒状态下1分钟可拔出5个，全程存在东张西望情况。

3. 保护性伸展反应：侧方保护性反应不充分，前方保护性反应不充分。

4. 格赛尔量表（发育商）。

患儿生理年龄：2岁7个月（128周）。

适应性：48周；大运动：48周；精细运动：40周；言语：40周；个人-社会：56周。

大运动：无法独站片刻，无法拉着一只手走（52周条件）；可做到扶着栏杆挪动脚。

精细运动：右侧无法进行桡侧抓握（24周条件），左侧尽管可以进行部分不充分的分离运动（达44周），但事实上患儿进行活动时双手的首选动作仍是粗大抓握。

患儿发育商低于正常值（正常值为100）：精细运动：31.25 大运动：37.5。

［计算方式：（实际发育周数/生理年龄周数）×100］

5. 脑瘫儿童ADL评价表（表2-2-4）。

表2-2-4　脑瘫儿童日常生活活动能力（ADL）评价表

动作	得分			动作	得分		
	月日	月日	月日		月日	月日	月日
一、个人卫生动作	2021年11月2日			7　水果剥皮	0		
1　洗脸、洗手	2			三、更衣动作			
2　刷牙	2			1　脱上衣	1		
3　梳头	2			2　脱裤子	1		
4　使用手巾	2			3　穿上衣	1		
5　洗脚	1.5			4　穿裤子	1		
二、进食动作				5　穿脱袜子	1		
1　奶瓶吸吮	2			6　穿脱鞋	1		
2　用手进食	2			7　系鞋带扣子拉锁	0		
3　用吸管吸引	2			四、排便动作			
4　用勺叉进食	2			1　能控制大小便	2		
5　端碗	2			2　小便自我处理	0		
6　用茶杯饮水	2			3　大便自我处理	0		

续表

动作	得分			动作	得分		
	月 日	月 日	月 日		月 日	月 日	月 日
五、器具使用				5　爬	2		
1　电器插销使用	0			6　物品料理	1		
2　电器开头使用	2			**八、移位动作**			
3　开、关水龙头	2			1　床、轮椅或步行器	0		
4　剪刀的使用	0			2　轮椅具椅子或便器	0		
六、认知交流动作				3　操作手闸	0		
（七岁前）				4　乘轮椅开头门	0		
1　书写	0			5　移动前进轮椅	0		
2　与人交谈	1			6　移动手动轮椅	0		
3　翻书页	2			**九、步行动作**			
4　注意力集中	2			（包括辅助具）			
（七岁前）				1　扶站	2		
1　大小便会意示	2			2　扶物或步行器行走	2		
2　会招手招呼	2			3　独站	0		
3　能简单回答问题	1			4　单脚站	0		
4　能表达意愿	1			5　独行5m	0		
七、床上运动				6　蹲起	1		
1　翻身	2			7　能上下台阶	1		
2　仰卧位　坐位	2			8　独行5m以上	0		
3　坐位膝立位	2			**总分**			
4　独立坐位	2			**评估医生**			

评分标准：满分100分	50项
能独立完成	每项2分
能独立完成、但时间长	每项1.5分
能完成，但需要帮助	每项1分
两项中完成一项	每项1分
不能完成	每项0分

61.5/100分

　　可完成洗脚，但无法低下身子用手搓脚，为双脚相互搓，需要时间久；水果剥皮不能完成是由于患儿精细运动发育落后；衣物穿脱需要辅助的地方在穿脱袖子处与提脱裤腰处（涉及拉扯衣物时）；只会穿袜子、只会脱鞋；大小便无法自己清理；由于年龄太小因此不涉及剪刀和电插销；无法书写但可进行简单涂鸦；物品料理能力差（分不清盖子正反）；移乘动作暂不涉及轮椅的使用，患儿是被母亲推着走，并非是自己划动轮椅；无法独站独行是由于患儿站立不稳，若不扶物站立时间甚至不到30s；蹲起与上下楼梯均需扶行。

　　解读：

　　1. 运动功能：患儿可扶物站立，但无法独站独行，并且大部分ADL无法自理，双手协调性与配合性较差，对日常生活有较大影响；患儿上肢运动功能发育落后，但可基本配合OT的训练。

2．操作能力：患儿可大把抓握，但精细活动如对指，简单钳式捏握均不可，精细活动较差，并且上肢不稳定，手眼协调能力较差，取物时稳定性差，尤其是双手均离开桌面取物时。

3．理解能力：可执行简单命令，并且可以基本理解治疗师的简单话语；可以进行简单模仿；可分辨"正方形、圆形、三角形"；呼唤患儿小名时有反应，叫大名反应不明显；受限于语言障碍，患儿发音仅限于简单音节。

4．注意力：患儿注意力较容易分散。

5．社会交往能力：不介意将手中物品递给其他小朋友（除画笔以外），但并不倾向与其他小朋友进行互动。可听从治疗师的指示进行游戏，但并不是每次都遵守既定规则；在临时由其他治疗师代理训练时，表现出明显不安以及哭闹，适应性差。

6．自理能力：患儿大部分 ADL 无法完全自理，需要旁人辅助。

三、问题点（图2-2-2）

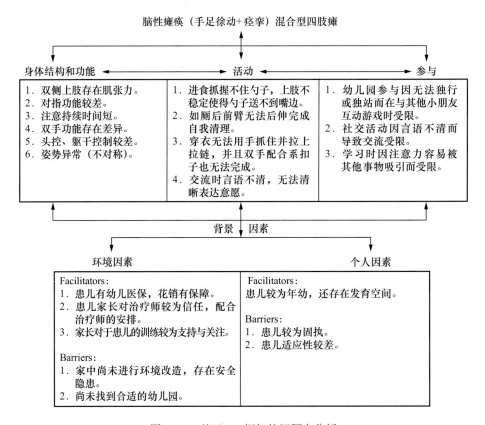

图 2-2-2   基于 ICF 框架的问题点分析

四、康复目标

（一）长期目标

1．ADL：能够做到进食自理、并画出有意义的涂画作为娱乐。

2. 双手配合：提高双手精细活动能力，提高双手配合能力。

3. 社会参与：能够适龄（或延时）进入幼儿园，可以与哥哥一起玩耍。

4. 认知能力：改善患儿注意力。

（二）短期目标

上肢能够稳定持勺并送至嘴边：

1. 改善并纠正运动姿势。

2. 促进手指分离运动。

3. 提高双手协调性。

4. 提高头控能力。

5. 提高双上肢稳定性。

6. 改善认知理解能力（注意力）。

五、训练计划

1. 种下参天大树（插木钉）：治疗师讲述植树情节，诱导患儿将大号木钉视为"树木"种在"树坑"（木钉坑）中，并且在进行时要求患儿不同时刻分别以对指捏和粗大抓两种情况插大号木钉，并根据患儿情绪实时状况可自由选择两种插入方式（如对指插多次不成功出现挫败感时，调整为粗大抓插木钉）。在选择粗大抓时，治疗时可移动木钉盘，同时对患儿的注意力以及手眼协调能力进行训练。

2. 洞穴寻宝（木钉坑内捡小球）：将小球放入木钉坑内，以寻宝故事诱导患儿去抓小球，但受限于手较大而坑较小的缘故，患儿不得不仅使用示指以及大拇指进行对指抓握以拿出小球，在患儿有明显挫败感时，治疗师可自行拿出一个小球显摆，激发患儿的参与欲望。此可促进手部分离运动。

3. 马戏团的杂耍：像耍把戏一样将一大木钉（可以为任一便于抓握物品）于双手间相互倒换，在多次演示给患儿后，鼓励患儿一同与自己进行把戏表演。此项可联动使用，鼓励患儿换手种树而非仅用较好一侧的手参与训练。此可改善患儿的注意力与双手协调能力。

4. 串糖葫芦：将若干有孔洞的方块串在一起，称此项活动为穿糖葫芦，以食物的概念诱导患儿进行模仿，治疗师可给予一定辅助，但需要注意不要让患儿真的去吃小方块。此可改善患儿注意能力。

5. 奖励时间：在患儿配合完成以上练习时，在下课前十分钟，带领患儿进行涂鸦，鼓励患儿尽量画出有意义的图案，也可以用手把住患儿的手，带着患儿进行涂画，涂画内容不限于简单的图形（如正方形，三角形等），也可以进行数字书写，并有意识地告诉患儿这是儿，诱导患儿用手去比划数字。

6. 打扫战场：每次在结束训练后，鼓励并带领患儿进行物品收拾，并有目的地让患儿练习盖盖子以及拧盖子。

7. 持勺训练：将玩偶小猪放在桌子上，带领患儿玩"与小猪一起吃饭"的游戏，在游戏中，"自己吃一口，喂小猪吃一口"，以锻炼患儿持勺的控制能力。

六、中期评价、进展和问题点总结

（一）评价方法和结果（表 2-2-5）

表 2-2-5　中期评价方法

项目	目的	方法
认知能力评定	了解患儿认知能力发育水平	格赛尔量表
	了解患儿持续性注意能力	注意力检查
躯体感觉能力评定	了解患儿双上肢感觉能力	针刺度感觉
	了解患儿双手感觉能力	
	了解患儿坐位自我安全保护能力	保护性反射检查
躯体运动能力评定	了解患儿双上肢运动能力	格赛尔量表
	了解患儿双手运动能力	ROM
	了解患儿精细运动发育水平	改良 Ashworth
精神状态评定	了解患儿不同环境适应能力	观察患儿表现
日常生活自理能力评定	了解患儿日常生活自理的程度	脑瘫儿童日常生活活动能力（ADL）评价表

1．肌张力评价（表 2-2-6）。

表 2-2-6　改良 Ashworth 量表评定

右	肌肉名称	部位	肌肉名称	左
I	肱二头肌	上肢	肱二头肌	0
I	股四头肌	下肢	股四头肌	I
I	指浅屈肌	手	指浅屈肌	I

2．注意力检查：全程提醒情况下 1 分钟内可拔出木钉 5→13 个。相较初评时需要提醒的次数减少，并且患儿经常东张西望的情况也得到改善。

3．格赛尔量表（发育商）

患儿生理年龄：132 周。

适应性：48 周；大运动：48→52 周；精细运动：40→44 周；言语：40→44 周；个人-社会：56 周。

大运动：无法独站片刻（52 周条件）；可做到扶着栏杆挪动脚。

精细运动：右手无法做到桡指抓握（28 周条件）；左手达到 44 周，捏物动作较为笨拙。

患儿发育商低于正常值。

4．脑瘫儿童日常生活活动能力评价表（表 2-2-7）。

表 2-2-7 脑瘫儿童日常生活活动能力（ADL）评价表

动作	得分			动作	得分		
	月 日	月 日	月 日		月 日	月 日	月 日
一、个人卫生动作	2021年12月2日			（七岁前）			
1 洗脸、洗手	2			1 大小便会示意	2		
2 刷牙	2			2 会招手招呼	2		
3 梳头	2			3 能简单回答问题	1		
4 使用手巾	2			4 能表达意愿	1		
5 洗脚	1.5→2						
二、进食动作				七、床上运动			
1 奶瓶吸吮	2			1 翻身	2		
2 用手进食	2			2 仰卧位 坐位	2		
3 用吸管吸引	2			3 坐位膝立位	2		
4 用勺叉进食	2			4 独立坐位	2		
5 端碗	2			5 爬	2		
6 用茶杯饮水	2			6 物品料理	1→2		
7 水果剥皮	0						
三、更衣动作				八、移位动作			
1 脱上衣	1			1 床、轮椅或步行器	0		
2 脱裤子	1			2 轮椅具椅子或便器	0		
3 穿上衣	1			3 操作手闸	0		
4 穿裤子	1			4 乘轮椅开头门	0		
5 穿脱袜子	1			5 移动前进轮椅	0		
6 穿脱鞋	1			6 移动手动轮椅	0		
7 系鞋带扣子拉锁	0						
四、排便动作				九、步行动作			
1 能控制大小便	2			（包括辅助具）			
2 小便自我处理	0			1 扶站	2		
3 大便自我处理	0			2 扶物或步行器行走	2		
五、器具使用				3 独站	0→1		
1 电器插销使用	0→1			4 单脚站	0		
2 电器开头使用	2			5 独行5m	0		
3 开、关水龙头	2			6 蹲起	1		
4 剪刀的使用	2			7 能上下台阶	1		
六、认知交流动作				8 独行5m以上	0		
（七岁前）				总分			
1 书写	0			评估医生			
2 与人交谈	1→2						
3 翻书页	2						
4 注意力集中	2						

评分标准：满分100分	50项
能独立完成	每项2分
能独立完成、但时间长	每项1.5分
能完成，但需要帮助	每项1分
两项中完成一项	每项1分
不能完成	每项0分

66分/100分

改善：患儿双脚互搓动作速度与熟练度有明显改善；已明白电插销的作用，可在帮助下完成；语言能力略有提升，但说话仍不清楚；物品整理能力随着有意识地分辨瓶盖正反而有所改善；在PT课程训练下可做到短暂独站。

不足：穿脱衣物鞋袜仍存在同初期问题；系鞋带仍无法独自完成；大小便仍无法独自处理；书写项目仍只能做到简单涂鸦（无有意义图画，如画圆等）；仍无法独行。

（二）进步点

1. 注意力有所改善。
2. 精细运动发育情况有所改善。
3. ADL能力有所改善。

（三）仍存在的问题

患儿双上肢仍存在不稳定的肌张力；注意力虽有改善，但仍容易被吸引；异常姿势与动作虽然已经有所改善，但仍不能达到正常；双手手指分离动作开始变多但动作不熟练，右手仍较左手有一段差距；头控、躯干控制较差。

七、中期康复目标

（一）长期目标

1. ADL：能够做到进食自理、并画出有意义的图画作为娱乐。
2. 双手配合：提高双手精细活动能力，提高双手配合能力。
3. 社会参与：能够适龄（或延时）进入幼儿园；在家可以与哥哥一起玩耍。
4. 认知能力：改善患儿注意力。

（二）短期目标

上肢能够稳定持勺并送至嘴边（无洒落，速度变快）；学会正确握笔并独自画一个三角形和四边形。

1. 改善运动姿势。
2. 促进手指分离运动。
3. 提高双手协调性。
4. 提高双上肢稳定性。
5. 提高手眼协调能力。
6. 改善认知理解能力（注意力）。

八、中期训练计划

1. 拼图案（插木钉）：治疗师讲述或展示图案样貌，诱导患儿用大号木钉拼出所示或所诉图案（每个大木钉的两端分别为绿色与红色），并且在进行时要求患儿尽量以对指捏插大号木钉，并根据患儿情绪实时状况可选择适当帮助，但应注意图案的百分之八十应当由患儿独自完成。在患儿抓木钉时，可有意识将展示的图片放在高处或是木钉盘的正前方，诱使患儿抬头看图低头拼插，进一步巩固患儿的手眼协调能力。

2. 清理画板（木钉坑内捡小球）：将小球放入木钉坑内，以1的训练诱导患儿去抓小球，并根据患儿状态对于速度做出一定要求。但受限于手较大而坑较小的缘故，患儿不得不使用示指以及大拇指进行对指抓握以拿出小球，在患儿有明显挫败感时，治疗师可再次展示1图片并自行拿出一个小球，示意患儿一起做，激发患儿的参与欲望（应保持百分之八十的小球由患儿取出）。此可促进手部分离运动。

3. 绘画时间：在完成1.后，可取出一张白纸供患儿涂画，但要求患儿必须尽量按照木钉盘已拼好的图案进行涂画，并要求患儿用另一只手按住纸张。在开始涂画前声称此为为妈妈准备的礼物，在下课的时候要送给妈妈，以此刺激患儿的遵从指示，不做无意义的涂鸦。在进行涂画时，及时纠正患儿的握笔姿势，并在患儿卡壳的地方进行一定辅助。此可训练患儿双手协调性，提高手眼协调性以及注意力持续时间。

4. 奖励时间：在患儿配合完成以上练习时，在下课前五分钟，带领患儿进行涂鸦，鼓励患儿尽量画出有意义的图案，也可以用手把住患儿的手，带着患儿进行涂画，涂画内容尽量是带有有曲线的（如椭圆），也可以进行数字书写，并有意识地告诉患儿这是几，诱导患儿用手去比划数字。

5. 进食练习：提前准备好合适的碗、勺，以及削好的水果，带领患儿进行持勺进食的实际操作练习。

九、末期评价、进展和问题点总结

（一）评价方法和结果（表2-2-8）

表2-2-8　评价方法

项目	目的	方法
认知能力评定	了解患儿认知能力发育水平	格赛尔量表
	了解患儿持续性注意能力	注意力检查
躯体感觉能力评定	了解患儿双上肢感觉能力	针刺度感觉
	了解患儿双手感觉能力	
	了解患儿坐位自我安全保护能力	保护性反射检查
躯体运动能力评定	了解患儿双上肢运动能力	格赛尔量表
	了解患儿双手运动能力	ROM
	了解患儿精细运动发育水平	改良 Ashworth
精神状态评定	了解患儿不同环境适应能力	观察患儿表现
日常生活自理能力评定	了解患儿日常生活自理的程度	脑瘫儿童日常生活活动能力（ADL）评价表

1. 改良 Ashworth 量表评定（表 2-2-9）。

表 2-2-9　改良 Ashworth 量表

右	肌肉名称	部位	肌肉名称	左
I	肱二头肌	上肢	肱二头肌	0
I	股四头肌	下肢	股四头肌	I
I	指浅屈肌	手	指浅屈肌	I

2. 注意力检查：全程提醒情况下 1 分钟内可拔出木钉 13→16 个。相较中评时需要提醒的次数减少，并且患儿经常东张西望的情况也得到改善。

3. 格赛尔量表（发育商）

患儿生理年龄：136 周。

适应性：48 周；大运动：52 周；精细运动：44→48 周；言语：44→48 周；个人-社会：56 周。

大运动：无法独站片刻（52 周条件）；可做到扶着栏杆挪动脚。

精细运动：右手达到 32 周；左手达到 48 周。

患儿发育商低于正常值。

4. 脑瘫儿童日常生活活动能力评价表（表 2-2-10）。

表 2-2-10　脑瘫儿童日常生活活动能力（ADL）评价表

动作	得分			动作	得分		
	月日	月日	月日		月日	月日	月日
一、个人卫生动作	2022年1月2日			6　穿脱鞋	1		
1　洗脸、洗手	2			7　系鞋带扣子拉锁	0→1		
2　刷牙	2			四、排便动作			
3　梳头	2			1　能控制大小便	2		
4　使用手巾	2			2　小便自我处理	0		
5　洗脚	2			3　大便自我处理	0		
二、进食动作				五、器具使用			
1　奶瓶吸吮	2			1　电器插销使用	1		
2　用手进食	2			2　电器开头使用	2		
3　用吸管吸引	2			3　开、关水龙头	2		
4　用勺叉进食	2			4　剪刀的使用	0		
5　端碗	2			六、认知交流动作			
6　用茶杯饮水	2			（七岁前）			
7　水果剥皮	0→1			1　书写	0→1		
三、更衣动作				2　与人交谈	2		
1　脱上衣	1→1.5			3　翻书页	2		
2　脱裤子	1→1.5			4　注意力集中	2		
3　穿上衣	1			（七岁前）			
4　穿裤子	1			1　大小便会示意	2		
5　穿脱袜子	1			2　会招手招呼	2		

续表

动作		得分			动作		得分		
		月日	月日	月日			月日	月日	月日
3	能简单回答问题	1			5	移动前进轮椅	0		
4	能表达意愿	1			6	移动手动轮椅	0		
七、床上运动					九、步行动作				
1	翻身	2			（包括辅助具）				
2	仰卧位、坐位	2			1	扶站	2		
3	坐位膝立位	2			2	扶物或步行器行走	2		
4	独立坐位	2			3	独站	1		
5	爬	2			4	单脚站	0		
6	物品料理	2			5	独行5m	0		
八、移位动作					6	蹲起	1		
1	床、轮椅或步行器	0			7	能上下台阶	1		
2	轮椅具椅子或便器	0			8	独行5m以上	0		
3	操作手闸	0			总分				
4	乘轮椅开头门	0			评估医生				
评分标准：满分100分					50项				
能独立完成					每项2分				
能独立完成、但时间长					每项1.5分				
能完成，但需要帮助					每项1分				
两项中完成一项					每项1分				
不能完成					每项0分				

70分/100分

改善：患儿可在仰卧位独自脱裤子，可在坐位下独自脱上衣外套但需要时间均较长；语言能力略有提升；可进行简单的书写如数字，但字体较大；可进行简单的水果剥皮如较大的橘子。

仍存在问题：系鞋带仍无法独自完成；大小便仍无法独自处理；书写项目仍只能做到较大图形涂画书写，稍小一些无法写好；仍无法独行。

（二）进步点

1. 注意力有所改善。
2. 精细运动发育情况有所改善。
3. 异常姿势几乎消失。
4. 书写能力有所改善。
5. ADL能力有所改善。

（三）仍存在的问题

患儿双上肢仍存在不稳定的肌张力；异常姿势与动作虽然已经近乎消失，但仍偶尔出现；双手手指分离动作开始变多但速度较慢且略有不熟练，右手仍较左手有一段差距；穿脱衣物仍需要家长辅助；头控仍有些差。

十、出院后康复目标

（一）功能方面的维持和提高

应尽量维持患儿进行活动的积极性、对事务的持续性注意能力，尽量去维持患儿的非异常姿势，继续提高患儿的头控能力，家长应与患儿积极互动以提高患儿的言语能力，对于双手协调性以及配合性的训练也是必不可缺的，手眼协调性也应尽量提高。

（二）ADL、居家及社会适应

ADL：继续提高患儿独自进食能力；鼓励患儿独自完成穿脱衣物鞋袜，大小便自我清理；让患儿画的数字更匀称。

居家：让患儿学会自己独自画画，在画画完成后再拿给父母看。

社会适应：鼓励患儿多与自己的哥哥互动。

十一、出院后训练计划

（一）训练计划

1. 自己吃饭：在家长的看护下使用改造的工具独自进食。
2. 自己穿衣：在家长积极的鼓励与注视下训练患儿快速穿脱衣物。
3. 打坐念经：盘坐位下，躯干旋转取物训，向后伸手捡东西训练，并且鼓励患儿与家长互相传球玩耍，患儿应双手持球举过头顶然后再扔出。
4. 画画时间：给予患儿一个简单图形图案让患儿模仿画（如五角星）。

（二）环境改造

1. 桌椅必须配置合适：坐位可保持3个90°、双脚需能平放在地面、上臂需能垂直放在桌面上、适当添加"收上肢装置"（辅助双上肢在身体中线位运动，促进双手配合），可使用束缚带。
2. 进食的碗和桌子间配置防滑垫。

（三）辅助技术

1. 勺柄要加粗，勺子前端可以弯出一个角度、利手持勺进食，辅助手可适当抓握一个圆柱形物体，以增强双手的稳定性。
2. 笔要选择笔杆较粗的。
3. 穿脱衣物的拉链应将拉链头改造成好捏抓的形状和体积。

十二、结果与反思

1. 患儿的诊断是手足徐动型加痉挛型脑瘫，应着重注意患儿的躯干控制与头控，在训练时应尽量保证患儿的头部安全。患儿双上肢的稳定性与头控和躯干控制息息相关，不应忽视掉其中的任何一点进行拆分训练。

2. 对于注意力持续能力较为短暂的患儿，三十分钟的课程并不可能做到每分钟都按照要求进行训练，治疗师应及时提醒患儿并去吸引患儿的注意力，应保证训练时间达到二十分钟，剩下的时间可以根据患儿兴趣进行一定偏娱乐的训练。对于训练完成程度应尽量保持在百分之八十或以上，以保证训练的效果。

3. 对于不同情况的患儿，所采取的应对方式是不同的，不能将一种安抚方式照搬给所有患儿。对于理解稍好的患儿，正反馈与负反馈的刺激应及时且准确。要鼓励患儿多与治疗师交流，这样才能实时掌控患儿的情绪，达到最佳的训练效果。

第三节　关于DUCHENNE型进行性肌营养不良的作业治疗病例

一、患者情况

（一）基本情况

姓名：ZQY	性别：男
年龄：8岁8个月	入院日期：2014年7月21日
民族：汉族	病史采集日期：2014年7月21日
病史陈述者：母亲	家庭经济情况：良好
病史可靠性：可靠	利手：右利手

家族谱系图：见图2-3-1。

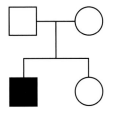

图2-3-1　家族谱系图

（二）医学情况

1. 临床诊断：假肥大性肌营养不良。
2. 障碍诊断：运动功能障碍　迟缓型四肢瘫。

3. 主诉：发现易跌倒1年半余。

4. 病残史：患儿系第四胎第2产，足月顺产娩出，生后无窒息，出生体重3600克，生后无黄疸。母孕早期有感冒史，孕5个月时查血常规血小板减少、血压偏低，口服"血宝"治疗2个月。患儿生后3个月会抬头，5个月翻身，6个月会坐，12个月会站，18个月会走，12个月会说话。5岁时入学体检时发现腓肠肌肥大，建议检查，家长未予检查。1年半前家长发现患儿独走时易跌倒，先后就诊于深圳儿童医院、武汉中原医院、西安高新医院及重庆市儿童医院，行基因检查、肌肉活检、肌电图及磷酸肌酸检查后诊断为"假肥大性肌营养不良"。2012年10月在武汉中原医院行"神经靶向修复术"，自2013年8月份开始口服"醋酸泼尼松片25mg qd、辅酶q10 20mg bid"至今，一直未行康复治疗。现患儿已入小学二年级，成绩尚可，独走稳定性较前差，易跌倒，蹲起困难，上下楼梯需辅助，为进一步治疗收入院。患儿睡眠、饮食良好，大小便正常。

5. 既往史：否认外伤、中毒、惊厥、麻疹、猩红热、百日咳、流脑、水痘、肺结核、脑膜炎、脑炎等传染病史，否认食物、药物过敏史，否认手术史。按时接种各种疫苗。

6. 发育史：出生体重3600克，3个月抬头，5个月翻身，5个月抓握，6个月独坐，18个月爬，12个月独站，18个月独走，12个月说话。

7. 个人史：母亲孕足月，第4胎第2产，母孕时26岁。出生前情况：否认感染、中毒。出生时情况：否认窒息、早产。出生后情况：否认持续黄疸、颅内出血。家长文化程度、职业：父　初中　个体；母　初中　公务员。

地区流行病：无。

家族史：父：健康　母：健康。

遗传史：家族中否认遗传性疾病史。

系谱分析：未见异常。

家中其他人的健康情况：健康。

（三）其他部门情报

1. 一般检查中的相关因素：身高125cm、体重25kg（BMI＝16，参考儿童生长发育对照品，指标均属正常水平）；平静呼吸22次/分；双膝腱反射未引出，跟腱反射存在，GOWER征＋。

2. 辅助检查

（1）心肌酶谱：乳酸脱氢酶12.7.20IU/L，a-羟丁酸脱氢酶758.70IU/L，肌酸激酶9586.10IU/L，肌酸激酶同工酶403.1IU/L。

（2）肌电图：右股直肌示肌源性异常肌电表现。

（3）分子遗传检测报告：应用MLPA方法检测DMD基因的79个外显子，检测到46～47号外显子的缺失突变，其余外显子未见异常。符合假肥大性肌营养不良症的基因突变特征。

（4）双侧大腿及小腿MRI：双侧盆带、大小腿肌群多发形态、信号异常，考虑肌营养不良疾病。

（5）肌肉组织化学报告单：符合肌源性改变。

（6）骨盆正位片显示：骨质结构、密度未见异常，髋臼浅平，股骨头轻度向外上方移位，约1/4，申通氏线不连续，印象诊断为双髋关节半脱位1度。

3．康复评定科

（1）平衡功能测试

1）静态平衡功能测试报告：睁眼和闭眼测试结果显示位移运动轨迹长度和面肌均增大，重心明显右偏，单腿最大负重能力L/R＝2.9/14.4，双下肢支撑能力差。提示平衡功能能力障碍。

2）动态平衡功能测试报告：稳定极限范围偏小，到达目标准确性差，时间延长，躯干调整反应能力障碍。

（2）跌倒风险评估报告：跌倒风险指数100%。提示跌倒风险为极高危，注意保护。

（3）步态分析报告显示步态异常：躯干姿势异常；首次着地方式异常；步态不对称；双下肢诸关节运动轨迹异常，控制能力下降；双髋关节轻度伸展；双膝轻度反张；双足下垂，右侧为著；步速缓慢；不稳定步态。

4．PT训练计划：肌力强化训练；踝关节背屈活动度训练；仰卧位抱球训练；姿势镜前步行姿势训练；坐位站起训练（改善躯干的异常姿势）。

（四）其他情况

患者居住环境：小区单元门口有无障碍设施（坡道和扶手），住所有电梯；居住房屋面积宽敞，物品摆放较整齐；家中有门槛、地面为瓷砖。

经济情况：良好。

康复愿望：延缓症状进一步加重，促进运动功能表现。

家庭支持情况：良好。

患者每日时间安排：

（1）家中一日安排：早上7:00起床—穿衣、洗漱—吃早饭—由父亲送去学校上学—中午10:30放学接回家—午饭—14:00上学—16:00放学接回家—家中活动、完成功课—21:00睡觉。

（2）住院一日安排：7:00—7:30起床—洗漱、穿衣、吃早饭—8:30—9:00　PT—9:30—10:00　OT—10:00—10:30　按摩—午休—14:00—14:30　PT—15:00—15:30　水疗—休息/父母辅助训练—17:30左右晚餐—父母辅助练习—21:00睡觉。

二、初期评价

（一）初次面接

观察：患儿由母亲保护下走入治疗室，独行时挺胸凸肚，躯干稍后倾并随支撑腿向左右摆动，双上肢可见自然摆动，双足下垂、跨越步态；姿势变化：拉坐时头部控制差，蹲起困难，GOWER征＋，上下楼梯不能独立完成，不会跳跃；外观：小腿三头肌肥大，双侧跟腱轻度挛缩，腹部膨隆，腰椎过于前突，冠状面未出现脊柱侧弯，坐位时基本中正。拿小物体时拇示指能捏物，动作欠灵活；双手的操作灵活性欠佳。言语流利，交流良好。

家长访谈：患儿较安静，情绪稳定，但不太自信。喜欢玩搭积木、拼装汽车。过去未行康复训练，因下肢肌肉无力明显，患儿更喜欢坐着，且未注意姿势管理，常呈现圆背坐双腿前伸的坐姿，运动量较少。自理活动大部分能自己完成，但部分活动耗时较长。孩子对疾病会有疑惑，父母常常不知如何回答，选择逃避。现在为小学二年级，成绩尚可，父母与老师告知过孩子病情，老师在班级中会注意引导其他儿童提供帮助和支持，患儿与同学间的关系尚可，但目前很少能参与与同学间的体育运动游戏；患儿与姐姐的关系良好，常会受到姐姐的照顾。

（二）OT评价计划及方法（表2-3-1）

表2-3-1 OT评价计划及方法

评估计划	评估方法
肌力评定	MMT
粗大运动及平衡	姿势观察，同时参考步态分析报告及平衡功能测试报告
精细动作	简易上肢机能检查（STEF）
认知功能	韦氏儿童智力测验（6～16岁）
ADL	北京博爱医院日常生活活动能力评价表

（三）OT初期评价结果及解读

1. 肌力评定表（MMT）（表2-3-2）：双下肢肌力减弱。

表2-3-2 肌力评定结果

主要目标肌群	左侧	右侧
三角肌	5	5
肱二头肌	5	5
肱三头肌	5	5
髂腰肌	4−	4−
股四头肌	4−	4−
胫前肌	4−	4−

2. 粗大运动功能及平衡功能：结果见临床观察、步态分析报告及平衡功能测试。

3. 简易上肢机能检查（STEF）（表2-3-3）：双侧精细动作欠佳，拿金属圆片、小球和钉子时易掉落，用时较长。

表2-3-3 简易上肢机能检查结果

项目	初评	中评	末评
左侧	66分	—	—
右侧	70分	—	—

4. 韦氏儿童智力测验（6～16岁）（表2-3-4）。

表2-3-4 韦氏儿童智力测验结果

项目	语言测试	操作测验	总分
量表分	35	44	79
IQ	82	89	85
智力发展等级	中下	中下	中下

5. 日常生活能力评价表（表2-3-5）：穿脱裤子、袜子和鞋子动作较慢；便后清洁及使用卫生纸时需要少量借助；体位转换时较慢。

表2-3-5 日常生活能力评价结果

项目	初评	中评	末评
个人卫生动作	10/10	—	—
进食动作	10/10	—	—
更衣动作	7.5/10	—	—
排便动作	9/10	—	—
器具使用	13.5/14	—	—
认识交流动作	10/10	—	—
床上活动	12.5/14	—	—
移动动作	12.5/16	—	—
步行动作（包括辅助具）	4.5/6	—	—
入浴动作	4.5/6	—	—
总分	93.5/106	—	—

三、问题点（图2-3-2）

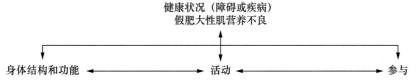

健康状况（障碍或疾病）
假肥大性肌营养不良

身体结构和功能 ← 活动 → 参与

身体结构和功能	活动	参与
1. b 117.1 韦氏智力测试示智力发展等级为中下水平。 2. b 1266.2 不自信。 3. b 4400.1 呼吸频率轻度加快。 4. b 455.2 运动耐力较差。 5. b 7101.2 髋关节、膝关节及踝关节灵活性轻度受限。 6. b 7303.2 下肢肌肉力量下降，只能轻度抗阻。 7. b 7305.2 腹部及骨盆周围肌肉力量减弱。 8. b 770.2 步态异常、不稳定。 9. b 780.2 下肢肌肉僵硬、发紧，就弹性下降。	1. d 175.2 解决问题能力较差。 2. d 4101.3 蹲下困难。 3. d 4104.3 站起困难。 4. d 430.2 不能搬运较重的物品。 5. d 435.3 不能用下肢移动物体。 6. d 4402.1 手指和手的精细操作欠佳。 7. d 4502.3 在不同地表面上行走的能力下降，易跌倒。 8. d 4551.3 上下台阶等攀登动作无法独自完成。 9. d 4553.4 单腿和双腿都不会跳跃。 10. d 570.2 对自我健康的管理不足。	1. d 640.3 几乎不参与任何家务活动。 2. d 9201.3 由于疾病所致很少以单独或集体的形式参与运动活动。

图2-3-2 基于ICF框架的问题点分析

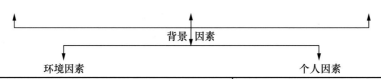

背景 因素

环境因素	个人因素
Facilitators： 1．e 1201+2 入院后开始使用踝足矫形器。 2．e 1500+3 单元门口有坡道、楼内有电梯。 3．e 165+2 家庭经济状况良好。 4．e 310+3 父母和姐姐都赋予了充分的支持和照顾。 5．e 325+2 学校的同学会给予帮助。 6．e 430+3 学校老师会引导学生们互相尊重及帮助患儿。 Barriers： 1．e 1551.2 家中门槛未去除；瓷砖地面较硬。 2．e 410.2 父母未准备好帮助孩子面对疾病，逃避疑问；忽视了康复训练的重要性。	Facilitators： 1．较安静，情绪稳定。 2．兴趣：搭积木、拼装汽车。 Barriers： 1．不自信。 2．身体功能和状态会随时间进行性加重，身体的变化对心理功能会产生影响。

图 2-3-2 （续）

四、康复目标

（一）长期目标（与患儿及家庭共同商定）

1．教会家长家庭康复锻炼的方法。
2．维持良好的姿势。
3．尽量维持患儿步行能力。
4．预防并发症的出现；减少药物副作用对身体的影响。
5．提高患儿对自己及对生活的信心。

（二）短期目标（1个月）

1．改善姿势系统。
2．尽量提高或维持下肢肌力。
3．提高双手的精细操作能力。
4．改善站立时的负重能力及躯干控制能力。
5．提升患儿的信心。
6．维持或改善呼吸功能，提升呼吸效率。

五、训练计划

（一）家长指导

1．强调康复训练对孩子生理、心理及社会性的重要性，鼓励家长和孩子坚持康复计划。
2．指导患儿母亲在课下积极完成家庭练习。
3．生命教育：鼓励家长直面孩子的疑问，在孩子提出疑问后，选择合适的时间与环境，以开放、诚恳的态度以及儿童能听懂的语言坦诚的回答，同时给予情感的理解与支持，引导孩子了解生命的珍贵、每个人的生命都是有意义的。

（二）姿势管理

1. 坐位：坐位进行作业活动时，要求双脚踩实，可将椅子后方稍稍垫高，促进脊柱自然向上立直。

2. 卧位：仰卧时在大腿外侧放软枕，避免两侧膝盖向外，加重阔筋膜张肌短缩；侧卧位时，双方腿下方条形抱枕（用被子跌成柱状亦可）。

3. 立位时进行对角线套圈的活动，着重练习向左侧的活动，提高左侧的负重能力。

（三）运动训练

进行各部位的训练前对紧张的肌群进行放松拉伸，再进行主动训练，主动训练以游戏的方式进行，根据孩子的状态决定每一个训练的持续时间和强度，避免过于疲劳。

1. 踝关节背屈训练。
2. 坐位伸膝训练。
3. 辅助下箭步蹲训练，后脚脚尖点地。
4. 坐位拉起训练（注意头部控制）。
5. 仰卧抱球姿势维持训练。
6. 辅助下的平板支撑训练。
7. 坐位精细动作训练：雪花片拼插游戏、小颗粒汽车拼装等。
8. 呼吸训练：吸管吹画工艺、吹风车、2：1呼吸练习。

（四）矫形器

夜间使用踝足矫形器，预防踝关节畸形；目前步行时出现尖足程度较轻，为了避免限制有效行走所需的动作，白天暂不需穿戴踝足矫形器。

六、中期评价、进展和问题点总结

（一）评价方法和结果

1. 肌力评定表（MMT）（表2-3-6）：股四头肌肌力较前稍有改善，其他肌群未出现肌力下降现象。

表2-3-6 肌力评定结果

主要目标肌群	左侧	右侧
三角肌	5	5
肱二头肌	5	5
肱三头肌	5	5
髂腰肌	4-	4-
股四头肌	4	4
胫前肌	4-	4-

2．简易上肢机能检查（表2-3-7）。

表2-3-7　简易上肢机能检查结果

项目	初评	中评	末评
左侧	66分	78分	—
右侧	70分	80分	—

3．日常生活能力评价表（表2-3-8）。

表2-3-8　日常生活能力评价结果

项目	初评	中评	末评
个人卫生动作	10/10	10/10	—
进食动作	10/10	10/10	—
更衣动作	7.5/10	8/10	—
排便动作	9/10	9/10	—
器具使用	13.5/14	13.5/14	—
认识交流动作	10/10	10/10	—
床上活动	12.5/14	13/14	—
移动动作	12.5/16	13/16	—
步行动作（包括辅助具）	4.5/6	4.5/6	—
入浴动作	4.5/6	4.5/6	—
总分	93.5/106	95/106	—

（二）进步点

1．各肌群维持肌力未下降，股四头肌肌力较前稍有提高。
2．躯干控制能力较前提高。
3．拉坐时在提醒下头部控制较前改善。
4．精细动作较前灵活。
5．穿脱衣、床上移动等活动速度较前提高。
6．患儿比入院时活泼。

（三）仍存在的问题

1．步态异常、步行稳定性差。
2．双下肢肌力弱。
3．精细动作欠佳。

七、中期康复目标

1．提高或维持下肢肌力。

2. 提高双手的精细操作能力。

3. 改善站立时的负重能力及躯干控制能力。

4. 提升患儿的信心。

5. 维持或改善呼吸功能，提升呼吸效率。

八、中期训练计划

1. 维持姿势管理。

2. 踝关节背屈训练。

3. 坐位伸膝训练。

4. 辅助下箭步蹲训练，后脚脚尖点地。

5. 坐位拉起训练（注意头部控制）。

6. 仰卧抱球姿势维持训练。

7. 辅助下的平板支撑训练。

8. 坐位精细动作训练：雪花片拼插游戏、小颗粒汽车拼装等。

9. 呼吸训练：吹口琴、吹风车、2∶1呼吸练习。

九、末期评价、进展和问题点总结

（一）评价方法和结果

1. 肌力评定表（MMT）（表2-3-9）：胫前肌肌力较前稍有改善，其他肌群未出现肌力下降现象。

表2-3-9　肌力评定结果

主要目标肌群	左侧	右侧
三角肌	5	5
肱二头肌	5	5
肱三头肌	5	5
髂腰肌	4	4
股四头肌	4	4
胫前肌	4−	4−

2. 简易上肢机能检查（表2-3-10）。

表2-3-10　简易上肢机能检查结果

项目	初评	中评	末评
左侧	66分	78分	82分
右侧	70分	80分	85分

3. 日常生活能力评价表（表2-3-11）：移动动作和床上活动速度改善。

表2-3-11　日常生活能力评价结果

项目	初评	中评	末评
个人卫生动作	10/10	10/10	10/10
进食动作	10/10	10/10	10/10
更衣动作	7.5/10	8/10	8/10
排便动作	9/10	9/10	9/10
器具使用	13.5/14	13.5/14	13.5/14
认识交流动作	10/10	10/10	10/10
床上活动	12.5/14	13/14	13.5/14
移动动作	12.5/16	13/16	13.5/16
步行动作（包括辅助具）	4.5/6	4.5/6	4.5/6
入浴动作	4.5/6	4.5/6	4.5/6
总分	93.5/106	95/106	96/106

（二）进步点

1. 各肌群维持肌力未下降，胫前肌肌力较前稍有提高。
2. 躯干控制能力较前提高。
3. 拉坐时头部控制改善。
4. 精细动作较前灵活。
5. 移动动作和床上活动速度改善。

（三）仍存在的问题

1. 步态异常、步行稳定性差。
2. 双下肢肌力弱。
3. 精细动作欠佳。

十、出院后康复目标

（一）功能方面的维持和提高

尽可能延长步行时间，预防并发症的出现。

（二）ADL、居家及社会适应

提高家庭参与能力，能完成简单的家务。
尽可能提高体育活动能力，参与到同伴的游戏中。

十一、出院后训练计划

（一）训练计划

1. 维持姿势管理。
2. 每天进行各个关节的主动运动以及对肌肉的拉伸放松。
3. 坚持呼吸训练。
4. 带孩子多去户外走动，尽可能多步行。
5. 带孩子学习游泳。
6. 预防药物副作用：监控体重、生长发育情况、注意饮食均衡、多喝水。
7. 坚持每4～6个月随访，监测骨密度、心肺功能等内容。

（二）环境改造

1. 去除家中的门槛，减少孩子摔倒的概率。
2. 可在孩子常待的房间铺设软质地板，底部防滑。

（三）辅助技术

1. 分区餐盘：便于控制体重和均衡膳食。
2. 继续使用踝足矫形器。
3. 远行时准备轮椅方便中途休息。

十二、结果与反思

1. 对于DMD患儿而言，康复训练的意义重大，越早干预越好，能够有效避免脊柱侧弯、关节挛缩、呼吸肌无力等各种并发症的发生，在此基础上，家中姿势管理则是重中之重，采用多学科联合干预是关键。

2. 假肥大性肌营养不良是一种进行性严重疾病，随着病情的进展通常在12～14岁丧失行走能力，除了提高运动功能、预防并发症外，不可忽视的是对孩子心理的支持和正向引导，以及家庭的支持，帮助患儿了解自我存在的价值，积极面对生活。

第四节　关于脑炎患儿的作业治疗病例

一、患者情况

（一）基本情况

姓名：YAW	病史陈述者：患儿母亲
性别：女	民族：汉族
年龄：9岁4个月	利手：右利手
职业：学生	病史可靠性：基本可靠
入院时间：2016年9月4日	病史采集日期：2016年9月4日
兴趣爱好：性格内向喜好安静，平常喜欢使用平板电脑玩游戏	家庭经济情况：经济条件良好，能够做到稳定由父母其中一方进行陪护，且同时另一方可以保持正常工作以获得稳定经济来源

家庭构成： 见图2-4-1。

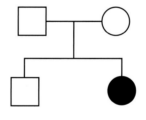

图2-4-1　家族谱系图

（二）医学情况

1. 临床诊断：病毒性脑膜炎恢复期。
2. 障碍诊断：共济失调＋痉挛。
3. 主诉：不能独站独行，吐字欠清。
4. 病残史：患儿系第3孕第2产，孕母29岁，足月，出生体重3400g，患儿病前发育正常。1＋年前（2015年3月4日）出现睡眠中不能唤醒，无发热，无抽搐，急送至首都儿科研究所，考虑"病毒性脑膜炎"，住重症监护室21天，给予激素、抗感染等治疗，共住院35天，生命体征平稳，仍处于昏迷状态，后转入海军总医院，共住院近半年，期间行高压氧治疗1个月，同时进行肢体功能训练、针灸、营养神经等治疗，病后近3个月清醒，呼名有反应，可逗笑，肌张力逐渐增高，给予"盐酸苯海索"口服至今，"氟哌啶醇"口服9个月左右停药。患儿清醒4个月可在仰卧位左右转头，5个月可翻身。病后7＋个月（2015年10月）及10＋个月（2016年2月）先后两次在北京中联国医脑瘫医院行头部微创手术（具体名称不详），给予"多巴丝肼片"口服至今，并口服汤药1～2个月。术后半个月肌张力有所下降，说话、进食情况有所改善，能坐轮椅。出院至今自行家中康复训练，现患儿可扶站，不能独站独行，吐字欠清，为行康复训练，收住入院。患儿病前上小学二年级，成绩良好。现睡眠可，大小便正常，能用语言表示，胃纳可、咀嚼、吞咽可。

5. 既往史：否认外伤、中毒、惊厥、麻疹、猩红热、百日咳、流脑、水痘、肺结核等传染病史。否认食物、药物过敏史。6个月时因"脑间隔缺损"行修补术。此次病后7＋个月及10＋个月先后两次在北京中联国医脑瘫医院行头部微创手术（具体名称不详）。

6. 合并症：无。

7. 个人社会生活史：母孕足月，第3孕第2产，出生体重3400g。

家族史：父母健康。父：初中，销售，母：小学，家务。母孕2时患"感冒"，未用药，孕2宫外孕流产

8. 心理史：无。

（三）其他部门信息

1. 查体：意识清醒，精神状态正常，简单听理解可，不能独站、独行，半自主体位，无多动，注意力集中，情绪不稳定，能说长句，语速慢，吐字不清，有流涎，有动作模仿。双侧瞳孔增大，左侧瞳孔直径约5cm，右侧瞳孔直径约6cm，对光反射迟钝，右眼睑下垂，右眼球活动受限，左眼左右追视可，上下追视受限。颜面及上肢有不自主动作，双手可大把抓握，有中线位活动，可拇示指对捏，不能拇他指对捏，晃动明显，意向性震颤（＋）。主动踝背屈右侧较左侧差，翻身速度慢，可自行由俯卧位转换为手膝位，手膝爬分离动作欠佳，坐位时双上肢侧方支撑位保持10＋分钟，可扶跪保持约10＋分钟，不能独立跪位保持，能扶站5~6分钟，躯干、骨盆晃动明显，双膝反张，双足稍内翻，不能独站独行。浅反射减弱，内收肌反射未引出，Hoffmann征（－）、Babinski征可疑Chaddock（－）、髌阵挛（－）、踝阵挛（－）、感觉检查不配合，指鼻试验、跟膝胫试验不配合，Romberg征：左右不能独站。

2. 肌张力评定：双上肢及左下肢肌张力大致正常，右下肢1$^+$级。

3. 肌力评价：不配合。

4. 异常运动与姿势评价：滴状征、坐位平衡（前方、侧方、后方）、跪立、跪行、独站、扶行、独行、立位平衡、椅位到立位、伸手取物准确、稳定性、双手协调不能完成，手膝爬、爬的分离动作、扶跪、扶站、仰卧到坐、长坐到跪到立、前臂旋转、双手粗大、精细动作完成差。

5. 辅助检查（首都儿科研究所）

（1）头部MRI＋MRA（2016年6月6日）：右脑大脑脚、右枕叶及双侧丘脑见斑片状长T1、长T2信号灶，T2FLAIR序列呈等/稍高信号，DWI序列未见弥散受限，增强扫描未见明显强化。印象：脑炎复查。脑软化灶（较前片病变范围略有缩小）。

（2）视频脑电图（2016年6月6日）：正常儿童脑电图。

（3）骨盆正位片（2016年9月2日北京博爱医院）：骨盆正位片未见明显异常。

（4）胸腰段正侧位片（2016年9月2日北京博爱医院）：胸腰段椎体骨质未见明显异常。腰椎轻度左侧弯。

6. 评定科：经认知检查，患者MOCA4/30分，LOTCA31/91分。目前存在问题：①言语功能障碍；②时间、地点定向障碍：重；③图形背景分辨障碍：中；④左右失认：重；

⑤结构性失用：重；⑥注意障碍：重；⑦记忆障碍；⑧失算；⑨思维障碍：重。认知功能障碍。

7. 心理学检查：患儿由家长陪伴来心理科进行心理学检查，检查过程中，情绪欠稳定，目光交流较少，遇到困难退缩，听理解能力弱，语言表达欠流畅，发音欠清晰，行为自我控制能力弱。

8. 婴儿-初中生社会生活能力测试诊断建议：患儿社会生活能力测试总体属重度异常水平，其中运动能力、作业操作能力、自我管理能力均属极重度异常水平，独立生活能力、集体活动能力均属重度异常水平，交往能力属中度异常水平。

韦氏儿童测试结果如下：全量表分为13，IQ为38，属重度缺陷，其中语言量表分为8，语言IQ为49，属中度缺陷，操作量表分为5，操作IQ为36，属重度缺陷。

（四）其他情况

1. 患者居住环境：患儿家住二楼，自己独住一个房间，家中尚未安装防护栏以及扶手等防护设施，房间内暂无矫形器具，地面为木质地板，但在桌子角处有粘贴防护垫；小区内有成人无障碍设施，居民楼含有电梯。

2. 经济情况：经济条件良好，能够做到稳定由父母其中一方进行陪护，且同时另一方可以保持正常工作以获得稳定经济来源，足以支持两个孩子的花销。

3. 康复欲望：家长康复意愿极强，明确说明希望患儿能够尽快回归学业。

4. 家庭支持情况：父母完全支持患儿的康复，每次都极其配合治疗师的要求，并时常与治疗师进行积极沟通。

5. 医疗费用支付方式：自费。

6. 患者每日时间安排（表2-4-1）。

表2-4-1　时间安排

8:00—9:30	9:30—11:00	13:30—14:00	14:00—14:30	14:30—15:00
OT	PT	感觉统合	针灸	ST

二、初期评价

（一）初次面接

1. 观察：初次面接时，患儿由母亲用轮椅推入治疗室，患儿躯干靠在椅背上，神志清楚，个人卫生良好。患儿母亲托于腋下将患儿扶起并扶行几步坐到椅子上，扶行过程中，患儿头部向前倾倒，下肢负重差，骨盆前倾晃动，双膝反张，双足稍内翻。患儿坐在椅子上，不能保持独立坐位，必须双上肢支撑在桌子上，躯干稍右倾向前倒，头部向前倾倒，将其扶正，还会再次前倾，安静状态下头部及上肢有不自主晃动，作业活动中晃动更加明显。患儿右眼睑下垂，左眼可追视物体，将大木钉放在患儿面前，患儿用左右手桡侧三指抓握放入木钉盘，患儿可全手掌抓握木钉，在距离木钉盘很近时，患儿会有晃动，右手抓握过程中右侧肩胛骨前伸，肘屈曲，腕背伸。将套圈放在患儿面前，患儿左右手均可抓握套圈并套入，单手套入时不能很准确的一次套入，伴有震颤。右手拿起套圈时，肩胛骨前伸，肘屈曲，腕背伸，套入套圈后，右手四指不能很自然的松开，拇指内收。将小珠子放在患儿前面，给患儿解释并演示将线穿过小珠子，患儿指侧捏住绳子，左手可指腹捏住珠子，捏起珠子的时间较长，需要不断的调整珠子，调整过程中左手不灵活不断震颤才可将线穿过珠子。当治疗师拿着大珠子离患儿手里的线一段距离让患儿将线穿过，患儿不能对准，也没有穿过。

将小木钉放在患儿面前，患儿可用左右手指尖捏，但患儿右手更倾向于指侧捏，当治疗师提醒用指尖捏后，患儿需要不断调整可做到。在放入小木钉的过程中患儿会抖动，尝试几次后将小木钉插入。

2. 问诊：询问患儿是否记得病前的事情，患儿回答不记得。问患儿套圈的颜色，可正确答出紫色、绿色、黄色、红色。患儿可以指出人物图形板的身体部位（眼睛、耳朵、鼻子、肚子、胳膊、腿）。治疗过程中看到旁边小朋友哭和平板电脑，和治疗师说"那个小朋友在哭，那有平板电脑"。询问患儿"哪边是左、哪边是右"患儿表示不知道。呼唤其名字可以应答但语言不清，当治疗师询问患儿年龄时，患儿没有应答，进一步询问"是不知道吗"，患儿回答"嗯"，询问患儿"你现在在哪里"，患儿没有回答。

（二）OT评价计划及方法（表2-4-2）

表2-4-2　OT评价计划和方法

项目	目的	方法
认知能力评定	了解患儿认知能力发育水平	MMSE
躯体感觉能力评定	了解患儿双上肢感觉能力 了解患儿双手感觉能力	针刺度感觉
躯体运动能力评定	了解患儿双上肢运动能力 了解患儿坐位平衡能力	上肢准确性测试 Carr-Shepherd
精神状态评定	了解患儿不同环境适应能力	观察患儿表现
日常生活自理能力评定	了解患儿日常生活自理的程度	改良巴氏量表

（三）OT初期评价结果

结果：

1. 坐位平衡能力评价：Carr-Shepherd "1. 坐位平衡"得分1分，总分6分。患儿只能在支撑下保持坐位平衡。

2. 上肢准确性测试：同心圆打点检查（圈内点数：左3个，右不配合，所需时间：左50秒，右不配合）穿空白划线检查：不理解不配合，患儿左手打点过程中，手眼协调很差、左侧上肢及全身震颤剧烈导致准确性很差。

3. 日常生活动作能力评价：改良巴氏指数评定表得分50，总分100。ADL处于中度功能缺陷，患儿大小便偶尔失禁，修饰部分需要母亲帮助，可以独立吃米饭等固体食物但会掉落到桌子上、粥类的食物会洒得很厉害，转移、室内活动、上下楼梯需要母亲托在腋下帮助，不会自己穿衣服、脱上衣，可以脱裤子、袜子但需要花费时间长，洗澡依赖母亲。

4. 认知检查（MMSE）：得分：时间定向：0/5、地点定向：0/5、瞬时记忆：3/3、计算：0/5、短时记忆：1/3、理解能力：1/1、执行能力：1/3、空间结构：0/1、MOCA注意力：1/6。患儿可以完成数字顺背、不能完成数字倒背、注意广度、注意持久性很差，患儿定向能力、计算能力、短时记忆、执行能力及空间结构能力很差、左右失认严重、简单理解力尚可。

5. 感觉检查：正常。

解读：

1. 坐位平衡功能评价显示患儿的坐位平衡功能差。患儿由于头部及全身震颤造成坐位平衡能力差。因此，患儿的坐位平衡能力有待提高。

2. 上肢准确性测试显示患儿双手的准确性差。主要是由于患儿全身震颤，尤其是作业活动时震颤更加明显，手眼协调差导致双手准确性很差。因此，患儿上肢的准确性有待提高。

3. 日常生活动作能力评价显示患儿的ADL处于中度功能欠缺。主要是由于患儿的意向性震颤明显和高级脑功能损害造成的结构性失用、左右失认导致日常生活动作的不能完成。因此需要提高ADL能力。

4. 患儿时间定向、地点定向、计算能力、注意力、短时记忆、执行能力、空间结构能力很差，左右失认严重、简单理解力尚可。主要是由于患儿脑内的炎症损伤造成的高级脑功能的损害。因此应该改善患儿认知方面的这些障碍。

三、问题点（图2-4-2）

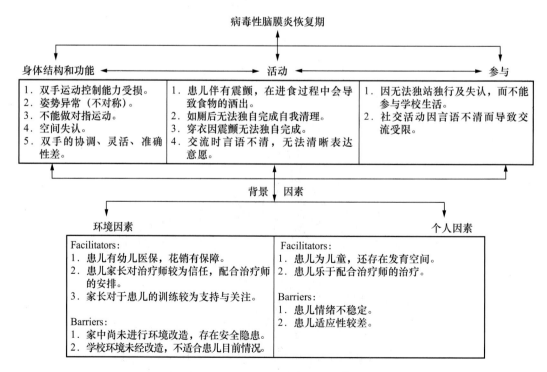

图2-4-2　基于ICF框架的问题点分析

四、康复目标

（一）长期目标

1. 提高患儿坐位平衡保持能力：使其Carr-Shepherd"1. 坐位平衡"的得分达到4分，即无支撑下保持坐位平衡，并能向后转动头部及躯干。使上肢及躯干的稳定性得到改善。

2. 改善患儿的注意力：通过训练使患儿在15分钟完成一遍大木钉的作业活动。

3. 提高患儿的计算能力：使其能够完成50以内加减法算数。

4. 改善患儿的左右失认：使其不仅能分辨自己的左右，还能分辨他人及空间的左右。

5. 改善患儿的时间、地点定向障碍：使其可以大致复述从儿科病房到治疗室的路线并且可以认识时间。

6. 改善患儿空间结构障碍：通过训练可以认知复杂的多边形以及简单的三维图形如立方体。

7. 提高患儿完成日常生活动作的能力：使其能够独自穿脱开身上衣、穿松紧带的裤子，能够自己独自洗漱，提高进食准确性及速度，可以完成便后处理。

（二）短期目标

1. 帮助患儿的坐位平衡能力达到2分：无支撑下保持坐位平衡10秒。

2. 帮助患儿改善注意力：通过训练使患儿在18分钟完成一遍大木钉作业活动。

3. 帮助患儿改善计算能力：通过训练可以完成20以内的加减法计算。

4. 改善患儿的左右失认：使患儿可以分辨自己的左右。

5. 改善患儿的时间、地点障碍：使患儿可以对钟表、地点有概念。

6. 改善患儿的空间结构障碍：使患儿可以完成图形匹配板的匹配。

7. 提高患儿在日常动作方面的能力：能够独自脱开身上衣。

五、训练计划

1. 我是大侦探：患儿坐在儿童椅内，使其体干头部在完成作业活动中尽量保持直立，治疗师帮助患儿通过人物拼图游戏、画人像、反复辨认身体的左右，辨认左方、右方的物体，以及用小木钉、积木等摆出不同的二维、三维图案来改善左右失认、空间结构障碍。

2. 走迷宫：患儿坐在儿童椅内，不断帮助患儿回忆从儿科病房到治疗室的线路，治疗师画出平面线路图来帮助患儿记忆路线。

3. 我最正：患儿坐在儿童椅内，治疗师监控患儿头的位置，偏斜时用声音提醒患儿保持中立位，反复训练，让患儿认知垂直线。通过使用肌内效贴来帮助患儿稳定躯干及上肢。

4. 小小画家：患儿坐在儿童椅内，治疗师帮助并指导患儿画出正确的钟表，通过钟表教患儿认识时间。

5. 超级计算机：患儿坐在儿童椅内，治疗师从最简单的个位数以内的加法算数来帮助患儿计算，并不断增加难度。

6. 帽子戏法：患儿坐在儿童椅内，治疗师通过猜测游戏即用两只透明的杯子和一个小球，在患儿的注视下将两只杯子反扣在桌上，其中一个反扣在球上，让患儿指出哪个杯子中有球。之后不断增加难度：如移动其中一个杯子的位置来训练患儿的注意力。同时训练大木钉来改善患儿注意力。

六、中期评价、进展和问题点总结

（一）评价方法和结果（表2-4-3）

表2-4-3a 中期评价方法

项目	目的	方法
认知能力评定	了解患儿认知能力发育水平	MMSE
躯体感觉能力评定	了解患儿双上肢感觉能力 了解患儿双手感觉能力	针刺度感觉
躯体运动能力评定	了解患儿双上肢运动能力 了解患儿坐位平衡能力	上肢准确性测试 Carr-Shepherd
精神状态评定	了解患儿不同环境适应能力	观察患儿表现
日常生活自理能力评定	了解患儿日常生活自理的程度	改良巴氏量表

表2-4-3b 中期评价结果及进展情况

评价项目	初期评价结果	中期评价结果	进展情况
坐位平衡能力测试	1分（满分6分）	2分（满分6分）	患儿能够在无支撑下保持坐位平衡10秒
上肢准确性测试	同心圆打点检查（圈内点数：左3个、右不配合，所需时间：左50秒、右不配合），穿空白划线检查：不理解、不配合 简易上肢机能检查 左5分、右2分	同心圆打点检查（圈内点数：左15个、右18个，所需时间：左50秒、右50秒），穿空白划线检查：不理解不配合 简易上肢机能检查 左8分、右3分	患儿打点时手眼协调及准确性有所提高。贴上肌内效贴后躯干、肩部、左手的稳定性提高，在完成个数和时间上均有提高，准确性稳定性提高
日常生活能力评价	50分（满分100）	65分（满分100）	患儿大小便可以控制；修饰部分可以独立完成，所需时间较长；独立进食固体食物；可以自己穿脱裤子，脱开身上衣（不解扣子）
认知评价	时间定向：0/5、地点定向：0/5、瞬时记忆：3/3、计算：0/5、短时记忆：1/3、理解能力：1/1、执行能力：1/3、空间结构：0/1、MOCA注意力：1/6	时间定向：0/5、地点定向：1/5、瞬时记忆：3/3、计算：0/5、短时记忆：3/3、理解能力：1/1、执行能力：2/3、空间结构：0/1、MOCA注意力：1/6	患儿可以认知钟表的整点钟，知道位于北京；可以完成两个个位数相加和十位数加1；患儿可以分辨自己的左右；可以完成图形板的匹配；能够在18分钟完成大木钉

（二）进步点

患儿能够在无支撑下保持坐位平衡10秒；患儿打点时手眼协调及准确性有所提高。贴上肌内效贴后躯干、肩部、左手的稳定性提高，在完成个数和时间上均有提高，准确性稳定性提高；患儿大小便可以控制；修饰部分可以独立完成，所需时间较长；独立进食固体食物；可以自己穿脱裤子，脱开身上衣（不解扣子）；患儿可以认知钟表的整点钟，知道位于北京；可以完成两个个位数相加和十位数加1；患儿可以分辨自己的左右；可以完成图形板的匹配；能够在18分钟完成大木钉盘。

（三）仍存在的问题

1. 患儿躯干稳定性相较于之前有所提高，使用肌内效贴后，对躯干的稳定性有加强作用。但目前坐位平衡能力仍需提高。

2. 患儿上肢在支撑面上完成作业活动的安定性有提高，但在脱离支撑面完成作业活动的控制能力有待提高。

3. 患儿对于具体时间、具体地点辩认不清，学习能力、记忆的持续时间、理解能力相对较差。

4. 患儿的注意时间短，不能对一件任务保持持久的注意力，从而对训练造成一定的障碍，进而导致学习效果不好、任务完成能力差。

5. 患儿的计算能力很差，仅可以完成简单个位数的加法，不能完成十位数的加减法。

6. 患儿虽然能够完成独立进食、修饰，但是会造成狼藉、完成的速度很慢，所以需减少狼藉、缩短完成时间。

七、中期康复目标

（一）长期目标

1. 继续提高患儿的坐位保持能力：使其Carr-Sherpherd "1.坐位平衡"的得分达到5分，即无支撑下保持坐位平衡，并能身体向前，手可触摸地面，然后回到坐位平衡。

2. 提高上肢的稳定性：改善患儿粗大、精细抓握的控制能力，使患儿简易机能检查左18分，右13分，即每项都提高1分。

改善患儿的注意力：使其MOCA注意力达到3分。

3. 提高患儿的计算能力：使其能够完成50以内加法、20以内减法。

4. 改善患儿左右失认：使其不仅能辨别自己、他人的左右，还能理解辨别空间、物体的左右。

5. 继续改善患儿的时间、地点定向障碍：跟随患儿（监视下）使其可以独自从治疗室回到儿科病房、认识时间。

6. 改善患儿的空间结构障碍：使其可以认知复杂的图形及能够完成立体图形的匹配。

7. 提高患儿完成日常生活动作的能力：使其能够独立进食减少狼藉、缩短时间，完成便后处理。

（二）短期目标

1. 帮助患儿的坐位平衡能力达到4分：无支撑下保持坐位平衡，并能向后转动头部及躯干。

2. 帮助改善患儿上肢的稳定性：改善患儿粗大抓握控制能力，使患儿简易上肢机能检查左13分、右8分，即前五项粗大抓握每项提高1分。

3. 帮助患儿改善注意力：通过训练使患儿对有兴趣的任务的注意力时间达到10分钟。

4. 帮助改善患儿的计算能力：通过学习，学会个位数的减法和20以内的加法。

5. 改善患儿的左右失认：使患儿可以分辨他人的左右方位。

6. 改善患儿的时间、地点障碍：使患儿知道一天的时间流程安排及认知训练地点。

7. 改善患儿的空间结构障碍：使其开始认知简单的立体图形。

8. 提高患儿的日常生活作能力：使其完成修饰和进食部分所消耗的时间变短。

八、中期训练计划

1. 我是大侦探：患儿坐在儿童椅内，使其体干头部在完成作业活动中尽量保持直立，治疗师帮助患儿通过人物拼图游戏、画人像、反复辨认身体的左右，辨认左方、右方的物体，以及用小木钉、积木等摆出不同的二维、三维图案来改善空间结构障碍。

2. 走迷宫：患儿坐在儿童椅内，不断帮助患儿回忆从儿科病房到治疗室的线路，治疗师画出平面线路图来帮助患儿记忆路线。

3. 我最正：患儿坐在儿童椅内，治疗师监控患儿头的位置，偏斜时用声音提醒患儿保持中立位，反复训练，让患儿认知垂直线。通过使用肌内效贴来帮助患儿稳定躯干及上肢。

4. 小小画家：患儿坐在儿童椅内，治疗师帮助并指导患儿画出正确的钟表，通过钟表教患儿认识时间。

5. 超级电脑计算机：患儿坐在儿童椅内，治疗师从最简单的个位数以内的加法算数来帮助患儿计算，并不断增加难度。

6. 帽子戏法：患儿坐在儿童椅内，治疗师通过猜测游戏即用两只透明的杯子和一个小球，在患儿的注视下将两只杯子反扣在桌上，其中一个反扣在球上，让患儿指出哪个杯子中有球。之后不断增加难度：如移动其中一个杯子的位置来训练患儿的注意力。同时训练大木钉来改善患儿注意力。

九、末期评价、进展和问题点总结

（一）评价方法和结果（表2-4-4）

表2-4-4　末期评价结果及进展情况

评价项目	中期评价结果	末期评价结果	进展情况
坐位平衡能力测试	2分（满分6分）	2分（满分6分）	患儿能够在无支撑下保持坐位平衡30秒

续表

评价项目	中期评价结果	末期评价结果	进展情况
上肢准确性测试	同心圆打点检查（圈内点数：左15个、右18，所需时间：左50秒、右50秒），穿空白划线检查：不理解、不配合，简易上肢机能检查：左8分、右3分	同心圆打点检查（圈内点数：左17个、右21个，所需时间：左50秒、右50秒），穿空白划线检查：不理解不配合，简易上肢机能检查左12分、右6分	患儿打点时手眼协调及准确性有所提高。贴上肌内效贴后躯干、肩部、左手的稳定性提高，在完成个数和时间上均有提高，准确性稳定性提高
日常生活能力评价	65分（满分100）	67分（满分100）	患儿大小便可以控制，并在辅助下完成清理；修饰部分可以独立完成，时间变短
认知评价	时间定向：0/5、地点定向：1/5、瞬时记忆：3/3、计算：0/5、短时记忆：3/3、理解能力：1/1、执行能力：2/3、空间结构：0/1、MOCA注意力：1/6	时间定向：0/5、地点定向：1/5、瞬时记忆：3/3、计算：0/5、短时记忆：3/3、理解能力：1/1、执行能力：2/3、空间结构：0/1、MOCA注意：3/6	患儿可以分辨自己的左右；可以完成图形板的匹配；能够在15分钟完成大木钉

（二）进步点

患儿能够在无支撑下保持坐位平衡30秒；患儿打点时手眼协调及准确性有所提高。贴上肌内效贴后躯干、肩部、左手的稳定性提高，在完成个数和时间上均有提高，准确性稳定性提高；患儿大小便可以控制并在辅助下完成清理；修饰部分可以独立完成，所需时间变短；患儿可以分辨自己的左右；可以完成图形板的匹配；能够在15分钟完成大木钉。

（三）仍存在的问题

1. 患儿躯干稳定性相较于之前有所提高，但仍无法达到3分，目前坐位平衡能力仍需提高。
2. 患儿上肢在支撑面上完成作业活动的安定性有提高，在脱离支撑面完成作业活动的控制能力有待提高。
3. 患儿对于具体时间、具体地点辩认不清，学习能力、记忆的持续时间、理解能力相对较差。
4. 患儿的注意时间短，不能对一件任务保持持久的注意力，从而对训练造成一定的障碍，进而导致学习效果不好、任务完成能力差。
5. 患儿虽然能够完成独立进食、修饰，但是会造成狼藉、完成的速度仍较慢，所以需减少狼藉、缩短完成时间。

十、出院后康复目标

（一）功能方面的维持和提高

应尽量维持患儿进行活动的积极性、对事务的持续性注意能力；尽量去维持患儿的非异常姿势；继续提高患儿的坐位平衡；家长应与患儿积极互动以提高患儿的言语能力；对于双手协调性、灵活性以及配合性的训练也是必不可缺的，手眼协调性也应尽量提高；对于患儿的定向能力也要继续训练；双上肢的稳定性需要进一步改善以及维持。

（二）ADL、居家及社会适应

ADL：继续提高患儿独自进食的速度以及减少食物的洒落；鼓励患儿独自完成穿脱衣物鞋袜，大小便自我清理；让患儿继续练习计算题。

居家：让患儿多与哥哥互动，让哥哥出题考患儿的计算。

社会适应：鼓励患儿多与自己的哥哥互动，及时追补落下的课程进度。

十一、出院后训练计划

（一）训练计划

1. 让患儿自己用小木钉、积木等摆出不同的二维、三维图案来改善空间结构障碍，并进一步改善上肢的稳定性。

2. 买一本口算题册子，让患儿自己进行口算。

3. 叙述如何从患儿的房间到客厅，一路上会遇到什么（也可改为别的房间）。

（二）环境改造

1. 桌椅必须配置合适：坐位可保持3个90°、双脚需能平放在地面、上臂需能垂直放在桌面上、适当添加"收上肢装置"（辅助双上肢在身体中线位运动，促进双手配合），可使用束缚带。

2. 进食的碗和桌子间配置防滑垫。

（三）辅助技术

勺柄要加粗，勺子前端可以弯出一个角度、利手持勺进食，辅助手可适当抓握一个圆柱形物体，以增强双手的稳定性。

十二、结果与反思

1. 患儿诊断为病毒性脑膜炎恢复期，混合型（共济失调＋痉挛）四肢瘫，痉挛的表现为恒定的，运动过程中和姿势的维持过程中应有肌张力升高。共济失调的表现是肢体及躯干的震颤，随意运动协调性差，意向性震颤明显。但在面接中患儿在坐位下未见其有肌张力升高导致的异常姿势，在作业活动过程中只见到患儿的震颤加剧，没有肌张力升高的表现。所以我认为该患儿应诊断为共济失调，当然也并不能排除个体差异。

2. 患儿诊断为病毒性脑膜炎恢复期，病毒性脑膜炎恢复期，共济失调四肢瘫中度伴语言损伤、视觉损伤、智力损伤；患儿"盐酸苯海索""多巴丝肼片"口服至今，这两种药都是针对震颤表现的，这对于患儿上肢的稳定性逐渐增强应有较大作用。

第三章 脊髓损伤康复治疗病例

第一节 关于C₂ASIA-D的作业治疗病例

一、患者情况

（一）基本情况

姓名：LBJ	性别：男
年龄：58岁	入院日期：2021年10月21日
民族：汉族	病史采集日期：2021年10月21日
利手：右手	职业：退休
病史陈述者：患者本人	文化程度：大学
病史可靠性：可靠	家庭经济情况：一般
医疗费用支付方式：社保和医疗保险支付	

家族谱系图：见图3-1-1。

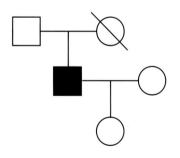

图3-1-1 家族谱系图

（二）医学情况

1. 临床诊断：颈4不完全性脊髓损伤。
2. 障碍诊断：四肢感觉运动功能障碍伴大小便障碍。
3. 主诉：摔伤致四肢感觉运动功能障碍1个月余。
4. 病残史：患者1个月前（9月19日）下楼梯时（因为刚睡醒，精力不集中）不慎踩空，从约2m高的楼梯上摔下，后脑着地，即感头颈部疼痛，四肢活动正常。后头颈部疼痛逐渐加重，于9月21日在当地医院就诊，行头颅MRI示大脑内有散在出血点。经检查后确认无认知、言语障碍。当日自觉步行时下肢乏力，然后左上肢及左下肢相继活动不能。9月22日前往某二级医院就诊，行颈椎MRI示脊髓损伤。后于当地医院康复至今，左下肢恢复部分自主活动，左上肢未见明显活动恢复。患者自受伤以来，饮食可，睡眠欠佳，大小便自排，体重未见明显减轻。

5. 既往史：高血压病史十余年，口服硝苯地平缓释片，血压控制良好。二尖瓣置换术后5年（2016年10月），口服比索洛尔1/4片qd、华法林3mg qd。糖尿病史十余年，注射门冬胰岛素15iu bid，血糖控制良好。

6. 个人社会生活史：生于原籍，久居原籍，否认疫区、疫水接触史；否认放射物、毒物接触史；无吸烟、饮酒等不良嗜好。已婚，育有一女，妻女体健。

7. 家族史：否认家族遗传病史。

8. 职业史：受伤前已经退休。

9. 心理史：平素性格外向，既往否认患有重大心理疾病创伤史，对疾病部分认识，康复期望不高。

（三）其他部门信息

1. 理疗科：微电脑疼痛于左肩关节及手背，10～15min，bid。

2. 中医科：头感觉区、运动区等针刺得气后留针，20～30min，qd。

3. 物理疗法科：患者左侧上肢无力，肌张力正常，感觉功能障碍，平衡功能障碍，站立平衡能力差。训练以提高左侧下肢负重能力，改善感觉功能障碍，改善步态情况，提高步行平衡为主。

4. 护理：Ⅱ级日常护理，血糖监测bid。

5. 影像学检查（图3-1-2）

6. 家庭平面图：1楼（图3-1-3A），2楼（图3-1-3B）。

患者居住于别墅小区，平时居住于2楼，家中为木制地板，楼梯台阶规格30cm×15cm（宽×高）左右，厨房灶台和洗手池为正常高度（80cm）。

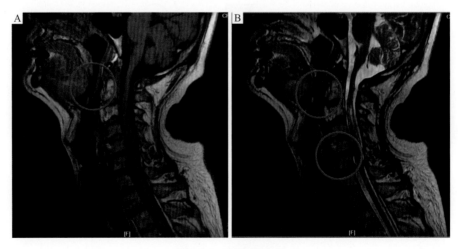

图3-1-2　影像学检查

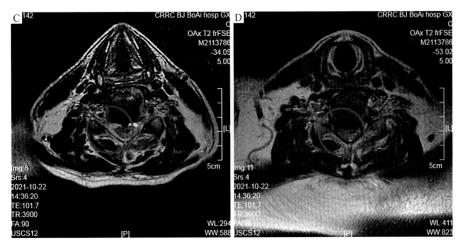

图 3-1-2 （续）

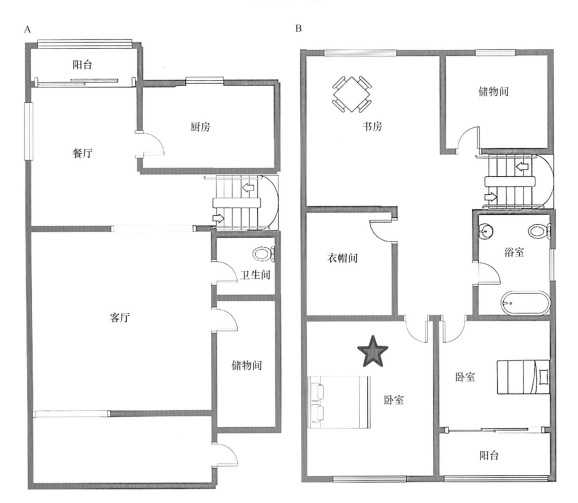

图 3-1-3 家庭平面图

二、初期评价（2021年10月28日）

（一）初次面接

患者仰卧于床上，呈自主体位，表情自然，神志清晰，讲话流利但是言语少，略有急躁，检查配合。左上肢无法自主活动，面接时正于床旁接受经皮神经电刺激治疗，左下肢可完成屈髋屈膝的动作，右侧肢体活动自如。患者妻子在一旁陪同，家属对病情和治疗方案不了解，但是愿意积极配合训练。

（二）OT评价计划及方法

1. 神经功能评定

（1）感觉：最低正常感觉平面位于 C_2。左侧 $C_3 \sim C_5$ 轻触觉、针刺觉减退，$C_6 \sim C_8$ 消失，$T_1 \sim T_4$ 减退；右侧 C_4 以下轻触觉和针刺觉减退。

（2）运动：左侧肱二头肌、腕背伸肌、肱三头肌肌力0级，指深屈肌和小指外展肌肌力2级，三角肌肌力1级，握力0kg，拇指示指对指捏力1kg。右侧肢体各关键肌肌力5级。四肢肌张力正常。

2. 平衡检查：Berg平衡量表得分6分（表3-1-1）。

表3-1-1　Berg平衡量表

内容	得分	内容	得分
从坐位站起	1	站立位时上肢向前伸展并向前移动	0
无支持站立	0	站立位时从地面拾起物品	0
无靠背坐位，双脚着地或放在椅子上	4	站立位转身向后看	0
从站立位坐下	0	转身360°	0
转移	1	无支持站立时将一只脚放在凳子上	0
无支持闭目站立	0	一腿在前无支持站立	0
双脚并拢无支持站立	0	单腿站立	0
总分	6/56		

3. 上肢功能检查：简易上肢功能检查（STEF），左侧0分，右侧97分。

4. 日常生活活动能力评定：应用北京博爱医院日常生活活动能力评价表，ADL评分得分62分（62/100）（表3-1-2）。

表3-1-2　北京博爱医院日常生活活动能力评价表

动作	项目	得分	动作	项目	得分
个人卫生	洗脸、洗手	1	进食动作	用吸管吸引	2
	刷牙	1		用勺叉进食	2
	梳头	2		端碗	2
	使用手绢	2		用茶杯饮水	2
	刮脸化妆	2		用筷子进食	2

续表

动作	项目	得分	动作	项目	得分
更衣动作	穿脱上衣	1.5	床上动作	翻身	1.5
	穿脱裤子	1.5		仰卧位⇌坐位	1.5
	穿脱袜子	1.5		坐位⇌膝立位	0
	穿脱鞋	1		独立坐位	2
排泄动作	能控制小便	2		膝立位移动	0
	能控制大便	2		卧位移动	1
	便后自我处理	1		手支撑位	1.5
	便后冲水	2	移动动作	床⇌轮椅	1
	卫生纸使用	1		轮椅⇌椅子	1
认识交流动作	书写	1		轮椅⇌便器	1
	与人交谈	2		操作手闸	2
	翻书页	2		乘轮椅开门、关门	0
	打电话	2		制动轮椅前进后退	0
	信封信纸的使用	1		轮椅过门槛	0
器具使用	电源插销、开关的使用	2		坐在轮椅上拿地面物品	0
	指甲刀的使用	1	步行动作	前进5m转弯	0
	开、关水龙头	2		迈过10cm高障碍	0
	剪刀的使用	1		持5kg物体步行10m	0
	开瓶盖	1	入浴动作	入浴	0
	锁的使用	1		冲洗	0
	钱包的使用	2		出浴	0
总分		62	检查时间		2021年10月28日

5. 康复意愿及自我评价：加拿大作业表现量表COPM（表3-1-3）。

表3-1-3　加拿大作业表现量表

初次评估：		
作业表现的问题：	表现1	满意度1
1. 室内外行走	3	5
2. 购物（提东西）	4	4
3. 修剪盆景	5	4
4. 旅游	5	5
5. 做饭	4	4
评分：	表现	满意度
	总分1	总分1
总分＝表现或满意度总分/问题数	4.2	4.4

三、问题点（图3-1-4）

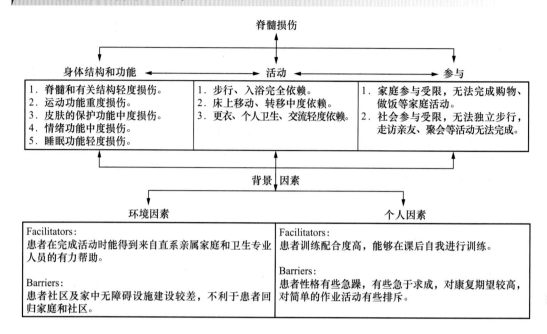

图3-1-4　基于ICF框架的问题点分析

四、康复目标

（一）长期目标

提高生活自理能力，回归家庭和社会。

（二）短期目标

1. 改善双侧上肢感觉功能。
2. 提高左上肢肌力，增加左上肢主动运动。
3. 提高双手协调运动的能力。

五、训练计划

（一）感觉训练：通过接触不同材质的训练器材进行感觉刺激训练（短期目标1）。

（二）左侧上肢悬吊下摆放木钉训练，促进左上肢上抬、内收、外展、抬腕和手的粗大抓握，通过改变悬吊架的高度和钉盘的位置来改变难度（短期目标2）。

（三）斜面上推横双棒训练，逐渐增加斜面的高度以改变难度（短期目标2）。

（四）上肢扶球训练，使上肢向多方向移动，增加肩、肘运动的稳定性（短期目标2）。

（五）上肢机器人训练，促进左上肢主动运动（短期目标2）。

（六）拧螺丝、倒水动作模拟训练，增强双手协调运动的能力（短期目标3）。

（七）穿衣、转移等ADL动作指导（长期目标）。

六、中期评价（2021年11月10日）

（一）OT检查

1. 感觉：患者最低正常感觉平面自C_2下降至C_5，左侧针刺觉和轻触觉C_6~C_8减退，右侧T_1水平针刺觉和轻触觉减退。

2. 运动：患者左侧上肢力量增强，肩胛提肌肌力4级，三角肌、前臂旋前肌群肌力由1级提升到2级，肱二头肌和肱三头肌肌力由0级提升到1级，腕伸肌肌力由1级提升到2级。

3. 平衡检查：Berg平衡能力评分由6分提高到47分（表3-1-4）。

表3-1-4　Berg平衡能力评分

内容	得分	内容	得分
从坐位站起	1→4	站立位时上肢向前伸展并向前移动	0→4
无支持站立	0→4	站立位时从地面拾起物品	0→3
无靠背坐位，双脚着地或放在椅子上	4	站立位转身向后看	0→3
从站立位坐下	0→4	转身360°	0→2
转移	1→4	无支持站立时将一只脚放在凳子上	0→3
无支持闭目站立	0→4	一腿在前无支持站立	0→3
双脚并拢无支持站立	0→4	单腿站立	0→1
总分	6/56→47/56		

4. 日常生活活动能力评价：北京博爱医院日常生活活动能力评价表评分由62分提高至86分（表3-1-5）。

表3-1-5　北京博爱医院日常生活活动能力评价表

动作	项目	得分	动作	项目	得分
个人卫生	洗脸、洗手	1→1.5		穿脱袜子	1.5
	刷牙	1→1.5		穿脱鞋	1→1.5
	梳头	2	排泄动作	能控制小便	2
	使用手绢	2		能控制大便	2
	刮脸化妆	2		便后自我处理	1→2
进食动作	用吸管吸引	2		便后冲水	2
	用勺叉进食	2		卫生纸使用	1→1.5
	端碗	2	认识交流动作	书写	1→2
	用茶杯饮水	2		与人交谈	2
	用筷子进食	2		翻书页	2
更衣动作	穿脱上衣	1.5		打电话	2
	穿脱裤子	1.5		信封信纸的使用	1→2

续表

动作	项目	得分	动作	项目	得分
器具使用	电源插销、开关的使用	2	移动动作	床⇌轮椅	1→1.5
	指甲刀的使用	1		轮椅⇌椅子	1→1.5
	开、关水龙头	2		轮椅⇌便器	1→1.5
	剪刀的使用	1		操作手闸	2
	开瓶盖	1		乘轮椅开门、关门	0→2
	锁的使用	1→1.5		制动轮椅前进后退	0→1.5
	钱包的使用	2		轮椅过门槛	0→1.5
床上动作	翻身	1.5		坐在轮椅上拿地面物品	0→1.5
	仰卧位⇌坐位	1.5	步行动作	前进5m转弯	0→1.5
	坐位⇌膝立位	0→1		迈过10cm高障碍	0→1.5
	独立坐位	2		持5kg物体步行10m	0→1.5
	膝立位移动	0→1	入浴动作	入浴	0→1.5
	卧位移动	1→1.5		冲洗	0→1
	手支撑位	1.5		出浴	0→1
总分		86	检查时间		2021年11月11日

5. 康复意愿及自我评价：患者目前可以独立行走，但是患者对自己的要求比较高，对自己的走路的姿态不满意；左手可以抓握一些比较轻的东西，如水壶、书本等，可以双手一起打理高度比较低的花草；旅游和做饭还是需要他人帮助，但是因为生活大部分可以自理并且可以行走，对旅游的表现和满意度较高，做饭可能比较困难，但是左手能够固定蔬菜让右手来切菜。患者对自己目前活动表现的评分均分为6.4，满意度评分均分为7（表3-1-6）。

表3-1-6　加拿大作业表现量表

初次评估：			再评估：		
作业表现的问题：	表现1	满意度1		表现2	满意度2
1. 室内外行走	3	5		8	7
2. 购物（提东西）	4	4		6	5
3. 修剪盆景	5	4		6	8
4. 旅游	5	5		7	8
5. 做饭	4	4		5	7
评分：	表现	满意度		表现	满意度
	总分1	总分1		总分2	总分2
总分=表现或满意度总分/问题数	4.2	4.4		6.4	8

（1）表现总分差值＝表现总分2 __6.4__ －表现总分1 __4.2__ ＝ __2.2__

（2）满意度总分差值＝满意度总分2 __7__ －满意度总分1 __4.4__ ＝ __2.6__

（二）治疗进展情况

1. 最低正常感觉平面降低，双上肢感觉功能部分恢复。

2. 左侧上肢可在无辅助状态下轻微抬离桌面，但是是依靠躯干倾斜和肩上抬的代偿动作，不能维持；可在辅助减重装置的帮助下完成一些简单的捡拾任务。

3. 左手手腕可以完成部分主动背伸的运动。

4. 患者可以在监视下自主站立和步行，可以完成弯腰捡拾东西等动作。

5. 穿衣、站立步行、转移方面的 ADL 评分有进步，表现以下几个方面：在穿衣速度和稳定性增加，不需要他人监视和帮助；可以在监视下独立站立和行走；床和轮椅之间的转移更加平滑。

（三）尚存在问题

1. 左侧上肢三角肌、肱二头肌、肱三头肌力量仍然不足，需要悬空的双手协作运动无法完成。

2. 左侧前臂旋后肌无力，无法完成前臂的旋转。

3. 患者训练时心态有些急躁，太过急于求成，有些活动达不到应有的效果。

（四）训练计划调整

1. 通过接触不同材质的训练器材进行感觉刺激训练（短期目标1）。

2. 滚筒训练，通过单臂推滚筒，训练屈伸肘、抬腕的力量（短期目标2）。

3. 斜面上推竖单棒训练，牵拉旋后的肌群，逐渐增加斜面的高度以改变难度（短期目标2）。

4. 上肢扶球训练，使上肢向多方向移动，增加肩、肘运动的稳定性（短期目标2）。

5. 擦拭桌面训练，训练肩关节内收外展、肘关节屈曲伸展的力量，通过改变抹布上沙袋的数量来改变难度（短期目标2）。

6. 拧螺丝、倒水动作模拟训练，增强双手协调运动的能力（短期目标3）。

7. 转移、如厕等 ADL 动作指导（长期目标）。

以上训练每周5次，每次共训练1小时，每项训练进行10～15分钟。并根据患者功能改善的情况，在现有训练的基础上，逐渐替换、增加一些实用性强的活动，如左侧上肢悬吊下剪纸训练、棋牌训练等。同时在训练之余增加一些放松活动，如向后牵拉肩胛骨的动作，在增强背部肌肉的同时放松过于紧绷的胸大肌。最后对患者进行一些心理疏导，让其认识到作业治疗的意义与作用，避免过于急躁的心态。

七、出院指导（2021年12月9日）

（一）患者现状

经过这段时间的训练，患者双侧上肢轻触觉和针刺觉均已恢复正常；左侧肱二头肌、肱三头肌、掌侧腕屈肌肌力由1级提高到2级，腕背伸肌、手指屈肌群肌力由2级提高到3级；左肩部后侧的肌肉力量有所增加，能够与前部的肌肉张力保持平衡，肩胛骨回归原位置；但是左侧三角肌仍然力量不足，无法完成肩关节前屈的动作，肘关节能抗重力完成小部分关节活动，但是抬起高度无法过胸，依靠身体和肩部的代偿可以辅助右手完成进食、洗漱等日常生活动作。

（二）根据患者现状给予以下训练指导

1. 公共健身器材的使用。
2. 后背靠墙完成双上肢上举摸墙动作。
3. 右手辅助下的擦拭玻璃、桌面动作。
4. 左手握矿泉水瓶屈肘抬臂训练。
5. 右手牵拉左手后伸摸脊柱动作。
6. 左手翻掌训练。
7. 循环对指训练。
8. 盘核桃。

建议中第1、2条是为了维持上肢关节活动度，第3～6条意在锻炼左侧上肢肌肉力量，第7、8条旨在增加左手手指的灵活性。

（三）家居和社区环境适应、改造

患者所在社区无障碍设施建设较差，台阶多，坡道少，患者家住2层楼房，起居室之前位于2楼，家中缺少无障碍设施。根据患者社区和家庭情况给出以下建议。

1. 在走廊、卫生间和浴室等加装扶手以辅助移动和起坐。
2. 将起居室转移至1楼房间，以减少上下楼的次数。
3. 楼梯、卫生间和浴室加装防滑垫，减小滑倒的风险，防止滑倒造成再次损伤。
4. 在床头绑上绳梯，帮助患者进行翻身起坐等动作。
5. 使用手杖辅助步行。

八、讨论

患者为58岁老年男性，已退休在家生活。3个月前因在家中楼梯上摔倒而导致C_2不完全性脊髓损伤，ASIA＝D级。基于患者的病情及恢复有以下讨论。

（一）结合病史中的受伤经过和影像学检查来看，患者脊髓损伤是由于摔倒导致的脊髓挥鞭样损伤，无骨折脱位，脊髓没有受到直接的创伤，可以推测患者待脊髓水肿休克期过去后功能便可迅速恢复，而患者康复情况恰好可证实这一猜想。

（二）患者自身和家属都非常支持康复训练，能够主动配合训练并且可以在课后主动加练，从而促进了其康复的进程。

（三）根据临床查体可知，患者残余功能较多，右侧肢体几乎不受影响，基本可以生活自理，患者没有特别巨大的心理落差，康复信念比较坚定，有利于康复训练的开展和进行。

（四）患者功能恢复较快鼓舞了患者康复的信心，能够让其坚持训练。

（五）患者性格比较要强，在伤后尽可能地独自完成自理活动，减少家属的帮助，无形中加强了其对患侧的使用，加快了康复的过程。

第二节 关于C₄ ASIA-B的作业治疗病例

一、患者情况

（一）基本情况

姓名：HH	性别：女
年龄：55岁	入院日期：2022年7月13日
民族：汉族	病史采集日期：2022年7月13日
利手：右利手	职业：法官
病史陈述者：患者本人	兴趣爱好：跑步、插花、家务
病史可靠性：可靠	家庭经济情况：一般

家庭构成：见图3-2-1。

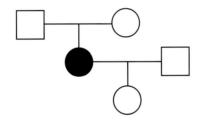

图3-2-1 家族谱系图

（二）医学情况

1. 临床诊断：颈4不完全性脊髓损伤（ASIA＝B）。

2. 障碍诊断：四肢感觉运动功能障碍伴大小便障碍。

3. 主诉：突发颈部疼痛伴肢体麻木25天，加重伴四肢瘫、大小便功能障碍17天。

4. 病残史：患者于2022年6月18日无明显诱因突发颈部疼痛伴四肢麻木不适。就诊于北京XH医院急诊，摄头颅CT未见明显异常，考虑"颈椎间盘突出、颈椎管狭窄"，就诊于北京JST医院急诊，摄MRI示颈4/5、颈5/6脊髓受压。2022年6月26日，患者颈部疼痛和四肢麻木症状明显加重，并自觉四肢活动不灵活。2022年6月28日患者四肢活动不能，并出现高热，就诊于北京JST医院，随即转往北京SL医院，后转往北京XW医院神经外科，查体体温39℃，四肢肌力0级，诊断为"椎管内脓肿、椎体感染、颈椎管狭窄、颈椎间盘突出、高热（菌血症）、高位截瘫、电解质紊乱"。急诊在全麻下行"前入路颈椎融合术＋椎管内脓肿切除术"，术后复查MRI示颈髓水肿较重。2022年7月2日行"后入路颈椎融合术＋内固定术"，术后脓肿及血培养均提示金黄色普通球菌MRSA耐甲氧西林金黄色葡萄球菌感染，对庆大霉素、利福平、莫西沙星、复方新诺明，克林霉素、红霉素等敏感，术后给予利奈唑胺加头孢吡肟抗感染治疗，患者上肢可微屈肘，体温及血象正常，复查MRI示术后减压效果良好，现为行系统康复治疗收入我科。目前患者卧床，不能自行进食、洗漱，不能自行翻身、坐起，未乘坐轮椅，日常生活完全依赖护理。患者大小便感觉减弱，小便留置尿管，24小时尿量不详，大便3～5天/次，干燥，借助开塞露。病程中患者无下肢肿胀，术后予以低分子肝素抗凝治疗。自发病以来，患者精神可，食欲欠佳，夜间睡眠差。

5. 既往史：既往体健，否认高血压、糖尿病、高脂血症、冠心病等病史；否认肝炎、结核等传染病病史；否认其他手术史及外伤史，否认食物过敏史，此次术后静点盐酸莫西沙星过敏，出现全身皮疹，已消退；预防接种史不详。2021年因心前区不适，考虑早搏就诊于北京医院行射频消融术。

6. 合并症：电解质紊乱、神经源性肠道、神经源性膀胱。

7. 个人社会生活史：生于本地，否认长期外地居住史，否认疫区居留史，否认特殊化学品及放射线接触史。否认吸烟、饮酒史。家住楼房14楼，有电梯，家中及社区未进行无障碍设施改造。已婚，适龄婚育，育有1女，配偶和孩子均体健。49岁绝经。

8. 家族史：家族中否认遗传病病史。

9. 心理史：平素性格中性，否认既往患有重大心理疾病创伤史，对疾病部分认识，康复期望值高。

10. 专科检查

反射：双侧肱三头肌、桡骨膜反射未引出，肱二头肌反射活跃。双下肢腱反射可引出，双侧Babinski征（＋），双侧踝阵挛（＋），双侧chaddock征（－），鞍区感觉（＋），直肠深感觉（＋），肛门反射（－），球海绵体反射（＋），肛门括约肌未扪及明显自主收缩。

（三）其他部门信息

1. 影像科

（1）颈椎MRI（2022年6月24日，北京JST医院）：颈4/5、颈5/6脊髓受压，颈椎管狭窄，颈椎间盘突出。

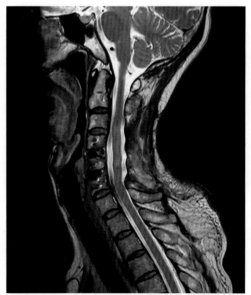

（2）颈椎MRI（2022年7月21日，本院）（图3-2-2）。

患者颈椎MRI示C_4～C_6椎体前路、C_3～C_6椎体后路内固定术后改变。颈椎生理曲度变小，顺列尚可。颈椎诸椎体骨质疏松，诸椎体缘骨质增生。C_4～C_5椎体内见斑片状T2WI高信号，增强轻度强化，脊髓内信号未见异常，脊髓内未见异常强化病灶。双侧椎动脉显示良好，椎旁软组织无异常，其他未见异常。C_4～C_6椎体前路、C_3～C_6椎体后路内固定术后改变。C_4～C_5椎体信号异常，少许感染灶。

图3-2-2 颈椎MRI

2. PT：患者入院主要问题为四肢关节活动受限，四肢肌力弱，持续卧床中，日常生活依赖护理。加予PT增加关节活动度，防治关节活动受限，加强四肢残存肌力。呼吸康复训练，辅助患者呼吸功能恢复，防治肺部感染。

3．OT：患者入院主要问题为平衡及坐位躯干移动能力差，体位性低血压，上肢及手指残存肌力弱，不能自行翻身、进食，日常生活完全依赖护理。加予OT改善上肢关节活动范围，改善平衡能力，加强患者床上活动能力，协助患者肢体功能恢复，提高日常生活能力。

4．心理：患者表情焦虑，情绪低落，处于否认期。

5．护理：指导注意防治肺部感染和泌尿系感染。

（四）其他情况

1．患者居住环境：家住楼房14楼，有电梯，家中及社区未进行无障碍设施改造。
家庭平面图（图3-2-3）。

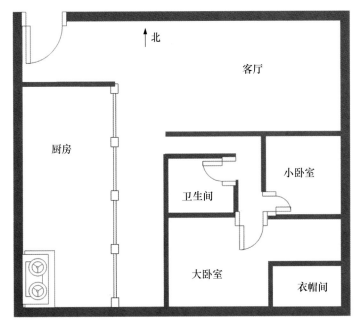

图3-2-3　家庭平面图

2．经济情况：患者与配偶皆为公职人员，家庭收入约为1.2W/月，经济状况尚可。

3．康复欲望：非常强烈。

4．家庭支持情况：非常支持。

5．医疗费用支付方式：公费医疗。

6．患者每日时间安排（表3-2-1）。

表3-2-1　时间安排

上午		下午	
6:30—6:50	起床	12:30—13:30	午休
6:50—7:00	准备	13:30—14:00	站床

续表

上午		下午	
7:00—7:30	早饭	14:20—14:40	呼吸训练
8:00—9:00	OT	15:00—16:00	导尿、灌肠
9:00—10:00	理疗	16:00—17:00	休息活动
10:00—11:00	PT	17:00—17:40	吃饭
11:00—12:30	输液	19:00—19:30	踏车
12:00—12:30	午饭	19:30—20:00	洗漱睡觉

二、初期评价

（一）初次面接

1. 观察：患者乘高背轮椅由家属推入训练室，中年女性，发育良好，精神良好，神情略显低落，偶尔可简短回答治疗师的问题，多数情况以点头和摇头回应；躯干未见异常弯曲，肩关节轻微屈曲、肘关节屈曲90°，两前臂平放于胸前；

2. 问诊：患者自诉双上肢无主动运动，感觉正常；右侧肩关节疼痛，双上肢有麻木感、肌张力略高；日常生活完全依赖他人。

（二）OT评价计划及方法

根据初次面接和问诊情况，计划进行如下检查。
1. 神经功能评定：国际脊髓损伤神经学分类标准（ISNCSCI）检查。
2. 运动功能评定：国际脊髓损伤神经学分类标准运动检查、关节活动度。
3. 平衡功能：坐位。
4. 感觉功能评定：国际脊髓损伤神经学分类标准（ISNCSCI）感觉检查。
5. 肌张力评价：改良Ashworth。
6. ADL评价：改良Barthel指数。
7. 康复意愿及自我评价：COPM调查。

（三）OT初期评价结果

1. 神经功能评定：国际脊髓损伤神经学分类标准（ISNCSCI）检查。
结果：
（1）轻触觉：LT＝LTR＋LTL＝31＋31＝62，针刺觉PP＝PPR＋PPL＝16＋16＝32。
（2）运动上肢：UEMS＝UER＋UEL＝1＋1＝2，下肢LEMS＝LER＋LEL＝0＋0＝0。
（3）感觉平面：C_4。
（4）运动平面：C_4。

（5）完全/不完全：不完全性损伤。

（6）ASIA：B。

（7）部分保留带：C_4。

2．运动功能评价

（1）国际脊髓损伤神经学分类标准运动检查（表3-2-2）。

表3-2-2　国际脊髓损伤神经学分类标准运动检查

关键肌	节段	肌力（左）	肌力（右）
屈肘肌	C_5	1	1
伸腕肌	C_6	0	0
伸肘肌	C_7	0	0
手指屈肌	C_8	0	0
手指外展肌（小指）	T_1	0	0
屈髋肌	L_2		
伸膝肌	L_3	0	0
踝背伸肌	L_4	0	0
伸趾肌	L_5	0	0
踝跖屈肌	S_1	0	0

VAC：肛门自主收缩NO。

（2）平衡功能：坐位平衡不可，能在极短的时间内可保持坐位，不能维持。

（3）关节活动度：AROM不能，PROM正常。

3．感觉功能的评价：国际脊髓损伤神经学分类标准感觉检查（表3-2-3）。

表3-2-3　国际脊髓损伤神经学分类标准感觉检查

节段	轻触觉		针刺觉		节段	轻触觉		针刺觉	
	左	右	左	右		左	右	左	右
C_2	2	2	2	2	T_5	1	1	1	1
C_3	2	2	2	2	T_6	1	1	1	1
C_4	2	2	2	2	T_7	1	1	0	0
C_5	1	1	1	1	T_8	1	1	0	0
C_6	1	1	1	1	T_9	1	1	0	0
C_7	1	1	1	1	T_{10}	1	1	0	0
C_8	1	1	1	1	T_{11}	1	1	0	0
T_1	1	1	1	1	T_{12}	1	1	0	0
T_2	1	1	1	1	L_1	1	1	0	0
T_3	1	1	1	1	L_2	1	1	0	0
T_4	1	1	1	1	L_3	1	1	0	0

节段	轻触觉		针刺觉		节段	轻触觉		针刺觉	
	左	右	左	右		左	右	左	右
L_4	1	1	0	0	S_2	1	1	0	0
L_5	1	1	0	0	S_3	1	1	0	0
S_1	1	1	0	0	$S_{4,5}$	1	1	1	1

感觉检查：轻触觉C_4及其以下减退，针刺觉C_4以下减退，T_7鞍区感觉消失，直肠深压觉消失，双侧最低正常感觉平面位于C_4。

4. 肌张力评价（表3-2-4）。

表3-2-4　改良Ashworth肌张力评价

关节	肌群	L	R
肩关节	内收	2	2
	外展	1	1
肘关节	屈曲	2	2
	伸展	1	1
腕关节	屈曲	2	2
	伸展	1	1
掌指关节	屈曲	2	2
	伸展	1	1
指间关节	屈曲	2	2
	伸展	1	1

肌张力评价：肌张力略微升高，屈肌张力偏高。

5. ADL评价：改良Barthel指数20分。

解读：日常生活极严重功能缺陷，患者为C_4不完全性脊髓损伤，四肢感觉运动障碍，上肢C_4节段以下感觉运动差，患者日常生活活动很大程度依赖他人照顾。

6. COPM调查（表3-2-5）。

表3-2-5　加拿大作业表现量表

初次评估： 作业表现的问题：	表现1	满意度1
1. 进食	1	1
2. 个人卫生	1	1
3. 行走	1	1
4. 烹饪	1	1
5. 清洁	1	1
评分：	表现	满意度
	总分1	总分1
总分＝表现或满意度总分/问题数	1	1

三、问题点（图3-2-4）

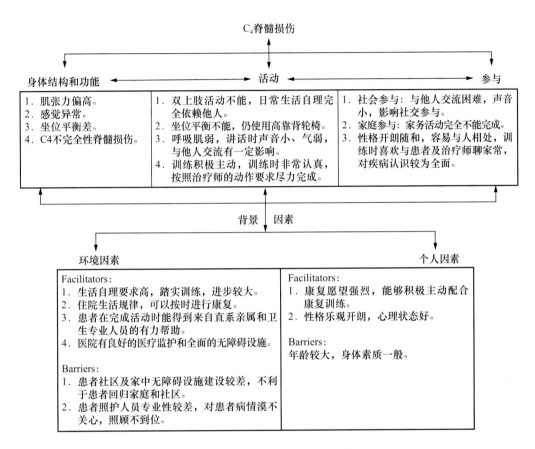

图 3-2-4 基于 ICF 框架的问题点分析

四、康复目标

（一）长期目标

提高上肢运动功能，降低肌张力，提高生活自理能力，可自行完成进食、自我修饰、穿上衣、操作轮椅等。

（二）短期目标

1. 改善患者坐位平衡。

2. 改善双上肢运动功能，为减压和床椅转移做准备。

3. 改善患者手功能，提高生活自理能力。

4. 改善患者呼吸功能。

5. 改善肌张力。

五、训练计划

（一）改善患者坐位平衡

推滚筒训练：患者推滚筒训练，改善坐位平衡和控制力。

（二）改善双上肢运动功能

1. 推双棒训练：患者在坐位下推双棒，难度递增为无负重→负重10LB。
2. 捡木钉训练：患者在坐位下捡木钉，左手往木钉盘上摆木钉，右手从木钉盘上取下木钉；然后右手往木钉盘上摆木钉，左手从木钉盘上取下木钉。
3. 上肢康复机器人：主被动训练，难度递增为，助力→阻力1。

（三）改善患者手功能

1. 捡木钉训练：患者在坐位下捡木钉，左手往木钉盘上摆木钉，右手从木钉盘上取下木钉；然后右手往木钉盘上摆木钉，左手从木钉盘上取下木钉。
2. 写字训练：患者在坐位下写字，用辅助具握笔→患者自主握笔。
3. 捡棋子：患者坐位下用食指、拇指捏捡棋子。

（四）改善患者呼吸功能

1. 呼吸肌手法放松：治疗师手法放松患者胸廓，肋间肌。
2. 辅助呼吸治疗

（1）缩唇呼吸，在患者面前放置一张薄纸巾，嘱患者吹动纸巾，并尽可能保持气息平稳，治疗师计时。
（2）腹式呼吸训练，帮助患者进行腹式呼吸，增强膈肌控制。
（3）呼气时让患者用力吐气并说"哈利波特"，帮助患者找到腹肌强烈发力的感觉。

（五）改善肌张力

推滚筒训练：患者在楔形垫上推滚筒，降低肌张力，放松和缓解紧张。

六、中期评价、进展和问题点总结

（一）评价方法和结果

1. 神经功能评定：国际脊髓损伤神经学分类标准（ISNCSCI）检查。
结果：
（1）轻触觉：LT＝LTR＋LTL＝31＋31＝62，针刺觉PP＝PPR＋PPL＝16＋16＝32。
（2）运动上肢：UEMS＝UER＋UEL＝13＋10＝23，下肢LEMS＝LER＋LEL＝8＋5＝13。
（3）感觉平面：C_4。

（4）运动平面：C_5。

（5）完全/不完全：不完全性损伤。

（6）ASIA：B。

（7）部分保留带：C_5。

2．运动功能评定

（1）国际脊髓损伤神经学分类标准运动检查（表3-2-6）。

表3-2-6　国际脊髓损伤神经学分类标准运动检查

关键肌	节段	肌力（左）	肌力（右）
屈肘肌	C_5	4	3
伸腕肌	C_6	3	2
伸肘肌	C_7	2	1
手指屈肌	C_8	2	2
手指外展肌（小指）	T_1	2	2
屈髋肌	L_2	2	2
伸膝肌	L_3	1	1
踝背伸肌	L_4	2	1
伸趾肌	L_5	1	1
踝跖屈肌	S_1	2	1

VAC：肛门自主收缩　NO。

（2）平衡功能：坐位平衡可，可以保持坐位，但两上肢不能够前方上举，不能够抵抗外力。

（3）关节活动度：AROM左侧肩关节屈曲受限100°，伸展10°，外展80°；右侧肩关节屈曲受限40°，伸展0°，外展30°。

3．感觉功能评定：国际脊髓损伤神经学分类标准感觉检查（表3-2-7）。

表3-2-7　国际脊髓损伤神经学分类标准感觉检查

节段	轻触觉		针刺觉		节段	轻触觉		针刺觉	
	左	右	左	右		左	右	左	右
C_2	2	2	2	2	T_5	1	1	1	1
C_3	2	2	2	2	T_6	1	1	1	1
C_4	2	2	2	2	T_7	1	1	0	0
C_5	1	1	1	1	T_8	1	1	0	0
C_6	1	1	1	1	T_9	1	1	0	0
C_7	1	1	1	1	T_{10}	1	1	0	0
C_8	1	1	1	1	T_{11}	1	1	0	0
T_1	1	1	1	1	T_{12}	1	1	0	0
T_2	1	1	1	1	L_1	1	1	0	0
T_3	1	1	1	1	L_2	1	1	0	0
T_4	1	1	1	1	L_3	1	1	0	0

节段	轻触觉		针刺觉		节段	轻触觉		针刺觉	
	左	右	左	右		左	右	左	右
L_4	1	1	0	0	S_2	1	1	0	0
L_5	1	1	0	0	S_3	1	1	0	0
S_1	1	1	0	0	$S_{4,5}$	1	1	1	1

感觉检查：轻触觉C_4及其以下减退，针刺觉C_4以下减退，T_7鞍区感觉消失，直肠深压觉消失，双侧最低正常感觉平面位于C_4。

4. 肌张力评价（表3-2-8）。

表3-2-8　改良Ashworth肌张力评价

关节	肌群	L	R
肩关节	内收	1+	1+
	外展	1	1
肘关节	屈曲	1+	1+
	伸展	1	1
腕关节	屈曲	1+	1+
	伸展	1	1
掌指关节	屈曲	1+	1+
	伸展	1	1
指间关节	屈曲	1+	1+
	伸展	1	1

肌张力评价：屈肌张力略有降低，肌张力仍存在。

5. ADL评价：改良Barthel指数27分。

解读：日常生活严重功能缺陷，患者为C_4不完全性脊髓损伤，四肢感觉运动障碍，上肢C_4节段以下感觉运动差，患者日常生活活动参与表现较差，很大程度依赖他人照顾。

6. COPM调查（表3-2-9）。

表3-2-9　加拿大作业表现量表

初次评估：			再评估：	
作业表现的问题：	表现1	满意度1	表现2	满意度2
1. 进食	1	1	3	5
2. 个人卫生	1	1	2	4
3. 行走	1	1	1	2
4. 烹饪	1	1	1	1
5. 清洁	1	1	1	1
评分：	表现	满意度	表现	满意度
	总分1	总分1	总分2	总分2
总分＝表现或满意度总分/问题数	1	1	1.6	2.6

（1）表现总分差值＝表现总分2 ___1.6___ －表现总分1 ___1___ ＝ ___0.6___

（2）满意度总分差值＝满意度总分2 ___2.6___ －满意度总分1 ___1___ ＝ ___1.6___

（二）进步点

1. 上肢运动和下肢运动能力有所提升，上肢运动功能评分由2分提高到23分，下肢运动功能评分由0提高到13分。

2. 坐位平衡改善，由坐位平衡不可提高到坐位平衡可，可以保持坐位，但两上肢不能够前方上举，不能够抵抗外力。

3. 患者由只能坐轮椅到可以在辅助站直后，在监视下站立约10s左右。

4. 患者生活自理能力有所提高，改良Barthel指数由20分进步至27分，可以参与一些简单的自理活动如：进食、修饰、穿衣等。

5. 呼吸功能有所改善，患者自觉呼吸更舒适，头晕和昏沉的感觉有很大改善。

6. 肌张力略微降低，屈肌张力由2级降至1$^+$级。

（三）仍存在的问题

1. 上肢运动和下肢运动能力仍不能满足轮椅减压和生活部分自理的水平。

2. 坐位平衡动态维持不能，站立平衡差。

3. 屈肌张力偏高，影响运动功能改善和日常生活活动的完成。

4. ADL严重功能缺陷，仍需训练。

七、中期康复目标

（一）长期目标

提高上肢运动功能，降低肌张力，提高生活自理能力，可自行完成进食、自我修饰、穿上衣、操作轮椅等。

（二）短期目标

1. 提高上肢运动功能，适时进行减压和床椅转移训练。

2. 改善患者动态坐位平衡和站立位平衡。

3. 提高下肢肌力，为患者站立和行走做准备。

4. 缓解和降低屈肌张力，帮助改善患者的运动功能和生活自理能力。

5. 改善患者手功能。

八、中期训练计划

（一）提高上肢运动功能

1. 推双棒训练：患者在坐位下推双棒，难度递增为负重10LB→负重7kg。

2. 捡木钉训练：患者在坐位下捡木钉，左手往木钉盘上摆木钉，右手从木钉盘上取下木钉；然后右手往木钉盘上摆木钉，左手从木钉盘上取下木钉。

3. 上肢康复机器人：坐位下训练，难度递增为阻力1→阻力2。

4. 套挂圈训练：坐位下训练，嘱患者向后外侧挂圈，提高上肢运动和控制功能，降低肌张力。

（二）改善患者坐位动态平衡和站立位平衡

1. 坐位下单手扶篮球：另一手向前平上举或侧平举，嘱患者维持好坐位平衡。

2. 站立训练：在治疗师监视下，家属或护工帮助患者站立，并维持10s后休息。

3. 坐起训练：治疗师给予患者由坐到站和由站到坐的动作要领和技巧，患者在治疗师监视下训练。

（三）提高下肢肌力

1. 下肢抗阻训练：嘱患者做屈髋、伸膝、踝背屈、跖屈动作，治疗师给患者施加阻力。

2. 等速肌力训练：患者在等速肌力训练设备上进行肌力训练。

3. 踏车：采取主动抗阻模式，提高下肢肌力。

（四）降低肌张力

1. 震动棒放松：在患者肌张力升高的重点部位，给予震动棒放松。

2. 牵伸训练：治疗师给予手法治疗，轻柔牵伸受累肢体。

（五）改善手功能

1. 捡木钉训练：患者在坐位下捡木钉，左手往木钉盘上摆木钉，右手从木钉盘上取下木钉；然后右手往木钉盘上摆木钉，左手从木钉盘上取下木钉。

2. 写字训练：患者在坐位下写字，用辅助具握笔→患者自主握笔。

3. 捡棋子：患者坐位下用示指、拇指捏捡棋子。

九、出院后康复目标

患者现阶段康复为第三个月，暂无出院计划。

十、结果与反思

基于患者的病情及恢复有如下讨论：

患者为55岁中年女性，受伤前在法院工作。5个月前因椎管狭窄导致颈脊髓水肿而导致C4不完全性脊髓损伤，ASIA＝B。

（一）结合病史中的受伤经过和影像学检查来看，患者脊髓损伤是由于颈椎退行性变导致的脊髓压迫，患者入院颈椎MRI示$C_4 \sim C_6$椎体前路、$C_3 \sim C_6$椎体后路内固定术后改变。颈椎生理曲度变小，顺列尚可。颈椎诸椎体骨质疏松，诸椎体缘骨质增生。$C_4 \sim C_5$ 椎体内见斑片状 T2WI高信号，增强轻度强化，脊髓内信号未见异常，脊髓内未见异常强化病灶。双侧椎动脉显示良好，椎旁软组织无异常，其他未见异常。$C_4 \sim C_6$ 椎体前路、$C_3 \sim C_6$ 椎体后路内固定术后改变。$C_4 \sim C_5$ 椎体信号异常，少许感染灶。

（二）患者脊髓受伤较重，为不完全性脊髓损伤ASIA＝B，因此短期目标为改善患者坐位平衡；改善双上肢运动功能，为减压和床椅转移做准备；改善患者手功能，提高生活自理能力；改善患者呼吸功能；改善肌张力。长期目标为，提高上肢运动功能，降低肌张力，提高生活自理能力，可自行完成进食、自我修饰、穿上衣操作轮椅等。患者自身和家属都非常支持康复训练，能够主动配合训练并且可以在课后主动加练，因此训练效果积极。

（三）患者损伤节段为颈段，上肢残余功能主要为胸锁乳突肌、肩胛提肌、斜方肌，患者残存的自主性活动有头部活动（咀嚼、吞咽、吸、吹等）、肩胛骨上提以及不完全的自主性呼吸运动，双上肢不能做自主活动，置于身体两侧，坐位平衡能力丧失。患者的其他活动能力明显受限，日常生活需完全依赖别人帮助。

（四）患者及家属目前对疾病认识比较完全，康复期望合理，治疗师在与患者家属沟通训练目标时较为顺畅，便于治疗开展，同时患者及家属对于康复较为认可，患者家属对各种训练手段易于接受且乐于尝试。

（五）患者目前积极治疗，暂无出院计划，由于患者年龄较大，上肢功能恢复进步较为缓慢，继续维持目前治疗计划，提高平衡功能，提高体力耐力，为回归家庭社会打下基础。每月采取再评价形式，对患者的运动、感觉、呼吸、平衡等功能进行检查，观测患者功能变化，以达到维持和提高肢体功能并及时调整治疗计划的目的，并积极寻求社会支持，进行家居环境改造，寻求建立环境控制系统的可能性，以进一步减轻家庭和社会的照顾负担。

第三节　关于 T_4 ASIA-A 的作业治疗病例

一、患者情况

（一）基本情况

姓名：ZTN	性别：男
年龄：14岁	入院日期：2022年6月23日
民族：汉族	病史采集日期：2022年6月23日
职业：学生	利手：右利手
兴趣爱好：美术	家庭经济情况：一般
病史陈述者：患者母亲	病史可靠性：可靠

家庭构成：见图3-3-1。

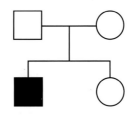

图 3-3-1　家族谱系图

（二）医学情况

1. 临床诊断：T_4完全性脊髓损伤。
2. 障碍诊断：双下肢感觉运动功能障碍伴大小便障碍。
3. 主诉：高处坠落致双下肢运动感觉伴二便障碍2个月余。
4. 病残史：患者2022年4月18日不慎从7楼高处坠落，俯卧于地面上，家属发现患者时患者意识不清，家属拨打120将患者送至BY市第一人民医院，完善相关检查后诊断：副鼻窦多发骨折、继发性气颅、蛛网膜下腔出血、头皮皮下及其左侧颞骨骨折、胸6～7骨折脱位、脊髓损伤、多发肋骨骨折、双侧肺挫伤、血气胸。给予留置胃管、导尿管，患者10余小时后意识逐渐恢复，患者自觉双下肢运动感觉功能丧失，因患者"血气胸"给予"胸腔闭式引流"，后拔除引流管，具体不详。4月24日在全麻下行"胸4～8椎体后路内固定术"，术后患者双下肢运动感觉功能未见明显恢复。10余天后给予气管插管，5月初转至LZ大学第二人民医院，因患者"血气胸"再次给予"胸腔闭式引流"，5月20日在局麻下行"右侧桡骨骨折内固定＋外固定术"。后就诊于中国人民解放军第三医学中心，给予雾化等相关治疗，继续给予"胸腔闭式引流"。约5天前拔除闭式引流管，3天前拔除胃管改为自行经口进食，无呛咳，现患者未规律摇床坐位，未乘坐轮椅，日常生活依赖护理，为进一步康复治疗收入我科。患者病程中睡眠可，伤后至入院前3天鼻饲，目前经口进食，进食量较少，精神可。患者伤后留置导尿管，无尿意，目前24小时尿量较少，尿色暗红。伤后大便功能障碍，大便不规律，目前大便有漏便。病程中未发现有临床症状的静脉血栓形成，术后抗凝治疗不详。
5. 既往史：患者2019年因"心律不齐"行"射频消融术"。否认外伤输血史，否认食物药物过敏史。疫苗接种随当地。
6. 合并症
（1）神经源性膀胱。
（2）神经源性肠道功能障碍。
（3）脑外伤恢复期。
（4）胸腔积液。
（5）肺不张。
（6）右侧桡骨远端骨折内外固定术后。
（7）气管切开状态。

（8）皮肤破损。

7. 个人社会生活史：生于原籍，否认长期外地居住史，否认疫区居留史，否认特殊化学品及放射线接触史。否认吸烟，否认饮酒。家住楼房，6楼，无电梯，家中及社区未进行无障碍设施改造。

8. 家族史：父母体健。家族中否认遗传病病史。

9. 心理史：平素性格内向，否认既往患有重大心理疾病创伤史，对疾病部分认识，康复期望值高。

10. 专科检查：P110次/min，R18次/分，BP116/71mmHg，T36.3℃。

（1）反射：双下肢肌张力未见明显改变，下肢膝反射、踝反射未引出，双侧Babinski征（＋）。

（2）肌力检查：右侧上肢部分关键肌肌力因骨折外固定无法配合检查，余右侧上肢肌力3级，左侧上肢关键肌肌力4肌，双下肢关键肌肌力0级。

（3）感觉：鞍区感觉消失，直肠深压觉消失，肛门括约肌自主收缩未触及。

（三）其他部门信息

1. 影像科

（1）胸部CT（2022年7月2日，本院）左侧胸腔积液、右侧叶间积液，双肺下叶可见胸膜下实变影，右肺下叶散在斑片状浸润影，较外院胸部CT范围增大。

（2）胸椎CT（2022年7月26日，本院）T_4～T_8椎体骨折后路内固定术后，两侧多发肋骨陈旧骨折。L_1椎体及附件骨折，L_1～L_2间盘膨出（图3-3-2）。

（3）胸部CT（2022年7月26日，本院）气管切开术后，气管内少许分泌物。左肺上叶少许炎症，右肺中叶及双肺下叶多发炎症，伴双肺下叶局部膨胀不全。

（4）胸部CT检查（2022年6月23日）胸椎各层面显示良好，生理曲度直，顺列尚可，T_6～T_7椎体骨折，T_4～T_8椎体后路内固定术后，T_4～T_6椎体后路减压术后，T_4～T_7椎体水平椎管内多发碎骨块影，椎间隙未见明确狭窄，椎旁软组织术后改变（图3-3-3）。

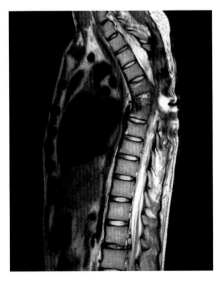

图3-3-2

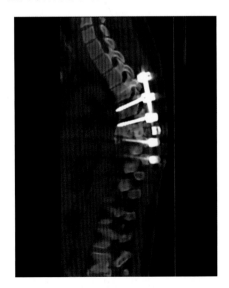

图3-3-3

2. PT：患者目前双下肢运动感觉障碍、躯干肌力弱、身体耐力需提高，平衡功能待提高，日常生活能力有待提高。康复训练暂时安排床上被动关节活动度训练，增强上肢肌肉肌力，提高上肢支撑能力。

3. 护理：日常生活动作依赖护理，指导防止泌尿系感染及压疮。

（四）其他情况

1. 患者居住环境：家住楼房，6楼，无电梯，家中及社区未进行无障碍改造。
家庭平面图（图3-3-4）。

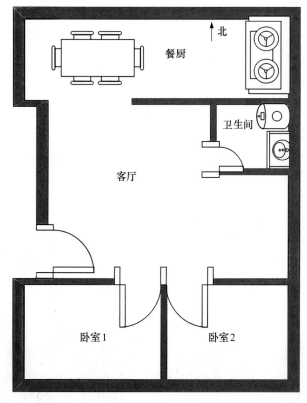

图3-3-4

2. 经济情况：父为事业单位职工，母为普通职员，家庭经济情况一般。

3. 康复欲望：患者受伤前为初二学生，父母及本人康复意愿强烈。

4. 家庭支持情况：非常支持。

5. 医疗费用支付方式：外阜医保直接报销。

6. 患者每日时间安排（表3-3-1）。

表3-3-1　时间安排

时间	项目
8:00—10:00	高压氧
11:00—11:30	PT训练

时间	项目
14:00—14:30	评定科平衡训练（感觉）
15:00—15:30	OT训练
16:00—16:30	文体科轮椅上训练

二、初期评价

（一）初次面接

1. 观察：患者仰卧位于病床，青年男性，发育良好，精神良好，气管插管，交流困难；患者双下肢伸直平放于床，右侧下肢轻微外展外旋，右侧足尖下垂，双小腿前侧多处皮损；躯干未见异常弯曲；双上肢放于身侧，右侧前臂、腕关节处有外固定，左侧良好；气管切开术后，留置塑料套管；留置尿管。

2. 问诊：患者神志清，气管切开，交流困难，讲话声音极小且气息微弱。对受伤和手术时间节点有大概印象，以家属陈述为主，伤后就诊于当地医院，诊断为脊髓损伤、继发性气颅、蛛网膜下腔出血、血气胸等，蛛网膜下腔出血和继发性气颅无明显后遗症，现因寻求脊髓损伤康复转入我院；现阶段患者仍卧床，存在胸腔积液和肺炎，气管切开术后；伤后入院前三天鼻饲，现经口进食，未规律摇床坐起，未配备轮椅，留置导尿管；左上肢功能良好，右手前臂-腕关节处有骨折外固定，肩肘关节活动良好；但父母较为溺爱，日常生活完全依赖他人照顾；治疗师与患者家属尝试摇床至60°左右，患者自述眩晕不适，遂放弃。

（二）OT评价计划及方法

根据初次面接情况，计划进行如下检查：

1. 神经功能评定：国际脊髓损伤神经学分类标准（ISNCSCI）检查。
2. 运动功能评定：国际脊髓损伤神经学分类标准运动检查、关节活动度、平衡功能（手膝位、坐位）。
3. 感觉功能评定：国际脊髓损伤神经学分类标准（ISNCSCI）感觉检查。
4. ADL评价：改良Barthel指数。

（三）OT初期评价结果

1. 神经功能评定：国际脊髓损伤神经学分类标准（ISNCSCI）检查。
（1）轻触觉 LT＝LTR＋LTL＝18＋22＝40，针刺觉 PP＝PPR＋PPL＝18＋22＝40。
（2）运动上肢 UEMS＝UER＋UEL＝3＋20＝23，下肢 LEMS＝LER＋LEL＝0＋0＝0。
（3）感觉平面：T_4。
（4）运动平面：T_4。
（5）完全/不完全：完全性损伤。
（6）ASIA：A。

（7）部分保留带：无。

2．运动功能评价

（1）国际脊髓损伤神经学分类标准运动检查（表3-3-2）。

表3-3-2　国际脊髓损伤神经学分类标准运动检查

关键肌	节段	肌力（左）	肌力（右）
屈肘肌	C_5	4	NT
伸腕肌	C_6	4	NT
伸肘肌	C_7	4	NT
手指屈肌	C_8	4	3
手指外展肌（小指）	T_1	4	3
屈髋肌	L_2	0	0
伸膝肌	L_3	0	0
踝背伸肌	L_4	0	0
伸趾肌	L_5	0	0
踝跖屈肌	S_1	0	0

VAC：肛门自主收缩NO。

注：右侧上肢部分关键肌肌力因骨折外固定无法配合检查，余右侧上肢肌力3级，左侧上肢关键肌肌力4肌，双下肢关键肌肌力0级。肛门括约肌自主收缩未触及。

（2）关节活动度：右侧腕关节背伸、屈曲，前臂内外旋，因外固定无法检查关节活动度，肩关节和肘关节活动度正常；左侧上肢肘关节伸展－20°，其余关节活动度正常，双手关节活动度正常。

（3）平衡功能：患者卧床，坐位平衡不能、手膝位不能。

3．感觉功能的评价：国际脊髓损伤神经学分类标准感觉检查（表3-3-3）。

表3-3-3　国际脊髓损伤神经学分类标准感觉检查

节段	轻触觉		针刺觉		节段	轻触觉		针刺觉	
	左	右	左	右		左	右	左	右
C_2	2	2	2	2	T_3	2	2	2	2
C_3	2	2	2	2	T_4	2	2	2	2
C_4	2	2	2	2	T_5	0	0	0	0
C_5	2	NT	2	NT	T_6	0	0	0	0
C_6	2	2	2	2	T_7	0	0	0	0
C_7	2	2	2	2	T_8	0	0	0	0
C_8	2	2	2	2	T_9	0	0	0	0
T_1	2	NT	2	NT	T_{10}	0	0	0	0
T_2	2	2	2	2	T_{11}	0	0	0	0

续表

节段	轻触觉		针刺觉		节段	轻触觉		针刺觉	
	左	右	左	右		左	右	左	右
T_{12}	0	0	0	0	L_5	0	0	0	0
L_1	0	0	0	0	S_1	0	0	0	0
L_2	0	0	0	0	S_2	0	0	0	0
L_3	0	0	0	0	S_3	0	0	0	0
L_4	0	0	0	0	$S_{4,5}$	0	0	0	0

感觉检查：针刺觉及轻触觉 T_4 及其以下消失。右侧 $C_5 \sim T_1$ 因局部外固定架无法进行感觉检查，鞍区感觉消失，直肠深压觉消失，双侧最低正常感觉平面位于 T_4。

4. ADL评价：改良Barthel指数3分

解读：患者为 T_4 完全性脊髓损伤，双下肢感觉运动障碍，上肢 T_4 节段以上感觉运动良好，右侧桡骨骨折术后内外固定未拆，疼痛受限；患者伤后其母较为疼惜，日常生活提供过多帮助，导致患者日常生活活动参与表现较差，完全依赖其母亲，但就患者功能来讲不应如此。

三、问题点（图3-3-5）

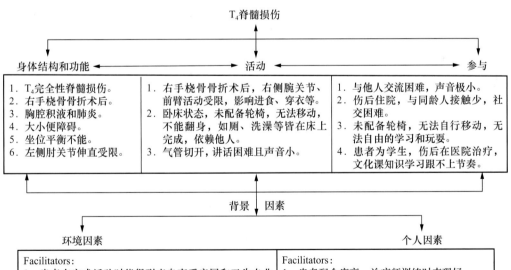

图3-3-5 基于ICF框架的问题点分析

四、康复目标

（一）长期目标

提高生活自理能力，可自行操作轮椅，自行进食、修饰、穿上衣、翻身起坐，可完成从轮椅到床的转移。

（二）短期目标

1. 改善患者坐位平衡。
2. 改善双上肢运动功能，为减压和床椅转移做准备。
3. 防止右侧腕关节和前臂废用性肌萎缩，预防关节活动度受限。
4. 改善患者呼吸功能。

五、训练计划

患者现阶段卧床无法至训练室，暂行床旁训练，待影像学检查结果指导。

（一）改善患者坐位平衡能力

摇床坐起，缓慢升高角度，以患者无眩晕不适为宜，每次15～20min，初尝试每日2～3次，视患者可增加，每日4～5次，不要让患者过度劳累即可。

（二）改善左侧上肢运动功能

患者仰卧负重0.5kg的沙袋，举2kg哑铃做如下动作：

1. 前平举，起始位上臂靠近身侧，肘关节屈曲，手握哑铃位于肩关节处，在矢状面，上肢垂直于躯干做手举向天花板的动作。
2. 轨迹半圆，起始位上肢自然放于身侧，手握哑铃，在矢状面以肩关节为轴做肩关节屈曲。
3. 以肩关节为轴，在冠状面做肩关节外展运动。
4. 以肩关节为轴，在水平面做肩关节水平内收和水平外展运动。
5. 患者与治疗师配合做屈肘抗阻-放松牵伸训练，扩大肘关节活动度。

（三）防止右侧腕关节和前臂废用性肌萎缩，预防关节活动度受限

1. 嘱患者做右手"握拳"运动，促进血液循环，维持肌力和肌耐力，防止废用性肌萎缩。
2. 治疗师施加阻力，不负重，做与左侧上肢相同动作的抗阻训练。

（四）呼吸训练

1. 缩唇呼吸，在患者面前放置一张薄纸巾，嘱患者吹动纸巾，并尽可能保持气息平稳，治疗师计时。

2. 腹式呼吸训练，帮助患者进行腹式呼吸，增强膈肌控制。

3. 呼气时让患者用力吐气并说"哈利波特"，帮助患者找到腹肌强烈发力的感觉。

六、中期评价、进展和问题点总结

（一）评价方法和结果

1. 神经功能评定：国际脊髓损伤神经学分类标准（ISNCSCI）检查。

（1）轻触觉LT＝LTR＋LTL＝22＋22＝44，针刺觉PP＝PPR＋PPL＝22＋22＝44。

（2）运动上肢UEMS＝UER＋UEL＝17＋20＝37，下肢LEMS＝LER＋LEL＝0＋0＝0。

（3）感觉平面：T_4。

（4）运动平面：T_4。

（5）完全/不完全：完全性损伤。

（6）ASIA：A。

（7）部分保留带：无。

2. 运动功能评定

（1）国际脊髓损伤神经学分类标准运动检查（表3-3-4）。

表3-3-4　国际脊髓损伤神经学分类标准运动检查

关键肌	节段	肌力（左）	肌力（右）
屈肘肌	C_5	4	4
伸腕肌	C_6	4	3
伸肘肌	C_7	4	4
手指屈肌	C_8	4	3
手指外展肌（小指）	T_1	4	3
屈髋肌	L_2	0	0
伸膝肌	L_3	0	0
踝背伸肌	L_4	0	0
伸趾肌	L_5	0	0
踝跖屈肌	S_1	0	0

（2）关节活动度：AROM右侧腕关节屈曲35°，伸展30°，轻微受限；左侧肘关节伸直－10°，仍未完全伸直；上肢余关节AROM为正常范围。

（3）平衡功能：手膝位不能、坐位平衡不能。

3. 感觉功能评定：国际脊髓损伤神经学分类标准（ISNCSCI）感觉检查（表3-3-5）。

表3-3-5　国际脊髓损伤神经学分类标准感觉检查

节段	轻触觉		针刺觉		节段	轻触觉		针刺觉	
	左	右	左	右		左	右	左	右
C_2	2	2	2	2	C_4	2	2	2	2
C_3	2	2	2	2	C_5	2	2	2	2

续表

节段	轻触觉		针刺觉		节段	轻触觉		针刺觉	
	左	右	左	右		左	右	左	右
C_6	2	2	2	2	T_{10}	0	0	0	0
C_7	2	2	2	2	T_{11}	0	0	0	0
C_8	2	2	2	2	T_{12}	0	0	0	0
T_1	2	2	2	2	L_1	0	0	0	0
T_2	2	2	2	2	L_2	0	0	0	0
T_3	2	2	2	2	L_3	0	0	0	0
T_4	2	2	2	2	L_4	0	0	0	0
T_5	0	0	0	0	L_5	0	0	0	0
T_6	0	0	0	0	S_1	0	0	0	0
T_7	0	0	0	0	S_2	0	0	0	0
T_8	0	0	0	0	S_3	0	0	0	0
T_9	0	0	0	0	$S_{4,5}$	0	0	0	0

4．ADL评价：改良Barthel指数26分，严重功能缺陷。

（二）进步点

1．可乘轮椅至训练室训练，不再卧床。

2．呼吸功能肺功能改善，已封堵气切。

3．右手骨折恢复良好，影像学检查乐观，已拆除外固定。

4．可90°摇床坐起，能自行完成进食、修饰。

5．可独立完成拼乐高、写字等活动。

（三）仍存在的问题

1．依赖颈胸腰硬支具，依赖轮椅靠背，实际患者难以坐稳，坐位平衡差。

2．桡骨骨折外固定拆除后，存在一定疼痛受限。

3．上肢肌力仍弱，使得患者不足以进行床椅转移训练。

4．日常活动参与仍然存在严重功能缺陷，由于坐位平衡差，无法解放双手，因此不能完成类似穿衣、如厕等日常活动。

5．左侧肘关节仍存在轻微伸展受限。

七、中期康复目标

（一）长期目标

提高生活自理能力，可自行操作轮椅，自行进食、修饰、穿上衣、翻身起坐，可完成从轮椅到床的转移。

（二）短期目标

1. 提高平衡功能，特别是坐位平衡和手膝位平衡。
2. 提高上肢肌力，能自行轮椅减压，具备床椅转移的力量条件。
3. 改善关节存在的活动度受限。
4. 改善日常生活活动参与能力，可完成自行穿衣、床椅转移、轮椅操作等。

八、中期训练计划

（一）提高平衡能力的训练

1. 手膝位重心转移训练：在治疗师保护下，患者采取四点跪位，将身体重心进行前移-归位，后移-归位，左倾-归位，右倾-归位的转移训练，提高躯干和骨盆的控制能力，改善平衡。

2. 长坐位仰卧起坐训练：患者身后放置80°楔形软垫提供保护/家属在患者身后保护，治疗师在前方指导，嘱患者坐起并保持坐位平衡。

3. 轮椅坐位平衡训练：患者双上肢前臂置于篮球上，维持平衡同时做类似滚筒训练的前推动作（图3-3-6）。

4. 轮椅坐位平衡训练：患者单手扶篮球，保持平衡同时，尽量上抬一只手或做外展动作（图3-3-7）。

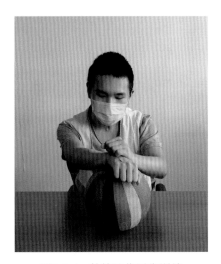 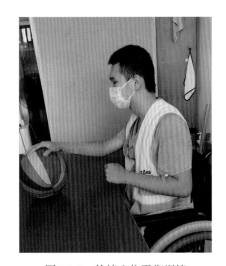

图3-3-6　轮椅坐位平衡训练　　　　　图3-3-7　轮椅坐位平衡训练

（二）提高上肢肌力的训练

1. 长坐位支撑训练：患者上肢自然下垂，前臂中立位握住三角支撑架，尽力使屁股抬离床面并尽可能左右移动、前后移动。

2. 单侧飞鸟训练：患者俯卧位肩关节150°左右为起始位，做手臂上抬的动作，双侧15次/组，2组/d。

3．举哑铃训练：嘱患者做水平前推、水平外展、上举、飞鸟等动作。

4．负重划轮椅训练：患者佩戴0.5kg沙袋划轮椅。

（三）改善关节活动度的训练

1．治疗师给予患者被动活动，例如患者左侧肘关节伸展受限，则治疗师嘱患者做屈肘动作同时给予较大阻力，利于关节活动度改善和疼痛缓解。

2．使用肌内效贴，采用高张力贴法帮助患者改善关节活动度。

九、末期、进展和问题点总结

（一）评价方法和结果

1．神经功能评定：国际脊髓损伤神经学分类标准（ISNCSCI）检查。

（1）轻触觉LT＝LTR＋LTL＝22＋22＝44，针刺觉PP＝PPR＋PPL＝22＋22＝44。

（2）运动上肢UEMS＝UER＋UEL＝17＋20＝37，下肢LEMS＝LER＋LEL＝0＋0＝0。

（3）感觉平面：T_4。

（4）运动平面：T_4。

（5）完全/不完全：完全性损伤。

（6）ASIA：A。

（7）部分保留带：无。

2．运动功能评定

（1）国际脊髓损伤神经学分类标准运动检查（表3-3-6）。

表3-3-6　国际脊髓损伤神经学分类标准运动检查

关键肌	节段	肌力（左）	肌力（右）
屈肘肌	C_5	4	4
伸腕肌	C_6	4	3
伸肘肌	C_7	4	4
手指屈肌	C_8	4	3
手指外展肌（小指）	T_1	4	3
屈髋肌	L_2	0	0
伸膝肌	L_3	0	0
踝背伸肌	L_4	0	0
伸趾肌	L_5	0	0
踝跖屈肌	S_1	0	0

（2）关节活动度：AROM右侧腕关节屈曲55°，伸展50°，受限基本改善，活动时不再疼痛；上肢余关节AROM为正常范围。

（3）平衡功能：手膝位仍不能、坐位平衡现可保持坐位，但双上肢不能够前方上举，不能够抵抗外力。

3. 感觉功能评定：国际脊髓损伤神经学分类标准（ISNCSCI）感觉检查（表3-3-7）。

表3-3-7 国际脊髓损伤神经学分类标准感觉检查

节段	轻触觉		针刺觉		节段	轻触觉		针刺觉	
	左	右	左	右		左	右	左	右
C_2	2	2	2	2	T_8	0	0	0	0
C_3	2	2	2	2	T_9	0	0	0	0
C_4	2	2	2	2	T_{10}	0	0	0	0
C_5	2	2	2	2	T_{11}	0	0	0	0
C_6	2	2	2	2	T_{12}	0	0	0	0
C_7	2	2	2	2	L_1	0	0	0	0
C_8	2	2	2	2	L_2	0	0	0	0
T_1	2	2	2	2	L_3	0	0	0	0
T_2	2	2	2	2	L_4	0	0	0	0
T_3	2	2	2	2	L_5	0	0	0	0
T_4	2	2	2	2	S_1	0	0	0	0
T_5	0	0	0	0	S_2	0	0	0	0
T_6	0	0	0	0	S_3	0	0	0	0
T_7	0	0	0	0	$S_{4,5}$	0	0	0	0

4. ADL评价：改良Barthel指数36分，严重功能缺陷，ADL参与及表现有较大提升，但仍不理想。

（二）进步点

1. 平衡功能改善，可以保持坐位的同时用一只手参与活动。
2. 手膝位平衡能力有所提高，坚持时间更长。
3. 上肢肌力提高明显，可利用三角支撑架撑离床面，坚持约20s。
4. 可独立操作轮椅转弯，前进、后退等。
5. 腕关节活动度极大改善，几乎可完成全范围关节活动。

（三）仍存在的问题

1. 上肢力量不够理想，在床椅转移时表现差。
2. 床椅转移仍依赖帮助，上肢力量不足以帮助患者将小腿从轮椅转移到床边。

十、结果与反思

患者为14岁少年男性，受伤前为初二学生。5个月前因与朋友玩耍时不慎从高楼坠落而导致T_4完全性脊髓损伤，ASIA＝A。

基于患者的病情及恢复有如下讨论：

（一）结合病史中的受伤经过和影像学检查来看，患者脊髓损伤是由于高处坠落导致的脊髓挫伤，患者入院胸部CT检查：胸椎各层面显示良好，生理曲度直，顺列尚可，T_6～T_7椎体骨折，T_4～T_8椎体后路内固定术后，T_4～T_6椎体后路减压术后。

T_4～T_7椎体水平椎管内多发碎骨块影，损伤较重。预后以增强现存肢体肌力为重点。

（二）患者脊髓挫伤较重，为完全性脊髓损伤，因此短期目标为配备合适胸腰支具，可乘轮椅，拆除桡骨骨折术后外固定；长期目标为，完全轮椅自理。患者自身和家属都非常支持康复训练，能够主动配合训练并且可以在课后主动加练，因此训练效果积极。

（三）患者损伤节段为胸段，上肢残余功能较多，但由于右侧桡骨骨折影响，外固定拆除不及时，造成患者右侧腕关节屈伸活动度受限、存在一定废用性肌萎缩，增加了障碍问题点，影响了上肢康复进程；以及锥体后路内固定术后部分螺钉位置欠佳，遵医嘱延长卧床时间1个月，导致患者躯干活动度及控制能力较差，坐位平衡差。

（四）患者及家属目前对疾病认识并不完全，抱有过高的康复期望，导致治疗师在与患者家属沟通训练目标时存在困难。但同时因为寄予厚望，患者家属对各种训练手段易于接受且乐于尝试。

（五）患者目前积极治疗，暂无出院计划，由于患者仍在青春期，上肢功能恢复进步较为显著，继续维持目前治疗计划，提高平衡功能，提高体力耐力，为轮椅自理以及回归学校打下基础。每月采取再评价形式，对患者的运动、感觉、呼吸、平衡等功能进行检查，观测患者功能变化，以达到维持和提高肢体功能并及时调整治疗计划的目的，并积极寻求社会支持，进行家居环境改造，寻求建立环境控制系统的可能性，以进一步减轻家庭和社会的照顾负担。

第四章 退行性神经病变康复治疗病例

第一节 关于吉兰-巴雷综合征康复治疗病例

一、患者情况

（一）基本情况

姓名：ZJZ	性别：男
年龄：17岁	利手：右利手
民族：汉族	兴趣爱好：打游戏
职业：学生	病史采集日期：2022年9月28日

家庭构成：见图4-1-1。

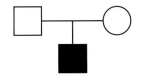

图4-1-1 家族谱系图

（二）医学情况

1. 临床诊断：吉兰-巴雷综合征。

2. 障碍诊断：双侧肢体活动受限。

3. 主诉：进行性四肢无力2个月。

4. 现病史：患者2个月前感觉右下肢活动不利，可独立行走。第2天出现四肢无力，走路费力，双手可持物，但耐力、灵活性差。第3天患者四肢无力症状加重，早起无法独立行走，可在人搀扶下行走，当日就诊于外院，查头颅CT未见明显异常，未明确诊断。发病第4天就诊于另一医院，急诊给予补钾治疗，行肌电图检查可见四肢运动神经传导波幅降低，提示运动神经轴索损害可能；四肢F波出现率明显降低；所检肌肉未见明显异常。给予补液，维生素B、甲钴胺营养神经等对症治疗，同时给予丙种球蛋白治疗，疗程结束后给予丁苯酞氯化钠注射液治疗。自发病以来，患者病情逐渐加重，第8天病情最重，最重时两小腿完全无法运动，无法行走，之后病情逐渐减轻。8月15日，进行腰椎穿刺，脑脊液检查可见"蛋白-细胞分离现象"。病程中患者无肢体麻木、刺痛、不适感，无肢体抽搐、无意识不清、无视物双影、无大小便失禁、无吞咽困难、无呼吸困难、无心率不齐。目前患者四肢无力、可辅助站立行走，双手可持物，但耐力、灵活性差。

5. 既往史：自述发病前1个月有腹泻病史，发病前一周"中暑""感冒"。

6. 合并症：无。

7. 个人社会生活史：出生原籍，生活较规律，无不良嗜好。

（三）其他部门信息

1. 查体：神清语利，粗测视力正常，视野正常。眼球各向运动正常，无震颤，无复视，双侧瞳孔等大等圆，直径约3mm，Horner征阴性。面部感觉正常，无饮水呛咳。双侧肩关节肌力4级、肘关节肌力3$^+$级、腕关节肌力3$^+$级，双手屈伸肌肌力3级，蚓状肌肌力3级，双侧臀大肌肌力3级，臀中肌肌力3$^+$级、髂腰肌肌力3～4级，股四头肌肌力3$^+$级，股二头肌肌力3$^+$级，内收肌肌力5级，踝关节肌力3级。患者左下肢震动觉减退，其余感觉检查未见明显异常。肱二头肌腱反射：左（＋）、右（＋＋）；肱三头肌腱反射：左（＋＋）、右（＋＋）；膝反射：左（＋）、右（＋）；跟腱反射：左（－）、右（－）；Hoffmann征：左（＋）、右（－），其他病理反射未引出。

2. 影像科：头颅CT未见异常。

3. 肌电图：四肢运动神经传导波幅降低，提示运动神经轴索损害可能；四肢F波出现率明显降低；所检肌肉神经源性损害；右侧面神经中度损害。

（四）其他情况

1. 经济情况：较好。

2. 康复期望：生活自理，重返学校。

3. 医疗费用支付方式：自费。

4. 时间安排（表4-1-1）。

表4-1-1　患者时间安排

时间	活动内容	时间	活动内容
13:30—13:50	物理治疗训练	18:00—21:30	娱乐、学习
13:50—14:30	作业治疗训练	21:30—22:00	洗漱、洗澡
15:30—17:00	娱乐	22:00	睡觉
17:00—18:00	晚餐		

二、初期评价

（一）面接情况

患者神清语利，乘坐轮椅由他人推至治疗室，精神状态良好，衣服整洁，认知情况良好，能够准确叙述自身病情以及对于康复的期望，心理情况良好。有主动运动，轮椅向座椅转移时，双手扶桌面，身体前倾，坐下速度未控制。双上肢运动速度较慢，双上肢抗重力运动过程中控制能力较差，抓握力弱。步行时，双下肢步基较宽。

（二）OT评价计划及理由

1. 徒手肌力检查（MMT）：吉兰-巴雷综合征为周围神经损伤，其表现为肌力减退，在面接过程中发现患者双上肢抗重力运动过程中控制能力差，双手握力、捏力减弱，所以需进行相关肌肉的肌力评价。

2. 感觉功能检查：吉兰-巴雷综合征是一类由免疫介导的急性炎性周围神经病，常出现感觉灵敏度降低，手指和脚趾出现手套和袜套样感觉异常，病房病历记录患者左下肢震动觉减退，所以需进行深浅感觉功能检查。

3. 上肢功能检查：患者双上肢抗重力运动过程中控制能力较差，运动速度较慢。双手握力、捏力减退，通过简易上肢机能检查，可以对双侧上肢的功能进行对比。

4. 日常生活活动能力评价：评价患者在日常生活中存在的障碍，以及障碍的程度，了解患者在日常生活中急需解决的问题，但Barthel指数检查无法了解满意度。

（三）OT初期评价结果

1. 徒手肌力检查（MMT）（表4-1-2）。

表4-1-2　徒手肌力测定结果

右（利）侧（级）	肌群	左侧（级）	右（利）侧（级）	肌群	左侧（级）
3	肩前屈	3	3	腕尺偏	3
3	肩后伸	3	3	蚓状肌	3
3	肩外展	3$^+$	3	手屈肌	3
3	无肩内收	3	3	手伸肌	3
3	肩内旋	3	3	臀大肌	3
3	肩外旋	3	3$^+$	臀中肌	3$^+$
3$^+$	肘屈曲	3$^+$	3$^+$	髂腰肌	3$^+$
3	肘伸展	3	3$^+$	股四头肌	3$^+$
3	前臂旋前	3	3$^+$	股二头肌	3$^+$
3	前臂旋后	3	5	内收肌	5
3	腕掌屈	3	3	踝跖屈	3
3	腕背伸	3	3	踝背屈	3
3$^+$	腕桡偏	3$^+$			

结果：肩关节各方向运动、肘关节屈伸、前臂旋前旋后、腕关节背伸、掌屈、尺偏、桡偏相关肌群和手内肌，均出现不同程度的肌力下降。

2. 感觉功能检查

结果：左下肢震动觉减退。

3. 简易上肢机能检查

（1）结果：左侧95分，右侧94分，年龄组界限正常分值为99分。

（2）分析：双侧对指力较弱，球状抓握力弱，运动速度降低。

4．ADL 检查

（1）Barthel 指数结果（表4-1-3）。

表4-1-3　Barthel 指数

项目	得分	项目	得分
进食	10	如厕	5
洗澡	5	床椅转移	10
修饰	5	行走	10
更衣	5	上下楼梯	0
控制大便	10	总分	70
控制小便	10		

（2）分析：转移，步行需要他人监护，上下楼梯不可。

三、问题点（图4-1-2）

健康状况（障碍或疾病）

吉兰-巴雷综合征

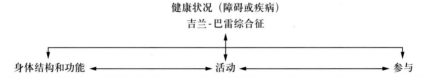

身体结构和功能	活动	参与
1. 感觉功能减退，左下肢震动觉减退。 2. 双上肢抗重力伸展能力减退。 3. 手功能活动受握力、捏力降低。	1. 日常生活中，双上肢抗阻运动能力差，双手握力、捏力降低，灵巧度下降，操纵物品时表现不佳。 2. 上下楼梯不可，限制了活动。 3. 家务活动中，四肢肌力降低，一些家务活动不能完成。	1. 社会参与：上下楼梯不可造成的活动受限及书写、操纵表现不佳，学习工作角色参与受限。 2. 家庭参与：因ADL某些项目表现欠佳，及无法进行家务活动，家庭角色参与受限。

背景　因素

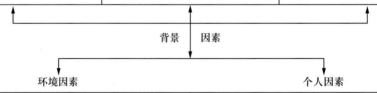

环境因素	个人因素
Facilitators： 目前进行机构内康复训练，由专业团队治疗。 Barriers： 1. 住院环境，患者身高较高，但病床高度较低，较难调整感到不舒适。 2. 请假时间有限，受学校课程情况影响，训练时间较短。	Facilitators： 1. 康复意愿强烈，能够积极主动配合康复训练。 2. 年龄小，身体素质好。 3. 性格乐观开朗，心理状态好。 4. 对自己的自理能力要求高，日常生活中活动动机强。 5. 生活规律，可以按时进行康复。 Barriers： 1. 目前身份为学生，为了较好的完成角色表现，对手功能恢复需求高。 2. 需要考虑完成学业所需要的考勤要求。

图4-1-2　基于ICF框架的问题点分析

四、康复目标

（一）长期目标

1. 回归家庭，回归社会。
2. 达到ADL完全自理，能够完成日常学习生活。

（二）短期目标

1. 提高四肢肌力。
2. 提高双上肢抗重力运动过程中的控制能力。
3. 提高双手握力、捏力。
4. 改善双手灵巧性。
5. 提高双下肢髋膝踝关节的控制能力。
6. 提高ADL能力。

五、训练计划

（一）运动能力训练

1. 双上肢共同举球训练：过程中双肘关节始终保持伸展，双手将球缓慢举起，达到肩关节上举180°，再缓慢放下。提高双上肢抗重力运动过程中的控制能力。
2. 斜面下双手推沙板磨训练：沙板磨置于倾斜45°的磨沙板上，沙板磨上放置2.5公斤沙袋作为阻力，双手推沙板磨至磨沙板顶端。提高双上肢肌力。
3. "扭扭虫"玩具训练：双上肢的远端分别绑缚1公斤沙袋，双上肢抬起，将小珠子放置于可扭动的小虫子手上。
4. "走迷宫"训练：单手在前臂旋后位下托起迷宫盘，通过前臂及腕部运动调整倾斜迷宫盘的方式，使小珠子在迷宫盘中滑动到终点。
5. 小铁钉训练：单手捏取小铁钉插入小洞中。
6. 蹲起训练：双上肢扶住单杠，缓慢蹲下，再缓慢站起。

（二）ADL训练

1. 进食训练：右手持"辅助筷子"进行夹取塑料块训练。
2. 上下楼梯训练。

六、中期评价、进展和问题点总结

（一）评价

1. 徒手肌力检查（MMT）（表4-1-4）

表4-1-4　徒手肌力检查

右（利）侧（级）	部位	左侧（级）	右（利）侧（级）	部位	左侧（级）
3→4	肩前屈	3→4	3→4	腕尺偏	3→4
3→4	肩后伸	3→4	3→4	蚓状肌	3→4
3→4	肩外展	3+→4	3→4+	手屈肌	3→4+
3→4+	无肩内收	3→4+	3→4	手伸肌	3→4
3→4	肩内旋	3→4	3→4-	臀大肌	3→4-
3→4	肩外旋	3→4	3+→4+	臀中肌	3+→4+
3+→4+	肘屈曲	3+→4+	3→4+	髂腰肌	3+→4+
3→4	肘伸展	3→4	3+→4	股四头肌	3+→4
3→4+	前臂旋前	3→4+	3+→4	股二头肌	3+→4
3→4+	前臂旋后	3→4+	5	内收肌	5
3→4	腕掌屈	3→4	3→4	踝跖屈	3→4
3→4+	腕背伸	3→4+	3→4	踝背屈	3→4
3+→4	腕桡偏	3+→4			

分析：各项活动肌力均有增加。

2．感觉评定

分析：左侧下肢震动觉轻度改善。

3．简易上肢机能检查（表4-1-5）。

表4-1-5　简易上肢机能检查

项目	初期	中期
左侧	95	97
右（利）侧	94	97

分析：前臂旋前、旋后力量提高，手指握力、捏力提高，手指灵巧性提高，上肢抗重力运动过程中控制能力提高，使双侧上肢表现均有提高。

4．ADL

（1）Barthel指数（表4-1-6）。

表4-1-6　Barthel指数

项目	初评	中评	项目	初评	中评
进食	10	10	如厕	5	10
洗澡	5	5	床椅转移	10	10
修饰	5	5	行走	10	10
更衣	5	10	上下楼梯	0	0
控制大便	10	10	总分	70	75
控制小便	10	10			

（2）分析：在上肢肌力、手的捏力及灵巧性提高后，更衣活动表现改善较明显。由于下肢肌力改善不够明显，上下楼梯仍不能完成，步行中需要监护。

（二）进步点

1. 肌力改善，上肢及手的肌力改善较为明显。
2. 上肢机能及手部精细运动功能、灵巧性改善明显。
3. 日常生活活动能力提高，更衣方面有明显改善。

（三）仍存在的问题

1. 肌力尚未达到生活自理需求，尤其是下肢肌群力量不足。
2. 上肢的抗重力运动过程中控制能力较差，无法完成部分日常生活活动。

七、中期康复目标

（一）长期目标

1. 回归家庭，回归社会。
2. 达到ADL完全自理，能够完成日常学习生活。

（二）短期目标

1. 增强相关肌肉肌力。
2. 增强双手灵巧性。
3. 提高步行能力及上下楼梯能力。

八、中期训练计划

（一）运动能力训练

1. 双上肢共同举球训练：过程中双肘关节保持伸展，双手将球缓慢举起，达到肩关节上举180°，再缓慢放下。提高双上肢抗重力运动过程中控制能力。
2. 斜面下双手推沙板磨：沙板磨置于倾斜45°的磨沙板上，沙板磨上放置2.5公斤沙袋作为阻力，双手推沙板磨至磨沙板顶端。提高双上肢肌力。
3. 橡皮泥训练：双手捏取橡皮泥（图4-1-3）。
4. "走迷宫"训练：单手在前臂旋后位下托起迷宫盘，通过前臂及腕关节运动倾斜迷宫盘的方式，使小珠子在迷宫盘中滑动到终点。
5. 小铁钉训练：单手捏取小铁钉插入小洞中（图4-1-4）。
6. 哑铃训练：单手持2.5公斤哑铃进行腕背伸强化训练（图4-1-5）。
7. 蹲起训练：双上肢扶住单杠，缓慢蹲下，再缓慢站起。

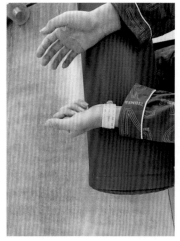
图 4-1-3　捏取橡皮泥训练

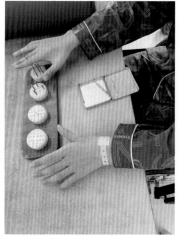
图 4-1-4　小铁钉训练

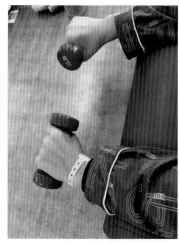
图 4-1-5　持哑铃训练

（二）ADL 训练

1. 进食训练：右手持辅助筷子进行夹取塑料块训练。
2. 上下楼梯训练。

九、末期评价、进展和问题点总结

（一）评价

1. 徒手肌力检查（MMT）（表 4-1-7）。

表 4-1-7　徒手肌力测定

右（利）侧（级）	部位	左侧（级）	右（利）侧（级）	部位	左侧（级）
4→4⁺	肩前屈	4⁺→4⁺	4→4	腕尺偏	4→4
4→4⁺	肩后伸	4→4⁺	4→4	蚓状肌	4→4
4→4⁺	肩外展	4⁺→4⁺	4⁺→4⁺	手屈肌	4⁺→4⁺
4⁺→4⁺	无内收	4⁺→4⁺	4→4⁺	手伸肌	4→4⁺
4→4⁺	肩内旋	4→4⁺	4⁻→4	臀大肌	4-→4
4→4⁺	肩外旋	4→4⁺	4⁺→4⁺	臀中肌	4⁺→4⁺
4⁺→4⁺	肘屈曲	4⁺→4⁺	4⁺→4⁺	髂腰肌	4⁺→4⁺
4→4⁺	肘伸展	4→4⁺	4→4	股四头肌	4→4
4⁺→4⁺	前臂旋前	4⁺→4⁺	4→4⁺	股二头肌	4→4⁺
4⁺→4⁺	前臂旋后	4⁺→4⁺	5	内收肌	5
4→4	腕掌屈	4→4	4→4	踝跖屈	4→4
4⁺→4⁺	腕背伸	4⁺→4⁺	4→4	踝背屈	4→4
4→4	腕桡偏	4→4			

分析：各部分肌力均有增加，肩屈曲，外展，前臂旋前、旋后，腕关节背伸、掌屈、手内肌肌力增加，下肢臀大肌、股二头肌肌力增加。

2．感觉评定

分析：左侧下肢震动觉轻度改善。

3．简易上肢机能检查（表4-1-8）。

表4-1-8　简易上肢机能检查

项目	初期	中期	末期
左侧	95	97	98
右（利）侧	94	97	98

分析：上肢抗重力运动过程中控制能力提高，手指握力、捏力提高，手指灵巧性提高，上肢机能表现提高。

4．ADL

（1）Barthel指数（表4-1-9）。

表4-1-9　Barthel指数

项目	中评	末评	项目	中评	末评
进食	10	10	如厕	10	10
洗澡	5	5	床椅转移	10	15
修饰	5	5	行走	10	15
更衣	10	10	上下楼梯	0	5
控制大便	10	10	总分	75	90
控制小便	10	10			

（2）分析：现状改善较明显，在下肢肌力提高后，步行、转移及上下楼梯改善较明显。上下楼梯不能独立完成，需要监护。

（二）进步点

1．肌力改善，下肢的肌力改善较为明显。

2．上肢机能及手部精细运动功能、灵巧性改善。

3．日常生活活动能力提高，步行、转移、上下楼梯方面有明显改善。

（三）仍存在的问题

1．肌力仍然无法满足日常生活完全独立的需求，尤其是下肢肌群力量不足，无法完成部分日常生活活动。

2．上肢的抗重力运动过程中控制能力欠佳，部分日常生活活动完成速度较慢。

十、出院后康复目标

（一）长期目标

1. 回归家庭，回归社会。
2. 达到 ADL 完全自理，能够完成日常学习生活。

（二）短期目标

1. 增强相关肌肉肌力。
2. 增强双手灵巧性。
3. 提高步行能力及上下楼梯能力。

十一、出院后训练计划

（一）运动能力训练

1. 双上肢共同举球训练：过程中双肘关节保持伸展，双手将球缓慢举起，达到肩关节上举180°，再缓慢放下。提高双上肢抗重力运动过程中控制能力。
2. 橡皮泥训练：双手捏取橡皮泥。
3. "走迷宫"训练：单手在前臂旋后位下托起迷宫盘，通过前臂及腕关节运动倾斜迷宫盘的方式，使小珠子在迷宫盘中滑动到终点。
4. 小铁钉训练：单手捏取小铁钉插入小洞中。
5. 利用哑铃训练：单手持2.5公斤哑铃进行腕背伸强化训练。
6. 蹲起训练：双上肢扶住单杠，缓慢蹲下，再缓慢站起。

（二）ADL训练

1. 进食训练：右手持"辅助筷子"进行夹取塑料块训练。
2. 上下楼梯训练。

十二、结果与反思

吉兰-巴雷综合征是由免疫反应引起的急性炎症性周围神经病，常表现为肌肉力量下降，感觉灵敏度降低，手指和脚趾出现手套和袜套样的感觉障碍。肌电图表现为有电刺激时，运动神经传导的速度减慢，肌肉本应出现的收缩反应出现延迟。

本病例的分型为急性运动轴索性神经病，表现为以广泛的运动脑神经纤维和脊神经前根运动纤维轴索病变为主的亚型。病例在初期及中期评价中，能够根据患者自身的能力与现状，选择适合患者的各类评定量表，并且能够迅速准确的完成评定内容，对患者障碍程度进行评定，整体采用徒手肌力检查、简易上肢机能检查和ADL等评定量表，整体对患者的功能和障碍程度有明确的了解。

治疗过程中，治疗项目的选择随患者的能力改变进行调整，首先解决对患者日常生活影响最大的问题点，同时考虑问题点之间的相互关联。随着患者问题点得到改善，增加针对性训练的训练量，同时增加新的训练项目且减少难度不足的训练项目，针对患者的问题点进行特定的训练项目设计，在训练中对患者的动作及时进行调整。

第二节　关于迟发性帕金森病康复治疗病例

一、主观资料（S）

（一）基本情况

姓名：TM	性别：女
年龄：60岁	发病时间：2011年7月4日
民族：蒙古族	接诊时间：2022年7月16日
主要语言：汉语、蒙古语	职业：退休干部
教育程度：硕士	兴趣爱好：唱歌、棋牌
社会状况：医保，家庭支持，社会支持	利手：右利手
临床诊断：迟发性帕金森病	

家庭构成：见图4-2-1。

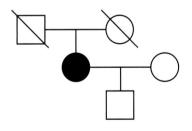

图4-2-1　家族谱系图

（二）医学情况

1. 病史：11年前患者首先出现左手震颤，逐渐进展到左上肢和下肢强直、运动笨拙。社区医生建议她去宣武医院神经内科就诊，检查发现患者左侧躯体中度震颤和肌强直，诊断为"迟发性帕金森病"。服用处方药苯海索在一段时间内有效。最终震颤加重，特别是当患者处于无法使用左上肢的压力下，开始服用信尼麦，作为门诊患者开始接受物理治疗。信尼麦起作用时，患者的症状明显减轻，因而停止物理治疗和家庭运动。在接下来的几年里，随着症状加重，药物剂量也随着增加。

2．现状：患者正在服用信尼麦和溴隐亭，服药45分钟后，运动障碍发作，包括左上肢的不自主扭动。

（1）行走困难，尤其是穿过狭窄的门道或走在拥挤的地方时。

（2）发作性步态障碍（冻结步态），患者步行时试着做某些事情，例如在步行时从口袋中拿出纸中，就会突然停止脚步，越努力试着移动，就越糟糕。冻结发作可持续至20分钟。

（3）姿势不稳：在过去的几年里，患者经历了几次不受控或不稳定平衡的发作。这些格外引起了患者的不安，因为一旦在步行时发生，就会导致摔倒。在过去的几个月里，患者摔倒了7次，未遗留摔伤后遗症。由于怕摔倒的恐惧感逐渐增加，停止了独自外出。

（4）床上翻身、起床、独立地从椅子上站起来等困难逐渐增加。患者的丈夫现在需要在其活动的90%的时间里提供辅助来完成这些活动。

（5）晚上入睡困难，尽管患者已经停止了喝茶，但是还是难以入睡。一晚上醒4～5次，晚上去洗手间时需要丈夫的帮助。患者经常在晚上产生幻觉，声称自己看到墙上的虫子。在这期间非常害怕。

（6）抱怨药物所起的作用似乎越来越少。如果患者打算出去，需要一片额外的信尼麦。患者希望医生能增加其药物剂量，但医生告诉其症状很可能是药物过量的结果，并命令其不要服用额外的信尼麦，并调整剂量。

（7）具有抑郁症的迹象，不太喜欢外出参加社交活动，患者称"这需要太多的努力。"

二、客观资料（O）

（一）认知：注意力、定向力检测3次均无明显异常。记忆力检测显示患者在短期记忆方面存在轻度障碍。

（二）社会心理：汉密尔顿抑郁量表20分，中度抑郁。

（三）语言、吞咽：轻微的构音障碍，声音过弱；吞咽偶有呛咳。

（四）感觉：双侧踝关节本体感觉轻微减退，其他完整无损。

（五）肌肉张力：四肢存在中度齿轮样肌强直，左侧重于右侧。颈部和躯干明显肌强直。面具脸。

（六）关节活动度：由于中度肌强直，关节活动度受限，受限关节为：

1．双侧肘关节伸展（10°～140°）。

2．双侧髋关节伸展（0°～10°）。

3．双侧膝关节伸展（10°～120°）。

4．双侧踝关节背屈（右下肢0°～15°；左下肢0°～10°）。

（七）肌力：双侧踝关节背屈肌肌力较差（2级）

（八）运动功能：中到重度静止性震颤，左手重于右手。运动迟缓：运动明显缓慢，运动减少。运动起始犹豫；在运动中频发停止。左上肢运动障碍。

（九）姿势：头前倾位；头屈曲；脊柱后凸；站立时肘关节、髋关节、膝关节屈曲。

（十）平衡：稳定极限降低。患者前倾的姿势增加了向前摔倒的趋势。静态坐位平衡的控制：好（在没有抓握下能够维持平衡）。动态坐位平衡：较好（接受最小的挑战；能举起双手）。静态站立平衡：好（在没有抓握下能够维持平衡）。动态站立平衡：差（在没有抓握的情况下不能接受小的挑战）。因为头与躯干的旋转运动受限及无效的迈步策略，她已经对失衡的反应减慢。起立－行走计时（TUG）时间：36秒。患者害怕摔倒。

（十一）功能性运动：普遍降低。需要中度的协助：床上翻身，仰卧位至坐位，坐位至站位转移。由于髋关节屈曲挛缩，不能做桥式动作。患者有良好的安全意识。独立行走，表现为慌张步态模式，步长缩短，上肢、躯干、髋、膝关节的运动的幅度降低；前冲步态趋势。

（十二）步行：害怕摔倒不敢单独出门。频繁发作的冻结步态。

（十三）心肺功能与耐力：一般功能活动能力下降，估算功能性工作能力（FWC）为6个代谢当量。表浅（上呼吸）呼吸模式。患者容易疲劳，需要频繁的休息。双侧踝关节轻度水肿。

（十四）皮肤：完整，没有破损的区域。发作性泌汗增加。

（十五）BADL：Barthel指数总得分60/100分生活基本自理。进食、转移、上厕所、洗澡、行走、穿衣、上下楼梯时，需要小至中度的辅助。

（十六）辅助具：未适配轮椅、助行器等辅助具。

（十七）家居、社区环境：患者居住小区内无障碍设施完备；家居环境影响患者起居。

（十八）睡眠、休息：匹兹堡睡眠质量指数18分，提示睡眠质量差。

（十九）社会参与：社会活动功能量表（FAQ）15分，提示存在社会活动功能障碍；家庭功能评定量表（FAD）40%未被回答，不予计分。

（二十）生活质量：SF-36量表，未能完成。

三、评估与分析（A）

（一）主要问题点

1. 认知：短期记忆存在轻度障碍。
2. 社会心理：中度抑郁。
3. 语言：构音障碍，声音过弱。
4. 感觉：双侧踝关节本体感觉轻微减退。
5. 肌肉张力：四肢中度齿轮样肌强直，左侧重于右侧；颈部和躯干明显肌强直；面具脸。
6. 关节活动度：关节活动度受限，包括双侧肘关节伸展，双侧髋关节伸展，双侧膝关节伸展，双侧踝关节背屈。
7. 肌力：双侧踝关节背屈肌肌力较差（2级）。
8. 运动功能：中到重度静止性震颤，左手重于右手。运动迟缓，运动起始犹豫，左上肢运动障碍。
9. 姿势：头前倾位；屈曲；脊柱后凸；站立时肘关节、髋关节、膝关节屈曲。
10. 平衡：较差，患者害怕摔倒。
11. 功能性运动：普遍降低。
12. 步行：冻结步态。

13. 心肺功能与耐力：较差，上呼吸模式，易疲劳。

14. BADL：生活基本自理，进食、转移、上厕所、洗澡、行走、穿衣、上下楼梯时，需要小至中度的辅助。

15. 辅助具：未适配，影响活动和参与。

16. 环境：家居环境影响患者起居。

17. 睡眠、休息：失眠，睡眠质量差。

18. 社会参与：家庭、社会活动功能障碍。

19. 生活质量：总体较差。

（二）问题点相关性分析

1. 平衡不稳、冻结步态直接导致患者易摔倒，并且7次摔倒的负面体验导致患者不敢出门，社会参与严重受限，同时也影响家庭内功能性活动，需要丈夫辅助。平衡不稳与躯干核心控制弱、本体感觉减弱、未适配辅助具、易疲劳等相关。

2. 部分生活活动需小到中度辅助，与左上肢运动障碍、冻结步态、肌强直、无适配辅助具、无家庭无障碍环境改造。

3. 失眠影响体力耐力、情绪、认知等，面具脸影响社交等。

（三）个人/环境因素的优势

1. 患者和家属态度积极，依从性好；

2. 医保，社会经济支持；

3. 小区及周边有无障碍环境，北京地铁等公交系统有无障碍支持。

四、干预计划（P）

（一）目标

维持或改善肌力、关节活动度、上肢功能、灵活性、平衡功能、活动、参与和生活质量；对患者、家庭成员、陪护人员宣教以提供心理支持；维持或改善家庭、社会参与，促进积极的世界观与生活方式。

（二）预防和恢复性计划

常规训练维持或改善肌力、关节活动度、上肢功能、灵活性、平衡功能等。

1. 手及上肢功能训练

（1）上肢机器人训练：左上肢为主，20min/d。

（2）E-link训练：左手，30min/d。

（3）肩推器训练：左上肢，负重，增强肌力，10min/d。

（4）滚筒训练：左上肢，牵伸缓解肌肉僵硬，10min/d。

2. 八段锦、瑜伽、太极等教学训练，以核心控制和腹式呼吸法为主。

3. ADL指导与教育：帮助患者制定自我照顾及家事活动的速度与顺序计划，对进食、转移、上厕所、洗澡、行走、穿衣、上下楼梯等指导。

（1）进食方面进行口肌训练，教导口腔运动、食物质地的选择，以减少吞咽困难。

（2）教导有效利用身体耐力策略方法，提供协助个案购物或外出的区运输服务资讯，以减少家人的负担。

（3）教导脸部运动以维持适当表情，改良休闲活动，改良与照顾者间的沟通方式以减少孤立与沟通问题。

（4）指导配合药效时间参与重要活动。

（5）指导处理冻结现象，避免去拥挤、狭窄空间，避免分心、一次只做一件事，勿匆忙去接电话、改变移行方向时需专注等。

（三）代偿性措施

1. 适配辅助设施来维持功能，如轮椅来实现社区活动，使用手部辅助具弥补手灵活度的不足，使用材质吸水性良好的内衣裤等。

2. 家庭中的环境改造，建议加强照明、使用安全扶手、加高马桶座、浴椅、助行辅具、轮椅，防滑条、避免家具拥挤等，以增加生活安全性。建议适当配置家庭环境控制系统建议恰当配置家庭环境控制系统以便于操纵白色家电白色家电等。

3. 患者家属陪护人员的教育和训练，对患者、家庭成员、陪护人员提供心理支持。

五、结果与反思

迟发性帕金森病的主要表现为发病年龄较大，患者动作缓慢，手脚或身体其他部位的静止性震颤，身体肌强直，姿势步态障碍，同时可合并情绪低落、焦虑、睡眠障碍、认知障碍等非运动症状。该患者在康复治疗中，不仅需要考虑延缓症状的发展，同时也要考虑改善患者的精神症状。

第五章　周围神经病损康复治疗病例

第一节　关于尺神经损伤的作业治疗病例

一、主观资料（S）

（一）基本情况

姓名：LYZ	性别：男
年龄：37岁	利手：右利手
职业：职员	病史采集日期：2022年2月14日
兴趣爱好：养鱼	

家庭构成：见图5-1-1。

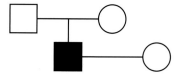

图5-1-1　家族谱系图

（二）医学情况

1. 主诉：右前臂被玻璃划伤伴疼痛出血40余天。
2. 诊断：尺神经损害（右）。
3. 现病史：患者于2002年1月5日清洗鱼缸时不慎划破右前臂，致疼痛出血，具体出血量不详，立即就诊于北京天坛医院，止血处理后，转入玉泉医院，诊断为"前臂开放性损伤"，于当日行清创缝合术。现患者为求进一步康复治疗来我院门诊，以"尺神经损害"收入骨科。自发病以来，神志清，精神可，饮食可，睡眠差，大小便正常。
4. 既往史：高血压病史，最高至140/100mmHg，服用苯磺酸氨氯地平、替米沙坦等药物，自述血压控制平稳。

（三）其他情况

1. 经济情况：良好。
2. 康复期望：减轻感觉异常，提高右侧上肢功能，希望能开车。
3. 医疗费用支付方式：公费。

二、客观资料（O）

（一）专科查体

右前臂尺侧 L 型伤口，瘢痕已愈合，不伴有红肿，未见肌肉萎缩；右手手指各关节无僵硬，握拳无力，小指、环指伸直受限，被动关节活动度正常。夹纸试验阳性、Tinel 试验阳性；右前臂伤口以远尺侧皮肤感觉麻木、痛觉减退，余右上肢皮肤感觉、痛觉正常。桡动脉搏动正常，肢端血运良好，见图 5-1-2。

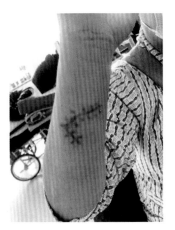

图 5-1-2

（二）电生理检查

1. 肌电图（2022 年 2 月 16 日）结论：左尺神经损害（轴索损害），双正中神经损害（腕部）。

2. 检查结果：右尺神经 MCV 未测出；右尺神经 SCV 未测出（小指记录）；右尺神经 SCV 正常，波幅下降（背皮支记录）；双正中神经 SCV 减慢，波幅正常；右尺神经 F 波未测出；右小指展肌安静时可见大量正锐波、纤颤电位，大力收缩未见运动单位电位；右第一骨间肌安静时可见 3 处正锐波、纤颤电位，大力收缩未见运动单位电位。

（三）瘢痕评估

使用温哥华瘢痕评估量表（表 5-1-1）进行评估。

表 5-1-1　温哥华瘢痕评估量表分数汇总

项目	评分	项目	评分
色泽	3 分，较深	厚度	0 分，正常
血管	0 分，与身体正常部位近似	疼痛	0 分，无
柔软性	1 分，柔软的，在最小阻力下皮肤能变形	瘙痒	0 分，无

（四）感知觉检查

1. 浅感觉

（1）触觉：用棉签轻划各个检查部位，结果见表 5-1-2。

（2）疼痛：患手无疼痛。

（3）温度觉：两个试管分别装冷、热水，在各个检查部位交替测试，检查结果见表 5-1-2。

表 5-1-2　浅感觉评估结果汇总

支配神经	检查部位	结果	
		触觉	温度觉
正中神经	手掌桡侧	正常	正常
	掌面桡侧三个半手指	正常	正常

续表

支配神经	检查部位	结果	
		触觉	温度觉
尺神经	前臂内侧1/2	伤口远端减退	伤口远端减退
	手掌尺侧、小指掌面及环指掌面尺侧半	减退	减退
	手背尺侧	减退	减退

2. 两点辨别觉检查结果（表5-1-3）。

表5-1-3　两点辨别觉检查结果汇总

支配神经	检查部位	结果（单位：mm）	
		静态	动态
正中神经	拇指掌面	5	5
	示指掌面	5	5
	中指掌面	5	5
	环指桡侧掌面	5	5
尺神经	环指尺侧掌面	12	12
	小指掌面	12	12

3. 主动感觉检查：Moberg拾物试验：准备10中常见物品（包括笔、橡皮、曲别针、钥匙、硬币、棋子、夹子、木块、布片、勺子），令患者在闭眼的情况下，使用左手三指分别拿取上述10种物品，并辨别出物品的种类。患者能清楚辨认物品种类。

（五）关节活动度（表5-1-4）

表5-1-4　各关节活动度评估结果汇总

关节	运动方向	结果	关节	运动方向	结果
腕	掌屈	0°～90°	掌指	屈曲	0°～90°
	背伸	0°～60°		伸展	0°～10°
	桡偏	0°～25°	近端指间	屈曲	0°～90°
	尺偏	0°～55°		伸展	0°
拇掌指	内收	0°～50°	远端指间	屈曲	0°～90°
	桡侧外展	0°～90°		伸展	0°
	掌侧外展	0°～50°			
	对掌	0.5cm			

（六）肌力

1. 部分关节运动徒手肌力检查（表5-1-5）。

表5-1-5　上肢部分关节活动徒手肌力检查结果汇总

关节	运动方向	结果（级）	关节	运动方向	结果（级）
腕	掌屈	4	拇指和小指	对掌	2⁻
	背伸	4	手指MP	外展	2⁻
拇指MP	屈曲	4		内收	3
	伸展	4	环指、小指MP	屈曲	3
拇指IP	屈曲	4		伸展	3
	伸展	4	环指、小指PIP	屈曲	4
拇指	内收	3		伸展	2
	桡侧外展	4	环指、小指DIP	屈曲	4
	掌侧外展	4		伸展	2

2．握力和捏力：使用握力计和捏力计测量，分别测量三次取平均值，结果记录见表5-1-6。

表5-1-6　双手握力和捏力结果汇总

项目	握力	拇食指对指捏力
左侧	45N	23N
右侧	10N	12N

（七）ADL

改良Barthel指数100分，日常生活完全自理。

三、评估及分析（A）

（一）运动功能

1．关节活动度：右手和手腕没有被动关节活动受限，但因尺神经损伤，环指和小指不能完全伸直（图5-1-3），极易发生环指和小指的挛缩畸形，需要对环指和小指屈肌进行拉伸，或佩戴矫形器以维持环小指的屈肌长度。

2．肌力：尺神经损伤，会导致部分手内在肌的失神经支配，主要影响拇指内收、对掌、手指的内收和外展、和环指小指的伸展功能。

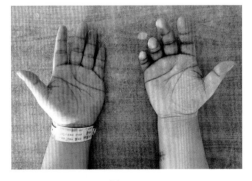

图5-1-3

（二）感知觉功能

患者右手尺神经支配区域感觉功能减退，无疼痛，无感觉过敏。通过对感觉减退区域进行轻柔的刷擦，体会与正常感觉区域的差别，不断反复强化练习，改善感觉功能。

四、训练计划（P）

（一）制定目标

1. 远期目标：回归家庭，回归社会。
2. 近期目标
（1）维持右手环指和小指的关节活动范围。
（2）增强右手握力、捏力。
（3）改善右手的感觉功能。

（二）关节活动度维持训练

被动牵拉右手屈肌腱，令患者右手撑于桌面上，同时保持各个手指伸直，注意控制腕关节背伸角度，不要超过60°。

（三）肌力训练

1. 拇指内收肌力：用拇示指和拇中指分别捏夹子。
2. 对掌肌力：练习用拇指和环指捡豆子。

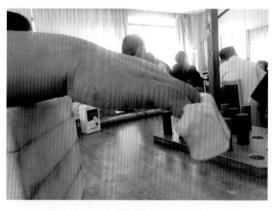

图 5-1-4

3. 手指内收、外展肌力：选择合适硬度的治疗泥，手指用力夹治疗泥以练习手指内收肌力；把治疗泥拉成环形，包裹四指，手指用力张开以练习手指外展肌力。

4. 环指小指的伸展肌力：将右臂放在方块上，前臂旋前，做环小指伸展动作，随肌力增强可将治疗泥固定在手指上，作为抗阻训练（图 5-1-4）。

5. 握力：使用握力器练习抓握，或者用右手大把抓握豆子，防止豆子从尺侧漏出，以增加环指小指抓握的肌力。

（四）感知觉训练

1. 刷擦：使用软毛刷或软布，刷擦感觉异常区域，并进行左右侧对比，睁闭眼对比。
2. 患者教育：在日常生活活动中，注意对感觉减退部分肢体的保护，避免外伤、烫伤等二次损伤。

五、结果与反思

患者为尺神经损伤，主要表现为手指分开和并拢受限，拇指内收受限，拇指对掌功能受限，环指小指掌指及指间关节伸展受限。患者在术后较早进行了康复治疗，术后无关节受限及肌肉的挛缩。患者在住院期间配合度高，功能改善较好，目前手的握力提高，拇指可对小指，右手在日常生活活动中参与度提高，可独立完成日常生活活动，并可完成开车动作。

第二节　关于臂丛神经损伤的作业治疗病例

一、主观资料（S）

（一）基本情况

姓名：LJD	性别：男
年龄：73岁	利手：右利手
职业：退休	病史采集日期：2022年7月7日
兴趣爱好：旅游	

家庭构成： 见图5-2-1。

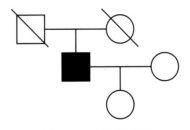

图5-2-1　家族谱系图

（二）医学情况

1. 主诉：外伤后右上肢活动不利、感觉异常5个月。

2. 诊断：臂丛神经损伤（右、后侧束）、腋神经麻痹、桡神经损伤、肩袖损伤（右）、肩关节半脱位、肱二头肌术后。

3. 现病史：患者5个月前摔伤后致"右肩关节脱位 臂丛神经损伤"，先后就诊于三亚市崖州区卫生院、山西省人民医院，并于山西省人民医院行关节复位治疗，关节复位后，右上肢仍存在活动不利、感觉异常，保守观察治疗，未见缓解。于2个月前就诊于北京积水潭医院，并于2022年5月23日接受"臂丛神经探查修复＋二头肌修复＋异体肌腱移植"，术后患者上肢不利及感觉异常仍持续存在，复诊积水潭医院，建议行康复治疗。现经由门诊收入我院。患者近2周来，一般状况良好，无发热，无咳嗽咳痰，饮食、睡眠良好，二便如常。

（三）其他情况

1. 经济情况：良好。
2. 康复期望：减轻异常感觉，提高右侧上肢功能，希望能开车。
3. 医疗费用支付方式：公费。

二、客观资料（O）

（一）专科查体

右侧小圆肌、三角肌、虎口处肌肉萎缩；右肩、右肘、右手未及压痛、叩痛，无皮温异常，右上肢感觉异常，右肩外侧、上臂外侧、上臂后侧、前臂后侧、手背明显，右前臂背侧痛觉过敏；肘关节主动活动：伸直30°、屈曲140°、前臂旋后0°、旋前0°；三角肌肌力0级、屈肘肌力4级、伸肘肌力2级、腕背伸肌力0级、屈腕肌力3级、伸指及伸拇肌力0级，屈指肌力3级。

（二）电生理检查

1. 肌电图（2022年4月1日）：右臂丛神经损伤，根性受损，最高平面存在孔内、后束、内侧束、支配肌呈重度受损表现。
2. 肌电图（2022年5月29日）：右三角肌、肱三头肌、桡侧腕屈肌、指浅屈肌、拇短展肌有不同程度恢复。

（三）瘢痕评估

温哥华瘢痕评估量表得分0分，瘢痕的厚度、色泽、柔软度都与正常皮肤接近。

（四）感知觉检查

1. 浅感觉
（1）疼痛。
① 数字疼痛评分法（NRS）：3/10分。
② 疼痛位置、持续时间及性质：部位在右前臂背侧，非持续性疼痛。
③ 在右肩外侧，上臂外侧、后侧，前臂后侧及手背存在异常感觉，患者表述不舒服。
（2）触觉：用棉签轻划各个检查部位，结果见表5-2-1。
（3）温度觉，两个试管分别装冷、热水，在各个检查部位交替测试，检查结果见表5-2-1。

表5-2-1　触觉及温度觉评估结果汇总

支配神经	检查部位	结果	
		触觉	温度觉
正中神经	手掌桡侧	减退	减退
	掌面桡侧三个半手指	减退	减退
桡神经	上臂2/3后外侧	异常	异常
	前臂后外侧1/2	过敏	过敏
	手背桡侧、环指背面桡侧至第一掌骨外侧	异常	异常
	拇指背侧	异常	异常
	示指和中指近端1/3	异常	异常
尺神经	前臂内侧1/2	减退	减退
	手掌尺侧、小指掌面及环指掌面尺侧半	减退	减退
	手背尺侧	减退	减退

2．两点辨别觉检查结果见表5-2-2。

表5-2-2　两点辨别觉检查结果汇总

支配神经	检查部位	结果（单位：mm）	
		静态	动态
正中神经	拇指掌面	13	13
	示指掌面	13	13
	中指掌面	14	14
	环指桡侧掌面	14	14
桡神经	拇指背侧面	>15	>15
	示指近端1/3	>15	>15
	中指近端1/3	>15	>15
尺神经	环指尺侧掌面	14	14
	小指掌面	14	14

3．主动感觉检查：物体识别能力缺失，Moberg拾物试验不能完成。

（五）肩关节半脱位

右臂自然下垂于体侧，从肩峰开始向肱骨方向触摸，半脱位约1.5横指，见图5-2-2。

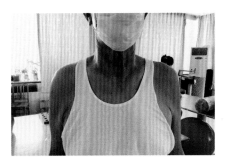

图5-2-2

（六）关节活动度（见表5-2-3）

表5-2-3　关节活动度评估结果汇总

关节	运动方向	结果	关节	运动方向	结果
肩	上举	0°～110°	腕	背伸	0°～40°
	伸展	0°～45°		桡偏	0°～20°
	内收	0°～45°		尺偏	0°～50°
	外展	0°～70°	拇掌指	内收	0°～50°
	内旋	0°～70°		桡侧外展	0°～60°
	外旋	0°～60°		掌侧外展	0°～50°
	水平内收	0°～45°		对掌	5cm
	水平外展	0°～60°	掌指	屈曲	0°～70°
肘	屈曲	0°～150°		伸展	0°
	伸展	0°～10°	近端指间	屈曲	0°～90°
前臂	旋前	0°～80°		伸展	0°～20°
	旋后	0°～50°	远端指间	屈曲	0°～50°
腕	掌屈	0°～90°		伸展	0°

注：肩关节内外旋测量起始位为肩关节自然下垂，肘关节屈曲90°，前臂中立位，以前臂靠近腹部为内旋，前臂远离腹部为外旋。

（七）肌力

1. 徒手肌力检查（MMT），结果见表5-2-4。

表5-2-4　徒手肌力检查结果汇总

关节	运动方向	结果	关节	运动方向	结果
肩	屈曲	1	肘	屈曲	4
	伸展	1		伸展	2
	内收	3	前臂	旋前	3
	外展	1		旋后	0
	内旋	2	腕	掌屈	3
	外旋	0		背伸	0

2. 握力和捏力：使用握力计和捏力计测量，分别测量三次取平均值，结果记录见表5-2-5。

表5-2-5　握力和捏力平均值

项目	握力	拇示指对指捏力
左侧	40N	18N
右侧	3N	1N

（八）ADL

改良Barthel指数100分，日常生活完全自理。

三、评估和分析（A）

（一）运动功能

1. 关节活动度：右上肢各个关节的活动范围均减小，与臂丛神经损伤相关。臂丛神经支配肌肉受累严重，上肢各关节的运动都受影响，长时间没有大范围的活动会导致肌肉短缩，关节挛缩。加之受伤后在生活中多使用左侧上肢，右上肢的残余肌力也没有得到锻炼，现右上肢各关节在被动活动时感觉僵硬。需要对右上肢各关节进行被动活动，也可以考虑佩戴矫形器，预防关节挛缩畸形。

2. 肌力

（1）右上肢各关节的运动均存在肌力减退，主要因为臂丛神经损伤导致的肌肉失神经支配。臂丛神经后束分出腋神经和桡神经，主要支配三角肌、肱三头肌、肱桡肌、伸腕肌和伸指肌群，通过MMT检查也证实了腋神经和桡神经的损伤最严重。对于MMT检查结果，肌力是0级或1级的肌肉，可以使用电疗，达到延缓肌肉萎缩、增强肌力的目的。对于肌力达到2～4级的肌肉，可选择适当的动作或作业活动，增强肌力。

（2）右手的握力、捏力均减退，可选择适当的作业活动进行肌力训练，同时嘱咐患者在日常生活中，尽可能让右手参与进去。

3. 肩关节半脱位：臂丛神经损伤导致肩周肌肉麻痹，这些肌肉因麻痹减少了对右上肢的拉力，导致右上肢在重力的作用下向下垂，从而发生肩关节半脱位。首先要对患者进行教育，尽量避免患侧上肢长时间下垂，站立或走路时可以佩戴肩吊带，以减轻上肢的重量。其次，要增强肩周肌肉的肌力，恢复肌肉对肱骨头的牵拉作用。

（二）感知觉功能

1. 疼痛：患者疼痛非持续性，在可忍受的范围内，可以遵循患者意愿选择是否使用止疼药物或理疗。

2. 感觉脱敏：患者右前臂背侧存在感觉过敏，需要对这个部位进行脱敏治疗，可以进行轻柔地按摩，逐步提高感觉阈值。

3. 感觉训练：患者右上肢均存在感觉异常，感觉异常区域出现在桡神经支配区域，患者无法表述清楚是怎样的异常感觉。尺神经和正中神经支配区域也出现不同程度的感觉减退，对右手的物体识别能力有影响，从而影响在日常生活中的使用。感觉训练通过对感觉异常区域进行轻柔的刷擦，经过视觉辅助，体会与正常感觉区域的差别，不断反复强化练习，重建感觉信息处理系统，达到改善感觉功能的目的。

（三）ADL方面

改良Barthel指数得分100分，患者能达到日常生活完全自理。但在完成日常生活活动时全部是由左侧上肢完成动作，右侧不参与。所以需要在维持和改善右侧上肢功能的同时，提高右上肢在日常生活中的参与能力，让患者在日常生活中尽可能双手配合使用。

四、训练计划（P）

（一）制定目标

1. 长期目标：回归家庭，提高右上肢的活动参与能力。
2. 短期目标
（1）维持并扩大右上肢各关节的关节活动范围。
（2）维持并增强右上肢肌力，右手握力、捏力。
（3）改善右上肢和手的感觉功能。
（4）提高右手实用性。

（二）关节活动度训练

1. 被动活动
（1）徒手对右上肢各个关节进行被动活动，对短缩的肌肉进行牵拉。
（2）使用肢体智能运动训练治疗护理器（CPM）对右肩关节进行最大范围的被动活动。
2. 主动运动
（1）滚筒：双上肢分别放在滚筒上，与肩同宽，躯干缓慢向前趴，至右肩屈曲的最大范围，重复数次。
（2）桌面擦拭：右手下垫毛巾，在光滑的桌面上做肩关节水平内收、水平外展动作。

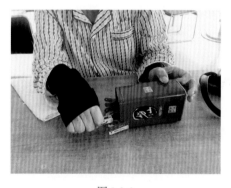

图 5-2-3

（三）肌力训练

1. 神经肌肉电刺激：主要用于腕伸肌，增强腕伸肌肌力，延缓肌肉萎缩。
2. 磨砂板：右抓握单柄磨砂板，在可调节角度的桌面上做肘关节屈伸的擦拭动作，随着肌力增强，可增加桌面的角度。
3. 握力球和夹子：增强右手握力和捏力的训练。右手握住握力球，抓放重复数次。侧指或三指捏将夹子捏开，夹在盒子上，见图5-2-3。

（四）感知觉训练

1. 刷擦：使用软毛刷或软布，刷擦感觉异常区域，并进行左右侧对比，睁闭眼对比。
2. 患者教育：在日常生活活动中，注意对感觉减退部分肢体的保护，避免外伤、烫伤等二次损伤。

（五）手实用性训练

患者因桡神经损伤垂腕明显，对手的实用性影响很大，所以建议患者在使用右手时佩戴腕功能位矫形器，以代偿丧失的腕伸功能，提高手的实用性。此矫形器是患者自行在网上购买，但对腕关节的支撑效果一般，优点是性价比高。

1. 棋子训练：分别用拇示指、拇中指将棋子捏起放入前方盒子中，此过程右肘关节需要支撑在桌子上。

2. 写字训练：见图5-2-4。

3. 执筷训练：见图5-2-5。

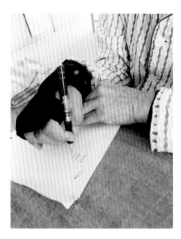
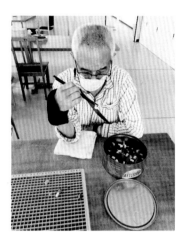

图5-2-4   图5-2-5

五、结果与反思

经过1个月的训练患者的功能改善不是很理想，右上肢各关节活动范围均有所增加，肌力增长不明显，可能与臂丛神经损伤的程度有关。但右手的功能取得了很大的进步，如右手可以给左手佩戴手表；右手可以配合左手系扣子；当右肘支撑在桌面上的时候，右手也可以拿一些食物放入口中。但患者想要开车的愿望，由于右上肢功能的问题，还是没能实现。

臂丛神经后束发出的分支有腋神经、桡神经、胸背神经及肩胛下神经的上下支，主要影响的肌肉为三角肌、大小圆肌、肱三头肌、伸腕肌、伸指肌及背阔肌。该患者治疗后手功能改善较明显，但肩关节仍有半脱位，肩周肌力为1级，建议患者佩戴肩吊带，腕背伸肌力弱，建议佩戴腕关节功能位支具。

第一节 关于上肢骨折合并臂丛神经损伤的作业治疗病例

一、患者情况

（一）基本情况

姓名：ZSC	性别：男
年龄：48 岁	利手：右利手
职业：医生	入院时间：2022 年 7 月 4 日
兴趣爱好：看书	病史采集时间：2022 年 7 月 5 日

家庭构成：见图 6-1-1。

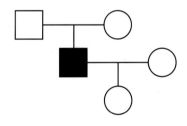

图 6-1-1　家族谱系图

（二）医学情况

1. 主诉：摔伤致左上肢活动受限伴麻木 1 个月。

2. 诊断：臂丛神经损伤，桡神经损伤，肩关节脱位复位术后，肱骨大结节撕脱骨折。

3. 现病史：患者于 2022 年 6 月 5 日在家不慎跌倒，即感左肩关节疼痛伴活动受限，120 送至房山良乡医院就诊，查体自感左上肢麻木，行左肩关节 CT 检查，结果示：肩关节脱位伴肱骨大结节撕脱骨折。于该院行全麻下肩关节脱位复位术，术后患肢麻木未缓解。2022 年 6 月 29 日患者因需康复治疗来我院就诊，2022 年 7 月 4 日以"臂丛神经损伤"收入我院。

4. 专科查体：左肩关节局部未见畸形、瘀斑、肿胀，周围无压痛，左肩关节因疼痛无法活动，查体不能配合。肩关节 Dugas 征阴性；左手夹纸试验阳性。左手垂腕畸形，左上臂外侧及手桡背侧 2 个半手指感觉异常。手指远端感觉麻木，桡动脉搏动可触及。

（三）其他部门信息

左肩关节CT检查（2022年6月5日）结果示：肩关节脱位伴肱骨大结节撕脱骨折。

左肩关节X线检查（2022年7月4日）结果示：左肱骨大结节骨折复查所见，见图6-1-2。

（四）其他情况

1. 经济情况：良好。

2. 康复期望：减轻疼痛，患侧上肢能够正常使用。

3. 医疗费用支付方式：医保。

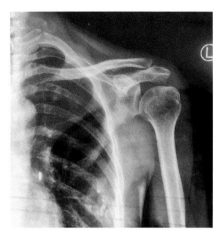

图6-1-2

二、初期评价

（一）感知觉检查（L）

1. 浅感觉

触觉：用棉签轻划各个检查部位，结果见表6-1-1。

2. 复合觉：见表6-1-1。

表6-1-1　两点辨别觉检查结果　　　　　　　　　　　　单位：mm

支配神经	检查部位	静态	动态
正中神经	拇指掌面	5	5
	示指掌面	5	5
	中指掌面	5	5
	环指桡侧掌面	5	5
桡神经	拇指背侧面	15	15
	示指近端1/3	15	15
	中指近端1/3	15	15
尺神经	环指尺侧掌面	5	5
	小指掌面	5	5

3. 知觉

（1）疼痛：视觉模拟评分法（VAS）7/10分。

疼痛性质：部位在左肩关节外侧，持续性钝痛，按摩后缓解。

（2）温度觉：两个试管分别装冷、热水，在各个检查部位交替测试（表6-1-2）。

表 6-1-2　温度觉检查

支配神经	检查部位	触觉	温度觉
正中神经	手掌桡侧	正常	正常
	掌面桡侧3个半手指	正常	正常
桡神经	上臂2/3后外侧	过敏	过敏
	前臂后外侧1/2	近肘关节处减退	近肘关节处减退
	手背桡侧、环指背面桡侧至第一掌骨外侧	虎口处减退	虎口处减退
	拇指背侧	减退	减退
	示指和中指近端1/3	减退	减退
尺神经	前臂内侧1/2	正常	正常
	手掌尺侧、小指掌面及环指掌面尺侧半	正常	正常
	手背尺侧	正常	正常

（3）物体识别能力：Moberg拾物试验：准备10种常见物品（包括笔、橡皮、曲别针、钥匙、硬币、棋子、夹子、木块、布片、勺子），令患者在闭眼的情况下，使用左手三指分别拿取上述10种物品，并辨别出物品的种类。患者能辨认清楚，但动作缓慢。

（三）肩关节半脱位

左臂自然下垂于体侧，从肩峰开始向肱骨方向触摸，半脱位约1横指。

（四）关节活动度（L）（见表6-1-3）

表 6-1-3　关节活动度检查

关节	运动方向	主动	被动
肩	屈曲	60°	100°
	伸展	10°	45°
	内收	30°	45°
	外展	30°	70°
	内旋	45°	不能完成
	外旋	20°	不能完成
	水平内收	不能完成	不能完成
	水平外展	不能完成	不能完成
肘	屈曲	正常	正常
	伸展	正常	正常
前臂	旋前	正常	正常
	旋后	正常	正常

续表

关节	运动方向	主动	被动
腕	掌屈	正常	正常
	背伸	不能完成	正常
	桡偏	正常	正常
	尺偏	正常	正常
拇掌指	内收	正常	正常
	桡侧外展	20°	80°
	掌侧外展	30°	50°
	对掌	正常	正常
四指掌指	屈曲	正常	正常
	伸展	不能完成	正常
四指近端指间	屈曲	正常	正常
	伸展	正常	正常
四指远端指间	屈曲	正常	正常
	伸展	正常	正常

注：肩关节内外旋测量起始位为肩关节自然下垂，肘关节屈曲90°，前臂中立位，以前臂靠近腹部为内旋，前臂远离腹部为外旋。

（五）肌力（L）

1. 徒手肌力检查（MMT）：见表6-1-4。

表6-1-4　徒手肌力检查

关节	运动方向	结果	关节	运动方向	结果
肩	屈曲	2⁻	拇指IP	屈曲	4
	伸展	1⁺		伸展	1⁺
	内收	2⁻	拇指	内收	4
	外展	2⁻		桡侧外展	2⁻
	内旋	2⁻		掌侧外展	4
	外旋	2⁻	拇指和小指	对掌	4
肘	屈曲	4	手指MP	屈曲	4
	伸展	2⁺		伸展	1
前臂	旋前	4		外展	3
	旋后	3⁺		内收	4
腕	掌屈	4	手指PIP	屈曲	4
	背伸	1⁺		伸展	3⁺
拇指MP	屈曲	4	手指DIP	屈曲	4
	伸展	1⁺		伸展	3

2.握力和捏力：使用握力计和捏力计测量，分别测量3次取平均值，见表6-1-5。

表6-1-5　握力和捏力检查

项目	握力	拇食指对指捏力
左侧	12N	3N
右侧	40N	20N

（六）上肢机能

STEF检查结果为右侧100分，左侧28分。

（七）ADL

改良Barthel指数100分，日常生活完全自理。

三、问题点总结

（一）运动功能

1.关节活动度

（1）左肩关节各个方向的活动范围均减小，可能与大结节骨折制动和臂丛神经损伤导致的肌肉无力有关。骨折病程4周，且X线片显示患者左肱骨头骨密度减低，为避免影响骨折愈合，考虑先改善肩关节前屈、后伸运动范围，禁止肩关节内外旋和外展。病程6周以后，结合影像学检查，增加肩关节其他方向的运动范围。

（2）腕关节背伸、拇指外展和其余四指掌指关节伸展存在主动关节活动范围障碍，考虑和桡神经损伤有关。桡神经损伤会导致伸腕和伸手指肌肉受累，可进行主、被动活动或者佩戴辅助器具，以维持伸肌的肌肉长度，避免屈曲挛缩。

2.肌力

（1）左肩关节各方向的运动都存在肌力减退，考虑与骨折长期制动导致肌肉废用性萎缩有关，也和臂丛神经损伤导致相关肌肉失神经支配有关。至入院时病程4周，可以在无痛的活动范围内进行等张肌力训练，以抗自身重力为主。肩关节外展和旋转动作可采用肌肉等长收缩的方式进行肌力训练。

（2）对于臂丛神经损伤导致的部分肌肉肌力低下，可以使用电疗，达到延缓肌肉萎缩或增强肌力的目的。

（3）左侧手的握力、捏力均减退，可选择适当的作业活动进行肌力训练，同时嘱咐患者在日常生活中，尽可能让左手参与进去。

3.上肢机能：采用了简易上肢机能检查，左侧上肢完成动作困难，耗时长，与右侧得分相差悬殊。在完成动作的过程中观察到，患者左侧存在耸肩代偿，躯干移动过多，左手拿物体费力，且越小的物体越困难。说明左侧上肢活动能力差，需要改善左肩关节活动受限，增加左上肢的活动范围，提高左侧上肢肌力、肌耐力和左手指的灵活性。

4.肩关节半脱位：臂丛神经损伤会导致肩周肌肉肌力降低或麻痹，这些肌肉功能的丧失会导致肩关节半脱位。首先要对患者进行宣教，尽量避免患侧上肢下垂，站立位时可以佩戴肩吊带，或者将上肢放在口袋中，以减轻肩关节半脱位。其次，要增强肩周肌肉的肌力，恢复肌肉对肱骨头的牵拉作用。

（二）感知觉功能

1. 疼痛：疼痛是骨科患者最常见的症状，可以使用止疼药物，配合理疗，缓解疼痛。
2. 感觉脱敏：患者左上臂2/3后外侧区域存在感觉过敏，需要对这个部位进行脱敏治疗，可以进行轻柔地按摩，逐步提高感觉阈值。
3. 感觉训练：感觉减退部位出现在桡神经支配区域，集中在手背侧，对抓握物体识别能力没有影响，对日常生活的影响相对较小。可以对感觉减退区域进行轻柔的刷擦，通过视觉辅助，体会与正常感觉区域的差别，不断反复强化练习，重建感觉信息处理系统。

（三）ADL 方面

改良 Barthel 指数得分100分，患者能达到日常生活完全自理。但在完成日常生活活动时全部是由右侧上肢完成动作，左侧几乎不参与，患者自述由于肩部持续疼痛，担心活动会影响骨折愈合，或牵扯到受伤的神经，所以不敢活动。故在进行肢体功能训练的同时，需要对患者进行宣教，让患者在日常生活中尽可能双手配合使用。

四、康复目标

（一）长期目标

回归家庭，回归社会，回到原工作岗位。

（二）短期目标

1. 维持并扩大左上肢各关节的关节活动范围。
2. 维持并提高左上肢肌力，左手握力、捏力。
3. 改善左上肢和手的感觉功能。
4. 提高左手的灵活性和实用性。

五、训练计划

（一）骨折4～6周

1. 关节活动度训练
（1）滚筒：双上肢分别放在滚筒上，与肩同宽，保持中立位，躯干缓慢向前趴，至能承受的肌肉牵拉感，保持10秒后放松回到原位，重复数次。
（2）瑜伽球：瑜伽球放在身体左侧，左手放在瑜伽球上，肘关节伸展或稍屈曲，前臂中立位，腕关节背伸，缓慢做肩外展动作，至有肌肉牵拉感即可，保持10秒后放松回到原位，重复数次。

2．肌力训练

（1）木钉：用左手抓握大木钉，先摆放到木钉盘中，期间注意避免躯干移动代偿；再将大木钉向上放入筐内，放的时候要求用力张开全部手指，注意把筐放在合适的高度，避免耸肩代偿，随着肌力增加，可逐渐增加放筐的高度。

（2）磨砂板：左手抓握单柄磨砂板，在桌面上做肘关节屈伸的擦拭动作，和肘关节伸展时做肩关节水平内收外展动作，避免躯干旋转代偿。

（3）弹力带：双上肢自然下垂，肩关节中立位，肘关节屈曲90°，前臂中立位。

① 双手握住弹力带，保持肘关节贴紧躯干，手向远离躯干用力，即肩关节外旋，不需产生弹力带长度变化。

② 固定弹力带一端，左手握住另一端，保持肘关节贴紧躯干，手向腹部用力，即肩关节内旋，不需产生弹力带长度变化。

（4）握力球和夹子：增强左手握力和捏力的训练。捏夹子时可以分别使用拇示指、拇中指、拇环指和拇小指，为增加难度还可以在高处设立目标，将夹子夹在高处。

3．感知觉训练

（1）理疗：采用间动电疗法缓解左上臂2/3后外侧区域疼痛。

（2）刷擦：使用软毛刷或软布，刷擦感觉减退区域，并进行左右侧对比，睁闭眼对比。

（3）患者宣教：在日常生活活动中，注意对感觉减退部分肢体的保护，避免外伤、烫伤等二次损伤。

4．手灵活性训练

（1）手指步行：左手示指和中指在桌面上像两条腿走路一样前后交替向前迈步。

（2）棋子：拇指和示指将棋子捏起放入手心，手心放满棋子后，再用拇指和示指将棋子放入指定盒子中。

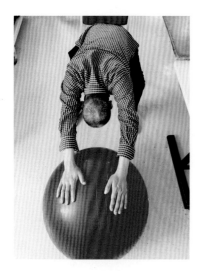

图6-1-3　牵拉训练

（二）骨折6～8周

1．关节活动度训练

（1）瑜伽球（图6-1-3）：① 放在身体前方，双手放在球上，躯干缓慢向前趴，至能承受的肌肉牵拉感，保持10秒后放松回到原位，重复数次；② 放在身体左侧，左手放在球上，肘关节伸展，前臂中立位，腕关节背伸，缓慢做肩关节外展动作，躯干逐渐向左倾，以增加肩关节外展角度。

（2）短棒：双上肢自然下垂，肩关节中立位，肘关节屈曲90°，前臂中立位，双手握住短棒两端，做肩关节内外旋动作。

2．肌力训练

（1）套圈：左腕部佩戴0.5kg沙袋。

① 先做肩关节内收动作，再做肩关节前屈动作，将套

圈挂在高处目标上；②先做肩关节水平内收，再做肩关节水平外展动作，将套圈挂在身体左侧目标上。

（2）体操棒：双手在躯干后方抓握体操棒，双手抓握位置间隔与肩同宽，肘关节伸展，前臂旋前，做肩关节后伸动作，避免躯干前倾代偿。

（3）磨砂板：在可调节高度的斜面上，左手向上推磨砂板，磨砂板加重1kg，注意左上肢要充分伸展，肩胛骨外展外旋。

（4）握力器、夹子：增加握力器和夹子的硬度。

3．感知觉训练：患者肩部疼痛改善明显，已不影响睡眠，可继续间动电疗。感觉减退区域麻木改善，可令患者回病房后自主进行感觉刺激训练。

4．手灵活性训练

（1）铁钉：左手三指捏住铁钉，再使铁钉上下颠倒。

（2）手指楼梯：左手示指和中指像两条腿上楼梯交替向上迈步一样进行动作。

（三）骨折8～12周

1．关节活动度训练

（1）墙面擦拭：双上肢在光滑的墙面上做擦拭动作（图6-1-4）。

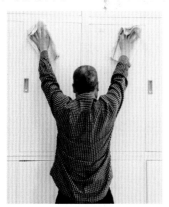
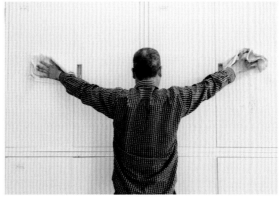

图6-1-4　墙面擦拭

（2）毛巾：将毛巾搭在右肩膀上，左手在背后抓住毛巾一端，右手在胸前抓住另一端，辅助增加左手在背部的活动范围（图6-1-5）。

2．肌力训练

（1）墙面操作：左腕关节佩戴1kg沙袋，在高处进行拧螺丝训练。

（2）套圈：训练动作同6～8周肌力套圈训练，沙袋增加至1kg。

（3）砝码：分别用拇示指、拇中指、拇环指和拇小指捏砝码，并放向高处。

3．手灵活性训练

（1）键盘操作：双手敲打键盘（图6-1-6）。

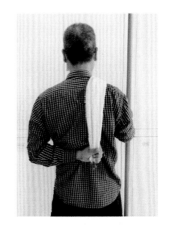

图6-1-5　活动度训练

（2）编筐（图6-1-7）：① 剪裁报纸；② 搓成细纸卷，并粘住末端；③ 将细纸卷编织成筐。

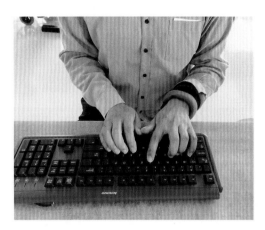

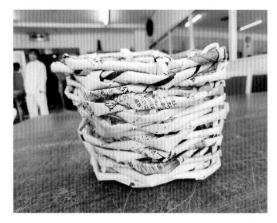

图6-1-6   图6-1-7

六、要点与讨论

上肢周围神经损伤是骨科常见损伤之一。其特点为伤后神经再生速度缓慢，常伴失神经支配肌肉的萎缩和退行性改变，也会有神经组织粘连等因素，均会对治疗及康复效果造成影响。康复治疗早已被证明是上肢周围神经损伤患者除手术、药物外的重要治疗方式，可以加速患者上肢功能的恢复。

患者自入院起，共计接受约两个月的住院和门诊康复治疗，左侧（患侧）上肢在日常生活中的参与度较系统康复治疗前显著提高。患者主诉，左侧上肢功能恢复程度达到了正常时的90%，且可以回到原工作岗位继续工作。

此患者最终治疗效果理想，但评估中仅选用STEF及改良Barthel指数评估上肢功能及日常生活自理能力，其中改良Barthel指数存在天花板效应，不能评估患者在生活中双侧上肢的使用情况，故患者的基础情况评价维度需要进一步完善。

一项国内META分析显示，MRI对臂丛神经损伤诊断具有较高的敏感度和特异度，对于急性或亚急性臂丛神经损伤的诊断具有较高的价值，同时对于患者臂丛神经损伤的治疗与修复具有重要的评估意义。同时，也有研究显示，使用DASH量表对臂丛神经损伤患者进行动态评估，可评估患者康复治疗不同程度的进展，及时调整治疗方案，帮助患肢加速恢复。

诸如此类证据充分的诊断及疗效监控方法，可在未来的临床康复工作中，与实际康复治疗有效结合，充实各种康复治疗的数据记录，有助于深入研究各种康复治疗方法对于特定患者的临床获益，为康复患者的个体化、精准化、高效化治疗策略提供参考和依据。

第二节　关于右侧全膝关节置换术后早期康复治疗病例

一、患者情况

（一）基本情况

姓名：XHB	性别：男
年龄：65岁	职业：退休
民族：汉族	入院时间：2021年10月10日
兴趣爱好：散步	病史采集时间：2021年10月19日
病史陈述者：患者本人	病史可靠性：可靠
家庭经济情况：一般	利手：右利手

家庭构成：见图6-2-1。

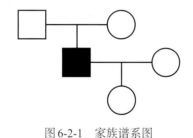

图6-2-1　家族谱系图

（二）医学情况

1. 临床诊断：单侧膝关节骨性关节病（右），膝关节退行性病变（双）。

2. 障碍诊断：右侧膝关节活动障碍。

3. 主诉：双侧膝关节活动时疼痛3年，右侧全膝关节术后活动障碍。

4. 病残史：患者于3年前无明显诱因下出现双膝活动时疼痛，休息后缓解，右侧较重。患者为求进一步手术治疗，来我院门诊就诊，2021年10月10日门诊拟以"双侧膝关节退行性变"收治入院。病程中患者无恶心呕吐，无低热盗汗，无下肢放射痛等，饮食睡眠可，大小便无异常，近期体重无明显变化。患者于2021年10月18日上午8:00行右侧全膝关节置换术，现术后第1天，患侧膝关节活动障碍，为早期功能锻炼开始床边康复介入。

5. 既往史：患者既往体健。否认高血压、糖尿病、肾病病史，否认肝炎、结核等传染病史。既往2002年行阑尾切除术。无输血史。否认药物、食物过敏史。

6. 个人社会生活史：生于原籍，久居当地。否认疫区、疫水接触史。否认毒物、放射性物质接触史。否认烟酒嗜好。

  7. 婚育史：已婚，适龄结婚，配偶体健，育1女，女儿体健。

  8. 家族史：否认家族遗传病史及类似疾病史。

（三）其他部门信息

  1. 骨科专科检查：脊柱生理弯曲存在，各脊突区无叩击痛。双髋关节活动正常，双下肢皮肤感觉及末梢血运正常。右膝部稍肿胀。双膝活动屈曲120°，伸直0°，内外侧关节间隙压痛（＋）。余肢体未见明显异常。

  2. 辅助检查

  （1）右膝关节正侧位DR：右膝关节各骨关节缘见唇状骨质增生影，右膝胫骨平台内侧骨质密度增高，关节面光整，内侧关节间隙狭窄，可见游离体，周围软组织内见钙化影，余未见明显异常。检查结论诊断：右膝关节退变，内侧半月板损伤可能，必要时MR。

  （2）右膝关节MR：右膝关节骨性关节炎；内外侧半月板损伤；后交叉韧带变性；髌上囊、关节腔积液；髌下脂肪垫损伤。

  （3）超声科：（2021年10月12日）双侧股动脉、腘动脉、胫前动脉、胫后动脉、腓动脉所见段粥样小斑块形成，双侧股动脉、腘动脉、胫前动脉、胫后动脉、腓动脉所见段血流通畅。双侧股静脉、腘静脉、胫前静脉、胫后静脉及腓静脉所见段血流通畅（2021年10月22日）。双侧股动脉、腘动脉、胫前动脉、胫后动脉、腓动脉所见段粥样小斑块形成，双侧股动脉、腘动脉、胫前动脉、胫后动脉、腓动脉所见段血流通畅。双侧股静脉、腘静脉、胫前静脉、胫后静脉及腓静脉所见段血流通畅。

（四）其他情况

  1. 患者居住环境：患者居所为老式居民楼，住在3层无电梯，缺少无障碍设施。

  2. 医疗费用支付方式：医保。

二、初期评价

（一）初次面接

  患者由妻子陪伴仰卧于床，精神状态稍差，交流顺畅。患侧下肢膝关节加压包扎状态，带有一引流管，清晨引流量记录100mL。患者全膝关节置换术后第1天，自述疼痛较为剧烈。患侧肌力明显减弱，膝关节被动和主动关节活动度差。术后一直保持平卧位，未尝试坐起，床上翻身运动稍欠灵活，自主床上坐起无法完成。

（二）评价计划与方法

  1. 感觉功能的评价：视觉模拟评分（visual analogue scale，VAS）评价膝关节疼痛水平。

  2. 肿胀评价：软尺测量下肢的围度评价下肢肿胀程度。

3. 关节活动度的评价：采用关节活动度测量法评价患者PROM和AROM。

4. 肌力的评价：采用徒手肌力评定（MMT）评价患者肌力。

5. 平衡功能评价：采用Berg平衡量表（BBS）评价患者平衡功能。

6. KSS膝关节评分系统：采用综合量表KSS评价全膝关节置换术后综合功能情况。

7. ADL评价：采用改良Barthel指数评定患者基本ADL。

（三）初期评价结果

1. 感觉功能的评价：视觉模拟评分（visual analogue scale，VAS）：膝关节9/10分。

2. 躯体功能评价

（1）肿胀评价

1）右侧下肢围度：小腿37cm、髌骨中心39cm、髌骨上6cm处42cm、髌骨上8cm处43cm、髌骨上10cm处43.5cm。

2）左侧下肢围度：小腿36.5cm、髌骨中心38cm、髌骨上6cm处41cm、髌骨上8cm处42cm、髌骨上10cm处43cm。

（2）关节活动度的评价

1）右侧膝关节：AROM屈曲10°、伸直0°；PROM屈曲30°、伸直0°。

2）左侧膝关节：AROM和PROM屈曲均120°、伸直0°。

（3）肌力的评价（MMT）

1）右侧：屈髋肌4级、伸髋肌4级、髋外展肌4级、屈膝肌2级、伸膝肌2级、踝背屈肌4级、踝跖屈肌4级。

2）左侧：屈髋肌5级、伸髋肌5级、髋外展肌5级、屈膝肌5级、伸膝肌5级、踝背屈肌5级、踝跖屈肌5级。

（4）平衡功能评价：Berg平衡量表（BBS）评分0分，平衡能力差。

（5）KSS膝关节评分系统：KSS评分中单纯膝关节功能评分31分，患者整体功能评分0分。

3. ADL评价：Barthel指数得分25分，ADL部分依赖，需要很大帮助，见表6-2-1。

表6-2-1 BADL评价

评定项目	分数	评定项目	分数
大便	10	步行（在病房及其周围，不包括走远路）	0
小便	10	穿衣	0
修饰	0	上楼梯（上下一段楼梯，用手杖也算独立）	0
如厕	0	洗澡	0
吃饭	5	总分	25
转移（床-椅）	0		

三、问题点（图6-2-2）

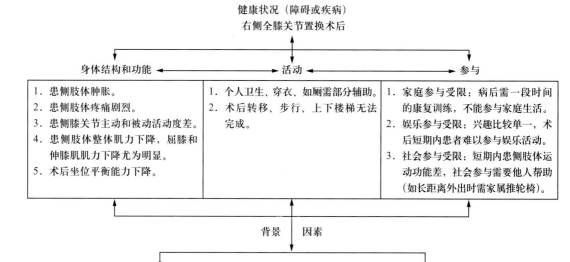

健康状况（障碍或疾病）
右侧全膝关节置换术后

身体结构和功能 ←→ 活动 ←→ 参与

身体结构和功能	活动	参与
1. 患侧肢体肿胀。 2. 患侧肢体疼痛剧烈。 3. 患侧膝关节主动和被动活动度差。 4. 患侧肢体整体肌力下降，屈膝和伸膝肌肌力下降尤为明显。 5. 术后坐位平衡能力下降。	1. 个人卫生、穿衣、如厕需部分辅助。 2. 术后转移、步行、上下楼梯无法完成。	1. 家庭参与受限：病后需一段时间的康复训练，不能参与家庭生活。 2. 娱乐参与受限：兴趣比较单一，术后短期内患者难以参与娱乐活动。 3. 社会参与受限：短期内患侧肢体运动功能差，社会参与需要他人帮助（如长距离外出时需家属推轮椅）。

背景 因素

环境因素 ┄┄ 个人因素

环境因素	个人因素
Facilitators： 1. 患者与家人、邻居、朋友关系和睦。 2. 患者目前住院，院内无障碍设备齐全，利于患者出行。 3. 患者拥有医保，家属支持康复，家庭条件支持患者在医院接受持续性的系统正规的康复训练。 Barriers： 居家、社区场所无障碍设备较少，不利于患者出行及功能维持。	Facilitators： 1. 患者无其他系统疾病，既往体健。 2. 患者性格较为随和，便于交流。 Barriers： 1. 疼痛较为剧烈，自主训练意识较弱。 2. 兴趣活动单一。

图6-2-2　基于ICF框架的问题点分析

根据以上信息，患者的主要问题点如下：

1. 患侧肢体肿胀、疼痛。

2. 运动功能障碍：患侧膝关节主动和被动关节活动度下降，患侧下肢肌力下降，屈膝和伸膝肌肌力下降尤为明显。

3. 日常生活大部分依赖：个人卫生、穿衣、如厕、需部分辅助，术后转移、步行、上下楼梯无法完成。

四、康复目标

（一）长期目标

1. 主动辅助屈膝≥115°。

2. 起立时双下肢负重对称和相等。

3. 独立完成ADL，包括系鞋带和穿袜子。

4. 上下楼梯。

5. 屈膝和伸膝肌力量、控制能力和柔韧性达到最大，足以满足较高水平 ADL 需要。

（二）短期目标

1. 控制疼痛、肿胀、预防感染和血栓形成，促进伤口正常愈合。
2. 膝关节屈曲角度 ≥ 90°。
3. 能够完成无辅助的转移训练。
4. 可以无辅助下利用助行器在平地上行走。
5. 能够在少量辅助下进行如厕。

五、训练计划

（一）改善肿胀、预防血栓、控制疼痛

1. 冰敷。
2. 抬高患肢。
3. 踝泵运动：踝关节主动背屈和跖屈活动，每小时15次。
4. 气压治疗：促进下肢循环，预防血栓。

（二）躯体运动功能训练

1. 辅助下主动屈膝训练：仰卧位，患侧下肢在治疗师辅助下足跟向臀部缓慢滑行屈曲。
2. 被动伸膝训练：仰卧位，踝下垫毛巾卷以保持膝关节伸直，毛巾卷大小以患者能够耐受为宜。
3. 肌力训练：从股四头肌、腘绳肌、臀肌的等长收缩开始，过渡到仰卧位主动直腿抬高。
4. 平衡训练：先辅助患者床边端坐位平衡训练，过渡到助行器辅助下站立平衡训练。
5. 负重训练：在助行器辅助下，进行重心转移和患侧部分负重训练（术后双下肢B超结果显示无血栓）。
6. 步态训练：在助行器辅助下，进行步态训练，纠正异常姿势，矫正因膝关节疼痛或肌力不足而出现提髋的代偿、患侧支撑相缩短等异常步态（术后双下肢B超结果显示无血栓）。

（三）日常生活的指导训练

1. 转移训练
（1）床上翻身坐起训练。
（2）助行器辅助下坐位到站立位的起立训练、站立位到坐位的坐下训练。
（3）辅助下床到轮椅和轮椅到床的转移训练。
2. 穿衣训练：指导患者穿脱裤子训练。
3. 如厕训练：指导患者如厕，可给予少许辅助。

（四）训练注意事项

1. 时刻关注患者运动前后伤口渗出和引流量，如果出现伤口渗出或引流量超出正常范围，

及时与医生沟通调整运动方案。

2. 注意伤口感染的迹象和症状，如伤口颜色，患侧肢体肿胀程度、皮温等。

3. 严格关注深静脉血栓问题，在治疗开始前了解患者术前双下肢彩超结果，评估患者DVT风险，关注患者肿胀和疼痛，是否出现小腿压痛和Homans征阳性。及时跟进术后双下肢彩超结果，根据结果调整运动方案。充分了解肺栓塞体征，如出现危险状况，能够做到及时发现，立即通知护理员和医师。

4. 关注患者每日疼痛情况，每次训练完后疼痛是否加重，患者能否耐受，及时与医生沟通患者疼痛及用药情况。

六、中期评价、进展和问题点总结

（一）评价方法和结果

1. 感觉功能的评价：视觉模拟评分（visual analogue scale，VAS）：膝关节6/10分。

2. 躯体功能评价

（1）肿胀评价

1）右侧下肢围度：小腿36.5cm、髌骨中心38.5cm、髌骨上6cm处41.5cm、髌骨上8cm处42.5cm、髌骨上10cm处43.5cm。

2）左侧下肢围度：小腿36.5cm、髌骨中心38cm、髌骨上6cm处41cm、髌骨上8cm处42cm、髌骨上10cm处43cm。

（2）关节活动度的评价

1）右侧膝关节：AROM屈曲80°、伸直0°；PROM屈曲90°、伸直0°。

2）左侧膝关节：AROM和PROM屈曲均120°、伸直0°。

（3）肌力的评价（MMT）

1）右侧：屈髋肌4$^+$级、伸髋肌4$^+$级、髋外展肌4$^+$级、屈膝肌3级、伸膝肌3级、踝背屈肌5级、踝跖屈肌5级。

2）左侧：屈髋肌5级、伸髋肌5级、髋外展肌5级、屈膝肌5级、伸膝肌5级、踝背屈肌5级、踝跖屈肌5级。

（4）平衡功能评价：Berg平衡量表（BBS）评分24/56分，能辅助步行。

（5）KSS膝关节评分系统：KSS评分中单纯膝关节功能评分63分，患者整体功能评分5分。

3. ADL评价：Barthel指数得分70分，日常生活基本自理，见表6-2-2。

表6-2-2　ADL评价

评定项目	分数	评定项目	分数
大便	10	转移（床-椅）	10
小便	10	步行（在病房及其周围，不包括走远路）	15
修饰	5	穿衣	5
如厕	5	上楼梯（上下一段楼梯，用手杖也算独立）	0
吃饭	10	洗澡	0
总分	70		

（二）进步点

1. 疼痛和肿胀较前减轻。
2. 膝关节主动和被动活动度进步明显。
3. 患侧下肢整体力量增强，在助行器辅助下站立平衡能力提高。
4. 日常生活能力提高明显，实现基本自理，患者满意度提高。

（三）仍存在的问题

1. 疼痛虽较前减轻，但每次训练时仍存在较强疼痛，部位集中在伤口和大腿前侧。
2. 膝关节活动度未能满足较高水平日常生活能力需求，上下楼梯无法完成。
3. 随着下地站立和步行，每日晚间患者感觉患侧肢体肿胀较重。
4. 下肢肌力、耐力和肌肉柔韧性不足，导致步行距离过短，易疲劳。

七、中期康复目标

（一）长期目标

1. 主动辅助屈膝≥115°。
2. 起立时双下肢负重对称和相等。
3. 独立完成ADL，包括系鞋带和穿袜子。
4. 上下楼梯。
5. 屈膝和伸膝肌力量、控制能力和柔韧性达到最大，足以满足较高水平ADL需要。

（二）短期目标

1. 疼痛和肿胀的自我管理。
2. 膝关节屈曲角度达105°。
3. 强化下肢力量，完成上台阶。
4. 增强步行能力，能够完成家庭性步行。
5. 进一步提高独立日常生活能力。
6. 掌握出院后家庭训练项目。

八、根据目标调整训练计划

（一）躯体运动功能训练

1. 关节活动度训练：继续上述关节活动度训练。增加坐位屈膝：患者坐在床边，主动屈膝，健侧足帮助患肢体下压屈曲，保持5～10秒，然后放松，重复以上动作。
2. 肌力训练：抗阻屈膝，直腿抬高，抗重力屈髋，提踵。床边坐位伸膝训练：床边坐位，主动伸膝，健足帮助患肢上抬尽量完全伸直膝关节，保持5～10秒，然后放松，重复以上动作。

3. 负重训练：继续上述负重训练，适当增加时间。

4. 步态训练：继续上述步态训练，增加步行距离，继续监测步态异常情况，及时矫正。

（二）日常生活的指导训练

1. 转移训练：继续上述训练，争取能够独立完成各种转移活动，增加不同高度座椅，完成坐到站的转移训练。

2. 穿衣训练：训练患者完全自主穿脱衣袜鞋。

3. 如厕训练：训练患者能够独立完成如厕。

4. 上下楼梯：辅助下上台阶练习，台阶高度从5cm开始。

（三）训练注意事项

1. 继续关注患者伤口情况，是否有渗出、感染等症状。

2. 观察每日患肢疼痛和肿胀程度，注意负重和步行训练是否加重肿胀和疼痛，根据患者具体情况及时调整治疗方案。

3. 患者属于老年人，肌力训练强度的增加，要注意患者心肺功能和疲劳程度，不可过度疲劳。

九、末期评价、进展和问题点总结

（一）评价方法和结果

1. 视觉模拟评分（visual analogue scale，VAS）：膝关节3/10。

2. 躯体功能评价

（1）肿胀评价

1）右侧下肢围度：小腿36.5cm、髌骨中心38.5cm、髌骨上6cm处41.5cm、髌骨上8cm处42cm、髌骨上10cm处43cm。

2）左侧下肢围度：小腿36.5cm、髌骨中心38cm、髌骨上6cm处41cm、髌骨上8cm处42cm、髌骨上10cm处43cm。

（2）关节活动度的评价

1）右侧膝关节：AROM屈曲95°、伸直0°；PROM屈曲100°、伸直0°。

2）左侧膝关节：AROM和PROM屈曲均120°、伸直0°。

（3）肌力的评价

1）右侧：屈髋肌4$^+$级、伸髋肌4$^+$级、髋外展肌4$^+$级、屈膝肌4级、伸膝肌4级、踝背屈肌5级、踝跖屈肌5级。

2）左侧：屈髋肌5级、伸髋肌5级、髋外展肌5级、屈膝肌5级、伸膝肌5级、踝背屈肌5级、踝跖屈肌5级。

（4）平衡功能评价：Berg平衡量表（BBS）评分40分，能辅助步行。

（5）KSS膝关节评分系统：KSS评分中单纯膝关节功能评分85分，患者整体功能评分30分。

3. ADL评价：Barthel指数得分90分，日常生活大部分自理，见表6-2-3。

表6-2-3　ADL评价

评定项目	分数	评定项目	分数
大便	10	步行（在病房及其周围，不包括走远路）	15
小便	10	穿衣	10
修饰	5	上楼梯（上下一段楼梯，用手杖也算独立）	5
如厕	10	洗澡	0
吃饭	10	总分	90
转移（床-椅）	15		

（二）进步点

1. 疼痛和肿胀较前减轻。
2. 膝关节主动和被动活动度进步明显。
3. 患侧下肢整体力量增强，辅助下可上低高度的台阶。
4. 步行距离有所增加。
5. 日常生活基本都能自主完成，因伤口未拆线，只剩洗澡无法完成。

（三）仍存在的问题

1. 患肢仍存在肿胀和活动时疼痛的问题。
2. 上低台阶需要辅助，下台阶时患肢先下，无法双侧下肢交替下台阶。

十、出院后康复目标

1. 功能方面的维持和提高。
2. 膝关节活动度、肌力和柔韧性的继续提高。
3. 提高上下台阶的能力。
4. 增强步行能力。
5. ADL、居家及社会适应。
6. 伤口愈合拆线后，能够完成洗澡，基本日常生活能够完全自理。
7. 能够参与简单家务，最后可以完成社区性步行。

十一、出院后训练计划（出院回家后2～3周）

1. 被动伸膝：踝关节下方垫枕头，膝关节伸直，在膝关节近端施加压力。

2．主动和被动屈膝

（1）俯卧位屈膝，患者俯卧位，双侧屈膝，健侧压住患侧脚踝，健侧膝关节屈曲用以尽可能增加患侧膝关节屈曲角度。

（2）站在靠背椅后屈膝，站立位，双手扶住椅背，患侧膝关节屈曲，足跟靠近臀部。

（3）闭链站立屈膝，站立位，患肢踏在台阶上，双手放在膝盖上慢慢向前倾斜，引导患膝做更多屈膝。

3．功能性力量训练

（1）坐站练习：反复练习不同高度从坐到站的平衡与控制。

（2）上下台阶练习：练习患侧登台阶（高度渐进），练习控制健侧下台阶（高度渐进）。

4．开始上下车转移训练，以及在不平坦表面的步态训练。

十二、要点与讨论

（一）疼痛的处理

疼痛和肿胀是全膝术后早期的康复，最常遇见的两个问题。疼痛在术后早期表现剧烈，患者每日常规使用止痛药仍会疼痛难忍，甚至出现难以入睡的情况。所以第一天床边康复介入的时候，患者内心比较抗拒，不愿进行康复锻炼，尤其被动和辅助屈膝的活动。最后经过耐心开导，患者接受早期康复理念，但第一天主要以领会训练内容为主，简单活动后，立刻冰敷，减轻不良反应。严格关注患者第二天的疼痛情况，及时与医生反应，看是否需要调整镇痛方案。将来这种患者可以考虑更早康复介入，术前充分解释术后训练的重要性和术后的疼痛，让患者尽快接受并积极配合。

（二）肿胀的问题

术后患侧肢体肿胀是个常见问题，肿胀会影响康复进程，尤其是关节活动度的训练。术后72h内常常会出现肿胀的高峰期。另外，患者开始下地活动后，肿胀随着步行时间和距离的增加也可能会加重。为了解决这一问题，患者术后尽早开始踝泵运动，患肢抬高，控制坐位和站立时间和适当的膝关节活动促进回流。

（三）下肢深静脉血栓风险

全膝关节置换术属于下肢手术，血栓发生率较高。康复的早期介入也是为了降低发生率，但由于手术类型，患者年龄，高血压、糖尿病等既往史，术前和术后的活动减少等，这类患者的风险偏高。这类患者一般会在引流管拔除后再做术后的彩超，所以在治疗过程中，我们需要提前了解患者下肢彩超结果，时刻关注患者下肢是否出现DVT的体征，患者术后抗凝药物的使用，以及熟知肺栓塞的体征。虽然临床医师和护理人员都会做VTE风险评估，但作为治疗师，应该更加关注这一问题，后期可以在评估环节中加入VTE风险评估。

第三节　关于前交叉韧带断裂重建术后的作业治疗病例

一、患者情况

（一）基本情况

姓名：LJW	性别：男
年龄：23岁	职业：大学生
民族：汉族	入院时间：2021年10月16日
兴趣爱好：篮球	病史采集时间：2021年10月16日
病史陈述者：患者本人	病史可靠性：可靠
家庭经济情况：一般	利手：右利手

家庭构成：见图6-3-1。

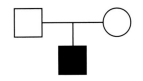

图6-3-1　家族谱系图

（二）医学情况

1. 临床诊断：左膝前交叉韧带断裂重建术后。
2. 障碍诊断：左膝关节活动度及功能受限。
3. 主诉：左侧膝关节活动受限23天。
4. 病残史：患者于2年前打篮球被人撞倒，左膝关节受伤，之后一直采取保守治疗（具体不详）。2021年9月24日于我院做前交叉韧带重建手术（自体半肌腱及股薄肌肌腱、双束）。术后手术医生嘱患者自己进行康复锻炼，患者自觉居家锻炼效果欠佳，为进一步康复收入院。目前患者左膝关节活动度受限，暂未下地负重，拄拐活动。
5. 既往史：既往体健。否认糖尿病、高血压、肾病病史，否认结核、肝炎传染病史。否认食物、药物过敏史。
6. 个人社会生活史：生于原籍，否认长期外地居住史，否认疫区、疫水接触史，否认毒物及放射线接触史。否认吸烟、饮酒史。
7. 婚育史：未婚。
8. 家族史：否认家族遗传病史及类似疾病史。

（三）其他部门信息

1. 骨科专科检查（术前）：脊柱生理弯曲存在，各脊突区无叩击痛。双膝部无明显肿胀，屈伸膝关节疼痛明显，左膝屈曲100°、伸直10°，前抽屉试验（＋），浮髌试验（－），双下肢肌力、感觉、肌张力未及明显异常。

2. 影像科（术前）：MRI：左膝前交叉韧带损伤。

（四）其他情况

1. 患者居住环境：患者居所为高层塔楼，有电梯。
2. 医疗费用支付方式：医保。

二、初期评价

（一）初次面接

患者由其母亲陪伴，拄双拐入院，患侧下肢佩戴膝关节支具，患肢未负重。患者患肢肌力明显减退，肌肉萎缩明显，直腿抬高勉强完成。左膝关节活动度受限明显，不能完全伸直，屈膝角度差，主动屈膝末端有疼痛，疼痛位置于胫股关节关节间隙。左膝关节髌骨周围稍微肿胀，皮温较健侧高，有明显的手术后瘢痕，皮肤感觉正常。术前膝关节存在疼痛。术后未进行过任何负重练习。日常生活轻度受限。患者及家属较为焦虑，担心恢复不好影响生活。

（二）评定计划及方法

1. ROM的评价：采用关节活动度测量法评价患者ROM。
2. 肌力的评价：采用MMT评估方法评价患者肌力。
3. 肌肉萎缩的评价：用皮尺测量膝关节髌上5cm、10cm、15cm，小腿中段最粗部位肢体围度。
4. 疼痛的评价：采用视觉量表（VAS）评价患者疼痛程度。
5. 瘢痕的评价：采用温哥华瘢痕评估量表（VSS）评价患者瘢痕情况。
6. ADL的评价：采用Barthel指数评定量表评估患者目前ADL自理情况。
7. 精神状态的评价：采用焦虑自评量表（SAS）评价患者焦虑水平。

（三）初期评价结果

1. ROM的评价：左侧膝关节ROM：5°～40°；髌骨活动度差。
2. 肌力的评价：MMT：臀中肌、臀大肌4级，股四头肌、腘绳肌、髂腰肌3$^+$级。
3. 肌肉萎缩的评价，见表6-3-1。

表6-3-1 肌肉萎缩的评价

肢体围度	左膝/cm	右膝/cm
髌上5cm	37.5	38.0
髌上10cm	38.0	40.5
髌上15cm	40.5	43.2
小腿中段最粗部位	35.3	36.5

4. 疼痛评定（VAS）：主动屈膝3/10分，疼痛位置在胫股关节关节间隙，不动不痛；按压瘢痕周围疼痛3/10分。

5. 瘢痕的评价（VSS），见表6-3-2。

表6-3-2 瘢痕的评价

项目	评分	项目	评分
色泽（M）	3	厚度（H）	0
血管分布（V）	2	柔软度（P）	3

6. ADL评价：Barthel指数得分75分，ADL大部分自理，见表6-3-3。

表6-3-3 ADL评价

评定项目	分数	评定项目	分数
大便	10	步行（在病房及其周围，不包括走远路）	0
小便	10	穿衣	10
修饰	5	上楼梯（上下一段楼梯，用手杖也算独立）	0
如厕	10	洗澡	5
吃饭	10	总分	75
转移（床-椅）	15		

7. 精神状态的评价：焦虑自评量表43分（轻度焦虑）。

三、问题点（图6-3-2）

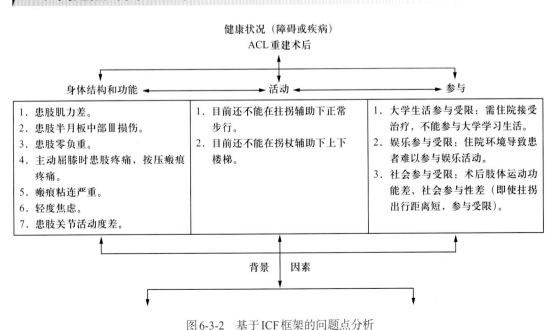

图6-3-2 基于ICF框架的问题点分析

环境因素	个人因素
Facilitators： 1. 患者与家人关系和睦。 2. 患者目前住院，院内无障碍设备齐全，利于患者出行。 3. 患者拥有医保，家属支持康复。 4. 患者家属对患者是否返岗工作的愿望不强烈，对患者要求不高，减轻患者心理压力。 5. 患者家属可理解患者病情。 Barriers： 1. 在深圳住厂房，居家与公共环境无障碍设施设备较少，不利于患者出行。 2. 患者离异状态。 3. 患者工作性质对患肢依赖强。 4. 患者工作要求较高，压力较大。	Facilitators： 1. 患者性格较为随和、开朗。 2. 患者交流态度良好，配合治疗。 3. 发病以来一直进行康复训练。 4. 无明显焦虑、抑郁等情绪障碍。 5. 患者较年轻（44岁）。 6. 患者既往身体素质良好。 Barriers： 1. 疼痛较为剧烈，自主训练意识较弱。 2. 兴趣活动单一。

图6-3-2 （续）

根据以上信息，患者的主要问题点如下：

1. 患侧膝关节及髌骨活动受限明显，肌肉萎缩明显，肌力差，患肢零负重。
2. 患者主动屈膝至关节末端疼痛，按压瘢痕疼痛。
3. 瘢痕粘连严重。
4. 患者精神状态较为焦虑。
5. 日常生活轻度依赖，患者不能正常步行及上下楼梯。

四、康复目标

（一）长期目标

半年之后回归运动场打篮球。

（二）短期目标

1. 膝关节ROM达到0°～90°，改善髌骨活动度。
2. 能够完全负重。
3. 在拐杖辅助下的正常步态。
4. 减轻疼痛/水肿。
5. 恢复正常平衡/本体感觉。
6. 增强股四头肌及周围相关肌肉力量。

五、训练计划

（一）第一阶段（术后3～4周）

1. 改善肿胀、控制疼痛
（1）冰敷、加压。

（2）肌肉刺激缓解疼痛，肌肉再激活。

2．躯体运动功能训练

（1）增加膝关节活动度：支具固定0°～90°，在物理治疗师指导下，患者仰卧位耐受情况下进行足跟滑动练习。

（2）松解瘢痕：治疗师将两个大拇指放于瘢痕两侧，轻轻按压皮肤，相对揉捏牵拉皮肤疤痕，松解粘连的瘢痕组织。

（3）髌骨活动：一手放在髌骨的上缘，另一手放于髌骨的下缘，上下左右推动髌骨，改善髌骨活动度。

（4）股四头肌肌力训练：支具固定在0°位下的直腿抬高，直到股四头肌能有足够的力量保证远端胫骨不掉落；患者仰卧位，缓慢将患侧下肢抬高30°，保持此姿势10s，然后放下。

（5）完全被动伸直：脚后跟垫一支持物，治疗师施加压力被动压直膝关节。

（6）负重训练：在拐杖辅助下，患肢进行渐进性负重训练（无痛）。

（7）本体感觉训练：患者在稳定平面睁闭眼抛球。

（二）第二阶段（术后4～8周）

1．躯体运动功能训练

（1）继续屈膝及保持伸直训练。

（2）负重训练：在治疗师辅助下进行小范围静蹲/重心转移训练。

（3）直腿抬高抗阻训练：在原先基础上，在小腿远端添加沙袋增加阻力，训练同上。

（4）本体感觉训练：患者在不稳定平面上（如泡沫垫）睁闭眼抛接球。

（5）腘绳肌牵伸：患者仰卧位，治疗师固定患者健侧下肢，并缓慢抬起患侧下肢，直至患者感受到大腿后侧有紧绷感，紧绷感以患者可耐受为宜。

（6）功率自行车训练：调整座椅高度，患者在可耐受程度下进行骑车。

2．日常生活的指导训练：上台阶训练：患者患侧下肢先踏上20cm的踏板，稳定重心，股四头肌发力，伸直患侧膝关节，直至健侧下肢平稳踏上踏板。

3．训练注意事项

（1）患者训练过程中存在疼痛，应注意训练时避免患者疼痛，寻找疼痛原因并减轻疼痛；

（2）训练强度适中，避免引起患者过度疲劳；

（3）训练过程中留意患者状况，避免不必要的损伤，如肌肉拉伤，脚踝扭伤、摔倒等。

六、中期评价、进展和问题点总结

（一）评定计划及方法

1．ROM的评价：采用关节活动度测量法评价患者ROM。

2．肌力的评价：采用MMT评估方法评价患者肌力。

3．肌肉萎缩的评价：用皮尺测量膝关节髌上5cm、10cm、15cm，小腿中段最粗部位肢体围度。

4．疼痛的评价：采用视觉量表（VAS）评价患者疼痛程度。

5. 瘢痕的评价：采用温哥华瘢痕评估量表（VSS）评价患者瘢痕情况。

6. ADL 的评价：采用 Barthel 指数评定量表评估者目前 ADL 自理情况。

7. 精神状态的评价：采用焦虑自评量表（SAS）评价患者焦虑水平。

（二）评价结果

1. ROM 的评价：左侧膝关节 ROM：0°～125°；髌骨活动度较好。

2. 肌力的评价（MMT）：臀中肌、臀大肌 4$^+$ 级，股四头肌、腘绳肌、髂腰肌 4 级。

3. 肌肉萎缩的评价：见表 6-3-4。

表 6-3-4　肌肉萎缩的评价

肢体围度	左膝 /cm	右膝 /cm
髌上 5cm	38.0	38.0
髌上 10cm	39.0	40.5
髌上 15cm	42.0	43.2
小腿中段最粗部位	36.3	36.5

4. 疼痛评定（VAS）：负重屈膝 45° 及以上膝前疼痛 4/10，初评时是胫股关节间隙位置疼痛逐渐消失。

5. 瘢痕的评价（VSS）：见表 6-3-5。

表 6-3-5　瘢痕的评价

项目	评分	项目	评分
色泽（M）	3	厚度（H）	0
血管分布（V）	2	柔软度（P）	2

6. ADL 评价：Barthel 指数得分 95 分，日常生活大部分自理，见表 6-3-6。

表 6-3-6　ADL 评价

评定项目	分数	评定项目	分数
大便	10	步行（在病房及其周围，不包括走远路）	15
小便	10	穿衣	10
修饰	5	上楼梯（上下一段楼梯，用手杖也算独立）	5
如厕	10	洗澡	5
吃饭	10	总分	95
转移（床-椅）	15		

7. 精神状态的评价：焦虑自评量表 40 分（没有焦虑）。

（三）进步点

1. 膝关节活动度进步明显，且髌骨活动度良好。

2. 萎缩的肌肉及肌力部分恢复正常。

3. 按压瘢痕周围疼痛感消失，且瘢痕变得柔软。

4. 日常生活能力有所提高。

（四）仍存在的问题

1. 膝关节活动度仍然不足。

2. 膝关节肌力与健侧相较仍有差距，上下楼梯无法完成。

3. 负重屈膝时仍存在疼痛。

七、中期康复目标

（一）长期目标

半年之后回归运动场打篮球。

（二）短期目标

1. 恢复正常膝关节ROM。

2. 在无痛且控制良好的情况下从20cm高的台阶上迈下。

3. 保护髌股关节。

4. 提高ADL能力。

5. 提高下肢灵活性。

八、根据目标调整训练计划

（一）躯体运动功能训练

1. 深蹲、静蹲练习。

2. 弓箭步练习。

3. 本体感觉训练。

4. 灵活性训练：如绳梯练习。

5. 椭圆机练习。

6. 股四头肌牵伸。

术后10周，在治疗师的监护下可以开始具体的运动项目训练，如双腿向前跳跃、双腿侧跳、小幅度的单腿向前跳跃等，此时强调单腿的爆发力。

（二）日常生活的指导训练

下台阶训练：开始迈下台阶练习。

（三）训练注意事项

1. 患者训练过程中髌股关节疼痛感受较明显，应注意训练时避免患者疼痛，寻找疼痛原因并减轻疼痛。

2. 训练强度适中，避免引起患者过度疲劳。

3. 训练过程中留意患者状况，避免不必要的损伤，如肌肉拉伤，脚踝扭伤、摔倒等。

九、末期评价、进展和问题点总结

（一）评价方法和结果

1. ROM的评价：左侧膝关节AROM：0°~130°；髌骨活动度良好。

2. 肌力的评价：MMT：臀中肌、臀大肌5级，股四头肌、腘绳肌、髂腰肌5级。

3. 肌肉萎缩的评价：见表6-3-7。

表6-3-7　肌肉萎缩的评价

肢体围度	左膝/cm	右膝/cm
髌上5cm	38.0	38.0
髌上10cm	40.3	40.5
髌上15cm	43.2	43.2
小腿中段最粗部位	36.5	36.5

4. 疼痛评定（VAS）：负重屈膝45°及以上膝前疼痛3/10，疼痛稍减轻。

5. 瘢痕的评价（VSS）：见表6-3-8。

表6-3-8　瘢痕的评价

项目	评分	项目	评分
色泽（M）	3	厚度（H）	0
血管分布（V）	2	柔软度（P）	1

6. ADL评价：Barthel指数得分100分，日常生活自理，见表6-3-9。

表6-3-9　ADL评价

评定项目	分数	评定项目	分数
大便	10	步行（在病房及其周围，不包括走远路）	15
小便	10	穿衣	10
修饰	5	上楼梯（上下一段楼梯，用手杖也算独立）	10
如厕	10	洗澡	5
吃饭	10	总分	100
转移（床-椅）	15		

7. 精神状态的评价：焦虑自评量表20分（没有焦虑）。

（二）进步点

1. 膝关节活动度基本恢复正常，且髌骨活动度良好。

2．萎缩的肌肉及肌力全部恢复正常。

3．按压瘢痕周围疼痛感消失，且瘢痕变得柔软。

4．已恢复全部日常生活活动能力。

（三）仍存在的问题

1．8周左右患者负重屈膝45°及以上时，髌股关节及周围（尤其是髌骨下方）逐渐开始疼痛，且疼痛比较剧烈。

2．下肢耐力和灵活性不够。

十、出院后康复目标

（一）长期目标

半年之后回归运动场打篮球。

（二）短期目标

1．减轻髌股关节疼痛。

2．最大限度提高下肢力量和灵活性。

3．16周时能够慢跑2公里。

4．20～24周，肢体对称度＞75%。

十一、出院后训练计划

（一）术后12周

1．可以开始慢跑，避免猛烈的侧方运动。

2．继续股四头肌控制方面的增强式训练。

（二）术后16周

开始跑步，逐渐向侧方运动、剪蹲运动，并变换不同方向。

（三）灵活性与协调性训练

绳梯练习、剪刀步练习等。

（四）注意事项

注意避免膝盖疼痛及髌股关节的刺激性症状，过于激进的康复训练可能导致髌股关节疼痛加重或髌腱炎。

十二、要点与讨论

(一)疼痛的问题

前叉重建术后的患者在功能训练时，常常会出现疼痛，这个患者也在不同时期出现了不同的疼痛。在术后6周时，抗阻伸膝关节，髌股关节出现不舒服，位置在膝前方大概髌下脂肪垫位置，考虑原因可能是髌尖嵌插在脂肪垫里，也可能是腘绳肌与股四头肌不协调，腘绳肌力量差。后续治疗比如跳跃，膝前痛也发生过。术后4～6周，腘绳肌力量训练，取肌腱位置痛，还比较明显。还有髌骨外下方内下方也出现过疼痛，原因不明。查阅文献发现，疼痛的诱发因素常有以下几个，髌骨不正确位置，术后早期伸直受限是膝前痛的重要诱因，外侧疼痛可能是固定钢丝与髂胫束之间的激惹等。故为避免疼痛，优先保持膝关节伸直，纠正髌骨运动轨迹，加强腘绳肌离心训练，避免脂肪垫撞击，增加物理因子、关节松动等治疗。

(二)关节活动受限的问题

患者初诊时就发现髌骨活动度差，髌骨功能的丧失直接导致关节活动度的下降，并导致股四头肌不正常活动，所以第一个处理的就是髌骨的活动度。髌骨活动度的下降常常因为内侧和外侧支持带过度的瘢痕组织粘连、脂肪垫限制，还有一些是取的自体肌腱是髌腱。膝关节伸直障碍也是另一个被关注的问题，伸直受限与术前的伸直、损伤到手术时间以及移植物和膝关节前部瘢痕组织等有关。

(三)重返运动的问题

前交叉韧带重建术后的患者常常较为年轻，他们对重返运动的要求较高，但由于住院时间的问题，此次治疗着重于恢复正常活动度、肌力和日常生活能力，更高一层的运动功能训练未能在院期间训练，虽然在出院时，指导了患者一部分居家训练，但后来患者因为继续求学等因素完成度不高。

第四节　关于肩袖损伤的作业治疗病例

一、患者情况

(一)基本情况

姓名：HYJ	性别：女
年龄：32岁	职业：职员
民族：汉族	入院时间：2017年1月20日
利手：右利手	病史采集时间：2017年2月6日

家庭构成：见图6-4-1。

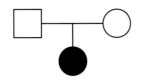

图6-4-1　家族谱系图

（二）医学情况

1. 临床诊断：左肩袖损伤。

2. 主诉：左肩无扭伤疼痛，活动受限3个月。

3. 现病史：患者8年前左肩扭伤，8年间左肩有间断性疼痛，未给予重视。患者自2016年8月起疼痛加重，左肩不能活动，最初休息时无疼痛，活动时疼痛，无夜间痛，伴无力，无活动受限，来京诊治，给予外用药、理疗等治疗，症状有好转，为进一步治疗，再次到该院就诊，诊断为"左肩肩袖撕裂"。于2017年1月16日进行"左肩关节镜探查，肩峰形成术，滑囊切除术"。术后患者为求进一步康复，于2017年1月20日来到我院进行治疗，现患者身体恢复良好，神志清醒。左肩疼痛不能活动，肌力较差，关节活动范围受限。自患者发病以来，患者大小便正常，精神可，食欲可，睡眠可，体重无明显改变。

4. 既往史：否认肝炎、结核、疟疾病史，否认高血压、心脏病史，否认糖尿病、脑血管疾病、精神疾病史，否认手术、外伤、输血史，否认食物、药物过敏史，接种预防史不详。

5. 合并症：无。

6. 个人社会生活史：无特殊。

（三）其他部门信息

1. 运动医学情况：左肩关节活动度：前屈（主动0/被动0），后伸（主动10度/被动10度），内收（主动50度/被动50度），外展（主动0/被动0），内旋0度（主动40度/被动50度），外旋0度（主动0度/被动5度），JOBE'S TEST阳性，关节松弛beighton评分2/9分，ucla评分15/35分（疼痛：不疼，功能：可从事轻体力家务劳动或者多数日常生活活动，主动前屈：30°以下，前屈肌力测定：1级，有肌肉收缩，患者满意度：不满意有恶化）。

2. 左肩关节MRI：结果显示左肩袖损伤。

3. X线检查：征象描述患者双肺野清晰，肺内未见明确实变影，肺门影不大，纵隔不宽，心影大小形态未见异常，两膈光滑，肋膈角锐利。

（四）其他情况

1. 经济情况：患者经济情况尚可，患者未婚，目前在家待业无工资，治疗所需费用由医保部分报销。患者为家中独女，现家中有母亲照顾，父母身体状况良好。

2. 康复期望：患者康复欲望非常强烈，康复期望较低，患者希望今年内能够达到生活自理，最好能够在今年内回归工作。患者在进行冲击波治疗时经常会抱怨伤口疼痛，但在治疗师解释治疗原理并安抚患者后，患者表示只要有效果再疼痛也能坚持训练。

3. 医疗费用支付方式：医保。

二、初期评价

（一）初次面接

初次见到患者是在冲击波治疗室中，患者独自乘坐公交车来到OT治疗室，未见家属陪伴。首次面接发现患者肤色白皙、面色红润、表情自如，衣着整齐，但发型凌乱，神情略显疲惫。左边挎着一个支撑器，使左肩关节处于一个外展、前屈、内旋的体位，右臂活动自如。经过与患者简单交流发现患者神志清楚、逻辑严密，对自己的疾病非常重视并且有着一定的医学基础知识，对自己的病情比较了解，问之能详细的描述出自己损伤的部位的大致情况。患者对疼痛敏感，患侧肩关节疼痛严重，静止状态下也有痛感，触之呼痛。患者左臂不敢移动，行走时与他人面对面路过时，会用右手护住左肩同时左肩后撤，有保护性动作。

（二）OT评价计划及方法

1. CYRIAX评价：患者因骨刺，导致冈上肌撕裂。手术前长时间制动导致关节粘连，肩部疼痛不能活动，为了诊断导致患者肩部疼痛以及肌力减弱的具体原因，采用CYRIAX评价方法来确定患者损伤部位。

2. ADL能力评定：患者自2016年8月左肩关节疼痛加剧后，左肩关节制动已有6个月余，患者关节活动受限，肌力下降，由母亲照顾其生活，导致患者全身活动量均减少，身体耐力差，以上均为影响患者ADL活动的因素，故需进行ADL评价，评价采用Dash上肢功能评价量表。

3. VAS疼痛分级：患者因运动时左肩关节疼痛，是导致患者无法生活自理，无法回归工作岗位的重要原因之一，故需进行VAS评价。

（三）OT初期评价结果（L）

1. CYRIAX评价：见表6-4-1。

表6-4-1　CYRIAX评价

	初次评价			
	活动范围	疼痛感	端感	乏力感
主动抬高手臂（外展）	受限（0度）	有		
主动后伸	受限（10度）	有		
被动抬高手臂（外展）	受限（0度）	有	弹性端感	
被动盂肱关节检查	受限（0度）	有		
被动外旋	受限（0度）	有	弹性端感	
被动内旋	正常	有	弹性端感	
抗阻外展		有		有
抗阻内收		有		有
抗阻外旋		有		有
抗阻内旋		有		有
抗阻肘部伸展		有		有
抗阻肘部屈曲		有		有

解读：诊断存在冈上肌挛缩、粘连；关节囊型疾病，关节囊内有炎症的以及粘连；肱二头肌长头炎症疼痛，胸大肌肌腱短缩。

2. Dash上肢功能评价量表：Dash功能障碍/症状得分：33.33分。

3. VAS疼痛分级：左肩关节2/10分（静息状态下），8/10分（运动时）。

三、问题点（图6-4-2）

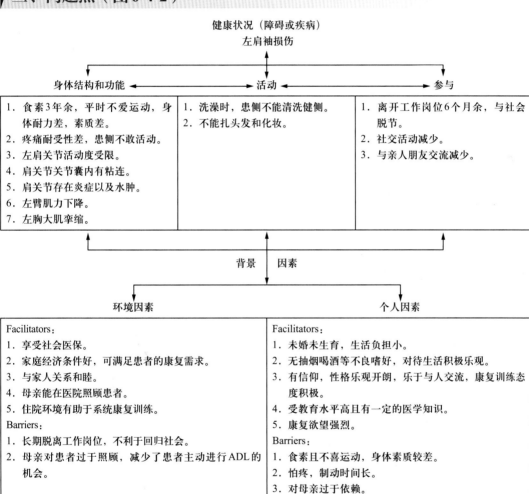

图6-4-2 基于ICF框架的问题点分析

四、康复目标

（一）长期目标

达到生活自理，回归社会。

（二）短期目标

1. 扩大肩关节活动范围（如外展，前屈、后伸的范围），松解肩关节囊内粘连。

2．日常生活活动部分自理。

五、训练计划（表6-4-2）

表6-4-2　训练计划

第1~3天 （2月3、6、7日）	1. 冲击波（冲击波作用于屈肌链、伸肌链、肩关节囊、冈上肌、冈下肌以及小圆肌） 2. 手法松解 3. 捡木钉3组（仰卧位，肘屈曲前臂旋后拿木钉，肘伸展前臂旋后放木钉） 桌面擦拭3组（图6-4-2），每组15次（肘屈曲90°）
第4天（2月8日）	1. 冲击波（冲击波作用于屈肌链、伸肌链、肩关节囊、冈上肌、冈下肌以及小圆肌） 2. 手法松解 3. 捡木钉4组（仰卧位，肘屈曲前臂旋后拿木钉，肘伸展前臂旋后放木钉） 4. 桌面擦拭3组，每组15次（肘屈曲90°）
第5~7天 （2月9、10、13日）	1. 冲击波（冲击波作用于屈肌链、伸肌链、肩关节囊、冈上肌、冈下肌以及小圆肌） 2. 手法松解 3. 捡木钉三组（仰卧位，肘伸展前臂旋前拿木钉，肘屈曲前臂旋后放木钉两组，肘屈曲前臂旋后拿木钉，肘伸展前臂旋后放木钉） 4. 桌面擦拭3组，其中一组改为肩关节外旋
第8~12天（2月14~17日）	同上，加肩关节后伸两组，患手绑一沙袋
第13~15天（2月20~22日）	1. 同上 2. 肩关节后伸两组，患手绑一沙袋 3. 肩关节后伸，内旋，肘关节屈曲。患手绑一沙袋
第16~17天（2月23、24日）	1. 同上 2. 肩关节后伸两组，患手绑一沙袋 3. 肩关节后伸，内旋，肘关节屈曲。患手不绑沙袋
第18~19天（2月27、28日）	1. 冲击波 2. 手法松解 3. 桌面擦拭运动（加肩关节外旋） 4. 肩关节后伸两组，患手绑沙袋 5. 肩关节后伸、内旋，肘关节屈曲
第20~22天（3月1~3日）	1. 同上 2. 前臂螺旋对角线运动（坐位下，上臂放置于方块上）
第23~26天（3月6~9日）	1. 冲击波+手法松解 2. 桌面擦拭运动（将毛巾换着单棒） 3. 前臂螺旋对角线运动（坐位下，上臂放置于方块上） 4. 肩关节后伸两组，患手绑沙袋。后伸内旋肘关节屈曲两组
第27~28天（3月10、13日）	1. 推斜面（以后推斜面每天升高一格）（图6-4-3） 2. 捡木钉（肩关节外展外旋）20次/组。共两组
第29~32天（3月13~16日）	1. 冲击波 2. 推斜面（每天斜面升一格） 3. 捡木钉（肩关节外展外旋）剂量同前 4. 桌面游泳状推毛巾（前伸——外展——收回）
第33~34天（3月17、20日）	1. 同前 2. 双手身后握木棒，收肩胛骨
第35~37天（3月21~23日）	1. 冲击波 2. 推斜面（前伸——外展） 3. 推斜面双手交替前伸 4. 直臂双螺旋对角）
第38天（3月24日）	1. 同前 2. 桌面擦拭运动（双臂游泳状）（图6-4-4）

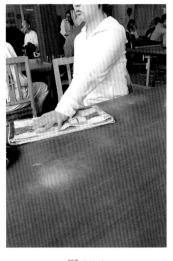
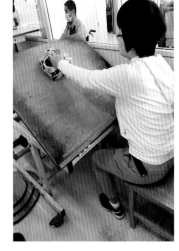
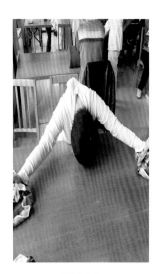

图 6-4-3　　　　　　　　　　　图 6-4-4　　　　　　　　　　　图 6-4-5

六、中期评价、进展和问题点总结

（一）评价方法和结果（L）

1. CYRIAX评价（表6-4-3）。

表6-4-3　CYRIAX评价

中期评价				
	活动范围	疼痛感	端感	乏力感
主动抬高手臂（外展）	受限（70°）	有		
主动后伸	受限（20°）	有		
被动抬高手臂（外展）	受限（150°）	有	弹性端感	
盂肱关节检查	受限（约60°时触及肩胛下角移动度）	有		
被动外旋	受限（50°）	有	弹性端感	
被动内旋	正常	有	弹性端感	
抗阻外展		有		有
抗阻内收		有		有
抗阻外旋		有		有
抗阻内旋		有		有
抗阻肘部伸展		有		无
抗阻肘部屈曲		有		无

2. Dash上肢功能评价量表：Dash功能障碍/症状得分：56.67分。

3. VAS疼痛分级：左肩关节0/10分（静息状态下），3/10分（运动时）。

（二）进步点（表6-4-4）

表6-4-4　进步点

初期	中期	进步点
VAS评分静息状态下2分，运动时8分	VAS评分静息状态下0分，运动时3分	患侧肩部疼痛感大幅下降
Dash评分33.33分	Dash评分56.67	患者基本上可以达到生活自理
肩关节前屈20°，外展0°，后伸10°，内旋20°，外旋0°	肩关节前屈100°，被动前屈150°，外展70°，被动外展150°，后伸20°，内旋30°，外旋30°	关节活动度范围扩大
肱二头肌肌力3级，肱三头肌肌力3级	肱二头肌、肱三头肌肌力5级	肌力恢复正常

（三）仍存在的问题

1. 肩关节关节囊内有粘连。
2. 肩关节近端稳定性差。
3. 冈上肌肌力差，有疼痛感，胸大肌肌腱短缩。
4. 肩袖肌肉协调性差。
5. 能基本完成生活自理，但生活自理动作完成效率低，无法回归原先的工作岗位，持续存在于社会脱节的状态下。
6. 长时间的康复过程，使患者对自己失去信心，心情郁闷。

七、中期康复目标

1. 长期目标：回归社会，最好能回归原先的工作岗位；提高完成生活自理活动的效率。
2. 短期目标：松解肩关节囊内的粘连，提高肩关节的稳定性，增加肩袖肌肉的肌力和协调。

八、根据目标调整训练计划

1. 爬墙：双手向上爬墙，做肩关节屈曲动作。也可选择光滑柜面，双手压住毛巾，做蛙泳时双臂动作。
2. 体操棒：双手握住体操棒，做肩关节伸动作；双手握住体操棒两端，肘关节屈曲90°，贴于体侧，做肩关节内外旋动作。

九、结果与反思

（一）病例特点

1. 患者性别女，由于骨刺导致肩袖撕裂（主要为冈上肌撕裂）。

2. 患者手术后一周内来我院进行康复训练，但患者病史长且手术前肩关节制动两个月余。

3. 患者为素食主义者，身体素质较差。

4. 患者康复欲望强烈，配合度高。

（二）总结与归纳

1. 患者由于骨刺导致的冈上肌撕裂，主要症状是肩关节外展不能。由于患者进行手术时间有延迟以及制动时间较长，导致了肩关节囊内的粘连以及肩关节相关肌肉肌力减退。手术后一周来我院就诊，患者初次就诊时，肩关节僵硬疼痛且几乎不能移动。训练处方的制定遵循循序渐进的原则，由轻至重，由简单至复杂，由单一维度训练至多维度训练。患者初入OT科时，冈上肌处于修复状态，设计训练计划时要尽量避免涉及到肩关节外展的训练。先从简单的减重状态下的肩关节前屈、后伸、外展运动以及减重状态下的两个肘关节螺旋对角线运动开始。患者患侧肩部由于长期制动，肩关节僵硬，通过减重下的前屈、后伸的训练，逐渐恢复肩关节运动的感觉。再通过两个肘关节螺旋对角线运动，由肘关节运动带动肱骨头在关节囊内滑动，利用以上动作逐渐松解肩关节囊内的粘连和挛缩。在肩关节手术伤口愈合后，逐渐解除减重状态，变为在正常体位下的螺旋多角线运动和负重状态下的肩关节的复合协调运动练习，进一步扩大关节活动度，减轻粘连。

2. 由于粘连患者训练时会产生难以忍受的疼痛，所以训练时应时刻注意患者训练时的姿势，避免产生过多的代偿动作。

（1）在肩关节后伸时，避免患者过度用力，导致躯干前倾。

（2）减重状态下肩关节前屈后伸训练时，应是通过三角肌前部纤维和后部纤维共同作用，防止由于患者肌力弱以及肩关节囊粘连僵硬导致用躯干的前倾和后倾，甩动上臂完成动作。

（3）推斜面运动时，注意提醒患者在推到最高点时不要下压肩部。患者肩部纤维松弛，肱骨头过度前移会降低肩关节近端的稳定性。大螺旋对角运动，在患者旁边提醒患者注意动作标准。

3. 目前患者的训练中，训练方向偏向于肩关节功能训练，主要的目标是松解肩关节囊内的粘连，扩大肩关节活动范围。在训练的过程中关于患者日常生活方面的训练较少。在日后的训练中可以适当加入一些有利于患者更好地进行日常生活活动方面的训练，并且可以根据患者实际情况，为患者设计一些辅助具或进行家居环境的改造。例如患者曾提及洗澡时不方便，我们可以为患者设计一个长柄洗澡刷，有机会还可以为患者设计适合患者高度的淋浴喷头。也可以为患者设计一个单手可用的菜板，方便患者在家料理，这是以后我需要注意的方面。

4. 患者博学好问，对康复内容的意义以及病情的进展有强烈的好奇心，有时患者会提出自己无法解答的问题。这也提醒了我们在以后的学习工作中要及时补充更新自己的知识，遇到问题及时查阅资料，对自己负责更要对患者负责。

第五节　关于骶髂关节功能障碍的物理治疗病例

一、患者情况

（一）基本情况

姓名：WYX	性别：女
年龄：32 岁	职业：个体
民族：蒙古族	兴趣爱好：滑翔伞
利手：右利手	病史采集时间：2022 年 4 月 28 日
病史陈述者：本人	病史可靠性：可靠
家庭经济情况：一般	

家庭构成：见图 6-5-1。

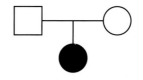

图 6-5-1　家族谱系图

（二）医学情况

1. 临床诊断：骶髂关节炎。
2. 障碍诊断：骶髂关节功能障碍。
3. 主诉：左侧臀部疼痛难忍影响睡眠，无法长时间行走。
4. 病残史：患者于 2022 年 1 月 25 日学滑翔伞时从 18m 高度坠落，当时意识清醒，自觉双侧足跟受压时疼痛及骶部疼痛。伤后约 2h 由 120 在有脊柱保护情况下送至当地医院，后因医疗条件有限转往福建医科大学附属医院。行腰椎 X 线检查示骶髂关节炎。目前可独立步行 100m，步态异常。
5. 既往史：既往体健。
6. 合并症：无。
7. 个人社会生活史：出生原籍，生活较规律，无不良嗜好。
8. 家族史：否认家族遗传病病史。
9. 心理史：平素性格中性，否认重大心理创伤史。对疾病部分认识，康复期望值较高。

（三）其他部门信息

1. 骨科查体：青年女性，营养中等，神志清醒，可独立步行 100m，步态异常，可独立完成进食、洗漱、穿脱衣裤动作，因弯腰困难不能独立完成穿脱鞋袜动作，步入门诊，查体合作。左侧髂骨旋前，骶骨向左前受限；双侧竖脊肌紧张，左侧臀中肌紧张，左侧梨状肌紧张，左侧臀大肌紧张，双侧腰方肌紧张。

2. 影像科：腰椎正侧位 X 线片示左侧致密性骶髂关节炎。

（四）其他情况

1. 经济情况：一般。
2. 康复欲望：缓解疼痛，骶髂关节活动正常，恢复日常生活活动能力。
3. 家庭支持情况：支持。
4. 医疗费用支付方式：自费。

二、初期评价

（一）初次面接

患者由家属推轮椅至治疗室，神志清醒，愁容，衣服整洁，认知情况良好，能够准确叙述自身病情以及对于康复的期望，心理情况良好。有主动运动，但功能障碍较明显伴疼痛，弯腰困难，日常生活活动部分受限。

（二）评价计划及方法

1. 疼痛评估：激发/筛查试验：下列 5 种试验中，若出现 3 项有阳性结果则怀疑存在骶髂关节功能障碍，分别是：FABER 试验、骨盆挤压试验、Thigh Thrust 试验、骨盆分离试验、Gaenslen 试验；应用疼痛视觉模拟评分法（VAS）对疼痛程度进行评分；将一条直线 10 等分，由左到右标记 0～10 分，从 0 分到 10 分代表疼痛程度越来越强，患者根据自己的痛感程度处于的位置，对应的数字位 VAS 评分；1～3 分为轻度疼痛，4～7 分为中度疼痛，8～9 分为重度疼痛，10 分为无法忍受的剧烈疼痛，了解患者疼痛的严重程度、是否缓解及满意度。

2. 观察评估（站立位）：对比髂嵴、髂后上棘（PSIS）、股骨大转子、腰椎、臀褶、腘窝横纹、足/踝姿势、髂前上棘（ASIS）、耻骨结节等体表标记水平的对称性，做治疗前后对比。

3. 骨盆功能障碍评估：评估骨盆的不对称性及左、右侧骶髂关节功能障碍，包括髂过旋前/旋后/上移/下移，骶骨前旋/后旋等，待解决功能障碍等问题，作治疗前后对比。

4. 触诊评估：臀沟和坐骨结节对称性触诊、骶结节韧带触诊、骶骨下外侧角对称性触诊、髂嵴、髂前上棘和髂后上棘对称性触诊、骶骨沟对称性触诊，作治疗前后对比。

5. 日常生活活动能力（ADL）评估：评价患者在日常生活中存在的障碍，以及障碍的程度，了解患者在日常生活中急需解决的问题和满意度。

（三）PT 初期评价结果

1. 疼痛评估：激发/筛查试验，见表 6-5-1。

表6-5-1　疼痛评估

激发/筛查试验	阴/阳性	VAS
FABER试验	阳性	9
骨盆挤压试验	阳性	8
Thigh Thrust试验	阳性	9
骨盆分离试验	阴性	0
Gaenslen试验	阳性	6

解读：FABER试验、骨盆挤压试验、Thigh Thrust试验介于8～9分为重度疼痛；Gaenslen试验为6分为中度疼痛；骨盆分离试验为0分，未产生疼痛。有4项产生阳性结果，不排除有骶髂关节功能障碍。

2. 观察评估（站立位）：左侧髂嵴、髂后上棘、髂前上棘、臀纹偏低，表示骨盆左、右侧不对称。

3. 骨盆功能障碍评估：左侧骶骨活动受限，髂骨活动幅度增大，表明左侧骶髂关节功能障碍。

4. 触诊评估：左侧骶髂关节功能障碍，仰卧位至长坐位试验与长坐位至仰卧位试验正常表明排除长短腿。

5. ADL检查（改良Barthel指数）：89分，生活基本自理，轻度功能受限，见表6-5-2。

表6-5-2　ADL检查

项目	得分	项目	得分
进食	10	如厕	8
洗澡	5	床椅转移	10
修饰	10	行走	10
更衣	8	上下楼梯	8
控制大便	10	总分	89
控制小便	10		

三、问题点（图6-5-2）

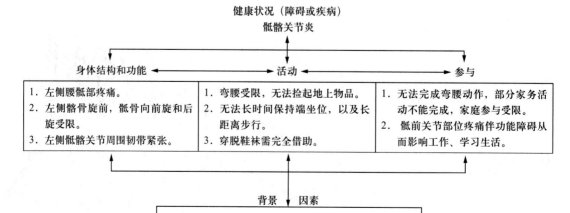

图6-5-2　基于ICF框架的问题点分析

环境因素	个人因素
Facilitators： 1．生活自理要求高有利于日常生活中活动。 2．生活规律，可以如期进行康复。 Barriers： 1．独自居住，住房环境存在障碍。 2．职业为个体，疾病对收入影响很大。	Facilitators： 1．康复愿望强烈，能够积极主动配合康复训练。 2．青壮年，身体素质好。 3．性格乐观开朗，心理状态好。 Barriers： 1．路途较远，训练不容易长期坚持。 2．门诊训练，时间不固定。

图 6-5-2 （续）

四、康复目标

（一）长期目标

重返社会，达到ADL完全自理，能够完成每日工作量及外出活动。

（二）短期目标

1．缓解疼痛。

2．纠正骶髂关节紊乱。

3．松解骶髂关节周围软组织。

4．提高骶髂关节周围稳定性，达到长期疗效。

5．提高ADL。

五、训练计划

1．理疗：应用红外线、超短波治疗，缓解疼痛，消除水肿、炎症等，疗程2周，共10次。

2．手法治疗

（1）纠正髂骨旋前：患者取侧卧位，治疗师立于患者功能障碍侧，将患者的躯干上部稳定于正确的旋转位置，这样可以降低腰骶关节的张力并防止腰椎出现不必要的运动，接着治疗师屈曲患者的左侧髋关节，将其大腿后侧靠在治疗师的腰臀部上（患者将左腿抬起勾于治疗师身上），患者的右小腿置于伸展体位。

（2）纠正骶骨前旋受限：患者取右侧卧位，屈膝45°，治疗师面对患者站立，以右手触诊患者的腰骶关节，并向尾端缓慢地牵拉患者的右上肢（致腰椎的伸展、右侧屈和左侧旋转）直至感受到L_5向左旋转；在该体位，治疗师以右手伸展患者的右下肢，以左手控制患者的左侧骶骨基底，直至感受到其骶骨向前运动；接着，治疗师保持接触L_5，并将患者的左（上侧）腿从治疗床的一侧放下以朝向地面，向其股骨远端施加压力，患者对抗治疗师的阻力并尽力上抬左（上侧）腿，持续10s。放松阶段包括两部分：①治疗师鼓励患者的左腿继续朝向治疗床/地板运动几秒；②在继续监测患者骶骨基底的同时，治疗师进一步伸展患者的右（底部）腿。重复这个阻力/放松过程3～5次，直至感觉到左侧骶骨基底向前运动。

（3）纠正骶骨后旋受限：治疗师位于患者左侧，屈曲其膝关节至90°，治疗师旋转患者的右侧髋关节至Sims体位（患者的左臂置于身前）；患者的膝关节放置于治疗师的右侧大腿上，治疗师以右手触诊患者的腰骶关节，直至感觉到L_5向右旋转，并引发患者的躯干向右旋转，并引发患者的躯干向右旋转；在该体位，治疗师以左手触诊患者的腰骶关节和右侧骶骨基底，并用患者的大腿作为杠杆来引导腰部的屈曲，直至到达束缚点；患者对抗治疗师阻力上抬大腿（激活左侧梨状肌），持续10s；在放松阶段，治疗师向地面带动患者的大腿，指导他们感受到左侧骶骨基底向后移动。

3. 体外冲击波治疗：左侧骶髂关节周围，进行体外冲击波治疗，2000下/次，缓解疼痛，消除水肿，松解粘连等，疗程2周，共10次。

4. 核心稳定性训练：应用经典的McGill核心稳定性理论，共三类动作，分别是：①仰躺上抬：对卷腹进行了改良，刺激强化核心前侧，来达到提升稳定性的目的，重复6次为1组，共3组，每周5次，持续练习；②侧平板支撑：主要针对刺激、强化脊柱两侧肌群及腹斜肌和臀中肌等，重复6次为1组，共3组，每周5次，持续练习；③鸟狗式：强化腰骶周围肌群，是提升稳定性的最佳动作，交替训练两侧，重复6次为1组，共3组，每周5次，持续练习。

六、中期评价、进展和问题点总结

（一）评价方法和结果

1. 疼痛评估：激发/筛查试验，见表6-5-3。

表6-5-3 疼痛评估

激发/筛查试验	阴/阳性	VAS
FABER试验	阳性	4
骨盆挤压试验	阳性	3
Thigh Thrust试验	阳性	4
骨盆分离试验	阴性	0
Gaenslen试验	阳性	1

解读：FABER试验、Thigh Thrust试验介于4～7分为中度疼痛；骨盆挤压试验、Gaenslen试验介于1～3分为轻度疼痛；骨盆分离试验为0分，未产生疼痛。有4项产生阳性结果，不排除有骶髂关节功能障碍。

2. 观察评估（站立位）：左侧髂嵴、髂后上棘、髂前上棘、臀纹偏低，表示骨盆左、右侧不对称。

3. 骨盆功能障碍评估：躯干侧屈示腰椎曲度变直，骨盆旋转代偿，表明左侧腰椎、骶髂关节僵硬。

4. 触诊评估：左、右侧骨盆不对称，左侧骶髂关节周围韧带紧张。左、右侧骨盆不对称，左侧骶髂关节周围韧带紧张。

5. ADL检查（改良Barthel指数）：94分，轻度功能受限，见表6-5-4。

表 6-5-4　ADL 检查

项目	得分	项目	得分
进食	10	如厕	8
洗澡	8	床椅转移	10
修饰	10	行走	10
更衣	8	上下楼梯	10
控制大便	10	总分	94
控制小便	10		

（二）进步点

1. 疼痛部分缓解。
2. 纠正骶髂关节紊乱。
3. ADL 提高。

（三）仍存在的问题

1. 仍有部分疼痛存在。
2. 骶髂关节周围软组织仍较紧张。

七、中期康复目标

（一）长期目标

重返社会，达到 ADL 完全自理，能够完成每日工作量及外出活动。

（二）短期目标

1. 缓解疼痛。
2. 松解骶髂关节周围软组织。
3. 提高骶髂关节周围稳定性，达到长期疗效。

八、根据目标调整训练计划

1. 手法治疗

（1）纠正髂骨旋前：患者取侧卧位，治疗师立于患者功能障碍侧，将患者的躯干上部稳定于正确的旋转位置，这样可以降低腰骶关节的张力并防止腰椎出现不必要的运动，接着治疗师屈曲患者的左侧髋关节，将其大腿后侧靠在治疗师的腰臀部上（患者将左腿抬起勾于治疗师身上），患者的右小腿置于伸展体位。

（2）纠正骶骨前旋受限：患者取右侧卧位，屈膝45°，治疗师面对患者站立，以右手触诊患者的腰骶关节，并向尾端缓慢地牵拉患者的右上肢（致腰椎的伸展、右侧屈和左侧旋转）直至感受到L$_5$向左旋转；在该体位，治疗师以右手伸展患者的右下肢，以左手控制患者的左侧骶骨基底，直至感受到其骶骨向前运动；接着，治疗师保持接触L$_5$，并将患者的左（上侧）腿从治疗床的一侧放下以朝向地面，向其股骨远端施加压力，患者对抗治疗师的阻力并尽力上抬左（上侧）腿，持续10s，放松阶段包括两部分：①治疗师鼓励患者的左腿继续朝向治疗床/地板运动几秒；②在继续监测患者骶骨基底的同时，治疗师进一步伸展患者的右（底部）腿。重复这个阻力/放松过程3～5次，直至感觉到左侧骶骨基底向前运动。

（3）纠正骶骨后旋受限：治疗师位于患者左侧，屈曲其膝关节至90°，治疗师旋转患者的右侧髋关节至Sims体位（患者的左臂置于身前）；患者的膝关节放置于治疗师的右侧大腿上，治疗师以右手触诊患者的腰骶关节，直至感觉到L$_5$向右旋转，并引发患者的躯干向右旋转，并引发患者的躯干向右旋转；在该体位，治疗师以左手触诊患者的腰骶关节和右侧骶骨基底，并用患者的大腿作为杠杆来引导腰部的屈曲，直至到达束缚点；患者对抗治疗师阻力上抬大腿（激活左侧梨状肌），持续10s；在放松阶段，治疗师向地面带动患者的大腿，指导他们感受到左侧骶骨基底向后移动。

2. 体外冲击波治疗：左侧骶髂关节周围，进行体外冲击波治疗，2000下/次，缓解疼痛，消除水肿，松解粘连等，疗程2周，共10次。

3. 核心稳定性训练：应用经典的McGill核心稳定性理论，共三类动作，分别是：①仰躺上抬：对卷腹进行了改良，刺激强化核心前侧，来达到提升稳定性的目的，重复6次为1组，共3组，每周5次，持续练习；②侧平板支撑：主要针对刺激、强化脊柱两侧肌群及腹斜肌和臀中肌等，重复6次为1组，共3组，每周5次，持续练习；③鸟狗式：强化腰骶周围肌群，是提升稳定性的最佳动作，交替训练两侧，重复6次为1组，共3组，每周5次，持续练习。

九、末期评价、进展和问题点总结

（一）评价方法和结果

1. 疼痛评估：激发/筛查试验：见表6-5-5。

表6-5-5　疼痛评估

激发/筛查试验	阴/阳性	VAS
FABER试验	阳性	0
骨盆挤压试验	阳性	0
Thigh Thrust试验	阳性	0
骨盆分离试验	阴性	0
Gaenslen试验	阳性	0

注：不存在骶髂关节疼痛。

2. 观察评估（站立位）：示骨盆左、右侧基本对称。

3. 骨盆功能障碍评估：示骶髂关节功能正常，腰椎曲度僵硬。

4. 触诊评估：俯卧位、仰卧位均示骶髂关节功能正常。

5. ADL检查（改良Barthel指数）：100分。

（二）进步点

1. 疼痛缓解。
2. 骶髂关节紊乱纠正。
3. 骶髂关节周围软组织弹性度良好。
4. ADL改善。

十、出院后康复目标

1. 功能方面的维持和提高：提高并维持骶髂关节核心稳定性。
2. ADL、居家及社会适应：重返社会，能够完成每日工作量及外出活动。

十一、出院后训练计划

训练计划：核心稳定性训练，应用经典的McGill核心稳定性理论，共三类动作，分别是：①仰躺上抬：对卷腹进行了改良，刺激强化核心前侧，来达到提升稳定性的目的，重复6次为1组，共3组，每周5次，持续练习；②侧平板支撑：主要针对刺激、强化脊柱两侧肌群及腹斜肌和臀中肌等，重复6次为1组，共3组，每周5次，持续练习；③鸟狗式：强化腰骶周围肌群，是提升稳定性的最佳动作，交替训练两侧，重复6次为1组，共3组，每周5次，持续练习。

十二、要点与讨论

本案例中对骨盆和骶髂关节进行了逐步评估，造成骶髂关节疼痛及功能障碍的各个方面具体分析，及在活动中出现髂骨或骶骨变形程度。运用理疗和冲击波消炎、镇痛，手法治疗骶髂关节功能障碍（髂骨旋前、骶骨向左前受限）等问题，核心稳定性训练增强骶髂关节周围稳定性，达到长期疗效的目的。从初评、中评到末评结果来看，解决了患者骶髂关节疼痛和功能障碍，效果显著，患者满意度高。但在评估中未涉及骶髂关节周围肌群肌力及步态等的前后变化，后期评估可介入进行相关评估。

第七章 截肢与假肢康复治疗病例

第一节 关于双前臂截肢的作业治疗病例

一、总体情况

（一）基本信息

姓名：WZL	职业：学生
性别：男	文化程度：小学三年级在读
年龄：8岁	住址：江西省景德镇市乐平市
民族：汉族	入院日期：2021年5月25日
供史者：患者及家属 可靠程度：可靠	记录日期：2021年5月25日

家庭构成：见图7-1-1。

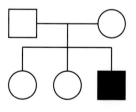

图7-1-1 家族谱系图

同居的家庭成员包括：患者的父母、两个姐姐（18岁、9岁）、患者本人、患者的爷爷（82岁）。

（二）医学情况

1. 主诉：电击伤后双前臂截肢约半年，左侧残肢骨突起。

2. 现病史：2020年11月，患儿玩耍时双手误触电力设备，当即手变黑，行双前臂截肢术，后再行头部取皮、前臂植皮术，大约1个月后双上肢残肢伤口完全愈合。后患儿家长发现患儿左前臂残肢末端逐渐突起，局部无明显疼痛，右上肢残肢皮肤瘢痕处疼痛。近日在我院门诊就诊后入院治疗。

3. 既往史：否认结核、肝炎等传染病史；否认心、脑、血管等严重内科疾患史；否认重大外伤及手术病史；否认食物及药物过敏史。

4. 个人史：生于原籍，久居本地，否认疫区、疫水接触史；否认放射物、毒物接触史；无吸烟、饮酒等不良嗜好。

5. 家族史：否认家族遗传性病史。

（三）体格检查

T36.5℃   P92次/min   R18次/min   BP116/61 mmHg

发育正常，营养良好，神智清楚，体位自主，查体合作。全身皮肤及黏膜未见黄染，浅表淋巴结未触及肿大。头颅无畸形，眼睑无水肿，双侧瞳孔等大等圆，对光反射灵敏。耳、鼻未见异常分泌物，各鼻窦区无压痛。口唇无苍白或紫绀，伸舌居中，扁桃体未见红肿。颈无抵抗，气管居中，甲状腺未见肿大。胸廓未见畸形，双侧呼吸运动对称，双肺叩诊呈清音，听诊未闻干、湿啰音。心界不大，心率78次/min，律齐，与脉率一致，各瓣膜区未闻病理性杂音。腹部平软，肝、脾未触及，肝、肾区无叩击痛，全腹叩诊呈鼓音，肠鸣音4次/min。四肢肌张力不高，未引出病理征。

（四）诊断

临床诊断：双前臂截肢。
障碍诊断：双前臂截肢。

（五）其他部门信息

1. 儿童理疗科：训练内容为瘢痕的处理、减少瘢痕面积的手法、受限关节的被动和主动活动、脚趾关节灵活性训练、近端关节肌力增强训练。

2. 水疗科

（1）训练内容：游泳（包含了肌肉力量训练、平衡训练和肺活量训练）。

（2）训练目标：①维持、增强患者全身的肌肉力量和耐力，改善患者的平衡能力和身体协调性，提高患者的心肺功能；②使患者掌握游泳的技能，调整出适合自身的游泳姿势；③拓展患者的兴趣爱好；④开发患者残存功能，培养一技之长，拓宽其成人后步入社会的职业方向。

3. 社康科

（1）训练内容：文化课教学（三年级上册语文、数学），包括：拼音、识字、加减乘除的运算等；小组活动，给患者提供人际交流和社会参与的机会，为患者回归社会做准备。

（2）训练目标：①使患者继续文化课的学习，掌握与其学龄相符的文化知识，为患者日后回归校园做准备；②使患者掌握打字的技能；③建立患者学习方面的自信心。

4. 心理科

（1）训练内容：针对创伤后应激障碍相关症状的治疗，包括：快速眼动脱敏技术、安全岛技术等。

（2）训练目标：①改善创伤后应激障碍的相关症状（做噩梦、回避、退行性行为等）；②帮助患者重新建立心理调节平衡系统。

（六）其他情况

1. 兴趣爱好：患者伤前热爱运动，在校对体育、美术等课程感兴趣，曾参加过篮球兴趣班；伤后在我院各科室接受康复训练，接触到绘画、书法、游泳等活动，并产生浓厚兴趣。

2. 既往康复治疗情况：患者截肢术后曾在地方医院进行约1个月的康复治疗，内容包括：①松解法（对瘢痕施以推、提、拿、捏、按压等手法/上、下午各一次 每次10分钟）；②理疗（超声波/每次10分钟）。

3. 现阶段康复训练安排（表7-1-1）。

表7-1-1 康复训练安排表

康复课程表		
上午	8:00—8:30 书法	下午	13:30—14:00 儿童理疗
	8:30—9:00 社康		14:00—14:30 作业治疗（OT）
	9:00—9:30 儿童理疗		14:30—15:00 社康
	9:30—10:00 作业治疗（OT）		15:00—15:30 心理科
	10:00—11:00 水疗		15:30—16:00 书法

4. 服药情况：患者术后使用多种药物，其作用可归类为预防手术创口细菌感染、防止残端增生性瘢痕形成、治疗皮肤过敏（皮疹），具体包括：舒疤宁硅酮凝胶、自粘性硅酮胶片敷料、环吡酮胺乳膏、复方多黏菌素B软膏、曲安奈德益康唑乳膏、协和维生素E乳、牛痘疫苗接种家兔炎症皮肤提取物片、世琉家皮肤修护膏。

Tip：患者电击伤后容易过敏，表现为全身起红斑、疹子，并伴有痒感。患者家属表示洗澡后患儿易过敏，医生认为可能与天气相关。另外，患者电击伤后有脚部起皮、脱皮的症状。

5. 经济情况：患者现一切康复治疗和购买假肢的费用均由政府报销。

6. 环境情况

（1）家庭环境：患者居住于农村，房屋共三层，一层厕所为蹲便、二层厕所为座便器。

（2）校园环境：学校内没有座便器，患者无法通过用屁股蹲放置在马桶圈转角边缘处的纸巾完成便后擦拭；如患者在课堂上用脚翻书、写字，则需要调整桌椅的高度和角度。

二、初期评定（2021年8月17日）

（一）面接

第一印象：患者面容、衣物整洁，性格外向、活泼好动，愿意与人交流。

在运动方面，患者双侧前臂截肢，丧失手部的全部功能。下肢未受电击伤影响，可独自在平坦的路面上站立、行走、慢跑。患者截肢后平衡功能尚可，经询问家属，患者截肢后曾在上下楼梯时跌倒，并磕掉门牙。现在患者可在监护下独自踩椅子从高处取物。

在感觉方面，患者双侧残端瘢痕触碰时会产生疼痛，且给予瘢痕的压力越大，疼痛越明显。

在认知方面，患者可与人正常交流、回答他人的提问，且言语清晰、富有逻辑。

在日常生活活动方面，患者已初步适应截肢后的生活，开始使用双侧残肢、腿和脚部完成活动，如用脚钩住椅子腿，挪动椅子位置；用双侧大腿夹住瓶身，双侧残端抱住瓶盖转动打开瓶盖；但在日常进食、穿衣、洗漱等自理活动方面仍需家属辅助。

在心理方面，通过与家属交流，了解到患者刚受伤后情绪不佳，爱发脾气，常与母亲争吵、打架，表示要跳楼，后随着患者接受了各个科室医生和治疗师的宣导和教育，日常生活能力得到提高后，情绪有所改善。患者晚上睡觉时经常做噩梦，说"有鬼"（害怕变压器），经心理治疗后好转。患者日常食欲不佳，进食量少。

关于残端情况，双侧残端均存在瘢痕增生（右侧较重）。经询问患者日常用凉水和肥皂清洗残端后擦拭干净，然后贴好硅胶贴（睡觉时不贴）。

综合情况：患者现在处于休学期间，伤前患者对语文、数学等文化科目兴趣不大，对体育、美术等课程兴趣浓厚，喜欢运动，曾参加过篮球兴趣班。目前患者在社康科继续文化课程的学习，在水疗科学习游泳，在作业治疗科训练脚部的灵活性和力量，并让患者练习用脚或上肢书写辅助具写字，骨科病房的医师教患者书法和绘画。现在患者学习意愿强烈，自觉精力充沛，表示愿意学习画画、书法、游泳。患者母亲认为在书法和游泳方面可以培养作为日后谋生的技能。患者现在的休闲娱乐活动为看视频、打游戏、拼拼图、下棋等。患者已向假肢科预定好双侧的肌电假肢（预计九月底开始制作。目前残端瘢痕未定型，无法测量尺寸；残端仍在接触时存在麻和痛）。患者母亲通过网络渠道，了解到同类型截肢患者的日常生活方式，并督促患儿观看、模仿和学习。

患者家属的期望：考虑到患者不愿意佩戴书写辅助具，假肢价格昂贵易损坏，患者母亲希望在OT科能多锻炼患儿双侧残端和脚部的功能（用脚写字、打字等），使其今后的日常生活活动不依赖于假肢。另外，患儿从未接触过英语，患者母亲希望其能够学习外语。在兴趣爱好的培养方面，患者母亲希望患儿可以多练习书法和绘画。

（二）残端检查

1. 残端外观（表7-1-2）。

表7-1-2　残端外观

检查项目	左侧	右侧
残肢外形	圆柱形	圆柱形
皮肤情况	无溃烂、感染、破损或皮肤病 手术缝合处存在瘢痕增生	无溃烂、感染、破损或皮肤病 手术缝合处存在瘢痕增生（较重）
图示		

右侧残肢内侧面

右侧残肢内侧面（屈肘位）

右侧残肢外侧面

2．残肢长度（表7-1-3）。

表7-1-3　残肢长度

检查项目	左侧	右侧
前臂长（尺骨鹰嘴至残肢末端）	8.2 cm	10.1 cm

3．残肢周径（表7-1-4）。

表7-1-4　残肢周径

检查项目	左侧	右侧
残端周径（自尺骨鹰嘴向下每隔2.5cm测量一次）	16.9 cm	17.0 cm
	17.8 cm	17.2 cm
	17.1 cm	16.8 cm
	12.8 cm	13.4 cm

（三）关节活动度、肌力检查（表7-1-5）

表7-1-5　关节活动度、肌力检查表

部位	ROM检查	左侧	右侧
肩关节	屈曲	0°～180°	0°～180°
	伸展	0°～75°	0°～75°
	外展	0°～180°	0°～180°
	内收	0°～40°	0°～40°
	水平外展	0°～90°	0°～90°
	水平内收 测量起始位与水平外展相同	0°～45°	0°～45°
	内旋	0°～70°	0°～65°
	外旋	0°～90°	0°～90°
肘关节	屈曲	AROM：0°～120° PROM：0°～120°	AROM：0°～130° PROM：0°～135°
	伸展	0°	0°

部位	MMT检查	左侧	右侧
肩关节	屈曲	5级	5级
	伸展	5级	5级
	外展	5级	5级
	水平外展	5级	5级
	水平内收	5级	5级
	外旋	5级	5级
	内旋	5级	5级

续表

部位	MMT检查	左侧	右侧
肘关节	屈曲	5级	5级
	伸展	5级	5级

注：①以上ROM测量均为AROM，患者除双侧肘关节屈曲轻度受限外，能够完成其余关节的全范围活动，故无须测量PROM；②双侧肘关节屈曲存在因瘢痕增生软组织抵抗造成的轻度关节活动受限。

（四）感觉功能检查

1. 患者右侧残肢末端无瘢痕处皮肤轻触觉减退。

2. 患者左侧残肢远端受到按压刺激后麻痛感明显，右侧残肢内侧面远端瘢痕旁皮肤触及时麻感明显（患者难以忍受，检查无法进行），右侧残肢内侧面近端瘢痕旁皮肤触及有轻微疼痛。

3. 患者双侧残端温度觉正常（图7-1-2）。

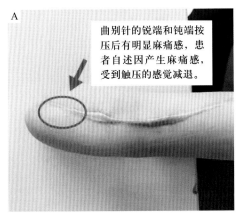
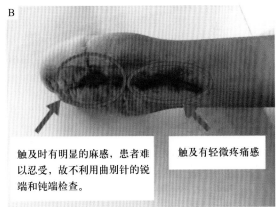

A 曲别针的锐端和钝端按压后有明显麻痛感，患者自述因产生麻痛感，受到触压的感觉减退。

B 触及时有明显的麻感，患者难以忍受，故不利用曲别针的锐端和钝端检查。

触及有轻微疼痛感

图7-1-2

（五）幻肢痛

患者在截肢手术后1~2个月曾出现幻肢觉、幻肢痛，自觉手指仍存在，现已好转。

（六）日常生活能力应用改良巴塞尔指数（modified Barthel index，MBI），得分88分/100分（表7-1-6）。

表7-1-6 改良Barthel指数

评价项目	完成情况	评分	图示
进食	患者进食时：①先利用两侧上肢残端夹住勺子柄，将食物舀到勺中；②再把勺柄放在碗边，用一侧残端压住勺柄，使勺头翘起（即将盛有食物一端翘起），将食物送入口中。患儿使用此方法可独立进食，但进食速度较慢 患者也曾使用万能袖带进食，将勺柄放入万能袖带中，利用残端控制勺子完成进食 进食稀饭时，患者使用双侧上肢残端抱住碗直接喝	10分	① ②

续表

评价项目	完成情况	评分	图示
轮椅与床之间的转移	患者双侧上肢前臂截肢,床椅转移无障碍	15分	无
整理仪表	洗脸:①先将毛巾放入洗手池中,利用残肢打开水龙头,在水完全浸湿毛巾后将其关闭;②利用双侧残肢在池壁上按压浸湿的毛巾,将多余水分挤出;③用双侧残肢夹起毛巾,并调整位置使双侧残肢能够托起展开的毛巾;④用浸湿的毛巾擦拭面部,完成洗脸	5分	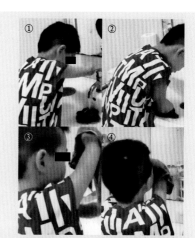
	刷牙:①患者双侧残端抱住牙膏,用嘴咬住牙膏盖,将其打开;②(牙刷和漱口杯均放置于水龙头旁的洗漱台上)患者利用双侧残端挤压牙膏,将牙膏挤至牙刷上;③患者利用双侧残端夹住漱口杯,将其移动至洗手池中,用残肢打开水龙头,使水灌满漱口杯后再将其关闭;④患者利用双侧残肢将灌满水的漱口杯移回洗漱台上;⑤先夹住牙刷柄将牙刷头沾湿;⑥再将嘴靠近漱口杯边缘吸入一口水后吐出;⑦患者双侧残端夹住牙刷柄,主要依靠肩关节的运动屈伸和旋转以及头部摆动产生的相对运动完成刷牙		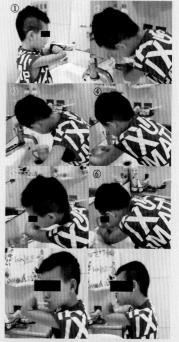
	梳头:在床上长坐位姿势,左侧腿膝盖微微弯曲,将右脚抬起置于左侧腿的膝上,用右脚的第一、二趾夹住梳子柄,双侧残肢辅助固定右脚和梳子的位置,躯干前倾使头部靠近梳子,通过颈部的屈伸、旋转完成梳头。但此种梳头方式只能梳到头的前部		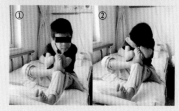

评价项目	完成情况	评分	图示
厕所的使用	上厕所时可以独立穿脱裤子：脱裤子时，患者双侧残肢插入裤腰中，将裤子褪下；穿裤子时，患者先将双侧残肢放入裤腰中，并将裤腰撑大，再将裤子提上来； 便后擦拭时，患者将卫生纸置于马桶圈转角边缘处，用屁股蹭 Tip：①鉴于患者穿脱裤子的方式，日常患者只能穿松紧带的裤子；②患者家属在陪护时，擦拭一般由他人帮助完成；独自一人时，患者可用上述方法完成如厕	5分	无
洗浴	患者可独立完成除后背外其余部位的清洗和擦干，洗澡时使用挤压式沐浴露（因双侧残肢抱不住肥皂）	3分	无
步行	患者双侧上肢前臂截肢，步行无障碍	15分	无
上下楼梯	患者双侧上肢前臂截肢，上下楼梯无障碍	10分	无
更衣	脱套头短袖T恤：①患者坐在床边，弯腰并旋转躯干，使一侧肩部相对较低，上衣借助重力的作用下垂；②患者用另一侧残肢将下垂的衣服压在大腿部，同时该侧残肢后缩，褪出衣袖；③褪出衣袖的残肢将另一侧衣服肩部从内侧撑开，帮助另一侧残肢褪出衣袖；④患者双侧肩部外展，使衣服向头部移动；⑤患者双侧肘关节屈曲从内侧撑起T恤上部，随后肩关节上举掀起衣服，直至领口处卡住头部；⑥患者利用双侧残肢将卡在头部的衣服向上蹭，使T恤完全褪出头部	5分	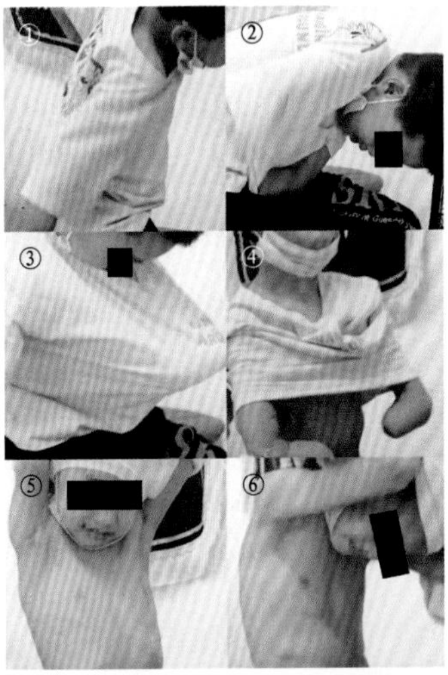
	穿套头短袖T恤：①患者先利用双侧残肢将腿上的衣服摆至领口朝前，下摆朝向身体。再将双侧残肢伸入下摆中，并外展肩关节撑起衣服，调整至衣服反面朝上；②患者双侧肩关节上举将T恤套在头上；③患者先将双侧残肢伸出袖口，再把头伸出领口。实际上，因患儿在头部被衣服蒙住时，不能准确把握袖口位置，和衣服没有提前整理好造成的袖口堵塞，都可能使患儿误将领口当成袖口伸出残肢，图示中③患儿将头和一侧残肢从领口中伸出，另一侧残肢从正确的袖口伸出；④患儿用伸出袖口的残肢撑开领口，使误入领口的残肢有足够的空间从领口中抽出；⑤再伸入该侧的袖口		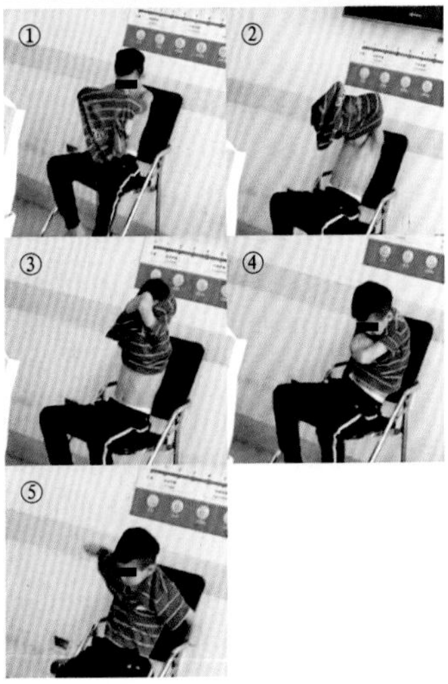

续表

评价项目	完成情况	评分	图示
	Tip：①患者日常穿套头衫和松紧带的裤子（夏季），上下衣可以独立完成穿脱，冬季衣物是否能完成穿脱未知；②患者不能独立穿袜子；③患者穿鞋时，需要介护者帮忙拖住鞋舌；④患者穿脱写字辅具时需要他人帮助		
排便控制	患者无大小便失禁	10分	无
排尿控制	患者无大小便失禁	10分	无

（七）生活质量评定

使用WHOQOL-26世界卫生组织生活质量测定简表（WHOQOL-BREF），详见附页。

计算该量表产生的四个领域得分：生理领域得分约为12.57，心理领域得分为12，社会关系领域得分为18，环境领域得分约为13.71。

（八）作业活动障碍自评

加拿大作业活动表现测量（COPM）*由患者母亲代评（表7-1-7）。

表7-1-7 加拿大作业活动表现测量

初次评估：		
作业表现的问题：	表现1	满意度1
1. 用脚使用刀具、剪子	1	1
2. 书法	5	5
3. 计算机打字	1	1
4. 穿袜子	1	1
5. 打开各种商品包装	2	2
评分：	表现	满意度
	总分1	总分1
总分=表现或满意度总分/问题数	2	2

三、问题点（图7-1-3）

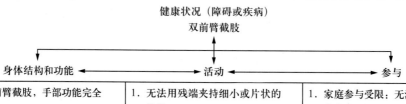

图7-1-3 基于ICF框架的问题点分析

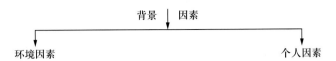

| 背景 │ 因素 |

| 环境因素 | 个人因素 |

Facilitators：
1. 患者能得到家属和护工的照顾，且家属支持患者康复训练。
2. 患者母亲善于利用网络资源，通过观看短视频向其他双侧上肢截肢障碍者借鉴日常生活活动的经验。
3. 政府承担患者的相关医疗费用。
4. 社会对残疾儿童的态度较好，患者可得到周围人的尊重、关爱和帮助。

Barriers：
1. 尚未配备假肢。
2. 脱离正常的学习环境。
3. 洗浴用品为肥皂（患者无法握持）。

Facilitators：
1. 性格外向，善于人际交往。
2. 年龄小、脚趾灵活性高、运动学习能力强。
3. 可自行探索日常活动的代偿方式。

Barriers：
1. 患者较为好动，如配备假肢损坏概率高。
2. 患者年龄小、调皮好动，训练配合度低。
3. 患者训练过程中注意力不够集中，且遇到困难时情绪激动，拒绝再次尝试（缺乏自信）。
4. 孩子年龄较小，依赖性较强。

图 7-1-3　（续）

四、康复目标

（一）长期目标

1. 在借助辅助器具和假肢的情况下实现各类日常生活活动完全独立。
2. 在不借助假肢的情况下依然可以生活自理，并能完成写字、打字等活动。
3. 扩展患者的兴趣范围，并培养 1～2 项谋生技能。
4. 回归家庭、学校和社会。

（二）短期目标

1. 维持上肢的正常肌力和关节活动度。
2. 残端感觉脱敏（并通过各项训练刺激，使残端皮肤坚韧耐磨）。
3. 加强对于下肢髋、膝、踝及足趾运动的控制能力，诱发大脚趾和二脚趾的"分离运动"以夹持各种形状的物体。
4. 能独立穿脱袜子。
5. 能用脚持笔书写结构简单的汉字。
6. 应用代币制提高患者的训练热情。

五、初期康复训练计划

（一）课上训练项目（表 7-1-8）

表 7-1-8　课上训练项目表

项目类别	具体训练项目	
	实施方式	治疗作用
上肢关节活动度维持训练	进行全范围的上肢被动关节活动	维持上肢关节的被动活动范围

续表

项目类别	具体训练项目	
	实施方式	治疗作用
上肢肌力维持训练	治疗师和患者进行来回的传球游戏，游戏过程中鼓励患者用双侧残肢拍球、推球 患者分别用左、右侧残肢拍球，治疗师在旁记录其持续拍球的个数，并给予患者鼓励，争取创造"新纪录"	① 维持、增强患者的上肢肌肉力量和耐力； ② 提高患者的动态平衡功能； ③ 用残端拍球、推球相当于给予残端力的刺激，可以帮助患者脱敏，并使残端皮肤逐渐变得坚韧耐磨； ④ 训练本身富有挑战性和趣味性，可增加患者对训练的兴趣
残端脱敏训练	初期患者残端受到触碰、挤压后麻痛感明显，故使用软毛巾摩擦；待患者适应软毛巾的触碰和挤压后，让患者将残肢置于大米中，用双残肢寻找大米中的一颗黄豆 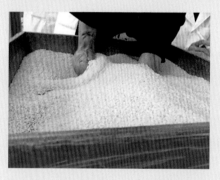	该训练的主要目的是消除残端感觉过敏，使残肢能适应外界的触摸和挤压，为安装假肢的接受腔做准备
脚趾灵活性训练	木钉摆放训练：用脚将小号木钉、中号木钉摆放入孔洞中，再从孔洞中取出至盆中，训练的具体形式包括：①右脚夹持木钉，左脚辅助稳定木钉；②分别用左、右脚从孔洞中取出木钉并放入盆中；③双脚同时操作两个木钉，将木钉从一个孔洞移动至另一个孔洞 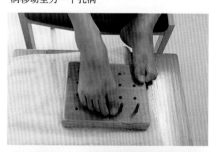 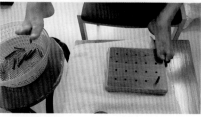	该训练主要促进患者大脚趾和二脚趾的分离运动，锻炼患者用脚持物（尤其是圆柱状物品）的能力。同时①锻炼了双脚的配合能力；③锻炼了双脚的同时动作能力

续表

项目类别	具体训练项目	
	实施方式	治疗作用
脚趾灵活性训练	用脚取木板：一些中间有长条形空缺的木板套在有不同方向突起的木柱上，患者用双脚将木板从木柱上取下，过程中需要不断旋转调整木板，以保证木板中间长条形空缺可以通过木柱上的突起，最后取下木板时嘱患者用脚趾夹住木板，防止木板掉落 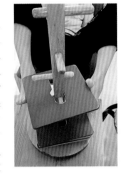	该训练主要促进患者大脚趾和二脚趾的分离运动，锻炼患者用脚夹持片状物品的能力
	用脚摞积木：用双脚拾起积木，并将积木竖着摞起来，尽量摞高 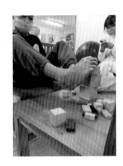	该训练锻炼了患者双脚夹持物品并控制双脚稳定的将物品放置于理想位置的能力。同时随着积木越摞越高，需要下肢不断抬高，主要锻炼了患者股四头肌的耐力
	串珠子训练：患者右脚夹持绳子，左脚固定塑料珠，双脚配合用尼龙绳串起塑料珠 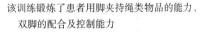 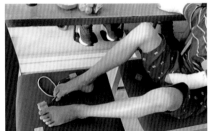 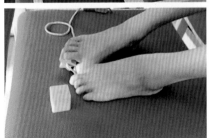	该训练锻炼了患者用脚夹持绳类物品的能力、双脚的配合及控制能力
	拼图训练：患者用双脚进行拼图训练，拼图类型包括平面拼图和多面立体拼图。患者在拼图过程中双脚并用，调整图块的正反面和相对位置，最终拼出完整的图案	该训练主要锻炼患者双脚协调配合完成作业活动的能力。另外，该作业活动富有趣味性，可以提高患者的训练兴趣，完成拼图能够带给患者成就感，增加其自信心

续表

项目类别	具体训练项目	
	实施方式	治疗作用
脚趾灵活性训练	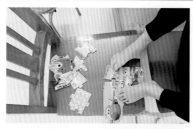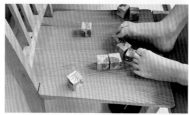	
日常生活活动训练	穿袜子训练：患者在治疗室练习用双脚穿袜子，根据患者在生活中穿袜子需要完全辅助、在治疗室中尝试穿中筒袜子完全不能进行的实际情况，计划让患者先练习穿脱船袜。穿袜子步骤为：①患者用右脚的第一、第二趾夹住袜口后方或用第一趾压住袜跟处固定袜子；②左脚的五趾靠拢从袜口处伸入，穿好袜子的前半部分；③右脚第一、第二趾夹住袜口后方，并向脚后跟方向拉扯提上袜跟；④对袜子进行整理和调整；右脚穿袜子的方式大致参照左脚，仅在步骤③中有差异：患者用左脚第一趾压住袜跟处，右脚向前使脚后跟靠近袜跟（此时袜身被拉长），当脚后跟位于袜跟前方时松开压住袜子的左脚趾，使袜跟借助袜身被拉长的回弹力贴在脚跟处 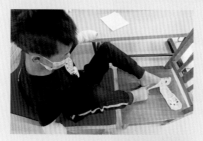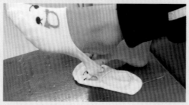	穿袜子训练主要遵循患者家属意愿，提高患者的日常生活独立性

续表

项目类别	具体训练项目	
	实施方式	治疗作用
入学前训练	书写训练: ① 患者右侧残肢佩戴万能袖带或书写辅助具,练习持笔写字; ② 患者用右侧脚的第一趾和第二趾夹持铅笔在田格本/字帖上写字 训练遵循从易到难的顺序进行,先让患者在本上画横线(尽量把线画直、不出格),再让患者练习横竖撇捺等基本笔画。当患者可较为标准的书写笔画后,开始训练其在田格本上书写简单的汉字,如"土""十"等,可先写大字后写小字。随着患者书写能力的提高,逐步过渡到书写笔画较多、结构复杂的汉字(汉字的选择与其学习阶段相匹配)	书写训练是让患者练习控制残端佩戴辅具或控制脚持笔书写汉字,为其日后返校继续学习做准备

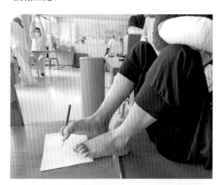

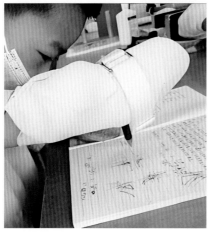

| | 绘画训练:患者用右侧脚的第一趾和第二趾夹持彩色铅笔、水彩笔进行绘画训练。初期训练内容为参照示例图案用脚持笔填色,让患者控制画笔尽量不将颜色涂出规定区域、并均匀涂色 | 绘画训练主要锻炼患者用脚控笔的能力,其相较于写字趣味性更强。同时,接触绘画可开拓患者的兴趣爱好,患者在绘画的过程中注意力集中、心境平稳,有助于改善心理问题 |

项目类别	具体训练项目	
	实施方式	治疗作用
入学前训练	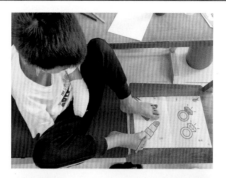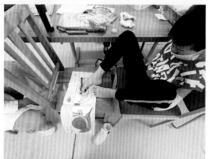	
兴趣拓展训练	书法训练：患者用双侧上肢残端夹持毛笔，在水写布上练习书法。训练顺序遵循先易后难的基本原则，先练习书写基本笔画，然后在米字格中练习书写简单的汉字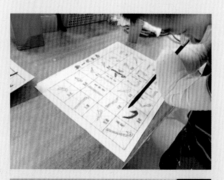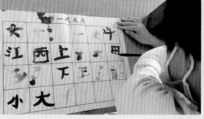	该训练项目遵循患者家属及其本人的意愿，开发患者残存功能，培养一技之长，拓宽其成人后步入社会的职业方向。此外，书法训练本身是一种修身养性的活动，可使患者变"静"，培养其专心、细心、耐心等优秀品质

（二）课后训练项目（表7-1-9）

表7-1-9　课后训练项目

项目类别	具体训练项目	
	实施方式	治疗作用
上肢肌力维持训练	嘱患者每日完成双侧上肢肩关节的屈曲、后伸、外展、内收、水平内收、水平外展、内旋、外旋和肘关节的屈曲、伸展运动，并通过想象"抬腕"和"垂腕"的动作，使前臂的腕屈肌和腕伸肌发生等长收缩，每个动作10~15次	① 维持、增强上肢肩肘部及前臂的肌肉力量和耐力； ② 维持上肢肩肘关节的关节活动范围； ③ 为配备肌电假肢做准备
入学前训练	书写训练：嘱患者每日课后在病房练习用脚写字（一页田字格纸），完成后由家长拍照反馈或次日上课时检查 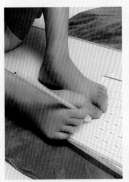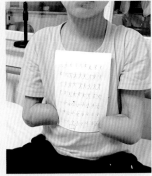	考虑到书写是学龄阶段儿童的重要技能，故着意增加患者书写训练的时间，使患者能尽快适应用脚书写，提高其写字的规范性和流畅性
兴趣拓展训练	绘画训练：患者用双侧上肢残端或脚夹持画笔完成数字油画的填图。该训练嘱患者课余自主安排时间完成 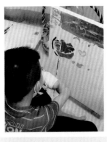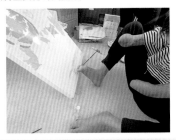	该训练以培养兴趣爱好为主要目的，同时还锻炼患者双侧上肢残端或脚部夹持及控制画笔的能力
休闲娱乐活动	棋类游戏：患者常利用课余时间与病友们进行棋类游戏，包括：记忆棋、飞行棋等。治疗师鼓励患者在游戏过程中用脚夹持棋子并将其摆放到相应位置，在游戏结束后用脚或双侧上肢残端独立完成收拾整理 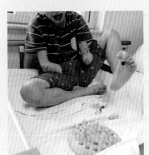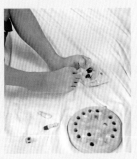	棋类游戏本身属于益智类游戏，是一项常见的休闲娱乐活动。鼓励患者用脚夹持棋子进行游戏一方面锻炼患者用脚持物的能力，另一方面能培养患者生活中用脚进行活动的意识

（三）健康宣教

初期训练过程中的宣教，主要向患者及其家属强调：

1. 日常生活的独立性：从巴塞尔指数评分结果可知患者已具备基本的生活自理能力，能够独立完成穿衣、洗漱、进食、如厕等活动。经询问患者的家属和心理科医师得知，患者在事故后存在"退行现象"，主要表现在院内生活过度依赖父母照料、做事自信心不足、拒绝尝试、难以接受失败。为改善这一现象，治疗师在训练过程中及时肯定患者的进步，并鼓励患者在治疗室内独立穿脱鞋袜、收拾整理训练用具，在病房中独立完成自理活动。同时积极与患者家属沟通，了解其日常在病房中的表现，并强调治疗师和家长双方给予正确的引导，培养患者的独立意识，提高其日常生活的独立性。

2. 生活中的安全意识：患者截肢后仍有奔跑的习惯，因其截肢后动态平衡功能受到影响、双手无法支撑地面，跌倒风险较高，且跌倒后极易造成头面部的损伤。据了解患者截肢后曾在上下楼梯处摔倒，磕掉门牙。为防止类似事件再次发生，训练中嘱患者不要在医院楼道内奔跑、上下楼梯时靠墙扶好扶手，注意安全和防护。

六、中期评价（2021年9月2日）

（一）评价

1. 残端检查
（1）残端外观（表7-1-10）。

表7-1-10　残端外观

检查项目	左侧	右侧
残肢外形	圆柱形	圆柱形
皮肤情况	无溃烂、感染、破损或皮肤病 手术缝合处存在瘢痕增生	无溃烂、感染、破损或皮肤病 手术缝合处存在瘢痕增生（较重）
图示	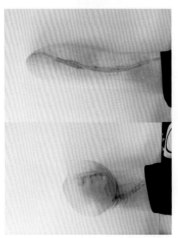	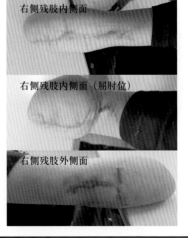 右侧残肢内侧面 右侧残肢内侧面（屈肘位） 右侧残肢外侧面

（2）残肢长度（表7-1-11）。

表7-1-11 残肢长度

检查项目	左侧	右侧
前臂长（尺骨鹰嘴至残肢末端）	8.8 cm	10.0 cm

（3）残肢周径（表7-1-12）。

表7-1-12 残肢周径

检查项目	左侧	右侧
残端周径 （自尺骨鹰嘴向下每隔2.5cm测量一次）	17.2 cm 17.7 cm 17.3 cm 12.7 cm	17.1 cm 17.0 cm 16.5 cm 13.9 cm

2. 关节活动度、肌力检查：患者仍存在双侧肘关节屈曲活动受限（左侧AROM：0°～120° PROM：0°～120°，右侧AROM：0°～130° PROM：0°～135°），其余肩、肘部运动的关节活动范围和肌力正常。

3. 感觉功能检查：患者双侧残肢瘢痕周围的皮肤仍存在感觉过敏，与初期评价结果相同。

4. 日常生活能力：改良巴塞尔指数得分88～91分。

Tip：患者可在1分钟内独立穿脱船袜 更衣：5～8分，其余各项目评分无变化。

5. 生活质量评定：使用WHOQOL-26世界卫生组织生活质量测定简表（WHOQOL-BREF），详见附表。

计算该量表产生的四个领域得分（初评～中评）：生理领域得分12.57～13.14，心理领域得分12～15.33，社会关系领域得分为18～18（无变化），环境领域得分13.71～15.43。

患者各领域得分均提高，表明患者整体生活质量得到提升。

6. 作业活动障碍自评：加拿大作业活动表现测量（COPM）（表7-1-13）。

表7-1-13 加拿大作业活动表现测量

初次评估：		
作业表现的问题：	表现2	满意度2
1. 用脚使用刀具、剪子	1	1
2. 书法	7	9
3. 计算机打字	1	1
4. 穿袜子	8	8
5. 打开各种商品包装	8	8
评分：	表现	满意度
	总分2	总分2
总分＝表现或满意度总分/问题数	5	5.4

表现总分差值＝表现总分2 ___5___ －表现总分1 ___2___ ＝ ___3___

满意度总分差值＝满意度总分2 ___5.4___ －满意度总分1 ___2___ ＝ ___3.4___

经初期训练，患者家属对患者5项作业活动的表现评分和满意度评分均提高，这表明训练确实有效。

（二）康复进展（进步点）

1. 患者第一趾与第二趾的"分离运动"更加充分，能够夹持绳状、柱状、片状物品。
2. 患者能控制下肢髋、膝、踝及足趾完成基础的作业活动（如木钉摆放、摆积木、套板等）。
3. 患者能在1分钟内独立穿脱船袜。
4. 患者能够夹持铅笔（或彩铅），书写结构简单的汉字（或完成简单的填图）。
5. 患者拓展了绘画、书法等兴趣爱好。
6. 患者训练的积极性提高。

（三）调整短期康复目标

1. 用脚完成难度较高的作业活动（包括：夹持细小物品、使用简单工具等）。
2. 进一步开发患者用脚操作的各项日常生活技能，如使用刀具、剪刀等。
3. 能独立穿脱中筒袜。
4. 调整患者的坐姿和持笔方式，提高患者用脚书写的速度和规范性。

七、中期康复训练计划

（一）课上训练项目（表7-1-14）

表7-1-14　课上训练项目

项目类别	具体训练项目	
	实施方式	治疗作用
上肢关节活动度维持训练	进行全范围的上肢被动关节活动	维持上肢关节的被动活动范围
上肢肌力维持训练	患者双侧上肢残端处缠绕儿童沙袋，与治疗师相互抛接球	① 维持、增强患者上肢肌肉力量和耐力，预防废用性肌无力； ② 改善患者的动态平衡功能； ③ 用残端拍球、推球相当于给予残端力的刺激，可以帮助患者脱敏，并使残端皮肤逐渐变得坚韧耐磨； ④ 为安装假肢做准备
残端脱敏训练	考虑到增加训练的趣味性和充分利用训练时间，脱敏训练被安排在患者情绪不佳、训练热情较低的时间段。让患者用双脚操作进行游戏的同时，治疗师在其身侧用毛巾或大米摩擦、挤压患者残端。游戏一方面可以锻炼患者脚趾的灵活性，另一方面能吸引患者的注意力，降低患者在脱敏训练中残端的麻痛感	① 消除残端感觉过敏，使残肢能适应外界的触摸和挤压，为安装假肢的接受腔做准备； ② 用脚操控电子设备，增加脚趾灵活性

项目类别	具体训练项目	
	实施方式	治疗作用
残端脱敏训练	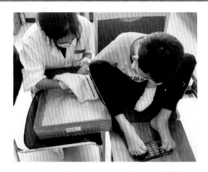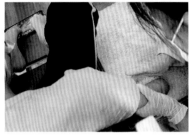	
脚趾力量训练	"拔河"训练：患者用脚的第一、第二趾夹住手帕或木条的一端，治疗师用两根手指夹住另一端，双方同时发力，看谁先脱"手"。左、右脚各进行三次训练，三局两胜	① 锻炼脚第一、第二趾内收的肌肉力量和耐力； ② 该训练具有一定的竞技性，能激发患者的兴趣，开发患者的潜能
	用镊子夹塑料块训练：患者用右侧脚的第一、第二趾控制镊子，将塑料块夹入碗中。待患者能用脚趾熟练的操控镊子，可增加塑料块的数量，或让患者夹质量更重、表面更光滑的玻璃珠，以提高训练难度	① 锻炼右脚第一、第二趾内收的肌肉力量和耐力； ② 增加脚趾灵活性，锻炼患者用脚操控简单工具的能力
	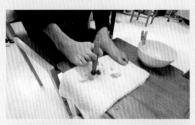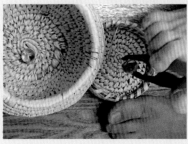	

续表

项目类别	具体训练项目	
	实施方式	治疗作用
脚趾力量训练	用脚夹棋子训练：用弹力绳绑住右侧脚的第一、第二趾，嘱患者对抗阻力张开脚趾夹持棋子，并用棋子在椅面上拼出汉字 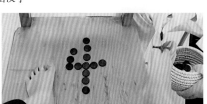	① 锻炼右脚第一、第二趾外展的肌肉力量和耐力； ② 将文化学习寓于训练之中，帮助患者回顾学过的汉字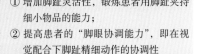
脚趾灵活性训练	蘑菇钉3D立体拼图训练：蘑菇钉原用于锻炼2～5岁儿童的精细动作、手眼协调能力等，其操作难度高于小号木钉，且富有趣味性。患者用脚夹持蘑菇钉较粗的一端，参照卡片图案，将不同颜色的蘑菇钉插入相应孔洞中，组合出可爱的动物形象 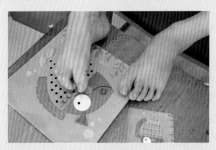	① 增加脚趾灵活性，锻炼患者用脚趾夹持细小物品的能力； ② 提高患者的"脚眼协调能力"，即在视觉配合下脚趾精细动作的协调性
	纸屋模型制作：患者按步骤用双脚制作纸屋模型，具体包括撕纸、折纸、涂抹胶水、粘黏拼接等 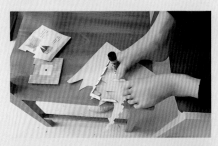 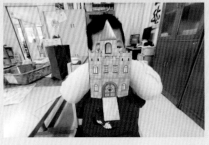	① 增加脚趾灵活性，锻炼患者对纸材的运用能力； ② 用脚制作纸屋模型有一定难度，故活动过程中可以锻炼患者解决问题的能力； ③ 完成纸屋模型可给予患者成就感，提高其自信心

续表

项目类别	具体训练项目	
	实施方式	治疗作用
脚趾灵活性训练	不织布花制作：患者双脚配合制作不织布花，主要步骤包括：将配件按顺序穿在花枝上，再把花芯用力按进下面的花托，扣紧	① 增加脚趾的灵活性，锻炼患者用脚夹持物品、双脚的配合能力； ② 用双脚制作不织布花有一定难度，故活动过程中能锻炼患者解决问题的能力； ③ 完成不织布花可给予患者成就感，提高其自信心

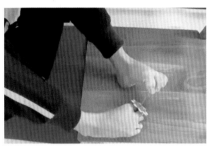

日常生活活动训练	刀具使用训练：遵循患者家属的意愿，让患者尝试用脚操作刀具。患者用双脚操作塑料刀具切割橡皮泥，用儿童安全剪刀剪纸、打开商品包装。训练过程中叮嘱患者注意操作安全，不能将锋利的刃面对人	① 提高脚趾灵活性； ② 开发用脚操作的日常生活技能，提高患者的日常生活活动能力

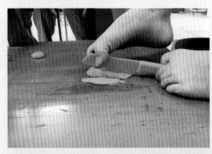

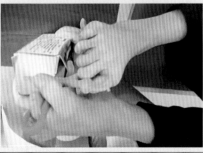

项目类别	具体训练项目	
	实施方式	治疗作用
日常生活活动训练	穿袜子训练：患者能在1分钟内独立穿好一双船袜后，开始练习穿成人中筒袜。参考相关网络视频，并结合患者训练所得的经验和技巧，用脚穿中筒袜的步骤为：①右脚第一、第二趾夹住袜口边缘，左脚第一趾伸入袜口；②右脚第一趾勾住袜口边缘，并以左脚第一趾为中心，向左脚小趾方向不断的旋转拉扯，使袜口逐个裹住左脚其余脚趾；③待左脚脚趾全部穿进袜口后，继续旋转调整使袜跟朝下；④右脚第一、第二趾夹住袜口边缘并拉向脚跟处，或用右脚第一、第二趾夹住袜口边缘并将袜口压在椅面上，左脚向前伸；训练遵循由易到难的原则，先练习用惯用脚（右脚）给左脚穿袜子，再调换非惯用脚练习	① 提高脚趾灵活性； ② 提高患者日常生活的独立性

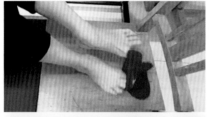

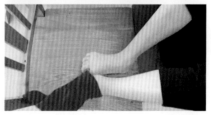

训练中发现患者套上袜子的脚失去了夹持能力，无法独立完成整双袜子的穿脱，故建议其尝试穿分趾袜。用脚穿分趾袜的步骤可大致参照中筒袜，仅需注意：①分趾袜与脚应对正；②用脚的拇指将袜子分趾的部位压进脚趾缝中，帮助脚趾进入对应的趾口

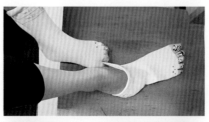

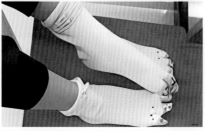

续表

项目类别	具体训练项目	
	实施方式	治疗作用
入学前训练	书写训练： 患者用右侧脚的第一趾和第二趾夹持铅笔在田格本/字帖上写字 此阶段主要强调： ① 正确坐姿：头抬高，后背挺直（靠椅背），以减轻颈部和腰部的负担，预防颈椎病、驼背、腰痛等； ② 持笔姿势：用第一趾外侧面和第二趾内侧面持笔，要求脚趾与笔接触面是一条线，而非一个点。在书写过程中，足跟稍向右侧摆放并支撑于书写平面，利用第一趾的趾间关节和第二趾的近端趾间关节屈伸控制笔的摆动； ③ 提高书写汉字的速度和规范性 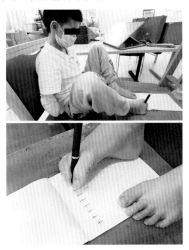	① 纠正异常的坐姿和握笔姿势，使患者养成良好的书写习惯，预防近视、驼背、颈椎病等； ② 提高写字的速度和规范性，为日后返校继续学习做准备
	打字训练：患者练习用脚趾敲击键盘打字。治疗师先把汉字写在纸上，根据汉字发音引导患者拼读，再写下正确的汉语拼音，让患者在键盘上寻找对应的按键并敲击。考虑到患者汉语拼音基础薄弱，且没有接触过英文，不能将拼音和大写英文字母对应起来，故在打字训练中不强调英文的书写和发音，仅让患者反复记忆拼音和字母间的对应关系 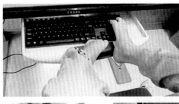 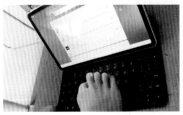	① 增加脚趾灵活性； ② 巩固汉语拼音知识； ③ 学习用脚趾打字，为日后返校继续学习做准备

（二）课后训练项目（表7-1-15）

表7-1-15　课后训练项目

项目类别	具体训练项目	
	实施方式	治疗作用
入学前训练	书写训练：嘱患者每日课后在病房练习用脚写字，本阶段强调纠正患者写字时的坐姿和持笔姿势、提高患者写字的速度和质量。每天写一面田字格纸，由家长拍照反馈或次日上课时检查	① 养成良好的书写习惯； ② 提高患者书写汉字的速度和规范性
兴趣拓展训练	绘画训练：嘱患者继续利用课余时间完成数字油画的填图	① 培养患者的兴趣爱好； ② 锻炼患者双侧上肢残端或脚部夹持及控制画笔的能力

（三）健康教育

中期训练的宣教，主要针对患者和家属在病房中的争吵、打骂现象。

强调家长应给予患者鼓励和正确的引导：通过与心理医生沟通，得知患者家属和患者都存在"退行现象"，家长在遇到问题时往往不能理性地解决问题，而是选择与孩子争吵，甚至打骂孩子。治疗师应及时与患者家属沟通，将心理医生的建议传达给患者母亲：当患者情绪激动、拒绝完成课后训练时，应包容、理解患者，可先让患者冷静下来，再给予正确引导。

八、末期评价（2021年9月28日）

（一）评价

1. 残端检查

（1）残端外观（表7-1-16）。

表7-1-16　残端外观

检查项目	左侧	右侧
残肢外形	圆柱形	圆柱形
皮肤情况	无溃烂、感染、破损或皮肤病 手术缝合处存在瘢痕增生	无溃烂、感染、破损或皮肤病 手术缝合处存在瘢痕增生（较重）
图示	
右侧残肢内侧面
右侧残肢内侧面（屈肘位）
右侧残肢外侧面 |

（2）残肢长度（表7-1-17）。

表7-1-17 残肢长度

检查项目	左侧	右侧
前臂长（尺骨鹰嘴至残肢末端）	8.9 cm	10.1 cm

（3）残肢周径（表7-1-18）。

表7-1-18 残肢周径

检查项目	左侧	右侧
	17.4 cm	17.3 cm
残端周径	17.8 cm	17.3 cm
（自尺骨鹰嘴向下每隔2.5cm测量一次）	17.0 cm	16.4 cm
	12.7 cm	14.3 cm

2. 关节活动度、肌力检查：患者仍存在双侧肘关节屈曲活动受限（左侧AROM：0°～120° PROM：0°～120°|右侧AROM：0°～130° PROM：0°～135°），其余肩、肘部运动的关节活动范围和肌力正常。

3. 感觉功能检查：患者双侧残肢瘢痕周围的皮肤仍存在感觉过敏，与初期评价结果相同。

4. 日常生活能力：改良巴塞尔指数得分为91分，各项目评分均无变化。

Tip：患者可在30秒内完成用右脚给左脚穿中筒袜，可在50秒内完成用左脚给右脚穿中筒袜；可在3分30秒内独立完成整双分趾袜的穿脱。

5. 生活质量评定：使用WHOQOL-26世界卫生组织生活质量测定简表（WHOQOL-BREF），详见附表。

计算该量表产生的四个领域得分（初评→中评→末评）：生理领域得分12.57→13.14→16，心理领域得分12→15.33→18，社会关系领域得分18→18→18，环境领域得分13.71→15.43→13.71。

患者在生理、心理、社会关系领域的得分均提高，仅环境领域得分降低，这是因为患者在康复后期面临回归社会的问题，患者家属表示无法获得报名残联游泳队的渠道，故信息齐备一项得分降低，环境领域得分整体降低。

6. 作业活动障碍自评：加拿大作业活动表现测量（COPM）（表7-1-19）

表7-1-19 加拿大作业活动表现测量

初次评估：		
作业表现的问题：	表现3	满意度3
1. 用脚使用刀具、剪子	7	7
2. 书法	8	9
3. 计算机打字	8	9
4. 穿袜子	9	9
5. 打开各种商品包装	9	9

续表

评分：	表现	满意度
	总分3	总分3
总分=表现或满意度总分/问题数	8.2	8.6

表现总分差值=表现总分3　__8.2__　－表现总分2　__5__　=　__3.2__

满意度总分差值=满意度总分3　__8.6__　－满意度总分2　__5.4__　=　__3.2__

经中期训练，患者家属对患者5项作业活动的表现评分和满意度评分均提高，这表明训练确实有效。

（二）康复进展（进步点）

1. 患者能够用脚完成难度较高的作业活动（包括：夹持蘑菇钉、制作纸屋模型、不织布花等），能够使用简单的工具（如镊子、胶棒等）。

2. 患者初步掌握用脚操作刀具、剪刀的方法。

3. 患者可在30s内完成用惯用脚（右脚）给左脚穿中筒袜，可在50s内完成用非惯用脚（左脚）给右脚穿中筒袜；能在3分30秒内独立完成整双分趾袜的穿脱。

4. 患者在书写时能保持正确的坐姿，持笔方式也有所改善，书写汉字的速度和规范性提高。

5. 患者能够用脚趾敲击键盘打字，初步掌握汉语拼音和大写英文字母间的对应关系。

6. 患者心理状态得到很大程度的改善，训练中情绪失控的次数减少，能主动尝试用脚完成各项作业活动，训练效率提高。

（三）后期指导

通过与患者家属沟通，得知患者的相关资料已呈递到北京市残联，未来计划到专业的残疾人游泳队接受训练（上午文化课＋下午游泳训练），面临回归课堂学习和居住集体宿舍生活自理的双重挑战，故对患者后期康复训练提出如下建议。

1. 进行上肢肌力维持训练，预防废用。

2. 用脚持笔写字，进一步提高书写汉字的速度和规范性，同时继续调整持笔方式。

3. 用脚敲击键盘打字，提高打字的熟练程度（巩固汉语拼音的基础知识）。

4. 日常生活中让患者独立完成穿衣裤、袜子。

5. 患者尝试穿脱长袖的衣裤（秋冬季服装）。

6. 购买适合患者穿脱的鞋子（如懒人鞋）。

7. 日常生活中，应多鼓励患者，帮助患者树立自信心，教育患者通过努力和坚持实现理想。

（四）环境改造

此外，对患者日后家庭环境改造提出以下建议：

1. 安装有冲洗功能的电动马桶圈。

2. 浴室内使用防滑垫、搓背墙贴。

3. 洗浴使用按压式洗发水和沐浴露。

九、讨论与反思

（一）在完成病例报告的过程中，我的心得体会

1. 当患者缺乏信心、害怕失败，拒绝尝试用脚完成计划的训练项目时，由治疗师用双手辅助患者完成被动的训练。感觉刺激的输入能给予患者经验，并激发患者主动参与的欲望。

2. 通过与患者的心理医生沟通，得知患者拒绝配合训练、情绪崩溃时的正确应对方式，有效地避免了患者对治疗师或康复训练产生厌恶和抵触心理。

3. 及时与患者家属沟通，向患者家属传达心理医生的建议，不仅有效地减少了患者母亲打骂孩子的现象，而且改善了患者的心理状态，有效提高患者的训练效率。

4. 面对患者训练配合度较低的状况，可采用代币制。患者通过完成训练项目获得代币，并兑换零食、文具等小奖品，使"配合训练"的良好行为得到强化。同时，代币制能提高患者的训练热情，并使患者学到金钱管理相关（如储蓄）的技能。

5. 训练期间，治疗师应与患者保持适当距离，不宜过分亲密，以免患者对治疗师产生依赖。

（二）在完成病例报告的过程中，我仍有不足之处

评估日常生活活动能力应用巴塞尔指数，不能很好地反映患者需要帮助的程度及治疗效果的变化。

第二节　关于右上臂截肢的作业治疗病例

一、患者情况

（一）基本情况

姓名：YK	性别：男
年龄：47 岁	利手：右利手
民族：汉	职业：矿工
兴趣爱好：运动	入院时间：2021 年 6 月 3 日
病史采集日期：2021 年 6 月 3 日	病史陈述者：患者本人
病史可靠性：可靠	

家庭构成：见图 7-2-1。

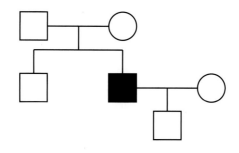

图 7-2-1 家族谱系图

（二）医学情况

1. 临床诊断：右上臂截肢术后。
2. 障碍诊断：右上臂截肢、神经痛、右肩关节僵硬。
3. 主诉：外伤后右上臂截肢 1 个月余，需要安装假肢。
4. 病残史：2021 年 4 月 29 日，患者在户外工作时被大车撞伤右上肢，当时右肘关节被挤压至身旁的工具箱上，造成右上肢于肘关节处大部分离断，仅有部分皮肤相连，患者当即被送至当地内蒙古医学院第二附属医院，当晚 8:40 行右上臂开放截肢术，术后于 5 月 7 日缝合残肢伤口，5 月 20 日拆线。截肢后感觉右上臂残端疼痛、右肘以下肢体仍存在，右上肢时有短暂放电样麻木感，平均 10 次 /d。拟行残肢修整手术后再安装假肢，以门诊收入我院。
5. 既往史：否认结核、肝炎等传染病史；10 余年前因右膝半月板损伤行关节镜治疗；否认食物及药物过敏史。
6. 合并症：无。
7. 个人社会生活史：生长于安徽，前往内蒙古工作 2 年余。曾吸烟、饮酒，受伤后已戒。
8. 家族史：否认家族遗传性病史。
9. 心理史：受伤前性格外向，无重大心理创伤史。
10. 体格检查：T36.9 ℃ 　P80 次 /min 　R20 次 /min 　BP125/80 mmHg

发育正常，营养良好，神智清楚，体位自主，查体合作。全身皮肤及黏膜未见黄染，浅表淋巴结未触及肿大。头颅无畸形，眼睑无水肿，双侧瞳孔等大等圆，对光反射灵敏。耳、鼻未见异常分泌物，各鼻窦区无压痛。口唇无苍白或紫绀，伸舌居中，扁桃体未见红肿。颈无抵抗，气管居中，甲状腺未见肿大。胸廓未见畸形，双侧呼吸运动对称，双肺叩诊呈清音，听诊未闻干、湿啰音。心界不大，心率 80 次 /min，律齐，与脉率一致，各瓣膜区未闻病理性杂音。腹部平软，肝、脾未触及，肝、肾区无叩击痛，全腹叩诊呈鼓音，肠鸣音 4 次 /min。四肢肌张力不高，未引出病理征。

（三）其他部门信息

1. 物理疗法科：扩大关节活动度、近端关节肌力维持及增强训练。
2. 水疗科：游泳以维持、增强患者肌肉力量和耐力。
3. 中医康复科：针灸治疗缓解神经痛。

（四）其他情况

1. 患者居住环境：楼房无电梯，两居室。

2. 经济情况：爱人无工作，在老家作家庭主妇。独生儿子正在读高中，家中收入来源完全依靠患者。

3. 康复欲望：康复欲望强烈，期望值较高，希望佩戴假肢后能够继续工作，承担家庭责任。

4. 家庭支持情况：家属支持康复治疗。

5. 医疗费用支付方式：由单位全额支付。

6. 患者每日时间安排：8:30—9:00物理疗法；9:30—10:30水疗；10:30—11:00作业治疗；13:30—14:00中医康复；14:30—15:00作业治疗。

二、初期评价

（一）初次面接

观察：患者自行步入治疗室，面容、衣物整洁。性格外向，愿意与人交流，可清楚讲述受伤经过及治疗过程，对于截肢的结果充满懊悔。

问诊：患者已做完右上臂截肢残端修正术，可见切口平整且已愈合无感染。触碰残端会有感觉过敏，主诉右上肢时有短暂放电样麻木感。残肢主动活动可见肩关节屈曲、外展及伸展活动度受限。患者可左手用勺进食，端盆、脱衣等活动需要家属辅助。患者康复欲望强烈，期望日常生活自理且重返工作。

（二）评价

1. 残端检查

（1）残端外观：右上臂下段截肢后残端，外观呈圆柱形，切口平整且已愈合无感染。

（2）残肢长度：残肢长（肩峰至残肢末端）20cm。

（3）残肢周径（表7-2-1）。

表7-2-1 残端周径检查结果

检查项目	右侧
	32.8cm
残肢周径	32cm
（自腋窝向下每隔2.5cm测量一次）	30.9cm
	30.4cm

2. 关节活动度、肌力检查

（1）右肩关节活动度：屈曲100°，伸展20°，内收0°，外展85°，水平内收135°，水平外展90°，内旋50°，外旋60°。

（2）徒手肌力检查：屈曲4级，伸展4级，外展4级，内收5级，水平内收5级，水平外展4级，内旋4级，外旋4级。

3.感觉检查：残肢末端触觉感觉过敏。残端时有短暂放电样麻木感，考虑为神经痛。

4.日常生活活动：应用改良巴塞尔指数（modified Barthel index，MBI），得分86分。

患者可左手使用勺子进食，但不能使用筷子，不能洗碗和餐后收拾打扫。患者可自行洗澡，但左胳膊洗不干净。患者可独立完成洗脸、刷牙等卫生活动，但不能给左手剪指甲，不能把毛巾拧干。患者可独立穿脱宽松衣物，但紧身衣物、拉拉锁、系鞋带等活动不能独立完成。

三、问题点（图7-2-2）

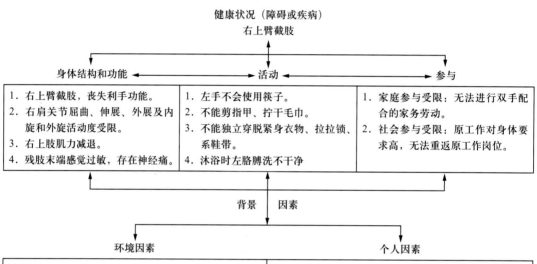

图7-2-2　基于ICF框架的问题点分析

四、康复目标

（一）长期目标

1.借助辅助器具的情况下，实现日常生活自理。

2.发展谋生技能，实现再就业，回归社会。

（二）短期目标

1.维持及扩大右肩关节活动度。

2．增强肌力。

3．改善残肢末端感觉过敏。

4．左手利手交换。

5．残端塑形。

6．提高日常生活自理能力。

五、初期康复训练计划

1．右上肢PROM训练：被动活动右上肢以维持及扩大残肢的关节活动度，尤其是右肩关节屈曲、伸展、外展、内旋及外旋的活动度。

2．肌力增强训练：通过佩戴砂袋或使用弹力带，进行各运动方向的抗阻运动训练，增强残肢及左上肢的肌力。

3．残端脱敏训练：残端推球练习（软球逐渐过渡到硬球），改善残端感觉过敏。

4．利手交换训练：左手使用筷子夹取小方块、左手写字训练。增强左手精细活动的灵活性。

5．残端塑形：患者刚完成右上臂截肢残端修正术，进行弹性绷带缠绕包扎残肢促进定形，拟为后期假肢适配做准备。

6．ADL指导训练：指导患者单手拧毛巾、系鞋带、拉拉链。

六、中期评价

（一）评价

1．残端检查

（1）残端外观：右上臂下段截肢后残端，外观呈圆柱形，切口平整已完全愈合。

（2）残肢长度：残肢长（肩峰至残肢末端）20cm。

（3）残肢周径（表7-2-2）。

表7-2-2　残端周径检查结果

检查项目	右侧
残肢周径 （自腋窝向下每隔2.5cm测量一次）	32.9cm
	32.1cm
	30.9cm
	30.4cm

2．关节活动度、肌力检查

（1）右肩关节活动度：屈曲130°，伸展40°，内收0°，外展140°，水平内收135°，水平外展90°，内旋60°，外旋70°。

（2）徒手肌力检查：屈曲5级，伸展4级，外展4级，内收5级，水平内收5级，水平外展4级，内旋4级，外旋4级。

3. 感觉检查：残肢末端仍存在感觉过敏。

4. 日常生活活动：改良巴塞尔指数得分86~93分（进食5~8分，洗澡3~4分，穿衣5~8分）。

（二）康复进展

1. 残肢肩关节活动度有提高，屈曲100°→130°，伸展20°→40°，外展85°→140°，内旋50°→60°，外旋60°→70°。

2. 残肢肌力增强，右肩屈曲肌力4→5级。

3. 日常生活自理能力提高，患者可左手使用筷子进食，但细软、圆滑的食物还不灵活且速度较慢。可独立洗澡，但需要家属帮忙收拾整理。患者可独立拧干毛巾、拉拉链及系鞋带。

（三）中期康复目标

1. 维持及扩大右肩关节活动度。
2. 增强肌力。
3. 改善残肢末端感觉过敏。
4. 加强左手精细活动灵活性。
5. 提高日常生活自理能力。
6. 学习计算机操作，开发再就业技能。

七、中期康复训练计划

1. 右上肢PROM训练：被动活动右上肢以维持及扩大残肢关节活动度，尤其是肩关节屈曲、伸展和外展的活动度。

2. 肌力增强训练：使用弹力带进行各运动方向的抗阻运动训练，增强残肢及左上肢的肌力。

3. 残端脱敏训练：残端在大米中进行揉搓及按压，改善残端感觉过敏。

4. 左手灵活性训练：左手使用筷子夹豆子及左手写字训练，并建议日常进食也多使用筷子，增强左手精细活动的灵活性。

5. ADL指导训练：建议家属在生活中减少对患者的辅助程度，有利于提高其自理能力。建议患者可选用适当的自助具如单手指甲剪、吸盘刷等，这样就可独立完成剪指甲和洗涮物品的家务劳动。

6. 开发再就业技能：考虑到患者的原工作岗位对体力要求较高，其很难再重新回归原岗位，与患者及工作单位充分沟通后，建议患者学习使用计算机，转岗仓库管理员的工作。指导患者左手操作鼠标，学习常用办公软件（如PPT、WORD、EXCEL等）的操作，开发新技能以利于其转岗再就业。

八、末期评价

（一）评价

1．残端检查

（1）残端外观：右上臂下段截肢后残端，外观呈圆柱形，切口平整已完全愈合。

（2）残肢长度：残肢长（肩峰至残肢末端）20cm。

（3）残肢周径（表7-2-3）。

表7-2-3　残端周径检查结果

检查项目	右侧
	33cm
残肢周径	32.3cm
（自腋窝向下每隔2.5cm测量一次）	31cm
	30.5cm

2．关节活动度、肌力检查

（1）右肩关节活动度：屈曲160°，伸展45°，内收0°，外展160°，水平内收135°，水平外展90°，内旋60°，外旋70°。

（2）徒手肌力检查：屈曲5级，伸展4级，外展5级，内收5级，水平内收5级，水平外展5级，内旋5级，外旋5级。

3．感觉检查：残肢末端仍存在感觉过敏。

4．日常生活活动：改良巴塞尔指数得分93~97分（进食8~10分，穿衣8~10分）。

（二）康复进展

1．残肢肩关节活动度有提高，屈曲130°→160°，伸展40°→45°，外展140°→160°。

2．残肢肌力增强，右肩外展肌力4→5级，水平外展4→5级，内旋4→5级，外旋4→5级。

3．日常生活自理能力提高，患者左手可熟练使用筷子进食，包括面条等细软食物都行。患者可独立完成穿脱衣，包括拉拉链、系扣子、系鞋带。

4．患者可熟练使用计算机及进行常用办公软件（如PPT、WORD、EXCEL等）的操作，左手可熟练签名、写字。

九、出院指导

患者适配了美容假肢后决定出院，先归家休息一段时间，再和单位协商调整工作岗位及返岗事宜。对患者后期康复训练提出以下建议。

1．每日进行适当锻炼（健身操等均可），维持残肢关节活动度及肌力。

2．建议选配适宜的自助具（如单手指甲剪、吸盘刷、长柄刷、单手开瓶器、单手削水果器、特制菜板等），提高患者自理能力及家务劳动参与能力。

3. 建议患者与单位协商，尽早返回工作岗位。

十、讨论与反思

1. 患者在康复训练初期，对于自己截肢的结果无法释怀，总是找医生和治疗师讨论如果当时在北京是否就能保住右上肢。因此心情总是起起伏伏，不利于康复。与患者深入分析，进行积极的引导，安排其与心态乐观的患者共同训练，患者很快度过了情绪低落期。

2. 由于患者无一技之长，对于今后再就业的问题感到茫然和不知所措，采取回避态度。及时给予建议与有效的指导，使患者找到目标与未来生活的方向，同时也提升了对康复训练的积极性和主动性。

3. 康复初期就及早开始利手交换训练，利于提高患者的日常生活自理能力，使患者重新树立自信，认识到自身价值，对于心态改善和训练积极性的提升有很大帮助。

第三节　关于左小腿截肢的康复治疗病例

一、患者情况

（一）基本情况

姓名：×××	职业：银行职员
性别：女	文化程度：本科
年龄：23岁	住址：山东
民族：汉族	供史者：患者及家属
	可靠程度：可靠

家庭构成： 见图7-3-1。

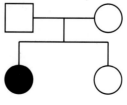

图7-3-1　家族谱系图

同居的家庭成员包括：患者的父母、妹妹（18岁）、患者本人。

（二）医学情况

1. 主诉：血管瘤术后左膝关节、踝足畸形18年余。

2. 病史：大约21年前，患者左下肢出现肿物，经医院诊断为血管瘤，行铜针电疗等治疗。2001—2003年在医院诊断为海绵状血管瘤，先后3次行血管瘤切除术，切除左踝关节至髂前上棘的血管瘤及部分肌肉组织，术后逐渐出现左膝关节及左足畸形，左膝关节不能伸直，左足下垂外翻，后左膝关节屈曲角度逐渐加大，患者无法行走，日常活动主要依靠轮椅。患者于2021年9月24日行左下肢外固定架固定、股薄肌腱切断术，术后通过定时调整外固定架矫正左膝关节屈曲畸形，期间患者因患肢疼痛、左足麻木不能坚持治疗，于2021年10月27日拆除左下肢外固定架。此后患者仍间断感觉左臀部、足部麻木，现左膝关节仍不能伸直，左踝关节不能活动且畸形，患者仍无法行走，2021年12月9日行左侧胫骨上段截肢术。

3. 既往史：否认结核、肝炎等传染病史；否认心、脑血管等严重内科疾患史。否认外伤及手术病史。否认食物及药物过敏史。

4. 个人史：生长于山东，否认吸烟、饮酒等嗜好。月经及婚育史：月经初潮14岁，经量中等，经色正常，上次月经2021年1月29日；未婚。

5. 家族史：父母健在，否认家族性遗传病史。

6. 心理史：抑郁，晚上睡不着觉，不愿意和别人交流。

7. 体格检查：T36.2℃ P68次/min R18次/min BP120/60mmHg发育正常，营养良好，右下肢负重，单腿跳跃入室，左下肢屈曲体位，表情正常，言语流利，无病容，神志清楚，查体合作，正力型体型。全身皮肤及黏膜无发绀、黄染、苍白；全身浅表淋巴结未触及肿大；右下肢术后瘢痕。头颅正常无畸形，毛发分布均匀。双侧眼睑无浮肿，结膜正常，巩膜无黄染，双侧瞳孔等大等圆，对光反射及调节反射均正常；耳廓未见畸形；外耳道通畅，未见分泌物：鼻无畸形，无分泌物；口唇红润，伸舌居中，牙齿排列整齐，双侧扁桃体无肿大，咽无充血；颈软，无抵抗感；气管居中，甲状腺未触及肿大；胸廓正常，呼吸节律正常，胸壁无压痛，无胸骨叩痛。呼吸运动双侧对称，双肺叩诊呈清音，双肺呼吸音清，双肺未闻及干、湿啰音；心前区无隆起，未见异常心尖搏动，未触及震颤，心界正常，心率68次/min，律齐，未闻及病理性杂音；腹部平坦，腹部柔软，未触及腹部肿块，无腹部压痛，无反跳痛，无肌紧张。肝脏肋下未触及，脾脏肋下未触及，肾未触及，双肾区无叩痛，腹部叩诊鼓音，肠鸣音正常；肛门、直肠和外生殖器基本正常。脊柱正常生理弯曲，活动无障碍，无脊柱压痛及叩击痛。除左下肢外余肢体活动无障碍，左下肢屈膝踝足外翻畸形。腹壁反射存在，除左下肢外余肢体肌力Ⅴ级，双侧膝健、跟腱反射正常、双侧巴宾斯基征阴性。

8. 专科检查：左下肢踝关节瘢痕长度15cm，小腿瘢痕长度32cm，大腿瘢痕长度29cm。左下肢多发白色点状病灶，稍突出皮肤（图7-3-2）。左膝关节周围无明显压痛，关节活

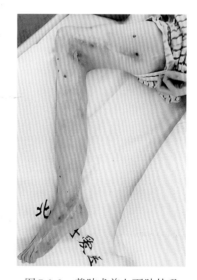

图 7-3-2 截肢术前左下肢外观

动度受限，屈曲畸形75，关节活动范围75～135，左踝关节无明显压痛，左足外翻畸形，无明显活动。左下肢肌肉力量：髂腰肌5级；股四头肌4级；踝背屈肌1级；蹬长伸肌2级；踝跖屈肌4级，其余肌力0级。右下肢肌肉力量5级。双侧膝腱反射、跟腱反射对称引出。左小腿外侧皮肤感觉减退，足背外侧皮肤感觉消失。左足背动脉搏动明显。髌上13cm大腿围度：右37cm；左31.5cm。髌下肌肉最丰满处小腿围度：右31cm（髌下12cm）；左26cm（髌下20cm）。下肢小腿长度（膝关节内侧间隙至内踝）：右37cm；左35.5cm。

9. 实验室及其他检查

（1）左下肢MRI：右下肢多发性血管瘤。

（2）左下肢X线片：左侧股骨中段骨皮质表面毛糙，腓骨中段局部骨膨胀、骨皮质表面不光滑。

10. 临床诊断：后天性左侧膝关节屈曲变形；后天性左侧马蹄外翻足；肢体血管瘤；腓总神经麻痹（左侧）。

11. 障碍诊断：左侧胫骨上段截肢。

12. 主诉：截肢术后不能站立行走，脊柱侧弯加旋转。

（三）其他部门信息

1. 影像科：左侧胫骨上段截肢胫骨上结节截断边缘光滑，脊柱侧弯S形腰椎向右回旋。

2. 心理科：轻度抑郁，焦虑。

（四）其他情况

1. 患者居住环境：居民楼二楼有电梯，屋内马桶。

2. 经济情况：良好。

3. 康复欲望：强烈，想尽快可以行走。

4. 患者每日时间安排：假肢科，心理科，物理疗法科。

二、初期评价

（一）初次面接

观察：患者面容、衣物整洁，性格内向、抑郁、不愿意与人交流，左侧胫骨截肢。

问诊：表情正常，言语流利，无病容，神志清楚，查体合作。

（二）评价计划及方法

1. 躯体运动功能评价：左下肢肌肉力量：髂腰肌4级；臀大肌4级；臀中肌3级；股四头肌1级；膝关节粘连；右下肢肌肉力量5级。双侧膝腱反射、跟腱反射对称引出。

2. 躯体感觉功能的评价：左膝关节外侧皮肤感觉消失，大腿外侧皮肤感觉减退。

3. 活动障碍自评：大腿活动受限、单腿站立平衡差、可架双拐单腿行走。

4. ADL评价：通过直接观察法以及询问法并且选择该患者所认为最好的最熟悉的单间治疗室进行。

三、问题点（图7-3-3）

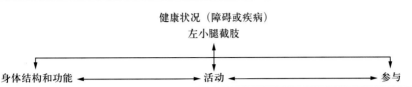

健康状况（障碍或疾病）
左小腿截肢

身体结构和功能 ← 活动 → 参与

身体结构和功能	活动	参与
1. 左小腿截肢，左腿功能完全丧失。 2. 左侧残端瘢痕处触痛和压痛明显。 3. 左侧幻肢痛。 4. 左侧膝关节功能丧失，脊柱侧弯。 5. 左下肢胫骨上段末端浅感觉，深感觉，本体感觉障碍。 6. 髋关节轻微受限，屈曲60°。 7. 左下肢肌肉力量：髂腰肌4级；臀大肌4级；臀中肌3级；股四头肌1级；右下肢肌肉力量5级。左下肢肌力较差。 8. 健侧协调能力及负重能力差，平衡能力差。	1. 无法完成行走及上下楼梯需求。 2. 无法独立洗澡。	1. 训练期间家庭参与受限：无法参与正常的家庭生活，与父母分隔。 2. 社会参与受限：暂时未能返岗工作，暂时无法完成工作。

背景 因素

环境因素   个人因素

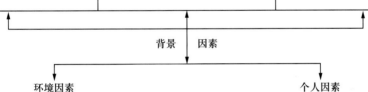

环境因素	个人因素
Facilitators： 1. 患者能得到护工、病友照顾，家庭成员全力支持患者康复训练。 2. 利用网络平台和资源，学习康复和假肢使用方法。 3. 无经济压力。 Barriers： 1. 居住医院的环境，大多为病友，影响康复心态。 2. 未参与工作等社会活动。	Facilitators： 1. 训练学习使用假肢意愿强烈，有行走愿望。 2. 学习能力强，接受度高，主动进行训练。 Barriers： 1. 患者心理焦虑，情绪低落，影响训练积极性。 2. 精神波动较大，心理抗压能力差，易于崩溃大哭。 3. 学习周期有限，系统学习后需返回工作岗位，不能进一步巩固训练结果。

图 7-3-3　基于ICF框架的问题点分析

四、康复目标

（一）长期目标

1. 建立使用假肢的思想，使患者能够负重站立、行走，促进早日康复。

2. 稳定患者心理状态，医护人员积极配合患者进行康复训练，最大限度地恢复肢体功能，使患者重返社会。

（二）短期目标

1. 改善残肢关节活动度、增强肌力；增强残端皮肤的强度（特别是负重部分的皮肤）；消除残端肿胀；增强健侧下肢和躯干的肌力；提高平衡能力；增强全身体能。

2. 截肢患者由于残端肌肉力量不平衡，很容易导致关节挛缩。一旦出现挛缩，将对假肢设计、安装及步行训练带来严重影响。因此，早期保持患肢的功能位，避免容易出现的错误体位是非常重要的。

五、训练计划

（一）课上训练项目（表7-3-1）

表 7-3-1　课上具体训练项目

项目类别	具体训练项目	
	实施方式	治疗作用
关节活动度维持训练	1. 截肢后患者尽早进行残肢负重训练，用保护垫将残端包扎后练习。在平行杠内将木凳调成相应的高度，凳上垫一软垫，身体重心向残肢的转移，使残端适应负重 2. 患者取俯卧位，一手固定大腿残端，利用双手向下和向上反方向用力扩大髋关节的活动范围 3. 除进行手法治疗外还需做持续被动牵拉训练。患者取俯卧位，用宽尼龙带将患者臀部固定在治疗床上，根据患者肌肉力量情况和可耐受程度利用沙袋的重量进行牵拉	增强髋关节的被动活动范围
肌力维持训练	1. 患者取仰卧位，在训练床上置一矮凳，凳上放软垫，令患肢的断端置于枕上，将臀部抬起，反复训练提高臀大肌的肌力 2. 患者取坐位，断端下方垫一软枕，患者双侧上肢上举，练习骨盆上提臀部离床动作 3. 患者侧卧位，患肢在上方，断端内侧置于矮凳上，用断端支撑，反复练习骨盆上抬离开床面动作，提高大腿内收肌群的肌力	维持、增强患者髋关节屈曲、外展外旋位训练，加强伸肌和内收、内旋肌的肌力训练

（二）课后训练项目（表7-3-2）

表 7-3-2　课后具体训练项目

项目类别	具体训练项目	
	实施方式	治疗作用
肌力维持训练	嘱患者每日完成髋关节的活动，使用沙袋负重训练，增强大腿肌力	维持肌肉力量和耐力；维持关节活动范围

六、中期评价、进展和问题点总结

（一）评价方法和结果

1. 关节活动度的检查发现 屈髋角度90°，后伸20°。

2. 徒手肌力检查：髂腰肌4[+]级；臀大肌4[+]级；臀中肌3级；股四头肌2级。

3. 肢体形态测量：髌上13cm大腿围度：右37cm；左31.5cm。

4. 简化McGill疼痛问卷（s SF- MPO）：肢体末端有3级胀痛、1级刺痛。

5. 视觉模拟评分法（VAS）表示4分疼痛。

6. 日常生活能力巴塞尔指数评定得分90分，轻度依赖少部分需帮助。

7. BESS（Balance Error Scoring System）平衡失误评分10分、平衡表现为非常差。

（二）进步点

1. 肌肉力量有所增长，髂腰肌4$^+$级，臀中肌4级。

2. 关节活动度有较大增长，现可屈髋90°。

3. 平衡能力较前稍有提升，现可独立单腿闭眼站立2分钟。

4. 精神状态开朗许多，慢慢接受现实愿意并且积极进行康复训练。

（三）仍存在的问题

1. 平衡能力还不足以维持佩戴假肢进行行走的需要。
2. 佩戴假肢后重心转移不完全。
3. 左侧下肢截肢末端局部抗压能力差，易于水肿以及破损。
4. 穿戴假肢后不敢行走，心里建设不够充分，害怕摔倒。
5. 假肢穿戴后整体协调能力有待提升。

七、中期康复目标

1. 立位平衡、假肢侧单腿站立训练，时间维持5秒以上；
2. 不使用辅助具行走；上、下台阶，跨越障碍物，左右转；提高步行能力。

八、中期训练计划

（一）课上训练项目（表7-3-3）

表7-3-3 课上具体训练项目

项目类别	具体训练项目	
	实施方式	治疗作用
关节活动度维持训练	1. 截肢后患者尽早进行残肢负重训练，用保护垫将残端包扎后练习。在平行杠内将木凳调成相应的高度，凳上垫一软垫，身体重心向残肢的转移，使残端适应负重	增强髋关节的被动活动范围
	2. 患者取俯卧位，一手固定大腿残端，利用双手向下和向上反方向用力扩大髋关节的活动范围	
	3. 除进行手法治疗外还需做持续被动牵拉训练。患者取俯卧位，用宽尼龙带将患者臀部固定在治疗床上，根据患者肌肉力量情况和可耐受的程度利用沙袋的重量进行牵拉	

续表

项目类别	具体训练项目	
	实施方式	治疗作用
肌力维持训练	1. 患者取仰卧位，在训练床上置一矮凳，凳上放软垫，令患肢的断端置于枕上，将臀部抬起，反复训练提高臀大肌的肌力 2. 患者取坐位，断端下方垫一软枕，患者双侧上肢上举，练习骨盆上提臀部离床动作 3. 患者取侧卧位，患肢在上方，断端内侧置于矮凳上，用断端支撑，反复练习骨盆上抬离床面动作，提高大腿内收肌群的肌力	维持、增强患者髋关节屈曲、外展外旋位训练，加强伸肌和内收、内旋肌的肌力训练
平衡、走路训练	1. 患者呈跪位，康复人员双手扶持患者骨盆，协助患者完成重心左右移动、患者负重、身体调整反应等各项训练 2. 患者呈站姿，训练重心转移，双腿均匀承重站在平行杠内，躯干稍向前挺直（可在双足底分别放置体重计，以调整重心）重心侧方交替移动，挺胸抬头 3. 假肢单腿站立负重，保持骨盆水平位，将健侧脚稍抬起，维持3秒 4. 健侧腿向前迈一步，重心转移到健侧腿。假肢腿膝关节屈曲，瞬间膝关节用力向后伸展，足跟触地，训练交替步行 5. 上下台阶训练，健侧先上一层，假肢腿迈上，可扶扶手，逐渐独立上楼。假肢先下一层，躯干稍向前弯曲，重心转移，健侧再下一层	逐步适应假肢使用，走路等日常需求趋于正常

（二）课后训练项目（表7-3-4）

表7-3-4 课后具体训练项目

项目类别	具体训练项目	
	实施方式	治疗作用
肌力维持训练	嘱患者每日完成髋关节的活动，使用沙袋负重训练，增强大腿肌力	维持肌肉力量和耐力；维持关节活动范围
平衡、走路训练	嘱患者每日进行患侧单腿站立，训练患侧平衡。保证安全前提下可训练上下楼梯	适应假肢使用，患者接近正常行走功能

九、末期评价、进展和问题点总结

（一）评价方法和结果

1. 关节活动度的检查发现：屈髋角度90°，后伸20°。
2. 徒手肌力检查：髂腰肌4$^+$级；臀大肌5级；臀中肌3级；股四头肌3级。
3. 肢体形态测量：髌上13cm大腿围度：右37cm；左32cm。
4. 简化McGill疼痛问卷（SF-MPO）：在穿戴假肢后肢体末端有2级胀痛3级刺痛。
5. 视觉模拟评分法（VAS）表示2分疼痛。
6. 日常生活能力巴塞尔指数评定得分90分，轻度依赖少部分需帮助。
7. BESS（Balance Error Scoring System）平衡失误评分30分平衡表现较好。

（二）进步点

患者肌力增强，平坦地面走路平衡较好，可独立完成上下楼梯，患侧单腿站立时间延长，平衡能力增强。

（三）仍存在的问题

1. 侧倾步态。
2. 外展步态。
3. 假肢足跟着地，假肢产生回旋摆动。
4. 扭动假肢足离地时，足尖外侧扭动。

十、训练目标和计划

训练目标：减少异常步态；跌倒后站立；对突然的意外有作出反应的能力；提高步行能力，达到日常生活活动自理。

（一）课上训练项目（表7-3-5）

表7-3-5　课上具体训练项目

项目类别	具体训练项目	
	实施方式	治疗作用
关节活动度维持训练	1. 截肢后患者尽早进行残肢负重训练，用保护垫将残端包扎后练习。在平行杠内将木凳调成相应的高度，凳上垫一软垫，身体重心向残肢的转移，使残端适应负重 2. 患者取俯卧位，一手固定大腿残端，利用双手向下和向上反方向用力扩大髋关节的活动范围 3. 除进行手法治疗外还需做持续被动牵拉训练。患者取俯卧位，用宽尼龙带将患者臀部固定在治疗床上，根据患者肌肉力量情况和可耐受的程度利用沙袋的重量进行牵拉	增强髋关节的被动活动范围
肌力维持训练	1. 患者取仰卧位，在训练床上置一矮凳，凳上放软垫，令患肢的断端置于枕上，将臀部抬起，反复训练提高臀大肌的肌力 2. 患者取坐位，断端下方垫一软枕，患者双侧上肢上举，练习骨盆上提臀部离床动作 3. 患者取侧卧位，患肢在上方，断端内侧置于矮凳上，用断端支撑，反复练习骨盆上抬离开床面动作，提高大腿内收肌群的肌力	维持、增强患者髋关节屈曲、外展外旋位训练，加强伸肌和内收、内旋肌的肌力训练
平衡、走路训练	1. 患者呈跪位，康复人员双手扶持患者骨盆，协助患者完成重心左右移动、患者负重、身体调整反应等各项训练 2. 患者呈站姿，训练重心转移，双腿均匀承重站立在平行杠内，躯干稍向前挺直（可在双足底分别放置体重计，以调整重心）重心侧方交替移动，挺胸抬头 3. 假肢单腿站立负重，保持骨盆水平位，将健侧脚稍抬起，维持3秒 4. 健侧腿向前迈一步，重心转移到健侧腿。假肢腿膝关节屈曲，瞬间膝关节用力向后伸展，足跟触地，训练交替步行 5. 上下台阶训练，健侧先上一层，假肢腿迈上，可扶扶手，逐渐独立上楼。假肢先下一层，躯干稍向前弯曲，重心转移，健侧再下一层	逐步适应假肢使用，走路等日常需求趋于正常

续表

项目类别	具体训练项目	
	实施方式	治疗作用
平衡、走路训练		

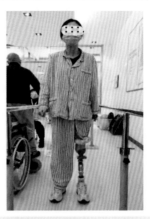

项目类别	具体训练项目	
在坡道、不平路面行走训练；上下坡道的训练；跨障碍等训练；矫正异常步态	1. 横跨：健侧靠近障碍物侧方，假肢腿负重，健侧腿越过障碍物；健侧负重假肢侧向前方抬高并跨越障碍物 2. 前跨：面对障碍物站立，假肢腿负重，健侧跨越障碍物；健侧负重身体充分向前弯曲，假肢髋部后伸，然后向前摆动跨越障碍物 3. 上坡道：健腿迈出一步，步幅稍大一些，假肢侧向前跟一步，身体稍向前倾。为了防止足尖触地面，假肢膝关节屈曲角度稍大。假肢的步幅要比健肢小，防止膝部突然折屈，残端应压向接受腔后壁 4. 下坡道：假肢侧先迈一步，防止假肢膝部突然折屈，注意残端后伸。假肢迈步时步幅要小。迈出健侧肢体时，下肢残端压向接受腔后方，健肢在前尚未触地时，不能将上体的重心从假肢移向前方	逐步适应假肢使用，应对日常生活中面临的环境

（二）课后训练项目（表7-3-6）

表7-3-6 课后具体训练项目

项目类别	具体训练项目	
	实施方式	治疗作用
肌力维持训练	嘱患者每日完成髋关节的活动，使用沙袋负重训练，增强大腿肌力	维持肌肉力量和耐力；维持关节活动范围
平衡、走路训练	嘱患者每日进行患侧单腿站立，训练患侧平衡。保证安全前提下可训练上下楼梯	适应假肢使用，患者接近正常行走功能

十一、出院指导

（一）康复目标

1. 功能方面的维持和提高

（1）保持正常姿势。

（2）保持适当的体重：一般体重增减超过3kg就会引起接受腔的过紧过松，使接受腔变得不适合。

（3）防止残肢肌肉萎缩：对假肢接受腔的适配及功能影响。

（4）防止残肢肿胀及脂肪沉积。

2．ADL、居家及社会适应：患者情绪稳定，社会适应能力较强，通过与患者交谈，出院后重新回到工作岗位，没有出现恐惧社交、自卑、孤独等困境。通过家人、朋友、同事等多方关心，为患者建立良好的自信心，对战胜病痛有积极正向的作用，患者出院后适应能力强，生活状态很好，精神饱满。

（二）出院后训练计划

1．残肢训练：加强内收训练和髋关节外展训练，增强肌力；

2．躯干肌训练：腹背肌，躯干旋转、侧向移动及骨盆提举等；

3．健侧腿站立训练：截肢侧骨盆向下倾斜，使脊柱侧弯，会感到假肢侧较长，镜前站立训练，以在无支撑下能保持站立10分钟为目标。

十二、结果与反思

1．帮助患者迅速度过前两个阶段，认识自我价值，重新树立自尊、自信、自强、自立，对现实采取承认态度，积极投入恢复功能的训练是非常有必要的，这对患者出院后重新回归社会、回归生活起到了关键作用。

2．及时指导患者自理生活的方法，给予其心理和体力上支持，鼓励患者，战胜痛苦，获得康复。

第一节 关于冠心病患者的综合康复治疗病例

一、患者情况

（一）基本情况

姓名：Z××	性别：男
年龄：75岁	利手：右利手
民族：汉族	

家庭构成：见图 8-1-1。

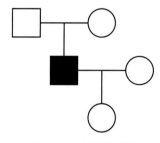

图 8-1-1　家族谱系图

（二）医学情况

1. 临床诊断：冠心病。
2. 主诉：反复出现活动后胸闷、气急，心慌、活动后气喘、夜间憋醒、下肢水肿等症 5 余年。
3. 现病史：患者男性，75 岁，5 年前开始反复出现活动后胸闷、气急，心慌，活动后气喘、夜间憋醒、下肢水肿等症，诊断为"冠心病"多次住院治疗。
4. 合并症：高血压；躯体疾病引发的精神障碍。
5. 既往史：COPD 病史 15 余年；腔隙性脑梗死等。
6. 个人史：戒烟 10 年，以往吸烟 40 包/年；不饮酒。

7. 药物：氯吡格雷抗血小板聚集，阿托伐他汀稳定斑块；氟替美维吸入粉雾剂（COPD）；缬沙坦（高血压）；非那雄胺；劳拉西泮片（改善焦虑）、氢溴酸西酞普兰片（改善抑郁）；酒石酸唑吡、片米氮平片（改善夜眠）。

8. 社会史：患者教务处主任退休，和老伴居住，爱好音乐、吹笛子；老伴儿英语老师退休，爱好舞蹈，发病前经常为爱人舞蹈伴奏。

（三）其他部门信息

1. 超声心动图：EF61%，主动脉窦部、根部及升主动脉内径增宽。颈部血管彩超示：颈动脉内膜毛糙伴斑块形成，双侧颈静脉未见异常。

2. 电解质：氯：92.9mmol/（提示低氯血症），嘱饮食适量增加食盐摄入，随访。

3. 凝血功能：血浆凝血酶原时间测定（PT）：8.6s，D-二聚体：0.7μg/dL轻度异常，随访。

4. 心功能：肌钙蛋白Ⅰ：0.033μg/L。

5. 胸部CT：右肺上叶陈旧性病灶、右肺中叶及左肺下叶少许慢性炎性病变、两肺叶间质性改变两肺下叶为著。

二、SOAP

（一）S主观资料

1. 现病史：患者男性，75岁，5年前开始反复出现活动后胸闷、气急，心慌，活动后气喘、夜间憋醒、下肢水肿等症，诊断为"冠心病"多次住院治疗。患者职工医保。

2. 既往史：COPD病史15年余；腔隙性脑梗死等。

3. 摔倒史：无。

4. 既往功能水平：发病前可为爱人吹笛伴奏。

5. 现有功能水平：平卧位无法超过5min，睡觉需要侧卧位，站立位含胸驼背，下肢有水肿，混合型通气功能障碍。

6. 兴趣爱好：吹笛子。

7. 康复经过：无。

8. 康复目标：重拾兴趣爱好，为爱人伴奏，可独立生活，回归家庭。

（二）O（客观资料）

1. MMSE：27分（正常）。

2. 老年认知功能测验：认知功能正常。

3. ROM：正常。

4. 肌张力（改良Ashworth）：0级。

5. 小腿围度：32cm，下肢有水肿。

6. 徒手肌力功能测定：4级。

7. 姿势检查：平卧位无法超过5min，睡觉需侧卧位，站立位时含胸驼背。

8. ADL评分：MBI 40分。

9．平衡：坐位平衡3级，立位平衡2级。

10．生命体征评定

（1）BMI指数：20.2。

（2）呼吸：桶状胸，腹式呼吸，吸气时上胸廓活动明显下胸廓活动欠佳。

（3）心率：平静坐位73bpm。

11．血氧饱和度：92%～93%（鼻导管2L/min吸氧状态下）。

12．改良呼吸困难指数：4级。

13．纽约心功能分级：Ⅳ级。

14．呼吸频率：19～22次/分。

15．肺功能测试：FEV/FVC：22.8%小气道功能异常，混合型通气功能障碍。

16．咳嗽情况：偶有咳嗽，少量痰液，能够自行咳出，但咳后非常累。

17．长谷川痴呆量表：31.5分（正常）。

18．汉密尔顿焦虑量表：22分（提示焦虑）。

19．汉密尔顿抑郁量表：19分（提示可能有抑郁症状）。

20．握力测试：左：15.8kg；右：16kg。

21．6MWT：30m，患者一天内没有能力进行第二次测试。

22．BODE评分：10分。

23．CAT评分：24分（疾病状态：严重）。

24．匹兹堡睡眠质量指数：19分，睡眠质量很差。

25．生活状态：日常生活以侧卧位为主，无法完成其爱好活动：吹笛子。

26．运动过程中发生心血管事件危险分层：高危。

（三）A评估分析

1．主要问题

（1）活动后胸闷、气喘。

（2）运动耐力降低。

（3）日常生活能力降低。

（4）睡眠障碍，焦虑抑郁状态。

2．治疗目标

（1）短期目标（2周内）：学会呼吸控制，改善气喘情况。在监护下室内步行。减轻患者的精神症状，改善焦虑抑郁情况。

（2）长期目标（4～6周）：增强运动信心，在监护下走廊步行，改善睡眠。

（3）最终目标：生活基本自理，重拾音乐爱好（笛子），回归家庭。

（四）P治疗计划

1．第一阶段

（1）康复宣教：理解患者情绪问题，促进患者伴侣和家庭成员参与。配合心肺康复，可自购制氧机，并制订吸氧方案。

（2）呼吸训练

1）呼吸控制：吹纸巾、气道廓清技术、Acapella、ACBT。

2）床上/边活动：上肢：配合呼吸运动；下肢：踝泵训练。

3）有氧训练：室内站立、步行；打太极拳。

2．第二阶段

（1）有氧训练：运动方式：步行、四肢联动。运动强度最大心率的40%～60%，心率控制在87bpm以内 RPE＜12（轻度）。

运动时间：慢走5min，10min内达到靶心率，再慢走5min运动频度：3～4次/周。

（2）抗阻训练：弹力带肌力训练（图8-1-2），直臂外展上举动作过程。

动作要求：①肩膀向下向后，腹部收紧；②双手掌心相对，双臂向外展；③呼气，双手臂向上抬起打开吸气，缓慢回到原位。

目标肌肉：肩袖肌群，背部肌群。

运动益处：纠正圆肩等不正确姿势，缓解肩部不适。

（3）柔韧性训练：侧腰伸展、三角肌伸展、肱三头肌伸展、前臂伸展、头部侧倾。

3．第三阶段

在第二阶段的方案基础上加上音乐团体运动疗法。

（1）音乐团体治疗：歌唱呼吸训练、乐器吹奏及音乐运动疗法。

（2）歌唱呼吸训练：指导患者根据乐句、旋律进行换气，有节律地进行呼吸。

（3）乐器吹奏：指导患者吹奏乐器，在不强调其吹奏的音质优劣、音色好坏、高低音的控制吐音清晰度等基础上，目的是为增强患者的肺活量，改善患者的呼吸方法提高患者的呼吸能力。

（4）音乐运动疗法＝音乐治疗＋运动治疗（图8-1-3）：在相应的音乐中指导患者进行肢体运动、抗阻训练等。

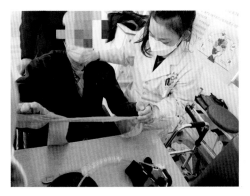

图8-1-2　弹力带训练

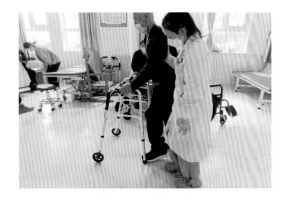

图8-1-3　肢体运动

三、讨论

在临床医学上，急性心肌梗死属于一种心脑血管疾病，其发病率比较高。急性心肌梗死严重影响患者的生存质量，当前医学通常会采用常规药物治疗方式进行心脑血管疾病治疗，但研究发现冠心病康复治疗手段也有助于患者疾病恢复，有助于改善患者身心状况，促使患者生活质量水平提升。冠心病康复治疗的理念是改善患者预后，促使患者不良生活习惯和方式得到改善。在对患者进行冠心病康复训练的过程中要结合患者的实际情况，综合考虑患者疾病严重程度以及心功能等。在整个康复治疗的过程中，根据患者的实际情况，如年龄、性别、爱好、病情程度等来制订出合理有效的运动方案，提升患者的依从度以及配合度。训练的过程中讲究循序渐进，并且在运动的过程中还需要对患者的身体指标如心电图、血压、脉搏等进行密切关注，对错误的训练方式要及时加以纠正，对患者出现的异常症状要及时有效地进行处理，冠心病康复治疗已成为有效预防心血管疾病的标准治疗方式之一，短期目标是通过心脏症状的控制，改善心脏功能储备，改善患者身心状态，减少对工作和生活的影响。长期目标是通过康复理念的融合，加深患者对心血管危险因素的认知，构建健康生活方式，延缓疾病进展，降低急性心肌梗死发生率，改善患者预后。

冠心病的初期无任何症状表现，随着患者病情的逐渐加重，冠心病症状慢慢展现出来，患者开始出现胸闷、胸痛等，当患者发现时、情绪便会变得焦躁不安、抑郁等，从而导致患者在就诊中出现不配合，对生活质量以及治疗效果充满负面情绪。而临床治疗采取心肺康复训练。对患者的心理情况以及行为做出合理的引导，让患者对生活充满积极性，消除患者的负面情绪。心理障碍患者固有的心理防御机制使患者倾向于隐瞒自己的抑郁和焦虑情绪，同时也担心医生考虑精神因素时，会耽误对心脏疾病的诊断和治疗。心肺功能的无创性检验方式之一为心肺运动，使患者的耐力以及心理情况都得到有效的改善，在当前临床医学中，心肺运动被呼吸病学以及心脏病学等广泛利用。

急性心肌梗死在发病后会在短时间内出现非常严重的症状，患者如果不能够得到有效治疗甚至会威胁生命，急性心肌梗死在治疗后需要进一步的康复治疗才能够得到彻底根治。急性心肌梗死的发病率越来越高，由于病情发展较快，病情危重，严重威胁着患者的生命安全，导致患者行动迟缓不便或者平衡能力降低，那么就要对患者密切观察，发现可能会发生跌倒时要及时提供帮助。①做好环境护理：合理布局病房，保持地面干燥、平整，避免在走廊、病房内放置不必要的物品，保持良好的照明，在易跌倒的地方设显眼的警示标语，以降低跌倒发生的可能。②做好重点人群的防范：年龄＞70岁的老年患者以及女性患者是需要重点注意的人群，其次是营养状况不佳、有骨质疏松或者肢体功能障碍的患者。③对患者进行跌倒宣教：确定跌倒护理流程，利用口头教育、图文解说、观看视频等模式，加强对患者及其亲属的宣教。④跌倒处理：发现患者跌倒时立即通知医护人员，检查患者的意识、瞳孔、生命体征、受伤状况等，并给予相应处理。冠心病康复治疗是针对冠心病类疾病提出的一种有效康复治疗手段，它能够配合药物治疗共同改善患者治疗效果，为冠心病治疗创造良好条件。根据本次研究的临床应用发现，这种模式取得了很好的治疗效果，值得临床广泛应用。该患者是双心治疗的成功经典案例，冠心病合并COPD，进而引发运动系统，心理方面的障碍，导致日常生活完全依赖，生活质量降低，需要老伴全天陪护，给本人和家庭造成了巨大的压力。

通过精神科会诊，制定全面有效的心理治疗处方，特别是音乐治疗的介入，加上常规心肺康复，患者功能得到改善，能够继续从事笛的演奏，精神世界得到充实，同时解放老伴的全方位的照顾，提高了家庭生活质量和幸福指数。

第二节　关于大面积脑梗死伴风湿性心脏病患者的康复治疗病例

一、患者情况

（一）基本情况

姓名：ZMS	性别：男
年龄：62岁	利手：右利手
民族：汉族	职业：农民
入院时间：2020年7月17日	病史采集日期：2020年7月17日
病史陈述者：妻子	病史可靠性：可靠
家庭构成：已婚，21岁结婚，育有2子1女	家庭经济情况：患者以务农为主，妻子无正式工作，子女均已工作，家庭环境一般，有医保，可支持康复训练

家庭构成：见图8-2-1。

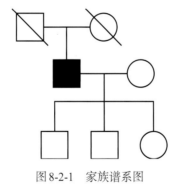

图 8-2-1　家族谱系图

（二）医学情况

1. 临床诊断：脑梗死急性期，风湿性心脏病，房颤，胃穿孔术后，骨折术后。

2. 障碍诊断：左侧肢体运动及感觉功能障碍，语言障碍，ADL严重功能缺陷，社会参与能力丧失。

3. 主诉：发现言语含糊1天余，加重伴意识障碍1天。

4. 病残史：2020年7月15日18时患者突然出现肢体僵直，肢体不自主挥舞，呼之可简单交流，言语含糊不清，症状持续20min不缓解，并出现呕吐，家属遂呼叫120就诊于山西省朔州市山阴县医院，就诊过程中全身僵直间断出现，其余症状同前，行头颅CT未见出血，考虑"缺血性脑血管病"住院治疗。7月16日上午行头颅MRI示双侧小脑半球、脑干、右侧枕叶多发急性脑梗死。为进一步诊治入山西省心血管病医院急诊后转入神经重症病区。患者左侧肢体活动不能，意识不清逐渐加重，神志嗜睡—浅昏迷。

5. 既往史：2020年6月20日患者因左侧肢体麻木无力，言语不清，饮水呛咳于我院住院治疗，诊断为"脑梗死急性期"，出院后规律口服"阿司匹林肠溶片100mg/d，瑞舒伐他汀钙片10mg/d"，经康复训练可行走，遗留左上肢无力，左手不能抓握，住院期间发现"糖耐量异常"，未监测血糖。1年前因腹痛于山阴县医院诊断为"胃穿孔"，行手术治疗。2年前活动后出现胸憋不适，未予以重视，其后间断发作，近2个月发作频繁，爬坡行走、干农活均会出现上述症状，未诊治。10余年前因车祸下肢骨折，于大同医院行手术治疗（具体不详）。20年前诊断"风湿性心脏病"，未治疗。否认高血压病史，否认精神病史，否认输血史，否认肝炎、结核、疟疾病史，否认食物、药物过敏史，预防接种史不详。

6. 个人社会生活史：生于山西省朔州市山阴县，久居本地，否认新冠肺炎疫区接触史，否认疫区、疫情、疫水接触史，否认牧区、矿山、高氟区、低碘区居住史，否认特殊化学品及放射线接触史。吸烟40余年，平均每日吸烟20支，否认饮酒史。

7. 家族史：否认家族性高血压、冠心病或遗传病等病史。

8. 心理史：第一次脑梗死发病后，患者性情急躁，易激惹。

（三）其他部门信息

1. 2020年7月16日头颅MRI（图8-2-2）：双侧小脑、桥脑、右侧枕叶脑梗死（急性期），不除外局部渗血，右侧颞岛顶叶、侧脑室旁信号异常。

2. 2020年7月16日胸部CT（图8-2-3）：双侧胸膜下间质性病变，左肺上叶舌段、右肺中叶内侧段炎性条索，双侧胸膜肥厚，主动脉及冠状动脉粥样硬化性改变，主动脉瓣区域钙化，心脏增大（左房大为主）。

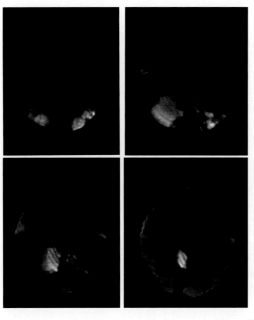 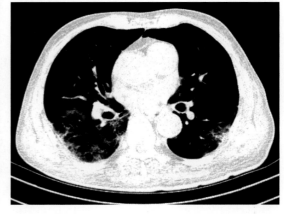

图8-2-2

3．2020年7月16日心脏超声：风湿性心脏病：二尖瓣狭窄（中度）并关闭不全（轻度）；主动脉瓣狭窄（轻度）并关闭不全（轻-中度）；三尖瓣关闭不全（中度）；左心扩大；室间隔增厚；左室收缩功能未见明显异常，LVEF：69%。

4．2020年7月16日双下肢血管超声：双下肢深静脉血流瘀滞。

5．2020年7月16日腹部＋门静脉超声：肝、胆、胰、脾、双肾及门静脉未见明显异常。

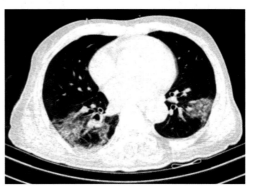

图8-2-3

6．2020年7月16日血常规：嗜中性粒细胞百分比86.57%，嗜中性粒细胞计数$7.29×10^9$/L，淋巴细胞计数$0.57×10^9$/L。其余在参考范围内。

7．2020年7月16日尿常规：潜血＋＋＋，其余在参考范围内。

（四）其他情况

1．患者居住环境：平房，居家及附近场所缺少无障碍设施，康复水平低，不利于患者出行及功能维持。

2．经济情况：患者以务农为主，妻子无正式工作，子女均已工作，家庭环境一般。

3．康复欲望：家属康复欲望较强，希望能够恢复生活自理。

4．家庭支持情况：家属可支持康复训练。

5．医疗费用支付方式：城镇居民医保。

二、初期评价

（一）初次面接

1．视诊：颈部肌肉紧张，呈浅快呼吸，频率为25次/分，痰液黏稠黄色量多，吸痰困难。

2．触诊：患者左右胸腔活动不对称，左胸腔比右胸腔上升快。

3．听诊：双肺呼吸音粗，两肺可闻及湿性啰音。

（二）评价计划及方法（2020年7月17日）

1．认知功能评价：目前不能配合检查。

2．意识状态评估（Glasgowcomascale，GCS）评分：10分。

3．神经功能缺损评估（National Institute of Health stroke scale，NIHSS）评分：22分。

4．生命体征评估：

血压（blood pressure，BP）：126/66mmHg。

脉搏（Pulse，P）：80～120次/min。

平均动脉压（mean arterial pressure，MAP）：80mmHg。

呼吸频率（respiratory rate，RR）：25次/min。

血氧饱和度SpO_2：98%。

体温（temperature，T）：37.3℃。

血气分析（blood gas，BG）：

PH 7.45；$PaCO_2$ 33.3mmHg；HCO_3^- 2.5mmol/L；PaO_2 78mmHg；SaO_2 95.9%。

5. 躯体感觉功能的评价：左侧面部及肢体深浅感觉减退，感觉异常。

6. 躯体运动功能评价

（1）ROM评价：左侧上下肢PROM均达到全关节活动范围。

（2）肌张力评价：改良Ashworth屈肌张力0级，伸肌张力0级。

（3）上肢运动功能评价：Brunnstrom分期：手Ⅰ期，上肢Ⅰ期。

下肢运动功能评价：Brunnstrom分期：下肢Ⅰ期。

（三）初期评价结果

1. 结果

（1）大面积脑梗死（急性期），不除外渗血。

（2）意识障碍。

（3）认知功能：目前不能配合检查。

（4）吞咽及言语功能：目前不能配合检查。

（5）既往风湿性心脏病，近期未抗凝，入院后有房颤发生。

（6）胸部CT提示肺部感染。

（7）左侧肢体运动、感觉功能障碍。

（8）废用综合征：长期卧床导致体力、耐力下降，呼吸、排痰费力，四肢肌肉萎缩，关节活动受限。

（9）ADL严重功能缺陷。

（10）社会参与能力丧失。

2. 解读：患者觉醒程度较差，呈轻度嗜睡，言语刺激可唤醒，但不能配合检查，对主动康复训练暂不能配合；患者左侧肢体被动活动无明显疼痛受限，在康复初期主要给予关节被动活动训练，预防长期卧床的并发症；患者生活自理能力重度障碍，进行正确的良肢位置摆放和体位转移指导，保持皮肤干燥清洁；进行呼吸训练改善肺部感染。

患者目前脑梗死面积较大，抗凝治疗脑出血风险高，根据病情择期启动抗凝治疗，患者目前双下肢血流瘀滞，应密切关注D-二聚体、观察双下肢疼痛肿胀情况，定期复查双下肢静脉彩超，增加肢体被动活动，积极预防下肢静脉血栓形成。

患者目前心功能Ⅱ级（NYHA分级），在进行肢体功能康复时要注意个体活动能力水平与心脏功能水平不一定一致，患者近2个月胸憋情况频繁发作，因此需要在连续监测下进行康复训练，条件允许时可评估心脏功能容量，从而较精准和定量地判断体力活动能力。

三、康复治疗诊断

脑梗死（急性期），意识障碍，认知功能障碍，吞咽及言语功能障碍，感觉功能障碍，废用综合征，ADL严重功能缺陷，参与受限。

四、康复目标

（一）长期目标

减少辅助，回归家庭。

（二）短期目标

改善意识状态；治疗肺部感染；维持各关节活动度，诱发主动运动；训练坐位平衡及转移能力，提高 ADL。

五、训练计划

1. 体位管理：患者主要以 Fowler 体位躺在床上（30°），同时不断进行偏瘫患者的良肢位摆放；每 2h 翻身一次，鼓励患侧侧卧位，增加患侧感觉刺激，适当健侧卧位。

2. 运动疗法：维持各关节活动度，诱发肌肉主动收缩，30 分 / 次，2 次 /d，6 次 /w。

3. 床旁 MOTOMED 训练仪（图 8-2-4）：20 转 /min，20 分 / 次，2 次 /d，被动运动。

4. 呼吸训练（图 8-2-5）：颈部肌群牵伸，局部胸廓松动，体位引流等，15 分 / 次，1 次 /d，6 次 /w。

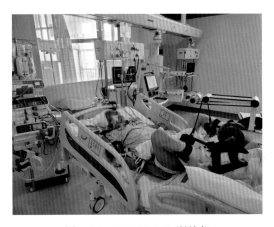

图 8-2-4　MOTOMED 训练仪

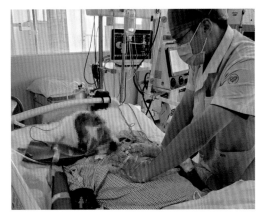

图 8-2-5　呼吸训练

5. 气压助动循环治疗双下肢：20 分 / 次，1 次 /d，7 次 /w。

6. 神经肌肉电刺激：电流频率为 50Hz，波宽为 250μsec，上肢电极放置位置：三角肌，肱三头肌，腕伸肌；下肢电极放置位置：臀中肌，胫前肌，股四头肌（与手法治疗动作同步），20 分 / 次，1 次 /d，7 次 /w。

上述治疗均在连续监测，密切观察患者生命体征下进行。

六、中期评价、进展和问题点总结

（一）评价方法和结果（2020 年 7 月 24 日）

1. 呼吸系统评估

（1）视诊：颈部肌肉紧张，呼吸频率趋于正常，白色痰液。

（2）触诊：患者左右胸腔活动基本对称。

（3）听诊：双肺呼吸音粗，两肺可闻及湿性啰音。

2. 认知功能评价：反应较慢，主动交流较少，可指认家人，记忆力，计算力，定向力无法配合检查。

3. 意识状态评估（GCS 评分）：15 分。

4. 神经功能缺损评估（NIHSS 评分）：10 分。

5. 生命体征评估：BP 131/81mmHg，P 60～70 次 /min，MAP 90mmHg，RR＝15 次 /min，SpO_2＝99%，T 36.7℃。

血气分析：pH 7.42；$PaCO_2$ 39.7mmHg；HCO_3^- 26mmol/L；PaO_2 88mmHg；SaO_2 97.2%。

6. 感觉功能评估：左侧面部及肢体深浅感觉减退，感觉异常。

7. 躯体运动功能评估

（1）ROM 的评价：左侧上下肢 PROM 均达到全关节活动范围。

（2）肌张力评价：改良 Ashworth 屈肌张力 0 级，伸肌张力 0 级。

（3）上肢运动功能评价：Brunnstrom 分期：手Ⅱ期，上肢Ⅱ期；

下肢运动功能评价：Brunnstrom 分期：下肢Ⅱ期。

8. 言语功能评估：自发语短句可部分表达，声音小，构音欠清，气息控制能力减退。

9. 吞咽功能评估：洼田饮水试验 3 级。

（二）进步点

生命体征较前平稳，左右胸腔及呼吸频率逐渐趋于正常，意识状态好转，查体及康复训练可配合，上下肢运动功能有提高。

（三）仍存在的问题

1. 意识较前明显改善，但言语含糊，交流受限。

2. 饮水呛咳，鼻饲饮食。

3. 既往风湿性心脏病，入院后有房颤发生，复查心脏超声未见心内血栓形成，因脑梗死面积较大，暂时不宜加用抗凝药。

4. 胸部 CT 提示肺部感染，但较前明显改善。

5. 双下肢血流瘀滞，D- 二聚体升高，752.37μg/L。

6. 左侧肢体运动功能障碍：Brunnstrom 分期：手Ⅱ期，上肢Ⅱ期，下肢Ⅱ期。

7. 左侧感觉功能障碍：左侧面部及肢体深浅感觉减退，感觉异常。

8. 平衡功能障碍：坐、立位平衡功能差。

9. ADL能力缺陷，社会参与能力减退。

七、中期康复目标

加强呼吸功能训练，进一步治疗肺部感染；维持各关节活动度，诱发主动运动，提高ADL；促进感觉功能障碍的恢复；改善语言清晰度和吞咽能力；提高坐位平衡能力，转移训练。

八、中期训练计划

1. 运动疗法：在监测心率血氧等生命体征的前提下，治疗师对患者进行肢体辅助主动运动训练、搭桥、躯干旋转训练、翻身训练等。维持及扩大各关节活动范围，逐步诱发分离运动。30分/次，2次/d，6次/w。嘱患者及陪护人员体位管理，继续保持良肢位。

2. 治疗师辅助下床边坐位平衡训练（图8-2-6）。10分/次，2次/d，6次/w。

3. 床旁MOTOMED训练仪：20转/min，20分/次，10min被动运动，10min助动运动，1次/d。

4. 感觉障碍训练

（1）浅感觉：用粗糙毛巾摩擦皮肤表面；轻拍；在大容器内放置细砂或米粒，用来摩擦患者上肢；电刺激及振动刺激，1次/d。

（2）深感觉：肢体负重和关节囊积压等，1次/d。

5. 言语功能训练：针对听、说、读、写、复述的障碍给予发声训练，提高音量及清晰度，进行构音器官的基础训练。

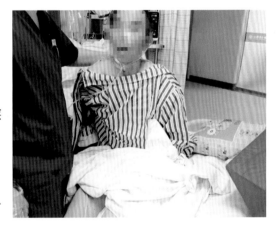

图8-2-6 床边坐位平衡训练

6. 吞咽功能训练：咽部冷刺激：提前将蘸水的棉签进行冷冻，训练时将冷冻的棉签轻轻刺激患者的软腭，舌根，咽部，嘱患者配合吞咽，2次/d。

7. 呼吸训练：局部胸廓松动，呼吸肌训练，腹式呼吸训，缩唇呼吸训练等，15分/次，1次/d，6次/w。

8. 气压助动循环治疗双下肢：20分/次，1次/d，7次/w。

9. 神经肌肉电刺激：电流频率为50Hz，波宽为250μsec，刺激的肌肉、时间及强度根据运动疗法治疗的需要调整（反复促通疗法）。

九、末期评价、进展和问题点总结

（一）评价方法和结果（2020年7月31日）

1. 认知功能评价（MMSE）：23分。
2. 躯体感觉功能的评价：左侧面部及肢体深浅感觉减退，感觉异常。
3. 躯体运动功能评价：上肢运动功能评价：Brunnstrom分期：手Ⅱ期，上肢Ⅲ期；下肢运动功能评价：Brunnstrom分期：下肢Ⅲ期。肌张力评价：改良Ashworth上肢屈肌张力1级。
4. 精神状态检查：情绪稳定，能够主动表达内心的想法，对答切题，愿意配合康复训练。

（二）进步点

治疗一周后，患者面部开始出现表情，觉醒时间延长至10余小时，治疗两周后患者能够主动与人交流，言语稍欠流利；肺部呼吸功能明显改善，痰液及肺部感染明显减少；躯干控制力有较大改善，仪器辅助下可站立，运动功能和耐力有一定程度提高。

（三）仍存在的问题

上下肢共同运动模式，肩关节及肘关节出现小范围随意运动，抗重力动作仍不能完成，实用性差，左手仍为废用手，日常生活自理能力提高，翻身、坐起及转移等动作对他人的辅助需求减少，对康复结局有一定的信心。随着康复训练的强度不断增大，仍需密切关注患者心功能指标。

十、出院后康复目标

下一步转入普通病房，继续加强康复训练，尽量减少对护理人员的依赖，继续诱发主动运动，提高运动的实用性，ADL指导，争取达到回归家庭、生活自理的康复目标。

十一、结果与反思

（一）肺部感染

肺部感染是脑卒中患者常见的并发症之一，是由于患者脑功能受损导致咳嗽反射减弱及食物反流等原因导致痰液或误吸的食物不能充分引流或咳出而导致的呼吸系统感染。本例中的患者入院后体温高、痰多，化验炎性指标高，在根据痰培养结果合理选择抗生素治疗的同时进行一系列针对性康复功能训练能有效降低脑卒中患者临床肺部感染（CPIS）评分，缩短抗生素使用时间和病程。早期康复治疗选择体位引流、叩击排痰、吞咽训练、呼吸训练等方法，根据患者的实际情况进行对症治疗。包括床头抬高预防误吸，吸痰，拍背，局部胸廓松动，气道廓清，呼吸肌训练，腹式呼吸训练等，意识好转后加缩唇呼吸训练，改善呼吸肌的肌力、耐力及协调性，改善肺通气提高呼吸功能。采用血氧分压、氧饱和度、肺活量和1s用力呼吸量作为肺功能的监测及评价指标。定期复查血常规、炎性指标、痰培养、胸部CT等，根据病情变化及时调整康复训练方案。

（二）风湿性心脏病

患者20年前诊断风湿性心脏病，未规范治疗。近2年活动后偶有胸憋、乏力，近2个月频繁发作，并伴有焦虑情绪。患者目前心功能Ⅱ级（NYHA分级），在运动治疗时可首先评估心脏功能是否可以耐受，并在医学监测下进行治疗。临床评定主要可借助心电图、24h动态心电图、心脏超声等方式，确定患者可安全进行康复训练。运动量应控制在最大心率或耗氧量的50%~80%，在康复过程中还应注意患者由于运动时心输出量处于低水平或下降导致劳力性低血压的风险，这主要是由于随着运动量的增加，可能会诱发心肌缺血，容量负荷增加，左室舒张末期压力增加及变时功能障碍（每搏输出量处于低水平或下降时，心率不能相应地升高以维持心输出量），因此在早期或运动负荷增加时，康复治疗师应当密切观察患者在运动时的血压变化。对于需要进行阻力训练的患者而言，这一点更为重要。

（三）脑卒中急性期康复治疗介入的时间及强度

近年来，有系统评价及Meta分析肯定了脑卒中后急性期康复治疗的作用，认为急性期康复训练有助于改善预后，但介入的时间及强度尚不明确。有专家认为急性期康复训练有可能对机体产生不利影响，若过分强调活动训练可能增加跌倒风险，降低脑血流灌注，导致血压波动，从而加重病情。AHA/ASA于2014年发布了有关脑卒中急性期康复的推荐意见，认为脑卒中后应尽早开始活动，但开始的具体时间仍存在争议。迄今为止，尚无指南明确针对康复治疗介入时间点给出具体的指导意见。针对本例中的患者，2020年7月17日收入神经重症监护室后立即给予全面的身体状态评估，成立由多学科组成的脑卒中康复治疗组，制订康复治疗计划，早期康复开始介入：内容包括体位管理，指导良肢位摆放，气压助动循环治疗双下肢，神经肌肉电刺激治疗等。入科1天余后，该患者的相关检查基本完善，定位及定性诊断明确，康复小组进一步评估治疗风险后，治疗师在密切关注心率、血压、血氧、呼吸频率等监护指标下开始对患者进行被动关节活动度训练，维持各关节活动度，并辅以床旁MOTOMED治疗仪被动模式，预防下肢血栓形成。入科3天余后，患者生命体征趋于平稳，意识状态较前明显好转，神志清楚-嗜睡，复查头颅CT梗死面积较前无扩大，无渗血，逐步增加呼吸训练内容，诱发肌肉主动收缩，鼓励患者重新与外界交流。

关于早期康复训练的强度，虽然患者入科后病情相对平稳，但梗死面积较大，持续房颤，存在肺部感染，病情仍较重，早期康复训练应在监护条件下、循序渐进地进行，逐渐延长训练时间，尽量避免下肢深静脉血栓形成，低蛋白血症，电解质紊乱，尿路感染等卧床并发症。

本例患者经过在ICU的15天的治疗，生命体征平稳，肺部感染明显改善，坐位平衡可保持，运动功能和耐力有一定程度提高，转入普通病房继续治疗。由于早期肢体功能康复训练的强度和形式有限，患者在治疗过程中心脏未出现明显不适，考虑患者既往风湿性心脏病，近期未抗凝，入院后持续房颤的情况，应定期复查心功能，后期在耐力训练及抗阻训练时关注运动强度，避免因负荷过大导致心肌缺血。

第三节 关于肺癌术后患者的康复治疗病例

一、基本情况

姓名：W××	性别：男
年龄：72岁	利手：右利手
民族：汉族	职业：退休
兴趣爱好：无	家庭经济情况：家庭经济情况良好
手术时间：2019年4月8日	入院时间：2019年6月23日

家庭构成：见图8-3-1。

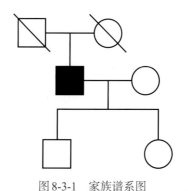

图8-3-1 家族谱系图

二、基本资料

（一）医学情况

1. 临床诊断："重症肺炎"。

2. 主诉：肺癌术后反复气促2个月余。

3. 病残史：患者因发现右上肺上叶肿物，2019年4月8日在某肿瘤医院住院治疗，考虑周围性肺癌，2019年4月18日进行全麻下"VATS右肺上叶楔形切除""心包部分切除""区域淋巴结清扫""胸膜粘连烙断""胸腔引流术"。2019年5月23日行气管切开术，术后反复脱机失败，患者术后转ICU复苏，拔除气管插管后患者出现血氧下降，呼吸急促，继续ICU住院治疗，给予面罩给氧，听从外科医生建议于2019年6月23日来我院进行心肺康复治疗。住院期间肺部感染严重，给予气管插管呼吸机辅助呼吸。

4. 既往史：高血压病史20余年；心律失常-阵发性房颤；10余年前脑梗死2次。

5. 药物治疗：络活喜5mgqd控制血压；低分子肝素抗凝，后予华法林15mg q12h抗凝治疗。

6. 个人史：吸烟40余年，每日1包，已戒烟10年，有饮酒史，已戒酒。

7. 家族史：父母已故，死因不详。否认家族遗传病史、传染病史及类似病史。

8. 患者（家属）意愿：患者及家属希望能早日脱机，离开重症病房。

9. 康复治疗史：由于患者于外院手术，外院未开展围手术期康复服务。患者错失围术期康复时机，出现重症肺炎，反复脱机困难。

（二）其他部门信息

1. 纤维支气管镜检查：经鼻进镜，声门水肿，气管通畅，隆突正常，气道内中量黄色脓性分泌物支气管黏膜充血，无肿物及气道狭窄。

2. 胸部CT扫描：左肺下叶、右肺炎症；右上胸膜增厚，包裹性积液待排；两侧少量胸腔积液；气管切开术后，考虑套管上方气道内分泌物潴留；右第4～6肋骨骨折。

3. 检验科：血常规：白细胞5.4×10^9/L，红细胞2.02×10^{12}/L，血红蛋白浓度67g/L。其余在参考范围内。

三、主观资料（S）

1. 现病史：患者肺癌术后反复气促2个月余，反复脱机失败来我院进行心肺康复治疗。

2. 患者居住环境：楼房，居家及周围附近场所有健全无障碍设施，小区环境除上下班高峰期外车辆较少，道路通畅较平坦，较利于患者出行及功能维持。

3. 经济情况及生活方式：患者是办公室退休人员，妻子以务农为主无正式工作，子女均已工作，家庭环境中等偏上，有职工医保，可提供支持康复训练。

4. 患者目标：家属康复欲望较强，希望患者能够早日脱机，早日离开重症病房。

四、客观资料（O）

1. 意识状态评估（格拉斯哥昏迷评分法GCS）评分：11分。

2. 神经功能缺损评估（NIHSS）评分：1分。

3. 既往检查

（1）肺功能提示中度限制性通气功能障碍。

（2）双肺中央型肺气肿。

4. 生命体征评估：体温37.5℃，心率83次/分，呼吸：辅助呼吸机支持（20次/min），血压126/63mmHg，呼吸机模式PSV，PS 18cmH$_2$O，TV 280～400mL，FiO$_2$ 50%。

血气分析：PH 7.45；PO$_2$ 98.0mmHg、PCO$_2$ 50.0↑mmHg、HCO$_3^-$ 34.8↑mmol/L、OI 245.0、RI 1.20、FiO$_2$ 50%。

5. 感觉功能评估：浅感觉深感觉复合感觉正常。

6. 躯体运动功能评估

（1）ROM评价：左右两侧上下肢PROM均达到全关节活动范围。

（2）肌张力评价：改良 Ashworth 正常，无肌张力增加。

（3）上下肢功能评估：Brunnstrom 分期 VI 期。

7. 呼吸系统评估：气道廓清障碍；肺活量降低；气体交换受损；呼吸困难。

8. 纤支镜检查：经鼻进镜，声门水肿，气管通畅，隆突正常气道内中量黄色脓性分泌物，支气管黏膜充血，无肿物及气道狭窄。

9. 胸部 CT 平扫左肺下叶、右肺炎症；右上胸膜增厚，包裹性积液待排；两侧少量胸腔积液；气管切开术后，考虑套管上方气道内分泌物潴留；右第 4～第 6 根肋骨骨折。

关于肺部感染讨论：全身炎症反应可以见于很多疾病，其炎症表现可能仅见于具体部位，但也可造成全身范围的炎症，从其表现症状上难以判断。通过化验相关的项目，血常规的白细胞升高、红细胞沉降率增快、C 反应蛋白明显增高、降钙素原升高，提示全身炎症反应程度。

五、分析/评估（A）

（一）康复治疗诊断

肺癌晚期，长期卧床运动耐受降低，ADL 严重功能缺陷，完全依赖他人，因气管切开无法正常发音，交流能力下降，社会参与能力降低，有明显焦虑倾向。

（二）主要问题点

1. 双肺中央型肺气肿，肺癌术后反复气促。
2. 意识障碍。
3. 认知功能：目前不能配合检查。
4. 吞咽及言语功能：洼田饮水实验 2 级，言语无法配合检查。
5. 胸部 CT 提示肺部感染，两侧少量胸腔积液。
6. 废用综合征：长期卧床导致体力、耐力下降，膈肌活动低平呼吸困难，排痰费力，四肢肌肉稍萎缩。

表 8-3-1 为问题分析汇总。

表 8-3-1 问题分析汇总

目前患者存在问题		基于临床表现及检查依据
身体功能	睡眠质量一般	PSQI：总分 12 分
	可能有明显抑郁或焦虑	HAD：（A）因子 13 分，（B）因子 11 分；RASS：+1 分
	语言功能障碍	因气管切开，无法正常发育
	气道廓清障碍	咳嗽力量：2 级，无效咳嗽，中等量黄浓痰。吸痰：7～8 次/d CRP；39.50↑mg/L CT 示：左肺下叶、右肺炎症。双肺呼吸音粗，左下肺可闻及少许湿啰音
	肺活量降低	右肺呼吸音减弱两侧少量胸腔积液。简易肺功能无法完成
	气体交换受损	中度限制性肺通气功能障碍。高碳酸血症

续表

目前患者存在问题		基于临床表现及检查依据
身体功能	呼吸困难	膈肌活动低平。呼吸机辅助通气SBT：阳性
	运动耐受降低	长期卧床：四肢MMT：4级
	吞咽功能障碍	进食方式：鼻饲。洼田饮水试验2级
身体结构	呼吸系统结构受损	纤支镜检查经鼻进镜，声门水肿，气管通畅，隆突正常。CLT：阴性。VATS右肺上叶楔形切除后。右侧胸壁可见一长约10cm陈旧性手术瘢痕。左肺下叶、右肺炎影；有上胸膜增厚，包裹性积液待排；两侧少量胸腔积液。气管切开术后，考虑套管上方气道内分泌物潴留；右第4～第6根肋条骨骨折
活动参与	交流能力下降	因气管切开，无法正常发音。但可书面交流
	活动步行功能下降	坐、立位平衡不能；Holden步行能力0级
	ADL能力下降	Barthel指数10分，其中控制大便5分，控制小便5分。完全依赖
	社会参与能力下降	长期住重症监护室，卧位在床

注：RASS：Richmond Agitation-Sedation Scale, RASS镇静程度评估表；S5Q：standardized five questions，标准化5问题问卷；SBT：spontaneous breathingtrial，自主呼吸试验；CLT：cuff leak tes，气囊漏气试验；HAD：Hospital Anxiety and Depression Scale，医院焦虑抑郁量表；PSQI：Pittsburgh Sleep Quality Index，匹兹堡睡眠质量指数量表；ADL：activities of daily living，日常生活能力量表。

7. ADL严重功能缺损。
8. 社会参与能力下降。

六、治疗计划（P）

1. 主要目标
（1）延长撤机时间直至成功撤机。
（2）调节呼吸机参数：PS：18～14cmH$_2$O。
（3）PEEP：8～12cmH$_2$O，FiO$_2$：50%～35%（3周）。
（4）延长脱机时间：10min～30min～1h～24h～48h～72h（3～5周）。
2. 次要目标
（1）延长语音阀佩戴时间，恢复患者语言交流能力。
（2）呼吸机辅助通气下：≤5mins（1周）、5～120min（2～3周）。
（3）脱机情况下进行语音阀训练：（3～5周）。
1）第一阶段：本阶段的训练目的改善患者的呼吸模式，提高呼吸肌耐力。增强患者的气道廓清能力，并提高患者训练的适应性，为下一步撤机做准备。患者每次训练前应暂停肠内营养输入1～2h。
练习1（图8-3-2）：体位管理。
练习2（图8-3-3）：呼吸训练。

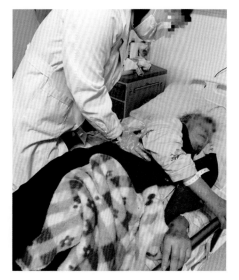

图 8-3-2　体位转换训练

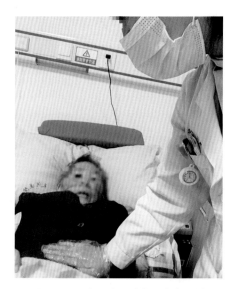

图 8-3-3　膈肌呼吸训练、有序训练

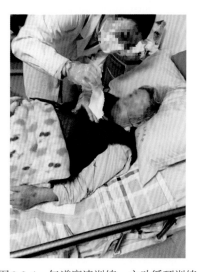

图 8-3-4　气道廓清训练、主动循环训练

练习 3（图 8-3-4）：气道廓清训练、主动循环呼吸训练。

练习 4：语音阀训练。

练习 5：有氧训练。

练习 6：站立床训练。

2）第二阶段：通过第一阶段治疗和康复训练患者病情稳定，经评估后进行第二阶段训练。

练习 1：脱机练习。

练习 2：翻身坐起训练。

练习 3：平衡训练。

练习 4：轮椅转移训练。

床-椅转移训练、独立驱动轮椅训练。

练习 5：步行训练。

3. 治疗结果

（1）患者经过 23 次治疗符合脱机指征。

（2）2019 年 7 月 20 日成功脱机。

（3）同月 28 日转出重症病房，顺利完成康复目标。

（4）期间无任何不良事件出现。

多学科合作（图 8-3-5）。

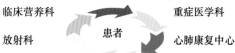

临床营养科　　　　　　　　重症医学科

放射科　　　　患者　　　心肺康复中心

检验科　　　　　　　　临床药剂科

图 8-3-5　多学科合作

七、康复中期评定（两次治疗结果对比）

表8-3-2总结了治疗前后的结果评价。

表8-3-2　总结治疗前后的结果评价

	评估内容	治疗前	治疗后	结论
身体功能	PSOI总分	12分	10分	睡眠质量一般→睡眠质量还行
	HAD（A）因子	13分	5分	可能有明显抑郁或焦虑→无症状
	HAD（B）因子	11分	4分	
	语言功能障碍	佩戴语音阀可正常交流		交流能力增强
	咳嗽力量	2级	3级	气道廓清障碍能力增强
	咳嗽能力	无效咳嗽	有效咳嗽	
	痰液	中等量黄浓痰	少量白痰	
	吸痰	7～8次/d	1～2次/d	
	胸部CT（图21）	左肺下叶、右肺炎症较前减少		
	肺活量	听诊右肺呼吸音较前增强		肺活量增加
		简易肺功能较前改善，FVC：770mL、FEVL:410mL，PEF：710L/min（经气管套管）		
	气体交换	PH:7.43、PO$_2$：90mmHg、PCO$_2$：41mmHg、OI：265mmHg、RI:0		
	呼吸困难	膈肌活动较前增强，SBT阴性，成功脱机*		
	运动耐受	患者可用助行器步行		运动耐受增强
	洼田饮水试验	2级	1级	鼻饲→部分经口进食
身体结构	呼吸系统结构受损	气管切开术后，左肺下叶、右肺炎症较前减少		
活动参与	交流能力	因气管切开，无法正常发音。但可以用书写方式交流	佩戴语音阀可正常交流	交流能力提高
	坐位平衡	0级	3级	活动能力增强
	立位平衡	0级	2级	
	Hodden步行能力	0级	2级	
	Bathel指数	10分	60分	生活完全依赖→生活大部分依赖
	社会参与能力	住重症监护室，卧床	转至普通病房*，独立坐轮椅	社会参与能力增强

注：*为患者及家属意愿，FVC：forced vital capacity，用力肺活量；FEVL1.0：forced expiratcry volume in one second，一秒钟用力呼气容积；PEF：peak expiratory flow，最大呼气流量。

八、调整计划

1. 有氧运动，有氧运动可以提高机体的摄氧量，增进心肺功能，提高身体耐力。包括走路、慢跑、骑自行车、游泳等。一般运动时间在20～60min，运动强度以自己不感觉明显劳累为度，循序渐进。

2. 呼吸功能锻炼，呼吸功能锻炼能够帮助患者预防肺不张和改善通气功能，术后患者可采用缩唇腹式呼吸的方法来进行呼吸功能锻炼。缩唇腹式呼吸"三步曲"："一吸"：经鼻吸气时胸部不动，腹部鼓起；"二停"：吸气后停滞1～2s；"三呼"：经口缓慢呼气，腹部内陷，嘴唇缩紧呈鱼嘴状或口哨状。频率：7～8次/min，每次练习15min。缩唇腹式呼吸的练习要点：①腹部放松，深吸慢呼，双手可以分别置于胸部和腹部，感知胸腹起伏。②吸气与呼气时间比为1：2～1：3。③循序渐进，量力而行，在耐受范围内逐渐增加训练频次和时长。

3. 痰液引流及咳嗽训练：通过自身努力机械性排痰，而不是依赖药物或吸痰器具。鼓励患者进行有效的咳嗽、咳痰。具体方法是身体尽量坐直，深吸气后，用双手按压腹部，身体稍向前倾斜，连续咳嗽，咳嗽时收缩腹肌，用力将肺部深处的痰液排出。

4. 指导：注意休息，劳逸结合，注意保暖，避免受凉，预防感冒，改善环境卫生，避免烟雾、粉尘、刺激性气体对呼吸道的影响，禁烟酒，保持呼吸道通畅，加强营养，提高自身免疫力，合理用药，定期复查，不适随诊。

5. 健康宣教：包括基础心理治疗、饮食指导、对疾病的认识以及生活方式改良等方面。患者若存在较严重的心理问题需转介至心理医生继续治疗。专业营养师也可以为有需要的患者量身定做健康饮食方案。健康宣教的主要目的是帮助患者在日常生活中合理规避引起心血管疾病的相关风险因素。康复治疗师及护士团队会跟踪记录每次宣教的内容和患者一起来养成健康的生活习惯。

九、讨论与总结

关于肺部感染讨论：全身炎症反应可以见于很多疾病，其炎症表现可能仅见于具体部位，但也可造成全身范围的炎症，从其表现症状上难以判断，通过化验相关的项目，血常规的白细胞升高、红细胞沉降率增快、C反应蛋白明显增高、降钙素原升高，提示全身炎症反应程度。

周围性肺癌诊断主要依靠影像学检查，尽管支气管镜检查已普及，但对周围性肺癌要取得病理学资料很难，尤其是螺旋CT广泛应用再配合增强扫描，对肿瘤的定性定位有显著提高。对于少数基本征象少或者不典型的病例，应对病灶进行CT连续加强扫描，仍不能确定诊断者应行CT导引下经皮穿刺活检，经支气管镜肺活检或短期内定期复查，以免造成周围型肺癌小结节病变的误诊和漏诊。在诊断过程中还应密切结合临床及重要实验室检查综合分析考虑，定期随访，总结经验。

早期进行肺康复运动通过呼吸功能训练，运动指导等干预措施可有效改善患者肺功能。而且长期坚持系统的呼吸训练治疗可改善肺癌术后的肺功能和运动耐力、减少并发症概率，提高其生存质量。早期肢体运动和呼吸训练可以提高机械通气重症脑卒中患者的撤机成功率，降低VAP发生率，缩短机械通气时间和ICU住院时间。呼吸康复能有效改善呼吸肌功能和呼吸驱动力，提高撤机成功率。增强患者有效交流，增强患者康复信心。气管切开术主要用于因呼吸衰竭需要进行长期的机械通气和存在气道问题的患者，人工气道能开放下呼吸道辅助通气，供氧，并有利于分泌物的排出。

为了防止关节挛缩和骨关节退化，应尽早进行ROM训练，往后可适度延长持续训练时间并缩短休息时间。具体还是根据患者情况而定，若在训练时患者出现呼吸急促、心率加快、血压上升等症状，停止训练，并更改降低康复计划难度。肌力训练，由主动练习到给患者加以轻微程度的阻力，训练患者的核心肌群。床上训练：进行直立性低血压适应性训练，患者从将床摇高30°逐渐增加角度，待适应直立状态后，进行更大角度的训练。训练过程中需密切注意患者状态，若患者在出现面色苍白、血压降低、心跳加快等低血压症状时，立即恢复仰卧，待患者平稳状态后再考虑是不是要继续进行。

由坐至站，平行杠内行走训练；根据患者情况设计适合患者的计划并最后过渡到肌肉耐力训练进行上下台阶、走斜坡等的耐力训练。为患者能够重返社会奠定了基础。

尽量与患者家属多进行沟通并且要求积极配合治疗，出院前进行家属和患者的沟通，让他们重视并且增强他们对疾病的认知，督促患者进行每日设计的康复训练计划。术后尽量做好身体方面的调养，坚持呼吸功能的训练 自主咳嗽，排痰、深呼吸等，减少肠粘连和预防血栓的形成，利于术后康复。

上述案例护理问题主要如下：清理呼吸道无效，与痰液黏稠、年老体弱、咳嗽无力有关；气体交换受损，与肺部感染、通气和换气功能障碍有关；活动无耐力，与低氧血症致重要组织器官缺氧有关；潜在并发症，自发性气胸、呼吸衰竭、肺性脑病等；焦虑，与健康状况改变、病情危重有关；营养失调，低于机体需要量，与食欲减退、能量消耗增加有关。

活动无耐力：指导患者全身运动锻炼结合呼吸锻炼，可进行步行、骑自行车、气功、太极拳、家庭劳动等。合理地休息与活动，根据患者身体状况决定坚持做力所能及的事。

潜在并发症：使患者了解COPD的相关知识 识别使病情恶化因素。戒烟是预防COPD的重要措施，应劝导患者戒烟；避免粉尘和刺激性气体的吸入避免和呼吸道感染患者接触，在呼吸道传染病流行期间尽量避免去人群密集的公共场所，指导患者要根据气候变化及时增减衣物，避免受凉感冒。焦虑：护士应聆听患者的叙述，疏导其心理压力，必要时请心理医生协助诊治。营养失调：多饮水，给予高热量的食物，保证基础的营养。

如果肺癌患者一侧全肺切除后，胸膜腔的变化有：一侧全肺切除后，胸腔内的环境发生一系列的改变，膈肌上升，纵隔向术侧胸腔移位，胸廓肋间隙变窄，术侧胸膜内的残腔被渗出的血清和血液填充，左胸腔内胸腔积液潴留的速率和气体的吸收时间可能会延长。个案术后可能会出现横隔上升或者移位，可根据病情严重程度，病情发展状况行球膜扩张术，若术侧出现胸腔积液潴留，术侧胸膜腔内积血积液、痰液时应该及时进行排痰和体位引流。充分吸氧，改善血液中的氧气含量，并避免缺氧。术后可能需要长时间插管，可能会发生呼吸机的依赖性，坠积性肺炎的可能性。

第一节　关于脑出血后意识障碍患者的脊髓电刺激术后促醒及综合康复治疗病例

一、患者情况

（一）基本情况

姓名：ZYZ	性别：女
年龄：69	利手：右利手
民族：汉族	职业：退休
兴趣爱好：美容护肤、旅游	家庭经济情况：家庭收入一般
入院时间：2022年8月29日	病史采集日期：2022年8月29日
病史陈述者：患者家属	病史可靠性：可靠

家庭构成：见图9-1-1。

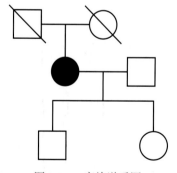

图9-1-1　家族谱系图

（二）医学情况

1. 临床诊断

（1）脑出血恢复期，脊髓电刺激镇痛术后。

（2）颅内动脉瘤介入栓塞术后，脑积水，脑室腹腔分流术后，高血压三级极高危，神经病理性疼痛，继发性肌张力障碍，肺部感染，严重营养不良，低钠血症，低氧血症，反流性食管炎，下肢静脉血栓，下肢静脉滤器置入术，尿路感染。

（3）双肩关节退行性改变，双髋关节退行性改变，双膝关节退行性改变，双膝关节腔少量积液。

2．障碍诊断

（1）意识障碍：最小意识状态。

（2）吞咽功能障碍：留置胃管。

（3）言语功能障碍：不语。

（4）肺功能障碍：气管插管状态，目前有肺部感染，呼吸时胸廓起伏减弱。

（5）四肢运动功能障碍：双手有抓握，其余肢体未见活动。

（6）关节被动活动受限：双肩关节前屈、外展、外旋活动受限，右侧髋关节内旋受限，右侧踝关节背屈活动受限。

（7）废用综合征：全身废用性肌无力，肌萎缩，双侧跟腱缩短。

（8）日常生活：完全依赖。

（9）社会参与能力：丧失。

3．主诉：意识障碍4个月余，脑室腹腔分流术后1个月余。

4．病残史：患者4个月余前（2022年4月9日）安静坐着时突发剧烈头痛伴大叫、呕吐，无抽搐，伴意识欠清，能言语，就诊于内蒙古人民医院。急查头颅CT、CTA，诊断为"蛛网膜下腔出血、左侧颈内动脉后交通动脉瘤"，立即行"脑血管造影术＋颅内动脉瘤介入栓塞术"，发病5天后出现"左侧额颞顶硬膜下出血、脑疝"，行颅内血肿清除术、去骨瓣减压术，行气管插管、呼吸机辅助呼吸，术后转入ICU，并予以预防癫痫治疗，约1个月后停用呼吸机，开始高压氧治疗，陪护诉患者当时可追视，左手有试图拔管动作，右侧肢体未见活动；于2个月前（2022年6月20日）行颅骨修补术，术后患者意识不清加重，很少睁眼，无追视及肢体活动，行头颅CT检查诊断为"脑积水"；1个多月前行脑室腹腔分流术，术后意识障碍无明显改善；20天前开始间断封堵气管插管；6天前于天坛医院诊断"持续植物生存状态（大脑去皮质状态）"，行脊髓电刺激镇痛术，给予神经调控开关刺激，为求进一步康复治疗收住入院。患者目前意识不清，可自发睁眼，无言语，鼻饲饮食，保留尿管，日常生活完全依赖，患者自发病以来鼻饲饮食，大小便失禁，体重较前下降。

5．既往史：既往下肢静脉血栓、下腔静脉滤器置入术病史1个月；高血压3级极高危病史1个月余；反流性食管炎病史4个月余，目前服用雷贝拉唑治疗；否认糖尿病病史；否认冠心病病史；否认肝炎、结核等传染病病史。否认药物、食物过敏史。

6．合并症：无。

7．个人社会生活史：出生于内蒙古，久居于内蒙古；和丈夫两人居住，育有一子一女，偶回家中探望，患者病后丈夫照顾，邻里关系一般。

8．家族史：否认家族史。

9．心理史：否认重大心理创伤史。

（三）其他部门信息

1．影像科

（1）心电图（2022年8月29日，铁营医院）：窦性心律，HR 85次/min，律齐，未见明显

ST-T改变。

（2）头颅CT（2022年7月26日，呼和浩特市第一医院）：双侧侧脑室前角旁、左侧侧脑室后角、枕叶多发大片低密度影。

（四）其他情况

1. 居住环境：一般。
2. 经济情况：一般。
3. 康复欲望：患者家属康复期望高。
4. 家庭支持情况：家属全力支持。
5. 医疗费用支付方式：异地医保。
6. 每日时间安排：康复会诊后，患者上午进行作业治疗、物理治疗、肺功能康复和吞咽治疗，各项治疗时间根据患者情况变化，期间进行站床10～20min，轮椅坐位30～60min。下午运动安排同上午一样，并根据患者情况进行动态调整。

二、初期评价

（一）初次面接

1. 观察：患者意识不清，仰卧在病床，气管切开处为塑料气管套管，辅以雾化治疗。多次呼其姓名后可睁眼，但无追视，清醒数秒后陷入昏睡状态。上肢无明显异常，右足下垂位。监护仪显示P 85次/min，R 18次/min，BP 119/73mmHg，指脉氧95%。

2. 问诊：患者对治疗师提问无反应、无言语。

（二）评价计划及方法

1. 一般检查

（1）查体：T 36.9℃，R 18次/min，P 85次/min，BP 119/73mmHg，最小意识状态，气管（塑料）插管状态，胸廓起伏减弱，咳白色黏液痰。

（2）标准化5问题问卷：见表9-1-1。

表9-1-1　标准化5问题问卷（Standardized Five Questions，S5Q）

评价内容	得分
1. 睁开和闭上你的眼睛	1
2. 看着我	0
3. 张开嘴伸出舌头	0
4. 点头和摇头表示"是""否"	0
5. 数到5，然后皱起眉头	0
总分	1/5

2. 吞咽功能评价（表9-1-2）。

表9-1-2 标准吞咽功能评价量表（SSA）

	内容	结果
初步评价	意识水平	呼唤有反应，但闭目不睁
	头部和躯干部控制	不能控制头部平衡
	唇控制（唇闭合）	正常
	呼吸方式	正常
	声音强弱（发[a]、[i]音）	消失
	咽反射	减弱
	自主咳嗽	减弱
饮一匙水（量约5mL）	水流出来	没有
重复3次	吞咽时有效喉运动	有
	吞咽时有反复的喉部运动	>1次
	吞咽时咳嗽	>1次
	吞咽时喘鸣	没有
	吞咽后喉的功能	消失
饮一杯水（量约60mL）	能够全部饮完	否

3. 构音功能评价（表9-1-3）。

表9-1-3 改良Frenchay构音障碍评定法

功能		损伤严重程度表	
		a正常	e严重损伤
反射	咳嗽		e
	吞咽		e
	流涎	a	
呼吸	静止状态	—	
	言语时	—	
唇	静止状态	a	
	唇角外展	—	
	闭唇鼓腮	—	
	交替发音	—	
颌	言语时	—	
	静止状态	a	
软腭	言语时	a	
	进流质食物	—	
	软腭抬高	—	
喉	言语时	—	
	发音时间	—	

续表

功能		损伤严重程度表	
		a正常	e严重损伤
喉	音调	—	
	音量	—	
舌	言语时	—	
	静止状态	a	
	伸舌	—	
	上下运动	—	
	两侧运动	—	
	交替发音	—	
言语	言语时	—	
	读字	—	
	读句子	—	
	会话	—	
	速度	—	

4．发声功能评价

（1）肺：呼吸次数18次/min，呼吸类型为胸腹，快吸气能，慢吸气能。

（2）面部：对称。

（3）舌：不能配合检查。

（4）下颌：正常下拉。

（5）反射：下颌反射阴性，眼轮匝肌反射阳性，呕吐反射阳性，口轮匝肌反射阳性，缩舌反射阴性。

5．运动功能评价（表9-1-4）。

表9-1-4　运动功能评价

关节活动度	左侧	上肢	正常（　）	异常：主动运动不配合，被动活动左侧肩前屈90°、外展70°时受限，外旋10°受限
		下肢	正常（　）	异常：主动活动不配合，被动活动正常
	右侧	上肢	正常（　）	异常：主动运动不配合，被动活动肩前屈90°、外展90°、外旋10°受限
		下肢	正常（　）	异常：主动运动不配合，被动活动髋关节内旋10°受限，踝背屈−5°受限。
肌张力评定改良Ashworth	左侧	上肢	正常（　）	异常：Ⅱ级
		下肢	正常（　）	异常：Ⅱ级
	右侧	上肢	正常（　）	异常：Ⅱ级
		下肢	正常（　）	异常：踝Ⅲ级
	躯干		正常（　）	异常：Ⅱ级

（三）初期评价结果

1. 结果

（1）配合度检查：得分为1分（满分5分）。

（2）标准吞咽功能评价量表（SSA）功能分级：误吸风险Ⅱ级。

（3）改良Frenchay构音障碍评定法：患者配合度差，存在构音障碍。

（4）发声障碍检查：不配合发声。

（5）肢体活动检查：主动运动皆不配合，双侧肩关节活动时阻力较大，但被动活动较容易。右踝肌张力增高明显，被动活动困难。

2. 解读

（1）配合度检查得分为1分（满分5分），根据评价标准，患者可进行少量配合。

（2）患者处于植物状态，无法作出言语应答，配合度差，不能维持坐位平衡，不能控制头部平衡。经SSA检查示无言语交流，咽反射及自主咳嗽力量减弱，3次饮水5mL有2次出现咳嗽，吞咽后喉功能减弱，不配合发声，无法饮水60mL，可能存在误吸，SSA分级2分。

（3）改良Frenchay检查：患者配合度差，无法配合检查，存在构音障碍。

（4）发声障碍检查：呼吸次数18次/min，不配合发声，面部基本对称，舌运动范围及灵活性降低。

（5）运动功能检查：患者不配合治疗师完成指令动作。由于脑室腹腔引流管和脊髓电刺激装置的原因，被动检查时，缓慢进行肩部被动活动，在左肩前屈90°、外展70°、外旋10°时可感到软组织受限；右肩前屈、外展90°，外旋至10°时有终末感。活动患者双上肢时，可感觉到肌张力在大部分ROM中有较大阻力增加，但肢体被动活动容易。

（6）下肢检查：依然无法获得患者主动配合，被动检查时右踝受限明显，最大背屈角度到－5°，其余关节活动时可感觉到肌张力在大部分ROM中有较大阻力增加，但肢体被动活动容易。

（7）在整个检查过程中，患者偶有寻物抓握动作，但不能配合指令完成检查。

（8）结合体格检查、言语构音检查中呼吸发声部分，可以看出患者膈肌、呼吸肌力弱。肺部有炎症，咳白色黏液痰。

三、问题点

1. 意识障碍。

2. 吞咽障碍。

3. 肺功能障碍。

4. 四肢运动功能障碍。

5. 关节被动活动受限。

6. 废用综合征。

7. 日常生活完全依赖。

8. 社会参与能力丧失。

四、康复目标

1. 长期目标：提升意识水平，可配合护理者完成日常生活动作，可与护理者进行简单交流，可经口进食摄取营养。可在辅助下完成转移动作，维持静态下的体位平衡。

2. 短期目标：气管封管 2h 以上无不良反应，有主动咳痰动作，可主动经口进食，扩大受限关节活动度，可配合护理者完成部分床上的动作转换。

五、训练计划

（一）健康宣教

1. 良肢位摆放：每 2h 进行体位转换。
2. 扣背排痰：避免痰液堵住气管或痰液长时间滞留在气道内。

（二）多感官刺激

1. 视觉刺激：用患者熟悉的图像、视频或物品放在视线正前方，当患者注视后，引动物品向上、下、左、右四个方向移动，诱导患者追视。指导护理人员于日间 8～11 点，13～20 点间看情况进行重复刺激，避免睡觉前进行刺激。
2. 触觉刺激：进行全身关节全关节范围活动，刺激关节感受器；避免右上肢因过度牵伸引起局部伤口张力过大。
3. 听觉刺激：将患者视为交流对象，以亲切语气呼唤患者姓名；指导护理者日间清醒周期内播放患者喜爱的音乐或声音。
4. 嗅觉刺激：利用香草精华和黑胡椒精华交替置于患者鼻下，各停留 10s。
5. 味觉刺激：使用无菌棉签在患者舌尖部涂抹柠檬汁或患者喜爱的味道，并对患者轻轻解释、呼唤。

（三）吞咽训练

1. 电刺激吞咽肌，诱发吞咽反应。
2. 冰刺激口腔内外侧，刺激咀嚼肌肌肉收缩。
3. 进食饮水训练。

（四）肺功能训练

1. 手法排痰：震动扣拍技术，胸部摇动技术。
2. 不断言语诱导患者尝试缩唇呼吸。
3. 双手在患者肋部两侧辅助加深胸腹式呼吸。注意观察训练前后的血氧指数变化。
4. 松解胸廓关节，注意上胸廓紧张的肌肉。

（五）肢体训练

1. 从30°开始尝试站床训练（图9-1-2），摆正双足位置，观察监护仪心率、血压、血氧指数。

2. 双侧上肢进行安全范围内的被动活动，牵伸容易紧张的肌肉，着重右踝关节的背屈牵伸。

六、讨论与总结

在国内外医疗界促醒长期昏迷患者是一个难题，对于长期昏迷的患者，促醒治疗是一个长期艰巨的任务。目前中国专家对此类治疗的共识为药物治疗、高压氧治疗、神经调控治疗。其中神经调控治疗分为无创的重复经颅磁刺激、经颅直流电刺激和外周神经电刺激，有创的脑深部电刺激和脊髓电刺激。在有创手术术前，医生会通过CT、MRI、电生理等检查手段，需至少确认患者脑细胞依然存活，患者有一定的意识追踪、视觉追踪，保证神经系统的可塑性和手术的有效性。

此类患者除采用以上提到的全部治疗方案外，还结合了五感联合促醒技术护理（包括听觉促醒刺激、视觉促醒刺激、触觉促醒刺激、嗅觉促醒刺激及味觉促醒刺激）。不仅所有治疗师会在治疗中应用这五种方式，医生和护师也会在日间不断地向护理人员灌输感

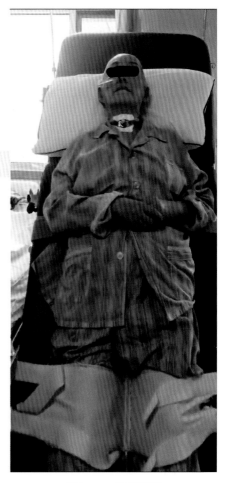

图9-1-2　站床训练

觉刺激的重要性，并帮助患者建立趋于正常的生物钟。这在一定程度上也缓解了护理人员的劳累，使患者和护理人员建立相近的作息规律，确保双方在夜间都能得到充足的休息。

肺康复、吞咽康复、营养支持，这三个环节也是整个治疗过程的重中之重，不仅能够减轻患者肺部炎症，减少并发症，加快气管拔管进度，让患者在最短时间内重获经口进食的能力，还能让家属更快地看到康复希望，减轻其在营养饮食、肺部感染用药上承担的费用。

在参与此类患者的康复治疗中，由医生、护师、治疗师、营养师、护理人员形成的以患者为中心的治疗小组的重要性更能被充分体现出来。患者能取得现阶段的改变离不开任何一环的参与，不能说是某一项治疗的功劳，也无法比较各项治疗方法的优劣，只有全面、综合的康复治疗手段才能让患者更快地恢复意识。此外，由于患者常见的关节挛缩、肺炎加重往往是因为护理不到位所导致，因此对护理人员的康复宣教也尤为重要。

另外，对于脊髓电刺激手术术后的患者，在短期植入术后14天内，植入装置一侧肩关节外展、前屈不可超过90°，不可频繁进行牵伸，避免床旁坐位，以防张力过大破坏电刺激通路。永久植入患者于3周内，胸前有囊代侧的肩关节前屈90°内，外展、后伸不建议做，颈部不做局部牵拉，一般3周至1个月后可正常活动。

第二节 关于脑出血后意识障碍患者的作业治疗病例

一、患者情况

（一）基本情况

姓名：L××	性别：女
年龄：66	职业：退休
入院时间：2022年8月30日	病史采集日期：2022年8月30日
病史陈述者：家属	病史可靠性：基本可靠

家庭构成：见图9-2-1。

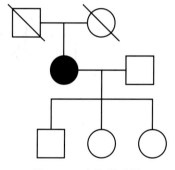

图9-2-1　家族谱系图

（二）医学情况

1. 临床诊断
（1）重症肺炎。
（2）经口气管插管拔管困难。
（3）肺脓肿。
（4）呼吸衰竭。
（5）肺栓塞。
（6）脑出血恢复期。
（7）四肢瘫。
（8）颅内动脉瘤栓塞术后。

2. 主诉：脑出血术后1个月余，发热伴咳嗽、咳痰1个月。

3. 病残史：患者1个多月前（2022年7月26日晚10点左右）突发剧烈头痛、呕吐、头晕、言语不利，后症状加重伴意识障碍，首诊就诊于房山区医院，完善头颅CT，考虑脑出血，出血量大，后转诊于北京天坛医院急诊（2022年7月27日），头CTA及平扫提示蛛网膜下腔出血，左侧小脑前下动脉瘤。患者意识障碍，入北京天坛医院急诊抢救室治疗，行气管插管气道保护，后患者意识障碍加重，请神经外科会诊后，7月28日晚完善脑室引流术，后请神经介入科会诊，建议手术治疗，7月30日行全脑血管造影术及动脉瘤栓塞术，术后转入急诊监护室治疗。入监护室后发现患者体温升高，最高体温38.9℃，胸CT显示两肺炎症、双侧胸腔积液，给予头孢他啶抗感染治疗，患者血氧饱和度低，D-dimer升高，下肢静脉超声显示双下肢深静脉及肌间静脉血栓形成，肺CTA显示肺栓塞，给予低分子肝素6000U q12h治疗，侧脑室穿刺处渗血明显，低分子肝素后减为4000U q12h。患者痰细菌学显示鲍曼不动杆菌，且仍有发热，8月1日抗生素更改为美平＋万古，复查胸部X线片提示右侧气胸，给予胸腔闭式引流。8月3日拔除侧脑室引流，导管尖端培养未见异常，后复查胸部CT示气胸好转，无气体及液体引出，于8月5日拔除胸腔闭式引流管，再次复查胸部CT显示右侧胸腔积液较前进展，请胸外及呼吸科会诊后，建议在B超引导下行胸腔积液穿刺，将抗生素美平换为莫西沙星，8月9日患者出现感染性休克，生命体征不稳定，请药学会诊将万古霉素改为利奈唑胺，并给予去甲肾上腺素维持血压，痰培养显示铜绿假单胞菌，根据药敏结果，换用抗生素为头孢他啶＋利奈唑胺，生命体征平稳后于8月16日行B超引导下胸穿，当日引出血样胸腔积液500mL，后未再引出，8月19日拔除胸腔引流管。8月29日完善胸部CT：与2022年8月23日胸部CT比较，右上肺脓肿，整体范围较前增大，内部气体影较前减少，液性密度影较前增多，双肺散在炎症，较前变化不大；两肺少许陈旧性病变，两肺局限性肺气肿，两侧胸膜增厚，大致同前；两侧胸腔积液及双肺膨胀不全，右侧为著，较前加重，心包少量积液，较前无显著变化，气管插管后状态、胃置管后状态、深静脉置管后状态同前。现患者浅昏迷状态，刺激可见四肢躲避，经口气管插管，脱机5天，现为进一步抗感染及康复治疗入院。发病以来患者鼻饲饮食，肠内营养，便秘，间断灌肠通便。浅昏迷状态，刺激可见四肢躲避，留置尿管，体重未监测。

4．既往史：高血压病史3年，血压最高情况不详，未规律应用降压药物。否认糖尿病、冠心病病史，否认肝炎、结核等传染病病史，否认其他手术、输血、外伤史，否认食物、已知食物过敏史，预防接种按时完成。

5．合并症

（1）昏迷。

（2）高血压。

（3）心功能不全。

（4）下肢深静脉血栓形成。

（5）双侧胸腔积液。

（6）肠道菌群失调。

（7）中度贫血。

（8）低蛋白血症。

（9）便秘。

（10）心律失常：阵发性室上速。

（11）心包积液。

（12）胃肠功能紊乱。

（13）叶酸缺乏。

（14）营养不良。

（15）低钾血症。

（16）低钠血症。

（17）牙龈炎。

（18）咯血。

（19）药物性肝损伤。

6. 个人社会生活史：生于河南，近3年居住北京。否认疫区居留史，否认特殊化学品及放射性接触史。否认吸烟、酗酒史。

7. 家族史：父母已去世，父亲患再生障碍性贫血，母亲食道癌。

8. 心理史：无。

9. 婚育史：已婚，适龄婚育，育一子二女，子女体健，配偶患脑梗死。

（三）其他部门信息

1. 影像科

（1）胸部CT（2022年8年29日）：与2022年8月23日胸部CT比较，右上肺脓肿，整体范围较前增大，内部气体影较前减少，液性密度影较前增多，双肺散在炎症，较前变化不大。双肺少许陈旧性病变，双肺局限性肺气肿。双侧胸膜增厚，大致同前。双侧胸腔积液。

胸部CT（2022年9月14日）（图9-2-2～图9-2-8）：右肺上叶实变影，考虑为脓肿可能，请结合临床随诊复查。双上肺局部支气管轻度扩张。气管切开术后双肺肺气肿改变，双肺坠积性改变。双肺下叶少许肺组织膨胀不全。右侧胸腔积液。

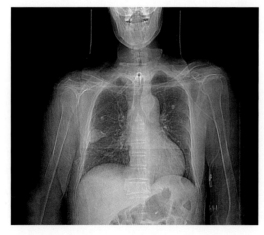

图9-2-2　胸部CT（1）

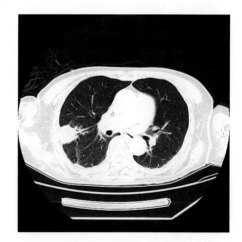

图9-2-3　胸部CT（2）

（2）头颅CT（2022年8月29日）：脑室积血较前吸收。诊断为蛛网膜下腔出血、左侧小脑前下动脉瘤术后意识障碍、肺栓塞、肺部感染。

头颅CT（2022年9月14日）（图9-2-9～图9-2-13）：左侧桥小脑角区动脉瘤栓塞术后改变。双侧小脑半球脑梗死可能。额骨右侧钻孔后遗改变，右侧额叶引流损伤痕迹。右侧半卵圆中心、双侧基底节区、双侧颞叶腔隙灶。双侧侧脑室旁脑白质变性。

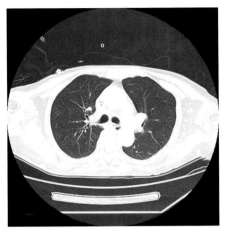

图9-2-4 胸部CT（3）

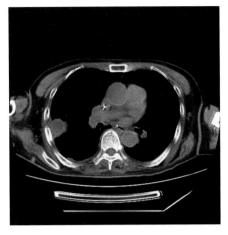

图9-2-5 胸部CT（4）

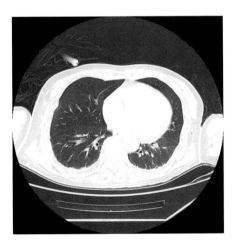

图9-2-6 胸部CT（5）

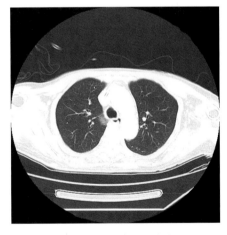

图9-2-7 胸部CT（6）

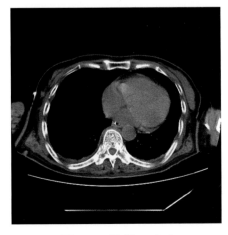

图9-2-8 胸部CT（7）

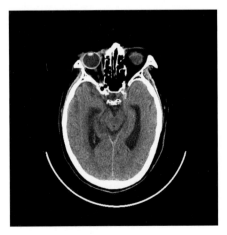

图9-2-9 头部CT（1）

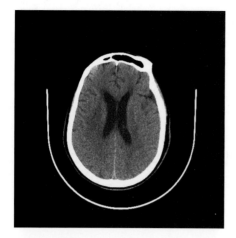

图9-2-10　头部CT（2）

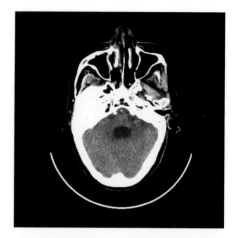

图9-2-11　头部CT（3）

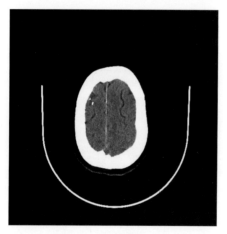

图9-2-12　头部CT（4）

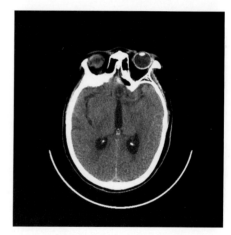

图9-2-13　头部CT（5）

（3）血管超声（2022年9月14日）：左下肢动脉未见明显异常；左小腿肌间静脉血栓，较宽处内径1.7cm；右侧小腿肌间静脉血栓，较宽处内径1.1cm。

2. 心内科（2022年9月9日）：患者因脑出血入院，既往高血压病史，否认心脏病，入院后发作2次阵发性室上性心动过速，可自行转复。目前患者昏迷状态，血压108/68mmHg，心率85次/min，律齐。心电图示窦性心动过速，阵发性室上性心动过速，未见明显ST-T改变。超声心动图示瓣膜少量反流，心包积液。

二、初期评价

（一）初次面接

1. 观察：患者处于昏迷状态，呼之不应，气管切开术后。全身散在青紫，双唇、双上肢及双足水肿。左上肢PICC置入术后。双侧前臂旋前肌肉、胸大肌触及紧张，双侧腹股沟及双大腿内侧青紫，可触及硬结，双足内外骨突处压红。

2. 基础生理体征：T 37.8℃，HR 114次/min，R 10次/min，BP 153/90mmHg，SpO_2 99%。

3. 呼吸机参数（PC-SIMV）：Pin 6cmH$_2$O，PEEP 4cmH$_2$O，RR 10次/min，FiO$_2$ 25%，脉氧可维持在95%以上。

（二）OT评价计划及方法

1. 配合度检查（表9-2-1）。

表9-2-1 标准化5问题问卷（Standardized Five Questions，S5Q）

评价内容	得分
1. 睁开和闭上你的眼睛	0
2. 看着我	0
3. 张开嘴伸出舌头	0
4. 点头和摇头表示"是""否"	0
5. 数到5，然后皱起眉头	0
总分	0/5

2. 状态检查

（1）镇静程度评估（表9-2-2）。

表9-2-2 镇静程度评估表（Richmond Agitation- Sedation Scale，RASS）

得分	项目	评价内容
+4	有攻击性	有暴力行为
+3	非常躁动	试着拔出呼吸管、胃管或静脉点滴
+2	躁动焦虑	身体激烈移动，无法配合呼吸机
+1	不安焦虑	焦虑、紧张，但身体只有轻微的移动
0	清醒平静	清醒自然状态
−1	昏昏欲睡	没有完全清醒但可以保持清醒超过10s
−2	轻度镇静	无法维持清醒超过10s
−3	中度镇静	对声音有反应
−4	重度镇静	对身体刺激有反应
−5	昏迷	对声音、身体刺激都无反应

（2）昏迷恢复量表评价（表9-2-3）。

表9-2-3 昏迷恢复量表（修订版）（Coma Recovery Scale-Revised，CRS-R）

项目	评分标准	分值	诊断
听觉功能量表	4- 对指令有稳定的反应	—	MCS＋
	3- 可重复执行指令	—	MCS＋
	2- 声源定位	—	
	1- 听觉惊吓反应	1	
	0- 无	—	

续表

项目	评分标准	分值	诊断
视觉功能量表	5- 识别物体	—	MCS＋
	4- 物体定位：够向物体	—	MCS-
	3- 眼球追踪	—	MCS-
	2- 视觉对象定位	—	MCS-
	1- 视觉惊吓反应	1	
	0- 无	—	
运动功能量表	6- 会使用物体	—	MCS 脱离
	5- 自主性运动反应	—	MCS-
	4- 能摆弄物体	—	MCS-
	3- 对伤害性刺激定位	—	MCS-
	2- 回撤屈曲	2	
	1- 异常姿势	—	
	0- 无/松弛	—	
口部运动/言语功能量表	3- 言语表达可理解	—	MCS＋
	2- 发声/口部运动	—	
	1- 反射性口部运动	1	
	0- 无	—	
交流评分量表	2- 交流完全准确	—	MCS 脱离
	1- 交流不完全准确	—	MCS＋
	0- 无	0	
觉醒水平评分量表	3- 能注意	—	
	2- 能睁眼	2	
	1- 刺激下睁眼	—	
	0- 无	—	
总分		7	

3. 运动功能评价

（1）上肢肌张力评价（表9-2-4）。

表9-2-4   上肢改良 Ashworth 评价

关节	肌群	L	R
肩关节	内收	1	1
	外展	0	0
肘关节	屈曲	1	1
	伸展	0	0
腕关节	屈曲	0	0
	伸展	0	0

续表

关节	肌群	L	R
掌指关节	屈曲	0	0
	伸展	0	0
指间关节	屈曲	0	0
	伸展	0	0

（2）上肢关节活动度检查（表9-2-5～表9-2-8）。

表9-2-5　上肢关节活动度检查

部位	正常活动范围（度）	L-PROM（度）	R-PROM（度）
肩关节	屈曲0～180°	90°	100°
	伸展0～60°	未查	未查
	外展0～180°	90°	100°
	内收0～45°	45°	45°
	水平外展0～90°	90°	90°
	水平内收0～135°	135°	135°
	内旋0～70°	70°	70°
	外旋0～90°	60°	60°
肘关节	屈曲0～150°	90°	150°
	伸展0	0	0
前臂	旋前0～80°	80°	80°
	旋后0～80°	70°	70°
腕关节	掌屈0～80°	80°	80°
	背伸0～70°	70°	70°
	桡偏0～25°	25°	25°
	尺偏0～30°	30°	30°

表9-2-6　拇指关节活动度检查

部位	正常活动范围（度）	L-PROM（度）	R-PROM（度）
腕掌关节	屈曲0～15°	15°	15°
	伸展0～20°	20°	20°
	外展0～70°	70°	70°
	对掌 拇指末端与小指末端接触	可	可
掌指关节	屈曲0～-50°	−50°	−50°
	伸展0～10°	10°	10°
指间关节	屈曲0～80°	80°	80°
	伸展0～10°	10°	10°

表 9-2-7　手指关节被动活动度检查

部位	正常活动范围（度）	食指		中指		无名指		小指	
		L-PROM	R-PROM	L-PROM	R-PROM	L-PROM	R-PROM	L-PROM	R-PROM
掌指关节（MP）	屈曲 0~90°	90°	90°	90°	90°	90°	90°	90°	90°
	伸展 0~45°	45°	45°	45°	45°	45°	45°	45°	45°
	外展 0~20°	20°	20°	20°	20°	20°	20°	20°	20°
	内收 0~20°（中指无）	20°	20°	—	—	20°	20°	20°	20°
近端指间关节（PIP）	屈曲 0~100°	100°	100°	100°	100°	100°	100°	100°	100°
	伸展 0	0	0	0	0	0	0	0	0
远端指间关节（DIP）	屈曲 0~90°	90°	90°	90°	90°	90°	90°	90°	90°
	伸展 0~10°	10°	10°	10°	10°	10°	10°	10°	10°

表 9-2-8　手指关节主动活动度检查

部位	正常活动范围（度）	食指		中指		无名指		小指	
		L-AROM	R-AROM	L-AROM	R-AROM	L-AROM	R-AROM	L-AROM	R-AROM
掌指关节（MP）	屈曲 0~90°	—	—	—	—	—	—	—	—
	伸展 0~45°	—	—	—	—	—	—	—	—
	外展 0~20°	—	—	—	—	—	—	—	—
	内收 0~20°（中指无）	—	—	—	—	—	—	—	—
近端指间关节（PIP）	屈曲 0~100°	—	—	—	—	—	—	—	—
	伸展 0	—	—	—	—	—	—	—	—
远端指间关节（DIP）	屈曲 0~90°	—	—	—	—	—	—	—	—
	伸展 0~10°	—	—	—	—	—	—	—	—

4. 其他评价：基于患者处于昏迷状态，气管切开术后，配合度检查 0 分，患者无法配合，因此未对患者进行认知评价、感觉评价、主动关节活动度评价、肌肉力量评价、上田敏检查、ADL 评价等。若在治疗过程中发现患者功能改善，预测患者可进行以上评价时则应进行追加评价。

（三）OT 初期评价结果

1. 结果

（1）配合度检查得分为 0 分（满分 5 分）。

（2）患者镇静程度评价得分为 -1 分。

（3）昏迷恢复量表（修订版）得分为 7 分。

（4）上肢肌张力检查：左右两侧肩关节内收肌群肌张力等级为1级，肘关节屈曲肌群肌张力等级为1级。其余上肢关节肌群肌张力0级。

（5）上肢关节被动活动度检查：左右两侧肩关节外旋被动活动度均为60°，前臂旋后被动活动度为70°。右侧肩关节屈曲被动活动度为100°。其余关节被动活动度正常。

2. 解读

（1）配合度检查得分为0分（满分5分），根据评价标准，患者无法主动配合。

（2）患者镇静程度评价得分为－1分，根据评价标准，患者处于镇静状态。

（3）昏迷恢复量表（修订版）得分为7分，患者无刺激下可睁眼，存在听觉惊吓反应、视觉惊吓反应、反射性口部运动。给予患者左侧手部甲床施压，左侧上肢有回撤屈曲动作。

（4）上肢肌张力检查：左右两侧肩关节内收肌群肌张力等级为1级，肘关节屈曲肌群肌张力等级为1级，肌张力轻度增加。其余上肢关节肌群肌张力0级，肌张力正常。

（5）上肢关节被动活动度检查：患者左右两侧肩关节外旋被动活动度均为60°，前臂旋后被动活动度为70°，两侧肩关节外旋和前臂外旋被动活动度受限，终末感软组织受限。其余关节被动活动度正常。基于患者体位转换不便，未进行肩关节伸展被动活动度检查。基于患者左侧上臂有PICC，因此左侧肩关节屈曲被动活动度检查只查到90°。

三、康复治疗诊断

1. 意识障碍。
2. 认知障碍。
3. 运动障碍。
4. 日常生活能力障碍。
5. 活动参与受限。

四、康复目标

（一）短期目标

1. 维持关节活动度。
2. 促醒。
3. 预防压疮、关节挛缩等并发症。

（二）长期目标

1. 维持关节活动度。
2. 促醒。
3. 预防压疮、关节挛缩等并发症。
4. 增强肌肉力量和耐力。
5. 增强日常生活活动能力。

五、训练计划及方案

（一）训练计划

1. 良肢位。
2. 被动活动度训练。
3. 多感官刺激训练。
4. 坐位训练。

（二）训练方案

1. 良肢位

（1）仰卧位：仰卧躺下，头下垫枕头。上肢伸直外展放置，前臂旋后，腕伸展，掌指关节微屈曲，指间关节伸直。在两侧肩下和肘部放置软垫，防止关节脱位并且促进上肢消肿和淋巴回流。下肢伸直放置，可在膝盖、臀部下方垫放枕头，使下肢抬高，防止髋关节外旋。踝关节保持90°，预防跟腱挛缩，佩戴足踝矫形器（图9-2-14）。

（2）健侧卧位：建议患侧肢体在上，在躯干前、后方各垫一块垫子，保持肢体的稳定性；下肢可选择长款枕头，将腿部抬高；上肢向前伸直，肩关节呈100°屈曲，避免关节放空。

（3）患侧卧位：将患者偏瘫侧肩胛骨向前摆放，使肩关节呈前屈样，同时将患者手心向上摆放，伸直肘关节；下肢正常摆放，膝关节可垫高，保持轻度屈曲。

偏瘫患者肢体在正确摆放的同时，也建议可以进行关节的被动运动，在医护人员协助下进行活动，预防关节活动受限或者挛缩，保证瘫痪侧肢体的血液循环供应。

2. 被动活动度训练：以下被动活动度训练各个关节各个方向做2组，15～20个/组。基于CRS-R评价，在治疗过程中，治疗师应同时给予患者语言刺激，例如语言口令、数数等方式。

（1）肩关节屈曲：患者上肢处于中立位，治疗师一手持患者腕部，另一手持患者肘部，做肩关节被动屈曲活动度训练。患者左侧上肢有PICC，因此左侧肩关节屈曲至90°。右侧活动至最大关节活动范围（图9-2-15）。

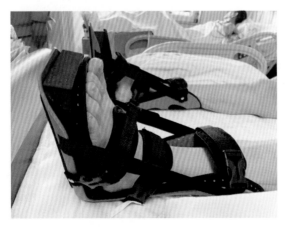
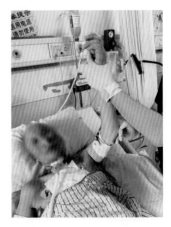

图9-2-14　足踝矫形器　　　　图9-2-15　肩关节被动屈曲活动度训练

（2）肩关节外展及外旋：患者上肢处于中立位，治疗师一手持患者腕部，另一手持患者肘部，做肩关节被动外展活动度训练。患者左侧上肢有PICC，因此左侧肩关节外展至90°。右侧活动至最大关节活动范围，将肩关节进一步外旋，在终末端保持20s，牵拉紧张的胸大肌（图9-2-16）。

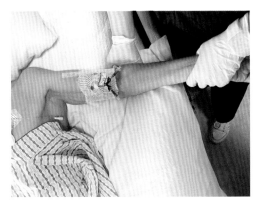

图9-2-16　肩关节被动外展活动度训练

（3）肘关节屈曲、伸直及旋内、旋外：患者开始肢位为上肢伸直，肩关节处于外旋位，前臂处于内旋位。治疗师一手持患者腕部，另一手持患者肘部，带患者做肘关节屈曲及旋外动作，活动到最大范围后，带患者做肘关节伸直及旋内动作（图9-2-17）。

（4）前臂旋前及旋后：患者肘关节屈曲90°，治疗师双手分别放置于患者腕关节桡侧和尺侧，带患者做前臂旋前及旋后动作（图9-2-18）。

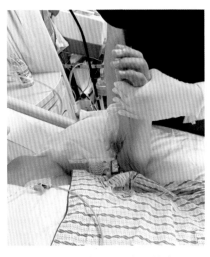

图9-2-17　肘关节屈曲、伸直及
旋内、旋外训练

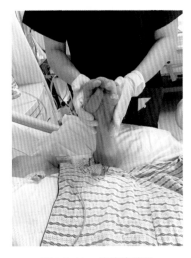

图9-2-18　前臂旋前及
旋后训练

（5）腕关节伸展及屈曲：患者肘关节屈曲90°，治疗师双手分别放置于患者腕部和掌部，带患者做腕关节的屈曲和伸展运动（图9-2-19）。

（6）腕关节桡偏和尺偏：患者肘关节屈曲90°，治疗师双手分别放置于患者腕部和掌部，带患者做腕关节的桡偏和尺偏运动（图9-2-20）。

（7）手部：患者肘关节屈曲90°，治疗师被动活动患者的掌指关节和指间关节。

3. 多感官刺激训练

（1）听觉和视觉促醒：利用手机支架，让患者与家属进行视频，给予其视觉和听觉刺激，也可以为患者播放喜欢的音乐和影视剧。每次训练可以将手机支架放在患者不同的方位，改变播放内容、音量大小等（图9-2-21）。

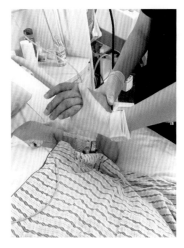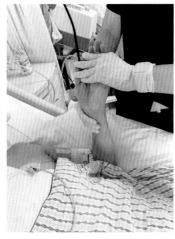

图9-2-19　腕关节伸展及屈曲训练

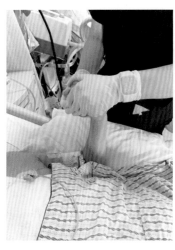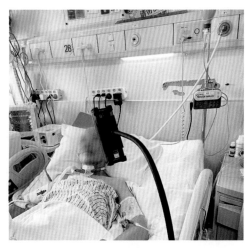

图9-2-20　腕关节桡偏和尺偏训练　　　图9-2-21　听觉和视觉促醒训练

（2）触觉促醒：用软毛刷逆毛孔方向对患者四肢进行轻刷，用冷水（冰水混合物）和温水交替轻擦拭脸部，每次10min，每天3次。

（3）嗅觉促醒：取浓度为5%的醋或者手部消毒液滴在纱布上，置于距患者鼻部附近，每天更换2次。

（4）痛觉促醒：给予肢体的每个甲床施压（用铅笔的边缘按压角质层）。在治疗过程中观察患者有无肢体回撤或者对于伤害性刺激能否进行定位。

（5）在其他治疗过程中，治疗师的声音刺激，触觉、压觉、运动觉等刺激，体位转换对于患者也是多感官刺激训练，从而促进患者意识水平的提升。

4.坐位训练在患者坐起训练前观察其心电监护仪的各项指标，包括心率、血压、血氧值、呼吸频率等，了解患者的基线水平。然后摇起床的上半部分，观察床边的角度测量仪，确定坐起角度，一般从30°开始坐起，逐渐增加坐起角度、坐起时间和频度。在患者坐起训练过程中，注意观测患者的各项指标（图9-2-22）。

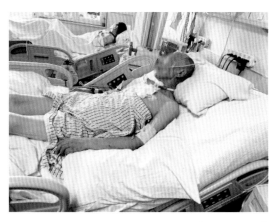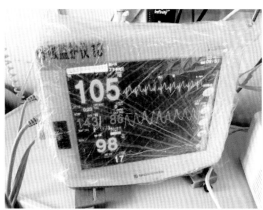

图9-2-22　坐位训练（合并图片）

六、中期评价、进展和问题点总结

（一）评价方法和结果

1. 配合度检查（表9-2-9）。

表9-2-9　标准化5问题问卷（Standardized Five Questions，S5Q）

评价内容	得分
1. 睁开和闭上你的眼睛	1
2. 看着我	1
3. 张开嘴伸出舌头	1
4. 点头和摇头表示"是""否"	0
5. 数到5，然后皱起眉头	0
总分	3/5

2. 精神状态检查

（1）镇静程度评估（表9-2-10）。

表9-2-10　镇静程度评估表（Richmond Agitation- Sedation Scale，RASS）

得分	项目	评价内容
+4	有攻击性	有暴力行为
+3	非常躁动	试着拔出呼吸管、胃管或静脉点滴
+2	躁动焦虑	身体激烈移动，无法配合呼吸机
+1	不安焦虑	焦虑、紧张，但身体只有轻微的移动
0	清醒平静	清醒自然状态
−1	昏昏欲睡	没有完全清醒但可以保持清醒超过10s

得分	项目	评价内容
−2	轻度镇静	无法维持清醒超过10s
−3	中度镇静	对声音有反应
−4	重度镇静	对身体刺激有反应
−5	昏迷	对声音、身体刺激都无反应

（2）昏迷恢复量表评价（表9-2-11）。

表9-2-11　昏迷恢复量表（修订版）（Coma Recovery Scale-Revised，CRS-R）

项目	评分标准	分值	诊断
听觉功能量表	4-对指令有稳定的反应	—	MCS＋
	3-可重复执行指令	—	MCS＋
	2-声源定位	2	
	1-听觉惊吓反应	—	
	0-无	—	
视觉功能量表	5-识别物体	—	MCS＋
	4-物体定位：够向物体	—	MCS−
	3-眼球追踪	—	MCS−
	2-视觉对象定位	—	MCS−
	1-视觉惊吓反应	1	
	0-无	—	
运动功能量表	6-会使用物体	—	MCS脱离
	5-自主性运动反应	—	MCS−
	4-能摆弄物体	—	MCS−
	3-对伤害性刺激定位	3	MCS−
	2-回撤屈曲	—	
	1-异常姿势	—	
	0-无/松弛	—	
口部运动/言语功能量表	3-言语表达可理解	—	MCS＋
	2-发声/口部运动	—	
	1-反射性口部运动	—	
	0-无	—	
交流评分量表	2-交流完全准确	—	MCS脱离
	1-交流不完全准确	—	MCS＋
	0-无	0	
觉醒水平评分量表	3-能注意	—	
	2-能睁眼	2	
	1-刺激下睁眼	—	
	0-无	—	
总分		9	

3．运动功能评价

（1）上肢肌张力评价（表9-2-12）。

表9-2-12　上肢改良Ashworth评价

关节	肌群	L	R
肩关节	内收	1	1
	外展	0	0
肘关节	屈曲	1	1
	伸展	0	0
腕关节	屈曲	0	0
	伸展	0	0
掌指关节	屈曲	0	0
	伸展	0	0
指间关节	屈曲	0	0
	伸展	0	0

（2）上肢关节活动度检查（表9-2-13～表9-2-15）。

表9-2-13　上肢关节活动度检查

部位	正常活动范围（度）	L-AROM	L-PROM	R-AROM	R-PROM
肩关节	屈曲0～180°	—	90°	—	100°
	伸展0～60°	—	未察	—	未察
	外展0～180°	—	90°	—	100°
	内收0～45°	—	45°	—	45°
	水平外展0～90°	—	90°	—	90°
	水平内收0～135°	—	135°	—	135°
	内旋0～70°	—	70°	—	70°
	外旋0～90°	—	70°	—	75°
肘关节	屈曲0～150°	90°	90°	90°	150°
	伸展0	—	0	—	0
前臂	旋前0～80°	—	80°	—	80°
	旋后0～80°	—	75°	—	75°
腕关节	掌屈0～80°	45°	80°	45°	80°
	背伸0～70°	45°	70°	45°	70°
	桡偏0～25°	—	25°	—	25°
	尺偏0～30°	—	30°	—	30°

表9-2-14 拇指关节活动度检查

部位	正常活动范围（度）	L-AROM	L-PROM	R-AROM	R-PROM
腕掌关节	屈曲 0～15°	—	15°	—	15°
	伸展 0～20°	—	20°	—	20°
	外展 0～70°	—	70°	—	70°
	对掌 拇指末端与小指末端接触	—	可	—	可
掌指关节	屈曲 0～50°	30°	50°	—	50°
	伸展 0～10°	10°	10°	—	10°
指间关节	屈曲 0～80°	30°	80°	—	80°
	伸展 0～10°	0	10°	—	10

表9-2-15 手指关节被动活动度检查

部位	正常活动范围（度）	示指		中指		无名指		小指	
		L-PROM	R-PROM	L-PROM	R-PROM	L-PROM	R-PROM	L-PROM	R-PROM
掌指关节（MP）	屈曲 0～90°	90°	90°	90°	90°	90°	90°	90°	90°
	伸展 0～45°	45°	45°	45°	45°	45°	45°	45°	45°
	外展 0～20°	20°	20°	20°	20°	20°	20°	20°	20°
	内收 0～20°（中指无）	20°	20°	—	—	20°	20°	20°	20°
近端指间关节（PIP）	屈曲 0～100°	100°	100°	100°	100°	100°	100°	100°	100°
	伸展 0	0	0	0	0	0	0	0	0
远端指间关节（DIP）	屈曲 0～90°	90°	90°	90°	90°	90°	90°	90°	90°
	伸展 0～10°	10°	10°	10°	10°	10°	10°	10°	10°

（3）上肢肌肉力量评价（表9-2-16）。

表9-2-16 上肢肌肉力量评价

部位	肌群	L	R
肩关节	屈曲	1	1
	伸展	—	—
	外展	1	1+
	内收	1	1
	水平外展	—	—
	水平内收	—	—
	内旋	—	—
	外旋	—	—
肘关节	屈曲	3	3
	伸展	—	—

续表

部位	肌群	L	R
前臂	旋前	—	—
	旋后	—	—
腕关节	掌屈	—	—
	背伸	—	—
	桡偏	—	—
	尺偏	—	—
手指	屈曲	1+	1+
	伸展	1+	1+
握力		—	—

4．结果

（1）配合度检查得分为3分（满分5分）。

（2）患者镇静程度评价得分为−1分。

（3）昏迷恢复量表（修订版）得分为9分，患者当前处于MCS−。

（4）上肢肌张力检查：左右两侧肩关节内收肌群肌张力等级为1级，肘关节屈曲肌群肌张力等级为1级。其余上肢关节肌群肌张力等级为0级。

（5）上肢关节被动活动度检查：左侧肩关节外旋被动活动度均为70°，右侧肩关节外旋被动活动度均为75°，前臂旋后被动活动度为75°。右侧肩关节屈曲被动活动度为100°，其余关节被动活动度正常。

（6）上肢肌肉力量检查：左侧肩关节外展、屈曲、内收肌力1级，肘关节屈曲肌力3级，手指屈曲伸展肌力1+级。右侧肩关节外展肌力1+级，屈曲、内收肌力1级，肘关节屈曲肌力3级，手指屈曲伸展肌力1+级。

5．解读

（1）配合度检查得分为3分（满分5分），根据评价标准，患者可中度配合。

（2）患者镇静程度评价得分为−1分，根据评价标准，患者处于镇静状态。

（3）昏迷恢复量表（修订版）得分为9分，患者在整个检查过程中眼睛可持续睁开，存在视觉惊吓反应、反射性口部运动，可进行声源定位及对伤害性刺激定位。因为运动功能量表中患者可以对伤害性刺激定位，诊断患者当前处于MCS−，存在水平较低行为反应。

（4）上肢肌张力检查：左右两侧肩关节内收肌群肌张力等级为1级，肘关节屈曲肌群肌张力等级为1级，肌张力轻度增加。其余上肢关节肌群肌张力0级，肌张力正常。

（5）上肢关节被动活动度检查：肩关节外旋被动活动度为70°关节外旋被动活动度均为75°，前臂旋后被动活动度为75°，两侧肩关节外旋和前臂外旋被动活动度受限，终末感软组织受限。其余关节被动活动度正常。基于患者体位转换不便，未进行肩关节伸展被动活动度检查。基于患者左侧上臂有PICC，因此左侧肩关节屈曲被动活动度检查只查到90°。可观察到患者双侧上肢有主动的肘关节屈曲伸展运动、腕关节屈曲伸展运动、手指屈曲伸展运动，可遵医嘱握手，但由于患者配合度不高，仍有意识障碍和认知障碍，所以无法客观测量其上肢主动活动度。

（6）上肢肌肉力量检查：左侧肩关节外展、屈曲、内收肌力1级，肘关节屈曲肌力3级，手指屈曲伸展肌力1＋级。右侧肩关节外展肌力1＋级，屈曲、内收肌力1级，肘关节屈曲肌力3级，手指屈曲伸展肌力1＋级。由于患者配合度和意识水平有所提升，因此在中期评价中追加了上肢肌力检查。但患者配合度仍不高，仍有意识障碍和认知障碍，所以其上肢肌力检查结果尽管不够客观，但可供参考。

（二）进步点

1. 患者配合度有所增加，开始时S5Q中的5道题都无法得分，目前前3道题可以得分，患者可以根据指令睁开和闭上眼睛，可以视觉追踪治疗师，可以张开嘴伸出舌头。

2. 患者意识水平有所提升，总分从7分达到了9分。听觉功能分量表中，患者之前有听觉惊吓反应，现在可以对声源进行定位。运动功能量表中，患者之前对疼痛有回撤屈曲，现在可对伤害性刺激进行定位，并且根据CRS-R诊断标准，可将其判定为MCS－。

3. 患者肩关节旋内、旋外，肘关节屈曲，前臂旋前、旋后活动度有所提升。

4. 患者肩关节、肘关节、手指肌肉力量有所提升。

5. 患者可在生命体征保持平稳的前提下，靠床保持60°坐位20min。

（三）仍存在的问题

1. 患者配合度仍不强。
2. 患者意识水平仍较差，处于MCS－。
3. 患者前臂旋后仍受限。
4. 患者主动运动较少，上肢肌肉力量仍较差。
5. 患者坐位能力较差。

七、中期康复目标

1. 通过听觉、视觉、嗅觉、运动觉等多感官刺激及其他康复训练改善患者的配合度、意识水平。
2. 改善患者上肢被动活动度。
3. 进一步提升上肢肌肉力量。
4. 进一步提升坐位能力，增加坐位角度，延长坐位时长。

八、中期训练计划及方案

（一）训练计划

1. 多感官刺激训练。
2. 良肢位。
3. 上肢被动活动度训练。
4. 上肢肌肉力量训练。

5. 坐位训练。

（二）训练方案

1. 多感官刺激训练：同初期康复训练方案。

2. 良肢位：同初期康复训练方案。鉴于目前患者CRS-R听觉功能量表处于2分，可以尝试给予患者肢体摆放指令。

3. 上肢被动活动度训练：同初期康复训练方案。鉴于目前患者CRS-R听觉功能量表处于2分，患者有部分主动运动，可以尝试给予患者动作指令。

4. 上肢肌肉力量训练：在带患者做肩关节屈曲、外展、内收，肘关节屈曲伸展，手指屈曲伸展运动时可以给予患者部分辅助，让患者做以上辅助主动运动。

鉴于目前患者CRS-R听觉功能量表处于2分，运动功能量表处于3分，患者有部分主动运动，因此在训练时可以给予其动作指令，让其主动运动。也可以给予患者物体，让患者尝试摆弄，例如可以让患者肘关节屈曲拉弹性绷带（图9-2-23、图9-2-24）。

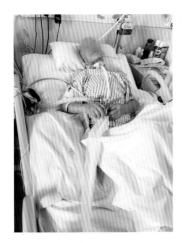
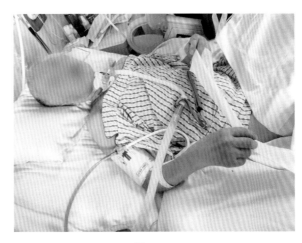

图9-2-23   图9-2-24

5. 坐位训练：继续初期康复训练方案，在确定患者生命体征平稳的前提下继续逐渐增加坐起角度、坐起时间和频度。

九、讨论

在刚开始接触患者时，需要判断其是否可以介入康复治疗（表9-2-17、表9-2-18）。患者生命体征等参数如下：基础生理体征：T 37.8℃，HR 114次/min，R 10次/min，BP 153/90mmHg，SpO_2 99%；呼吸机参数（PC-SIMV）：Pin 6cmH$_2$O，PEEP 4cmH$_2$O，RR 10次/min，FiO_2 25%，脉氧可维持在95%以上。患者意识水平RASS得分为−1。根据中国神经重症康复专家共识以及国外系统综述中的介入及暂停康复治疗的生命体征参数，患者可以实施介入康复治疗。每天在为患者介入康复治疗之前，都需要先观察其各方面参数，从而判断当天是否要开展康复训练，在康复治疗过程中也要时刻监测各项指标，尤其是在坐位训练中。

表9-2-17 介入康复治疗的生命体征参数

心率	血压	呼吸频率和症状的改变	机械通气	药物
心率P>40次/min 或P<120次/min	收缩压（SBP）≥90 或≤180mmHg，或/和舒张压（DBP）≤110mmHg，平均动脉压（MBP）≥65mmHg或≤110mmHg	呼吸频率≤35次/min；血氧饱和度≥90%	吸入氧浓度（FiO₂）≤60%，呼气末正压（PEEP）≤10cmH₂O	在延续生命支持阶段，小剂量血管活性药支持，多巴胺≤10µg/kg/min或去甲肾上腺素/肾上腺素≤0.1µg/kg/min

表9-2-18 暂停康复治疗的生命体征参数

心率	血压	体温	呼吸频率和症状的改变	机械通气	药物	意识水平RASS得分：
70%年龄的最大心率的预计值<40次/min或>130次/min 新发的心肌缺血 新发的恶性心律失常 新启动了抗心律失常的药物治疗 或合并心电或心肌酶谱证实的新发的心肌梗死	SBP>180mmHg或DBP>110mmHg MAP<60mmHg或>110mmHg；新启动的血管升压药或者增加血管升压药的剂量	≥38.5℃ ≤36℃	<5次/min；或>40次/min 不能耐受的呼吸困难 氧饱和度≤88%	FiO₂≥0.60 PEEP≥10cmH₂O 人机不同步机械通气改变为辅助或压力支持模式 人工气道难以固定维持	多巴胺≥10µg/kg/min或去甲肾上腺素/肾上腺素≥0.1µg/kg/min	−4，−5，3，4，

GCS可以评估患者昏迷水平及预后情况，但其对意识反应障碍的描述较为粗糙，且各评价部分间无权重，评分相同患者可能病情截然不同。在细微变化方面反映较差，CRS-R量表就GCS量表的不足和缺点做了有效补充。因此在本病例中，我们选取了CRS-R进行意识水平的评价。CRS-R量表最初由美国JFK医学中心Johnson康复研究所于1991年研发，并于2004年进行修订，用于监测意识恢复情况，并区分神经行为功能方面的细微差别，具有良好的信度、效度和诊断实用性，是意识评估学的金标准。CRS-R量表分别评估患者听觉、视觉、运动、言语、交流和唤醒度6个方面，评分0~23分，量表定义了感觉刺激和行为反应的判断标准。分量表评分由高到低的顺序，对应了从皮层、皮层下到脑干的功能水平。每部分的最高分表示患者具有认知的调节能力，最低分则代表患者仅有生理反射。该表可对患者植物状态和最小意识状态做出鉴别，在神经电生理学和神经影像学方面也具有一定的参考意义，协助医生和康复治疗师进行意识水平诊断、鉴别诊断及预后评估，制订优化的治疗方案。该病例初期CRS-R得分为7分，诊断为植物状态，患者无刺激下可睁眼，存在听觉惊吓反应、视觉惊吓反应、反射性口部运动。给予患者左侧手部甲床施压，左侧上肢有回撤屈曲动作。中期CRS-R得分为9分，诊断为MCS−，存在水平较低行为反应。患者在整个检查过程中眼睛可持续睁开，存

在视觉惊吓反应、反射性口部运动，可进行声源定位及对伤害性刺激定位。患者听觉功能量表和运动功能量表得分有所提高，因此治疗方案及进阶方向要据此进行调整。例如，患者初期仅有原始的听觉惊吓反应，因此在此阶段应给予其丰富多样的听觉刺激；而患者在中期可对声源进行定位，且有部分主动运动，因此在此阶段可尝试让患者根据治疗师的声音指令去执行动作。

患者在初期运动功能方面有回撤性屈曲，对于疼痛刺激会出现上肢的屈曲，因此在此阶段可以用疼痛刺激甲床，观察患者有无回撤屈曲或者对疼痛作出定位；而患者在中期可对伤害性刺激定位，且有部分主动运动，因此可以尝试让患者摆弄物体，例如牵拉弹性绷带等。

第三节　关于脑梗死患者超早期运动康复治疗病例

一、患者情况

（一）基本情况

姓名：W××	性别：女
年龄：52 岁	利手：右利手
民族：汉	职业：退休职工
兴趣爱好：做家务，看孩子	家庭经济状况：较好，无须担心康复费用
入院时间：2021 年 12 月 16 日	病史采集日期：2021 年 12 月 16 日
病史陈述者：患者本人	病史可靠性：可靠

家庭构成： 见图 9-3-1。

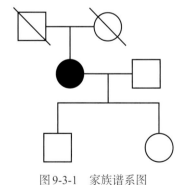

图 9-3-1　家族谱系图

（二）医学情况

1. 临床诊断：脑梗死急性期。
2. 障碍诊断：右侧肢体活动不灵。
3. 主诉：头晕、右侧肢体乏力 1 天。

4. 现病史：2021年12月1日凌晨4点患者及家属诉无明显诱因出现头晕，呈昏沉感，伴右侧肢体乏力、行走欠稳，无饮水呛咳，无头痛，偶有咳嗽，无咳痰，无胸痛，无胸闷心悸，无大小便失禁，自认为"感冒"，服用"感冒药"后症状未见好转。2021年12月2日晚8点吃饭时出现头晕症状加重，右侧肢体乏力，跌坐在地，当时意识清醒，家属搀扶能站立，家属为求系统治疗急送至县人民医院急诊科，急诊拟"脑梗死急性期"收入院。在神经内科行14天的"输液"治疗后，为寻求进一步康复来就诊。

5. 既往史：2020年7月18日患者因"反复胸闷1个月，再发加重2天"住院期间行冠脉造影术，诊断为"1.冠状动脉粥样硬化；2.高血压病2级（高危组）；3.甲状腺结节切除术后；4.血脂代谢异常"。

6. 个人史：生于原籍，无疫区居住史，无疫水、疫源接触史，无放射物、毒物接触史，无毒品接触史，无吸烟史，无饮酒史。

7. 月经及婚育史：适龄结婚，育有子女，已绝经。

8. 家族史：否认家族中有传染病及遗传病病史。

（三）其他部门信息

患者头颅MRI检查：左侧基底节见斑片状T_1WI低信号，T_2WI高信号，T_2FLAIR序列高信号，DWI高信号，ADC低信号；右侧基底节见小斑片状T_1WI低信号，T_2WI高信号，T_2FLAIR序列低信号，DWI低信号，ADC高信号；两侧额顶叶及侧脑室旁白质见斑点状异常信号灶，T_1WI呈等信号，T_2WI，T_2FLAIR呈高信号，DWI呈等信号。脑室、脑池、脑沟未见异常，中线结构未见偏移。提示脑梗死改变。

（四）其他情况

1. 患者居住环境：小区楼房，有楼梯，地面较平坦，但是有门槛，无障碍设施齐全。
2. 经济情况：经济条件良好。
3. 康复欲望：患者及家属康复意愿强烈，希望早日生活自理，摆脱依赖，能回家看孙子，回归家庭。
4. 家庭支持情况：可支持其康复训练。
5. 医疗费用支付方式：职工医保，无须担心康复产生的费用。
6. 工作：之前是干部职员，退休后成为家庭妇女，只照看孙子，目前无法照看孙子。
7. 社交：发病之前可外出小区1千米左右的菜市场买菜，可带孙子到小区楼下与其他邻居聊天，骑电动车带孙子去商场室内游乐场玩耍。目前在医院，步行能力受限，可由轮椅推到医院花园，活动空间有限，外出受限。社交主要是亲戚来院看望患者，社交圈变小。

▌二、初期评价

（一）初次面接

1. 观察

（1）整体性观察：患者由家属使用轮椅推入康复大厅，精神状态良好。

（2）针对性观察：患者可独立完成床上平移、健患侧翻身、坐起，监护下完成床椅转移、短距离行走。

2．问诊患者主诉右侧肢体无力、活动不灵，交谈时听理解正常，言语清晰，沟通无障碍，康复愿望较强烈。有高血压病史，服药后血压保持在正常水平，无脑卒中既往史。

（二）基础性评价计划与方法

1．感觉功能左侧正常，右侧轻触觉减退，手指位置觉、足趾位置觉均减退。

2．运动功能

（1）Brunnstrom评定：右上肢Ⅳ级，右手Ⅳ级，右下肢Ⅳ级。

（2）MMT：右侧上肢肌力均有4级、下肢肌力均有4级。

（3）被动关节活动度：右侧踝背屈0～5°。

3．平衡与协调功能

（1）平衡功能：坐位平衡3级，立位平衡1级。

（2）协调功能：非平衡协调试验正常，患侧指鼻试验及交替指鼻试验3分。中度障碍，能完成指定活动，但协调缺陷明显，动作慢、笨拙和不稳定。

4．步行能力：Holden步行能力分级2级。能行走但平衡不佳，不安全，需要一人在旁给予持续或间断的身体接触的帮助。

5．手指的活动：对捏动作均可完成，但速度较差；抓握力、手掌捏力、侧捏力、指尖捏力评分为3级/5级，不能完成等长收缩。对指协调性差。

6．上肢的功能性活动检查：伸手够物，持物，稳定，意向性运动。

（1）拿轻水瓶，整个动作缓慢笨拙，有明显肩周代偿动作。

（2）尝试拿重水瓶。

（3）不能拿筷子，拿勺子吃饭不稳。

7．言语功能无异常。

8．认知功能无异常。

9．呼吸功能无异常。

10．BADL：采用Barthel指数评定，评分为60分，中度功能障碍，失分点在于修饰、洗澡、上厕所、穿衣、转移、行走、上下楼梯。

11．IADL：轻度失能状态，失分点在于上街购物、外出活动、食物烹饪、家务维持及洗衣服。

12．心理评定：SAS评分50分，轻度焦虑状态。

（三）功能性评价计划及方法

1．前屈伸展头部、挺胸、挺腰（图9-3-2）

（1）目的：评估颈胸腰伸肌分离运动及肌肉使用情况。

（2）结果：右侧肌肉募集速度慢于左侧，且运动范围不足。

2．翻身（图9-3-3）

（1）目的：评估颈部屈肌、肩前伸诱发、腹斜肌收缩使躯干旋转。

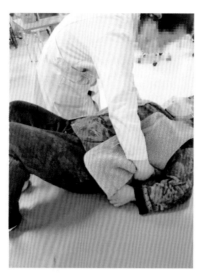
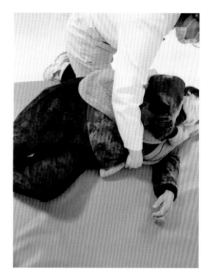

图9-3-2　颈胸腰伸肌使用情况　　　　　　　　图9-3-3　翻身

（2）结果：向患侧翻身，可独立完成向健侧翻身，缓慢下完成（借助外力），加以引导，可独立完成。

3. 侧卧下骨盆的运动（图9-3-4）

（1）目的：评估腹内外斜肌收缩使骨盆旋前、旋后运动。

（2）结果：骨盆旋前、旋后的主动运动范围均不足。给予一定阻力，肌肉可正确募集使用。

4. 卧位活动（图9-3-5）

（1）目的：评估肩周稳定性。

（2）结果：前伸后缩运动，右侧肌肉募集速度慢于左侧上旋、下旋运动，右侧肌肉募集速度、运动范围均不足。

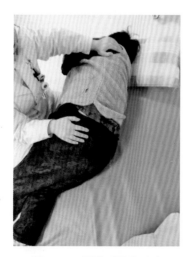
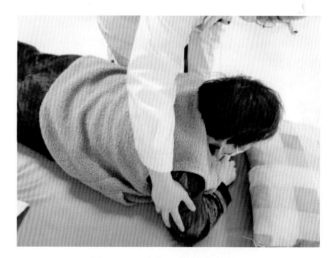

图9-3-4　侧卧下骨盆运动　　　　　　　　图9-3-5　卧位评估肩周稳定性

5. 坐起

（1）目的：评估躯干侧屈肌的使用。

（2）结果：从健侧坐起可独立完成；从患侧坐起可独立完成，但速度较慢。

6. 坐位转移

（1）目的：评估坐位下骨盆的旋前、旋后运动，躯干与骨盆的分离运动。

（2）结果：引导后可完成。

7. 双膝跪位（图9-3-6）

（1）目的：评估骨盆稳定性。

（2）结果：伸髋运动，右侧无法达到髋关节中立位；侧方运动无法完成。

8. 坐位到立位的转换

（1）目的：评估躯干及下肢整体使用情况。

（2）结果：可独立完成，但静态立位下右侧骨盆处于旋前状态，右膝关节稳定性不足，呈屈膝状态。

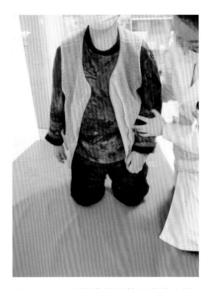

图9-3-6　双膝跪位评估骨盆稳定性

9. 立位活动

（1）目的：评估立位下骨盆、髋关节、膝关节、踝关节使用情况。

（2）结果：双髋的屈伸，完成度较差；双膝的屈伸，左右两侧不能同步完成，右侧肌肉募集慢；单膝的屈伸，患侧股四头肌能正确激活使用，但控制较差；踝有背伸跖屈动作，幅度小。

10. 步行

（1）目的：评估步态。

（2）结果：稳定性不足，负重重心左侧多，摆动前期无足蹬地，摆动中期足廓清不足，屈髋、屈膝角度不足。

（四）初期评价结果

患者右侧轻触觉减退；右侧肢体肌力较差，关节活动度受限；右侧肩前伸上下旋运动不足，肩周稳定性差；骨盆稳定性差；步行需少量帮助，平衡不佳；日常生活中度依赖。

三、康复目标

（一）长期目标

1. Barthel 量表达到95分。

2. IADL 在上街购物、外出活动、食物烹饪及洗衣服四个方面达到2分。

3. Holden 步行能力达到5级。

分析患者能完成长期目标的依据：

1. 患病时间短，在最佳恢复期。

2. 现存功能较完好，经过康复训练指导后进步较大。

3. 患者较年轻，本人的康复期望大，神志清，配合程度高。

（二）短期目标

1. 能独立洗澡穿衣（OT目标）。

2. 上肢能稳定地完成吃饭、喝水等动作（1周目标）。

3. 步态支撑相稳定（1周目标）。

4. 步态摆动相肌肉正确启动。

四、训练计划

（一）第一阶段（1~2周）

1. 目标：能自主完成穿衣、翻身、坐起，步态支撑相稳定，增加肩部稳定性，减少肩部代偿。

2. 治疗措施

（1）立位平衡训练（治疗师监护下踩平衡板训练，每次5min，每节课两次）。

（2）患侧负重训练（患侧上下肢各佩戴2LB沙袋）。

（3）骨盆及躯干控制能力训练（双膝跪位下骨盆稳定性训练10min）。

（4）肩周稳定性训练（仰卧位下患侧上肢等速在空中画圈5min）。

（5）进行穿衣动作的康复指导。

（二）第二阶段（3~4周）

1. 目标：能稳定地完成吃饭、喝水等动作，加强手指的捏力、握力，步态摆动相肌肉正常启动。

2. 治疗措施

（1）增强髋膝关节控制能力。

（2）强化踝背屈控制训练（神经肌肉电刺激配合患者主动勾脚背）。

（3）摆动期引导训练（10min）。

（4）步行质量提高训练（监护下上下楼梯）。

（5）立位平衡强化训练（监护下踩平衡板训练，每次5min，每节课两次）。

（6）手指的捏力、握力训练（抗阻力完成对捏、侧捏，每次5min）。

（三）第三阶段（5~6周）

能在监护下步行，增强肢体运动的协调能力。

（四）第四阶段（7～8周）

独立步行，日常生活基本自理。

五、中期评价、进展及问题点总结

（一）中期评价方法和结果

1. 评价方法：量表评定法。
2. 结果：较初期评定相比有所改善。
（1）Brunnstrom评定：右上肢Ⅳ级，右手Ⅳ级，右下肢Ⅴ级。
（2）被动关节活动度：右侧踝背屈0～10°。
（3）平衡与协调功能：坐位平衡3级，立位平衡2级。
（4）步行能力：Holden步行能力分级3级，能行走但不正常或不安全，需一人监护或言语指导，但不接触身体。
（5）ADL：Barthel指数，评分为70分，轻度功能障碍，失分点在于洗澡、上厕所、穿衣、行走、上下楼梯。

（二）进步点

1. 患者穿衣等日常生活能力有所提高。
2. 肩关节稳定性提高。
3. 立位平衡达到二级，步行质量提高。
4. 髋膝控制能力提高。

（三）仍存在的问题

1. 手指的捏力、握力仍较差。
2. 踝背屈的控制能力差。

六、中期训练目标及训练计划

（一）中期第一阶段

1. 目标：能在监护下步行，增强肢体运动的协调能力。
2. 治疗方法
（1）强化躯干、骨盆的控制及灵活性。
（2）增强伸髋及髋外展的控制训练。
（3）强化膝关节控制训练：坐站、踏台阶等。
（4）增强踝背屈控制训练（神经肌肉电刺激配合患者主动勾脚背）。

（5）步行质量改善训练：倒走、侧走（治疗师监护下进行）。

（6）抛接球及拍皮球等上肢协调性训练。

（7）手指协调性训练动作：手指舞。

（二）中期第二阶段

1. 目标：增加上下肢协调能力，独立步行，日常生活基本自理。

2. 治疗方法

（1）双下肢空中蹬车训练（后期可在脚踝佩戴沙袋，每次5min）。

（2）跟膝胫协调及速度训练（与健侧对比，减少差距）。

（3）立位下踝关节屈伸控制训练。

（4）跨越障碍等步行强化训练。

（5）健患手配合系纽扣、拉拉链、系鞋带等日常生活训练。

（6）学习用筷子夹物品，模拟日常进食的状态。

七、末期评价、进展及问题点总结

（一）评价方法和结果

1. 评价方法：量表评定法。

2. 结果：较中期评定相比，以下情况有所改善。

（1）Brunnstrom评定：右上肢Ⅴ期，右手Ⅴ期，右下肢Ⅴ期。

（2）被动关节活动度：右侧踝背屈0～15°。

（3）ADL：Barthel指数，评分为85分，失分点在于洗澡、穿衣、上下楼梯。

（二）进步点

1. 上下肢协调能力有所改善。

2. 髋膝踝关节运动控制能力提高。

3. 上下肢肌力提高。

（三）仍存在的问题

1. 手指的精细动作较差。

2. 快走时患侧摆动幅度仍较小。

八、出院后训练计划

（一）训练计划

运动量：每天3次，每次30min。

1. 患侧上肢负重单手支撑重心移动。

2. 坐位患侧上肢的使用性练习和患侧双肩上举练习。

3. 俯卧位，双手—双膝四点支撑并重心摆动前、后、左、右。

4. 站立位时对镜进行姿势矫正。

5. 患侧下肢抗重力练习，屈曲、伸直股四头肌力量练习。

（二）环境改造

1. 在洗手间内马桶及浴盆、淋浴器临近的墙壁上安装扶手。

2. 地面上应保持平整，不应打蜡及放置地毯等妨碍行走的物品。

3. 洗手间等湿滑地面铺设防滑材质的地板。

4. 使用特制的勺子、筷子等生活自助具进食及料理日常生活。

（三）健康宣教

1. 保持心态平稳，避免情绪激动及过度紧张。

2. 注意营养调理，给予低盐、低胆固醇饮食，多食含钾的食物。

3. 保持规律生活，保证充足睡眠。

4. 遵医嘱按时服药，如有不适及时就医。

5. 自我言语训练（读、写、计算）ADL 提高（穿衣、如厕、进食、步行等）。

6. 注意安全，预防跌倒，必要时使用辅助器具。

九、讨论与反思

　　脑卒中具有发病率高、致残率高的特点，抢救成功的患者中约75%会出现偏瘫等后遗症，导致生活不能自理，严重影响生活质量，因此早期采取合理干预措施促进患者肢体功能恢复的意义重大。研究显示，超早期康复干预1个月后、3个月后观察患者神经功能、肢体功能均改善，说明超早期康复治疗可促进患者神经功能恢复、改善肢体功能。此时患者大脑仍具有较强的脑功能网络重组能力，早期恰当的肢体锻炼可以刺激脑组织功能好转，充分发挥中枢神经的可逆性，促进神经功能的恢复。在患者卧床期间给予专业、循序渐进的卧位、关节等被动锻炼，可维持不同肌群活力，减轻患肢痉挛，同时进行正确的肢体运动可纠正运动神经变异路径，刺激中枢神经，重建肢体平衡，且能降低肢体畸形风险，利于预后。近年来超早期康复治疗在脑卒中干预治疗中广泛应用，但因患者病情尚不稳定，仍处于进展期，不当的干预有可能增加并发症风险。所以超早期康复治疗前对护理人员进行专业培训，可在护理中呈现较高的专业性，且超早期康复治疗可显著改善患者病情，有助于患肢功能恢复，提高患者治疗信心，从而提高生活质量，加深信任感。

　　本病例的治疗过程采用了小组合作模式。具体方式为与上级医师沟通，保证患者生命体征的平稳及了解用药方案；与矫形师沟通，患者腕关节、手指、踝关节及脚趾均有少许活动，故不考虑配置手的功能位矫形器及踝足矫形器；与心理治疗师沟通，评估过程中患者心情沮丧，需心理评估与治疗介入；与中医传统组沟通，选用适当的针刺方案促进患者肢体功能恢复。治疗过程中密切地与中医组、心理组等多个小组合作，力求患者的全面康复。

整个治疗的实施过程中，治疗师要积极鼓励患者，增强其自信心，保持乐观情绪。通常运动功能训练多为康复治疗师对患者肢体的强制性训练，或以器械训练肢体运动为主，虽然对大脑有反向刺激作用，但患者都处于被动接受训练状态，缺乏直接改善脑神经代谢机能的治疗作用，效果不佳，且容易使已恢复的功能倒退。所以治疗师要逐步引导患者由被动训练转化为主动训练，才能有利于康复治疗效果的发挥，鼓励患者积极正确的应对残疾，帮助其改正对待残疾的错误适应策略，使患者以"平等、参与、共享"的心态积极参与社会活动。

第十章 精神疾病康复治疗病例

第一节 使用 LASMI 量表评估的精神分裂症病例

病例特点:

1. 该患者意识清醒,愿意配合。该患者妄想固定,症状表现较为明显。
2. 该病例使用了 LASMI 量表评估患者作业表现,目前该量表普遍在日本使用。

一、患者情况

(一)基本情况

姓名:×××	性别:女	年龄:50岁
文化程度:高中	民族:汉	职业:无
婚姻状况:未婚	住址:北京市郊区	工作单位:无
利手:右利	入院时间:2003年11月26日	病史采集时间:2003年11月26日
病史陈述者:患者父亲	病史可靠性:欠详	

家庭构成:见图 10-1-1。

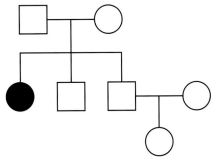

图 10-1-1 家族谱系图

(二)医学情况

1. 主诉:精神失常23年,自语自笑,疑心被害,行为异常。加重2个月。

2．诊断：偏执型精神分裂症。

3．现病史：患者于1980年年初无明显诱因出现呆愣，爱发脾气，无故不参与工厂技术考试，并疑心有人整自己，称有人偷了自己的东西。对父母态度生硬，乱骂他人，常独坐，少与他人接触，影响正常生活，生活尚能自理。1980年6月患者病情加重，常自言自语，感到有东西在控制她及周围的一切，不能正常生活，首次以"精神分裂症妄想型"收入我院，予以氟哌啶醇治疗50～60mg/d×75天，"痊愈"出院。患者第一次出院后在家休养2年后恢复工作，负责保管工作，能够坚持服药，病情尚稳定，生活自理，并能照顾家人，料理家务，但较少与人接触，1989年因出现手抖等药物不良反应，换用氯氮平治疗，日量75mg。

1989年10月，患者逐渐出现话少，不搭理人，常面冲墙站立，勉强可上班，12月以后终日闭门不出，怕见人，自语自笑，对空比划，常彻夜不眠，不分昼夜打扫卫生，家人无法护理，遂于1990年4月以"精神分裂症"第二次收入我院，予以氯丙嗪治疗500mg/d，4个月后"好转出院"。出院后坚持服药，生活正常，但未上班。

1992年9月，患者因长期服药感到全身不适，自行停药，并到大同求诊。1992年9月至1993年3月坚持服用中药治疗，具体不详，病情稳定。后患者自行停药，渐爱发脾气，夜眠差，常搞卫生到深夜，说"邻居都变了模样，自己长了白发，人也胖了，是有人下毒的结果"，并称有人往她后背打毒针，要整她。患者将家中肉类食品全部扔掉，只吃五谷杂粮，并常对空大骂，遂于1993年8月第三次入我院，诊断同前，予以奋乃静治疗40mg/d。1994年1月出院后仍有对空大骂的症状，并有不规律服药的情况。

1994年8月患者因病情加重，自语自笑，对家人说有人迫害自己而第四次入我院，予以奋乃静治疗40mg/d。1995年1月好转出院，出院后能坚持服药，生活能自理。

1997年3月患者自行停药，病情加重，兴奋语乱，称"高某某要来害我，害家里人，在我身上打毒针"。凭空听到有人骂自己而凭空对骂，遂于1999年10月第六次入我院，诊为"偏执型精神分裂症"，予以氯氮平200mg/d，后换用维思通治疗6mg/d，配以哈利多100mg/m。2000年9月"显好"出院。

患者第六次出院后，坚持服用维思通半年后自行停药，病情波动，自语自笑，凭空闻声而换用哈利多100mg/m，半年后自行停药，病情逐渐加重。2003年8月出现话多、语乱，说"坏人通过邻居家安装毒仪器害我和家人，给我打毒针，使我全身发紧，一阵阵地疼"，又说"弟弟是假的，他骗了我父母25年，我的真弟弟和我一样高，长得也像，被他们用毒仪器打走了"。患者认为家中的东西变得跟从前不一样了，扔自家东西。今日患者与父母发生口角而打父母，家人无法护理，遂于今日以"偏执型精神分裂症"第七次收入我院。患者此次发病以来，饮食、睡眠好，大小便正常，近期无感染发热史。

4．既往史：否认肝炎，结核等传染病病史。无高血压、冠心病、慢性肾病病史。无重大手术外伤史。无特殊药物及食物过敏史。否认输血史。

5．个人史：北京出生，胞3行2，母乳喂养，2岁入托儿所，7岁入小学，幼儿期生长发育正常，顺读至高中，学习成绩好，曾担任班干部及团组织委员。1976年分配到航天部三院33所工作，工作表现好，人际关系尚可。家庭图谱见图10-1-2。

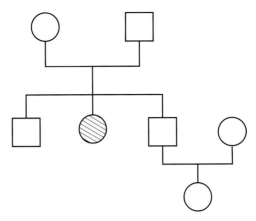

图 10-1-2 家族图谱

注：□男，○女。涂黑表示已亡，条纹表示患者本人

6. 病前性格：内向，孤僻，不爱言语，无知心朋友。

7. 月经史：13，3～5/28～32，2003年11月7日量中，较规律，无血块，偶有痛经。

8. 家族史：否认父母两系三代有精神疾病病史，否认近亲婚配史。

9. 精神科检查

（1）一般情况：意识清楚，定向力完整，自行步入病房。知道今天为2003年11月26日，知道这里是安定医院，检查者为医生，能自报姓名、年龄和工作单位。更衣检查合作，年貌相符，兴奋、话多。饮食、睡眠可。大小便正常。

（2）认知活动：

1）感知觉：

① 感觉：未引出感觉异常。

② 知觉、错觉：未引出。

③ 幻觉：存在真性言语性幻听，存在幻触。

④ 感知综合障碍：认为家中东西变样，衣服和原来缝法不同，可疑存在对环境的感知综合障碍。

2）思维活动：

① 形式：语量多，速度快，有时缺乏逻辑。

② 内容：主动接触，引出被害妄想、被窃妄想、冒充者综合症。

3）注意力：尚集中。

4）记忆力：

① 近期记忆：能回忆入院当天父母送来，上午去派出所。'

② 远期记忆：无缺失。

③ 瞬间记忆：未查。

5）智能：

① 一般常识：丰富。

②计算力：100减7正确，规定时间内完成。

③理解和判断：能正确解释"过河拆桥"。

6）自知力：否认有病，认为父母看不出儿子是假的，才把自己送到医院来。自知力缺失。

（3）情感活动：表情呆板，缺乏变化，对周围人及环境关注较少，但是说到多年来有人用毒仪器害自己和家人，父母认不出假弟弟，听到有人骂自己却见不到人时激动、哭泣。情感反应与周围环境欠协调。

（4）意志行为：入病房后多独处，不与病友交往，有时候找工作人员诉说自身的不幸，兴奋话多。未见冲动毁物行为。

入院诊断： 偏执型精神分裂症（根据病历特点，按照ICD-10）。

起病形式： 无诱因慢性起病。

病程特点： 连续性病程23年。

体格检查： 未见明显异常。

瑞文测试（联合型）2006年8月31日。

智力障碍（轻度）。

明尼苏达多相个性调查表（MMPI）。

矛盾题： 8对。

效度量表： Q提高，说明回避问题。

临床量表： MFF高分，男生化，粗鲁，好攻击，自信，缺乏情感。

关键项目回答：

幻觉： 幻听。

疑心妄想： 被害。

特殊思维： 思想太快来不及表达／有人要影响我的思考。

特殊神经性症状： 害怕使用刀子和尖利的东西。

与性有关： 相同性别的人对我有强烈的吸引力。

其他：

1. 喜欢四处乱逛，不让就不高兴。

2. 几次不能控制自己的行为和言语，但当时头脑清楚。

3. 常觉得好像一切不是真的。

4. 有一些奇怪和特别的念头。

诊疗计划：

1. 特殊护理。

2. 普食，既往有噎食、藏药行为出现，防止藏药、噎食、冲动行为。

3. 予以氟哌啶醇快速治疗控制兴奋状态。选择非典型抗精神病药物治疗：维思通，起始量1mg/d。

目前用药（2006年12月28日以后）：氯氮平150mg/d，2次/d；血脂康0.6，2次/d（表10-1-1）。

其他治疗： 作业治疗，行为矫正治疗，心理治疗。

表 10-1-1　服用精神药物

通用名	氟哌啶醇片	氯氮平片
药品类别	抗精神病药	抗精神病药
不良反应	①锥体外系反应较重且常见，急性肌张力障碍在儿童和青少年更易发生，出现明显的扭转痉挛、吞咽困难、静坐不能及类帕金森病。②长期大量使用可出现迟发性运动障碍。③可出现口干、视物模糊、乏力、便秘、出汗等。④可引起血浆中催乳素浓度增加，可能有关的症状为溢乳、男子女性化乳房、月经失调、闭经。⑤少数患者可能引起抑郁反应。⑥偶见过敏性皮疹、粒细胞减少及恶性综合征	①镇静作用强和抗胆碱能不良反应较多，常见有头晕、无力、嗜睡、多汗、流涎、恶心、呕吐、口干、便秘、体位性低血压、心动过速。②常见食欲增加和体重增加。③可引起心电图异常改变，可引起脑电图改变或癫痫发作。④可引起血糖增高。⑤严重不良反应为粒细胞缺乏症及继发性感染
禁忌证	基底神经节病变、帕金森病、帕金森综合征、严重中枢神经抑制状态、骨髓抑制、青光眼、重征肌无力及对本品过敏者	严重心肝肾疾病、昏迷、谵妄、低血压、癫痫、青光眼、骨髓抑制或白细胞减少者禁用。对本品过敏者禁用
注意事项	下列情况时慎用：心脏病尤其是心绞痛、药物引起的急性中枢神经抑制、癫痫、肝功能损害、青光眼、甲亢或毒性甲状腺肿、肺功能不全、肾功能不全、尿潴留。应定期检查肝功能与白细胞计数。用药期间不宜驾驶车辆、操作机械或高空作业	①出现过敏性皮疹及恶性综合征应立即停药并进行相应的处理。②中枢神经抑制状态者慎用。尿潴留患者慎用。③治疗前3个月内应坚持每1~2周检查白细胞计数及分类，以后定期检查。④定期检查肝功能与心电图。⑤定期检查血糖，避免发生糖尿病或酮症酸中毒。⑥用药期间不宜驾驶车辆、操作机械或高空作业。⑦用药期间出现不明原因发热，应暂停用药

二、初次评价

（一）对患者的接诊

初次见到患者，是患者被护士长叫到治疗室谈话。根据治疗师的观察，患者卫生情况好，仪表整洁，头发梳理成两个小辫，整齐，配合询问。患者情绪正常，语速偏快，口齿有些不清楚，思维松散，缺乏自知力。在谈话中显示患者存在以下问题：对环境的感知综合障碍（认为家里的东西被换过了）、幻听（患者凭空听见有人议论她，说让她不舒服的话，但是没有见到具体的人）、幻视（自行停药后两次远远望见"真弟弟"，并坚持说有两处身体伤痕为证明）、幻触（觉得皮肤上有打针一样的刺痛，只点一下就离开，和做电疗一样，认为肯定用了电仪器）、幻味（认为药有五谷杂粮的味道）—不确定、思维松散（答非所问，经常在讨论一个问题的时候自动转移到别的话题）、病理性赘述（反复解释一件事情或者一个名词）、冒充者综合症（认定家中的是"假弟弟"，是有人冒充的，认为邻居也是冒充的，但是除了自己，没有人注意到）、意志增强（强调自己有信心，强调人定胜天，不断寻找机会，见到人就问能不能帮助找"真弟弟"，并且不断找寻证据和机会调查，视找"真弟弟"为头等重要的事情）。患者在言谈中，说出很多不合常理的看法：第一，认为人身体里的脏器都是"表面现象"，其实只有一股气，而且受到周围环境的控制，认为女性月经以及任何不舒服的事情都是因为"外界用仪器把气打到身上造成的"；第二，认为天上的天体及天文现象均为人为操作，是被人"发射"上去的；第三，认为人不会死，是被转移走了，一切尸体都是假象；第四，认为吃药没有用，只能搞坏身体，让自己便秘、记忆力减退、发胖、睡中流口水、脸上长黑印等不良后果，认为应该用中餐调理，多喝水，难受就用白糖水治疗等。

在与患者的单独接触中，治疗师发现其十分的偏执，认定自己没有病，认定家里的弟弟是冒充的，认定吃药没有好用处。同时患者提出自己不喜欢参加集体活动，因为性格内向，不喜欢集体活动，认为吃药让自己的视力和身体受到了损害，担心活动的时候摔跤，并称见过有人摔倒，自己在病房曾经因为踩到地上掉的菜而摔倒过，看不上别人出风头。同时患者缺乏兴趣，认为活动没有意思，打算混日子，因为没有新鲜的活动，觉得自己没有病不用治疗，没有兴趣活动，就想找到"真弟弟"后回家好好过日子，觉得在这里就是个过程，不会呆很久，不关心那些事情。

患者在言谈中，经常会讲述自己对事情的看法，比如外界对人的控制，身边很多的东西被换过了，有人溜门撬锁到她家去偷东西，"假弟弟"不承认自己不是真的而父母装糊涂，人不会死只是转移到了别的地方，吃药没有用，喝白糖水可以治疗各种疾病。患者存在固定的妄想，无自知力，偏执，思维缺乏逻辑。在经验的积累和应用上缺乏正确的认识，比如患者因为低血糖利用白糖水缓解症状后，认为一切疾病都可以用白糖水治疗。吃药产生大量不良反应后，虽然现在换用氯氮平不良反应小，但是患者判断吃药只能给人带来大量的损害，而没有治疗作用。同时，患者对病历中几年前的一切行为，比如打扫卫生到深夜、不吃肉类等持否定态度。

在与患者的接触中，治疗师觉得患者对他人的态度比较淡漠，虽然愿意配合，但是时常出现不想过多接触，但是能意识到要按照医护人员的要求做事，很少和其他病友接触。患者在病房吃素食，由于患者比较整洁，所以担任了自己餐桌午饭和晚饭的摆饭工作，能够大体记住食谱，患者所在的餐桌包括了低糖高蛋白、软食、素食等特殊饭食，患者都能正确摆放，并且当有病友要改伙食的时候，患者主动配合护士和配食工作人员确定病友的要求。病友也经常会询问患者菜谱，基本上患者可以予以正确的解答。

但是患者平时很少和病友深入交流，与长时间住院的病友有交流，但是与新入院的病友较少交往。对别人不热情，甚至冷漠，当别人的靠近造成患者不快时会发脾气，大声叫医生"把她弄走"。患者在讲述这个事情的时候流露出反感的神情，承认自己可能在不顺心的时候会发脾气，也承认了曾经和家人吵架，并且动手。

患者同病房的病友跟治疗师说，她们屋里的人都认为此患者自私，不喜欢她。而患者也认为自己没有病，别人"谁知道都是什么人"，不愿意接触，觉得反正在这里待不长久，所以就得过且过了，没有必要和别人深交，也不喜欢帮助别人，怕别人依赖她，给自己找麻烦。

患者自理能力比较好，日常生活很有规律，早上6点自然醒来，虽然还是累且不想起床，但是不能控制地必须醒来。其他方面，患者可以自己用水果来调理便秘等问题，也知道要营养均衡，要勤换洗衣物，保持卫生，只是交流中妄想和偏执使自己的判断力和应答受到了影响。

患者现在叙述这里的生活不自由，但是可以适应环境，觉得不满意的就是没有"调查机构"帮助自己找到"真弟弟"。患者预后差，阳性症状固定，难以改善，既期望出院，又认为出院了家人还是要送自己回来，因为自己还是会去找"真弟弟"。所以，患者就在医院等待"真弟弟"来找她，一家人一起对峙，然后接自己出院好好生活。

（二）精神分裂症患者作业表现评估：初期评价（2007年5月14日）

1. 精神障碍患者社会生活评估量表（Life Assessment Scale for Mentally，LASMI）

（1）分量表分数（表10-1-2）。

表10-1-2a　精神障碍患者社会生活评估量表

1. D日常生活			14分
① 自理	D-5膳食平衡：在生理期主动饮食不规律。（1分）		1分
② 社会资源的利用	D-6交通工具：认为外面环境变化太大，难接受，自己可能找不到路，也不太了解现在的车是不是和以前一样，但是如果必须出行自己可以打听。（2分） D-7金融管理：以前没有去过银行，现在不了解，觉得变化可能很大，不愿意去，可以打听，但是觉得麻烦，不想去。（3分） D-8购物：会计划、会计算钱。了解挑选和退换物品，但是多年没有外出购物，觉得害怕，如果有人陪同可以前往。可以在医院5楼的购物车独立购物。（1分）		6分
③ 自己管理	D-11服药管理：认为吃药没有用，排斥。在护士强制要求下才规则服药，否则不吃。（3分） D-12自由时间的管理：没有兴趣活动，若被强迫也会提出反对意见。想"混日子"。在强制活动的时候，也会反复表示不想进行。（4分）		7分

表10-1-2b　精神障碍患者社会生活评估量表

2. I对人关系		35分
① 会话	I-1说话明确性：思维松散，病理性赘言。（2分） I-2自主化：妄想，有时候无法控制自己的想法。不由自主。（3分） I-3判断正确定：妄想、偏执，很多问题的认识错误。（4分） I-4理解力：妄想、偏执，关于妄想有关的问题不能以正常思路理解。（4分） I-5主张：偏执，坚持错误理解认识。（4分） I-6拒绝：可认为自己不适合做某些事情，但是判断不完全正确。（2分） I-7应答：思维松散，病理性赘言，有时候答非所问。（2分）	21分
② 集体活动	I-8协调性：如果必须参与，只能参加，但是很不情愿，不积极，十分勉强。（3分）	3分
③ 与人接触	I-10主动与人接触：对陌生人不喜欢交往，觉得"多一事不如少一事"。（3分） I-11与援助者接触：配合，但是不完全情愿。（1分） I-12与朋友接触：没有深交的朋友，不喜欢交际。（3分） I-13与异性接触：没有接触，不爱搭理，"不知道都是什么人"，和情绪有关，现在一心要找"真弟弟"，没空理会那些人。（4分）	11分

表10-1-2c　精神障碍患者社会生活评估量表

3. W课题完成	21分

W-1自觉发挥作用：愿意做就没有问题，但是不想做的时候就很抗拒。（2分）

W-2新课题的挑战：不想做，怕不安全，不想尝试新东西，看看别人做还成，自己就算了。（4分）

W-3课题完成预见性：知道要有始有终，但是不知道什么时候能做完，认为不是自己可以控制的，还是要听别人的安排，自己不考虑。（3分）

W-4顺序的理解：能明白，但是有些没有经历过的新事情不清楚为什么要那样做。比如对现在用卡进行日常交易等事情，告诉了顺序，自己也不能理解。（1分）

W-5顺序的变更：觉得事情要变了顺序，就不愿意做了。（3分）

W-6课题操作的自主性：一般不愿意干，需要在要求下完成。（2分）

续表

3. W课题完成	21分

W-7持续性、安定性：自己可以完成，但是需要适当的提醒和陪同。操作上比较可靠。（1分）

W-8变更节奏：可以适应环境，但是不喜欢做、不愿意做别人要求的事情。可以跟上别人的节奏，但是要别人要求。（1分）

W-9自己迷茫的时候的自知力：认为自己不糊涂，不能解释的事情认为是"表面现象"，但是别人强调反复询问，可以承认自己不明白。（3分）

W-10忍受压力：能应对，讲道理，但是觉得服药是最大的压力，可以接受，有些不快。（1分）

表10-1-2d　精神障碍患者社会生活评估量表

4. E持续性·安定性	5分

E-1现实社会的适应："口称"可适应"，但是前提是要找到"真弟弟"，讲述住院后对现实的变化不太了解，但是可以配合适应。（2分）

E-2持续性、稳定性的趋势：妄想，若回归社会，还会四处找寻"真弟弟"，认为必须找到才能解决所有事情，证明自己没有病，不用吃药。（3分）

表10-1-2e　精神障碍患者社会生活评估量表

5. R自我认识	12分

R-1对自己发作时候的解释：坚信自己没有病，是家里人糊涂了，虽然不是故意的，但不知道为什么家人觉得自己有病。（4分）

R-2对自己过大/过小的理解：夸大，认为自己是可以出现"奇迹"的。因为自己可以想到别人不能想到的事情，比如外界向人打气、人不会死亡等。（4分）

R-3脱离现实：妄想、偏执，有很多不合现实的想法，比如认为天上的天文现象都是人为操作的等。（4分）

（2）分数汇总（表10-1-3、图10-1-3）。

表10-1-3　分数汇总

2007年5月14日	
D日常生活	1.2
I对人关系	2.7
W课题完成	2.1
E持续安定性	2.5
R自我认识	4

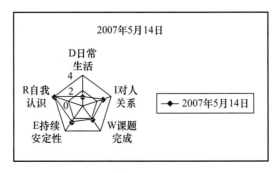

图 10-1-3

（3）分析（表10-1-4）：由评分从高到低。

表10-1-4　评分依据

R认我认识	4分：患者存在严重的自知力缺陷，偏执严重，对自己的评价很高，妄想固定
I对人关系	2.7分：患者可以配合工作人员，但是不喜欢与他人接触，病友对其评价为"自私"。患者认为自己没有病，不愿意与其他患者交际，排斥集体活动，存在固定的妄想，在言语中存在逻辑错误与思维松散
E持续性、安定性	2.5分：患者长期住院，在外生活时因为四处寻找"真弟弟"，所以家人不愿意其出门。患者觉得对外界陌生。患者觉得自己出院也要坚持去寻找"真弟弟"，并且会去"假弟弟"的单位寻找证据。患者存在幻听，对周围人敏感，所以有可能滋扰邻居
W课题完成	2.1分：对活动没有什么兴趣，态度不积极，不愿意尝试挑战，认为吃药让身体虚弱。患者很自信而且偏执，遇到困惑时相信因为"表面现象"所以不能解释，动手操作能力比较强
D日常生活	1.2分：自理情况良好，基本能自理，但是认为来例假的时候就应该少吃饭，用水果代替，才能应对"外界打的气"对身体的影响。在社会资源的应用中，因为长期住院，所以觉得可能不适应环境，以前也很少社会活动。服药管理差，需要强制执行。自由时间管理差，打算"混日子"

2．功能大体评定量表（GlobalAssessmentFunction，GAF）

40～31分：患者存在固定的妄想（被害妄想、被窃妄想、冒充者综合症），通过药物幻觉有缓解，但是妄想还是很顽固。同时患者的偏执比较严重，无法用沟通的方式让其缓解，在言语中表现十分明显，意志增强、思维松散、病理性赘言。患者人际关系不好，家庭关系紧张，认为弟弟是冒充的，并且因为这个原因和家人口角甚至动手，到现在仍然不能接受"假弟弟"，认为现在的探视见面就是应付。家人对患者出院持否定态度，患者也不想出院，觉得家人还是会送自己进来，认为"假弟弟"和父母老是一起商量瞒着她。患者不喜欢接触其他人，医护人员还可以主动接触，但是认为其他患者都真的有病，和自己不一样，所以不想交际，不喜欢集体活动，性格孤僻。抗拒药物，认为自己没有病，所以吃药没有用，反而有不良反应。患者的记忆力和计算能力均有减退，所以在学习上有惰性，也有实际智能上的困难，但是不是不能完成。

3．功能独立性评定（Functional Indenpendence Measure，FIM）

量表分数：103分/126分（满分）

（1）自理活动：

1）进食：7分。患者可以完全独立进食，在合理的时间内完成，包括取食、使用餐具、咀嚼和吞咽。目前没有噎食。

2）梳洗修饰：7分。患者刷牙、梳头、洗手、洗脸等不需要帮助，在合理的时间内完成。

3）沐浴：7分。患者可以洗涤、冲刷和擦干身体，不需要帮助，在合理的时间内完成，动作安全独立。

4）穿上身衣服7分。患者可以从柜里拿出衣服，并且安全地穿腰以上的衣服，不需要辅助设备，在合理时间内完成，

5）穿下身衣服：7分。患者可以从柜中取出衣服，独立安全地穿腰以下的衣服，包括袜子和鞋。

6）入厕：7分。患者能自己整理衣服，用卫生纸清洁，动作独立而安全。

（2）括约肌控制：

1）膀胱管理：7分。患者可以随意完全的控制排尿，无失禁，不需要药物。

2）大肠管理：6分。患者不需要帮助，但是因为便秘，有时候需要一些辅助药物。

（3）转移：

1）床、椅转移：7分。患者能够自由站起、坐下，动作独立安全。

2）向厕所转移：7分。患者能够靠近、蹲下和离开，独立安全。

3）向浴室转移：7分。患者能接近、离开浴室，动作独立安全。

（4）行进：

1）步行：7分。不需要辅助设备，在合理时间内可以行走超过50m。

2）上下楼梯：7分。患者能下12～14节楼梯而不用任何的扶手和支撑。

（5）交流：

1）理解：1分。患者在理解家人关系以及服药等生活事项时，反复地提示和解释都不能纠正患者的妄想和偏执的错误看法。

2）表达：3分。患者在表达一些复杂事情比如人际关系的时候往往需要帮助，有时出现找词比较困难，不知道怎么表述，患者可以表达出自己的需要，但是很多时候表达不正确，比如在对人际关系和时事，或者在服药等方面的表达上，患者的认识不正确，而且出现有时停顿思考无法解释清楚。

（6）社会认知：

1）解决问题：1分。患者在应对一些复杂的问题时，比如参与制订出院计划，或者服药、处理人际关系上，存在很严重的错误认识，需要他人的辅助以保证能够顺利地完成。

2）记忆力：6分。患者可以记住日常生活中的事情，也可以记住很多发生过的事情，但是对数字的记忆力不好，不能心算。

3）社会交往：2分。患者可以和他人沟通，但是本身性格孤僻，并且不喜欢交际，认为没有用，所以很少参加集体活动，有时候会出现退缩以及发脾气的情况。

三、问题点（图10-1-4）

具体总结如下：患者在认识和精神功能上存在比较大的缺陷，主要表现在妄想、偏执、缺乏自知力及记忆力下降。

患者存在着固定并且顽固的妄想，通过服药和治疗性沟通都不能完全解决。其中被害妄想的情况是现在关于他人伤害自己的想法比较少，而是主要认为外界往她身体里打气，造成了自己身体的不适应。于是患者在活动中，认为周围对自己的影响，使自己不能主动去做事情，一心希望能够见到"打气的仪器"，并且也希望能够说服别人相信自己。在交谈和与人交往中，如果对方提出质疑，患者会觉得不快，态度不好。而冒充者综合症使患者坚信弟弟是冒充的，所以一心要找到"真弟弟"，于是在与家人的关系上存在很大的问题。家人因为无法护理，也因为和患者发生过口角也动手过，所以对患者出院的态度不积极，不愿意患者出院，这也是患者认为这个是导致她不能出院的主要矛盾，所以患者对"验证弟弟是假的"这件事倾注了很大的精力和注意力，其他的事情无法吸引患者，使患者不喜欢参加活动，也不想去考虑其他事

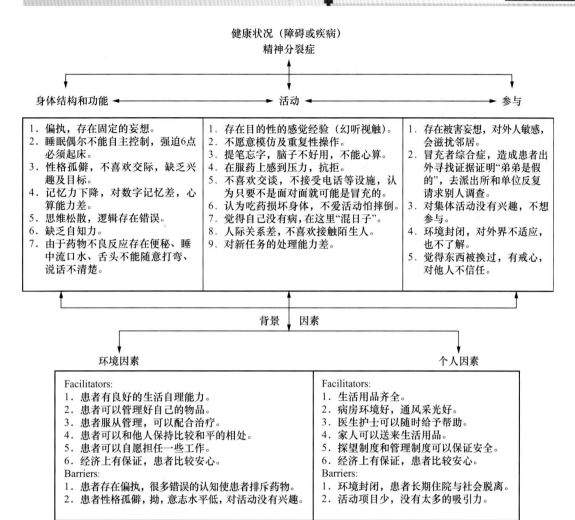

图 10-1-4　基于 ICF 框架的问题点分析

情。患者经常觉得有人偷自己家的东西，把好的拿走，换成了好多破烂，在病房中也说自己丢过东西，但是护士没有调查，治疗师询问过，护士也不能确定患者是不是真的丢了东西。这些都让患者认为别人有病，不可靠，不愿意和别人接触，使其人际关系更差。

患者对很多事情的认识缺乏正确的逻辑。患者曾经用白糖水缓解了低血糖的症状，就认为一切疾病都可以用白糖水治疗，从而引申为用喝水、吃水果、吃中餐就可以治疗，认为吃药只有坏处。患者还认为外人不愿意和自己讨论和帮助寻找"真弟弟"，是因为"假弟弟"蒙蔽了别人，所以一旦出院就会四处投诉找寻证据，影响了很多相关单位的正常工作，对社会产生了一定的不良影响。

患者缺乏自知力，坚信自己没有病，所以抗拒吃药。认为吃药对自己产生了很大的损害，比如便秘、脸上长黑斑、睡觉流口水、体重上升、视力下降以及身体虚弱会摔倒。同时患者对自己评价很高，认为自己身上存在着奇迹，可以想到很多别人不能想到的问题，比如外界的打气、人向天空发射天体和天文现象等。这些脱离社会的行为和想法，限制了患者与他人交流，也给其回归社会造成了很大的困难。

患者自称性格一直很孤僻，不喜欢和外界的人交往，同时又产生了对活动的意志降低，所以在进行活动以缓解妄想的时候比较困难。患者找不到自己觉得想做的事情，打算"混日子"，不想和他人接触，在活动上存在很大的困难，也对其精神及认知能力恢复造成了困难。而有利的个人因素是患者的生活自理能力比较强，可以保持整洁，并且愿意帮助工作人员担任分饭的工作，也知道需要配合医护人员的工作，这对患者的康复和参与家庭生活有很大的帮助。

在环境因素上，医院的条件好、病房和活动室的开放以及管理制度都能保证患者的安全。同时，患者家庭可以给予经济上的支持，日常的规律生活也让患者没有压力。但是封闭的环境也让其和社会脱节，患者可以从电视上看到很多事情，但是自己并不是很了解，比如现在用卡进行消费和乘车等就不清楚，也觉得可能现在重新回到社会会产生不适应。同时患者认为入院这些年基本上没有太多新的活动，而且很多活动限制其参与，比如手工。每天进行同样的几种活动，自己也没有兴趣了。而且因为安全等问题，患者无法到社会公共场所进行具体的操作训练，在回归社会的技能上脱离了实践。

总之，患者在医院的生活中，在得到良好治疗的同时，保证了服药、控制病情、保障安全以及防止其对社会其他单位和人员的滋扰，但是也限制了其社会生活活动。长时间的脱离社会会给患者的回归造成一定的困难。

四、康复目标

（一）长期目标

改善对人关系，提高与他人合作的能力，提高完成任务的独立性。

（二）短期目标

1. 提高制订计划的能力。
2. 提高合作完成活动的能力。
3. 提高身体活动的积极性。
4. 提高与周围人交流的能力。

五、训练计划

1. 制订对活动的计划。
2. 进行贴纸活动，和治疗师合作完成。
3. 走动，并利用健身器械进行身体活动。
4. 与其他病友坐在一起聊天、讨论。

具体实施中观察患者的作业表现如下：

1. 通过这一周的活动实施，患者首先了解了贴纸活动大概的意思，然后在治疗师的要求下制订计划。计划包括进程、贴纸颜色的选择、注意事项和可能出现的问题。

2. 在制订计划的过程中，患者缺乏自主性，通常要询问治疗师的意见，然后根据治疗师的提示和要求来制定。在过程中，患者经常说："我哪里知道啊？要听你的。"

3. 在活动中，治疗师画出样子，患者用拓蓝纸在白纸上拓印图形。在过程中，治疗师特别找到了半张的拓蓝纸，患者利用这半张纸完成一个整张的拓印。患者固定住两张纸的上面，保证不会错位，然后分上下两半进行拓印，成功解决。

4. 因为治疗师临时改变安排，设定的进程有所拖后，但是患者能够理解并且很配合。

5. 在活动中，患者一旦开始贴纸就不再说话，一旦说话则手下的动作就要停止，不能同时说话和操作，只能在操作的同时点头或者说"对"。一旦开始思考回答就需要专注，不能同时做几件事情。

6. 在活动中患者不能自主按照计划进行，而是想到什么看到什么就做什么。

7. 患者以一种"早做完早完事"的态度，虽然积极，但是目的是尽快完事而不是有兴趣。患者只能服从，不能主动对人物产生兴趣，所以目前只能让患者被动地服从来选择进行作业活动。

8. 患者在贴纸的时候，不能很好地顾及好不好看，而是以完成任务作为目标，所以其完成的部分可以看出来做工不细腻。

9. 患者不喜欢和别人合作，经常是等治疗师完成动作后再进行。如果一定要一起完成，患者有逃避和退缩的行为。

10. 在其他患者询问或者企图加入的时候，患者态度比较强硬、不耐烦或者直接拒绝，说"我们干我们的事情，你别捣乱，别的地方待着去"。患者始终认为自己和他们不一样，不想和"有病的人"过多地接触。

11. 通过这一周的训练，活动顺利完成。图10-1-5为成品。

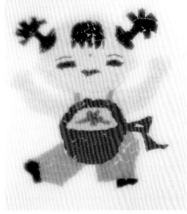

图 10-1-5 患者成品图

六、再评价（2007年5月31日）

（一）评估方法和结果

1. 精神障碍患者社会生活评估量表（Life Assessment Scale for Mentally，LASMI）
（1）分量表分数（表10-1-5）

表 10-1-5a 精神障碍患者社会生活评估量表

1. D日常生活		11分
① 自理		0分
② 社会资源的利用	D-6交通工具：认为外面环境变化太大，难接受，自己可能找不到路，也不太了解现在的车是不是和以前一样，但是如果必须出行自己可以打听。（2分） D-7金融管理：以前没有去过银行，现在不了解，觉得变化可能很大，不愿意去，可以打听，但是觉得麻烦，不想去。（3分）	6分

续表

1．D日常生活		11分
②社会资源的利用	D-8购物：会计划、会计算钱。了解挑选和退换物品，但是多年没有外出购物，觉得害怕，如果有人陪同可以前往。可以在医院5楼的购物车独立购物。（1分）	6分
③自己管理	D-11服药管理：认为吃药没有用，排斥。在护士强制要求下才规则服药，否则不吃。（3分） D-12自由时间的管理：愿意在治疗师的陪同下进行活动，经常可以主动按照约定活动，在护士要求下可以坐在人群中活动。（2分）	5分

表 10-1-5b　精神障碍患者社会生活评估量表

2．I 对人关系		33分
①会话	I-1说话明确性：思维松散，病理性赘述。（2分） I-2自主化：妄想，有时候无法控制自己的想法，不由自主。（3分） I-3判断正确定：妄想、偏执，对很多问题的认识错误。（4分） I-4理解力：妄想、偏执，关于妄想有关的问题不能以正常思路理解。（4分） I-5主张：偏执，坚持错误的理解认识。（4分） I-6拒绝：可认为自己不适合做某些事情，但是判断不完全正确。（2分） I-7应答：应答较好，但是仍然会有赘言。（1分）	21分
②集体活动	I-8协调性：可以在要求下，和其他患者坐在一起，可以参与大家的谈话，但是不够自信，发表意见声音很小。（1分）	1分
③与人接触	I-10主动与人接触：不喜欢与陌生人交往，觉得"多一事不如少一事"。（3分） I-11与援助者接触：配合，但是不完全情愿。（1分） I-12与朋友接触：没有深交的朋友，不喜欢交际。（3分） I-13与异性接触：没有接触，不爱搭理，"不知道都是什么人"，和情绪有关，现在一心要找"真弟弟"，没空理会那些人。（4分）	11分

表 10-1-5c　精神障碍患者社会生活评估量表

3．W课题完成	8分
W-2新课题的挑战：虽然以前没有作过，但是被要求，还是可以如果动脑子去计划。	1分
W-3课题完成预见性：被要求下可以自己制定计划，了解了做事情要自己计划进程。	1分
W-5顺序的变更：顺序改变了，意识到了可以适应。	1分
W-6课题操作的自主性：被要求开始操作后，主动的按照进程操作。	1分
W-9自己迷茫的时候的自知力：认为自己不糊涂，不能解释的事情认为是"表面现象"，但是别人强调反复询问，可以承认自己不明白。	3分
W-10忍受压力：能应对，讲道理，但是觉得服药是最大的压力，但是可以接受，有些不快。	1分

表 10-1-5d　精神障碍患者社会生活评估量表

4．E持续性·安定性	5分
E-1现实社会的适应：口称"可适应"，但是前提是要找到"真弟弟"，讲述住院后对现实的变化不太了解，但是可以配合与适应。	2分
E-2持续性、稳定性的趋势：妄想，若回归社会，还会四处找寻"真弟弟"，认为必须找到才能解决所有事情，证明自己没有病，不用吃药。	3分

表 10-1-5e　精神障碍患者社会生活评估量表

5．R自我认识	12分
R-1对自己发作时的解释：坚信自己没有病，是家里人糊涂了，虽然不是故意的，但不知道为什么家人觉得自己有病。	4分

续表

5. R自我认识	12分
R-2 对自己过大/过小的理解：夸大，认为自己可以出现"奇迹"。因为自己可以想到别人不能想到的事情，比如外界向人打气、人不会死亡等。	4分
R-3 脱离现实：妄想、偏执，有很多不合实际的想法，比如认为天上的天文现象都是人为操作的。	4分

（2）分数汇总（表10-1-6、图10-1-6）

表10-1-6　分数汇总

2007年5月31日	
D日常生活	0.9
I对人关系	2.5
W课题完成	0.8
E持续安定性	2.5
R自我认识	4

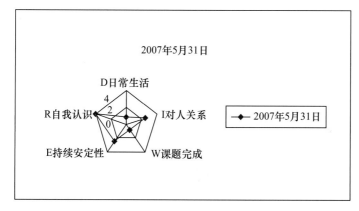

图10-1-6

（3）分析（表10-1-7）：评分从高到低。

表10-1-7　评分依据

R认我认识	4分：患者存在严重的自知力缺陷，偏执严重，对自己的评价很高，妄想固定
I对人关系	2.5分：患者可以配合工作人员，但是不喜欢与他人接触，病友评价其为"自私"，患者认为自己没有病，不愿意与其他患者交际，排斥集体活动，存在固定的妄想，言语中存在逻辑错误与思维松散。经过一段作业活动，患者开始尝试和治疗师合作，并且参与其他患者的谈话，有所进步
E持续性·安定性	2.5分：患者长期住院，在外生活时因为四处寻找"真弟弟"，所以家人不愿意其出门。患者觉得对外界陌生，觉得自己出院也要坚持去寻找"真弟弟"，并且会去"假弟弟"的单位寻找证据。患者存在幻听，对周围人敏感，所以有可能滋扰邻居
W课题完成	0.8分：在被要求活动后，患者可以在指导下制订进程和计划。在操作上，通过治疗师的鼓励，患者可以比较顺利地完成。同时患者有"完成任务"的概念，所以在课题的完成上进步十分明显
D日常生活	0.9分：自理情况良好，基本能自理，在社会资源的应用中，因为长期住院，所以觉得可能不适应环境，以前也很少参加社会活动。服药管理差，需要强制执行。自由时间管理有所进步，可以按照约定来活动，但是缺乏主动性

2．功能大体评定量表（GlobalAssessmentFunction，GAF）

40-31分：成绩上并没有明显的变化。患者存在的问题有固定妄想（被害妄想、被窃妄想、冒充者综合症），通过药物治疗幻觉有缓解，但妄想还是很顽固。同时患者的偏执比较严重，无法用沟通的方式缓解，言语表现十分明显，意志增强、思维松散、病理性赘述。患者认为弟弟是冒充的，并且因为这个原因和家人口角甚至动手，现在仍然不能接受"假弟弟"，认为现在的探视就是应付，家人对患者出院持否定态度，患者也不想出院，觉得家人还是会送自己进来，认为"假弟弟"和父母老是一起商量瞒着她。患者不喜欢接触其他人，可以主动接触医护人员，但是认为其他患者都真的有病，和自己不一样，所以不想交际，不喜欢集体活动，性格孤僻。抗拒药物，认为自己没有病，所以吃药没用，反而有不良反应。患者的记忆力和计算能力均有减退，所以在学习上的意志降低，也有实际智能上的困难，但是不是不能完成。

但是通过活动，患者开始尝试和其他患者坐在一起谈话，可以根据别人的话题发表自己的意见，但是还是很小声地说，而不是和别人一起辩论。同时在进行活动的时候，患者不会说话，也很少提及妄想中的问题，但是一旦停下来，还是会惦记找"真弟弟"的事情。

3．功能独立性评定（Functional Indenpendence Measure，FIM）

量表分数：112分 / 126分（满分）。

（1）自理活动：

1）进食：7分。患者可以完全独立进食，在合理的时间内完成，包括取食、使用餐具、咀嚼和吞咽。目前没有噎食。

2）梳洗修饰：7分。患者刷牙、梳头、洗手、洗脸等不需要帮助，在合理的时间内完成。

3）沐浴：7分。患者可以洗涤、冲刷和擦干身体，不需要帮助，在合理的时间内完成，动作安全独立。

4）穿上身衣服：7分。患者可以从柜里拿出衣服，并且安全地穿腰以上的衣服，不需要辅助设备，在合理时间内完成。

5）穿下身衣服：7分。患者可以从柜中取出衣服，独立安全地穿腰以下的衣服，包括袜子和鞋。

6）入厕：7分。患者能自己整理衣服，用卫生纸清洁，动作独立而安全。

（2）括约肌控制：

1）膀胱管理：7分。患者可以随意完全地控制排尿，无失禁，不需要药物。

2）大肠管理：7分。目前一段时间没有出现便秘，不需要辅助药物。

（3）转移：

1）床、椅转移：7分。患者能够自由站起、坐下，动作独立安全。

2）向厕所转移：7分。患者能够靠近、蹲下和离开，安全独立。

3）向浴室转移：7分。患者能接近、离开浴室，动作独立安全。

（4）行进：

1）步行：7分。患者不需要辅助设备，在合理时间内可以行走超过50m。

2）上下楼梯：7分。患者能下12～14节楼梯而不用任何扶手和支撑。

（5）交流：

1）理解：3分。患者在理解家人关系以及服药等生活事项时，反复地提示和解释都不能纠正其妄想和偏执的错误看法，但是刻意挑出没有逻辑的问题加以分析，患者沉默，能承认自己也不知道为什么分析错误。

2）表达：3分。患者在表达一些复杂的事情比如人际关系的时候往往需要帮助，有时出现找词困难，不知道怎么表述，患者可以表达出自己的需要，但是很多时候表达不正确，比如在对人际关系和时事，或者对服药的表达上等，患者的认识不正确，而且出现有时停顿思考如何解释清楚。

（6）社会认知：

1）解决问题：5分。患者在应对一些复杂的问题，比如服药、处理人际关系上，存在错误的认识，需要他人辅助以保证能够顺利地完成。但是通过活动，在制定计划和安排上，还有在活动中出现问题的情况下，患者可以尝试着自己解决。

2）记忆力：6分。患者可以记住日常生活中的事情，也可以记住很多发生过的事情，但是对数字的记忆力不好，不能心算。

3）社会交往：4分。患者可以和他人沟通，但是本身性格孤僻，并且不喜欢交际，认为没有用，所以很少参加集体活动。有时候会出现退缩以及发脾气的情况。但是通过活动，患者开始愿意在其他患者中进行活动，而对别人的询问和观看不再持有反感的态度，甚至有时还可以解答或者表示赞同。

（二）进步点

1. 两次LASMI评价的比较（表10-1-8、图10-1-7）。

表10-1-8 LASMI量表评估进展

	2007年5月14日	2007年5月31日
D日常生活	1.2	0.9
I对人关系	2.7	2.5
W课题完成	2.1	0.8
E持续安定性	2.5	2.5
R自我认识	4	4

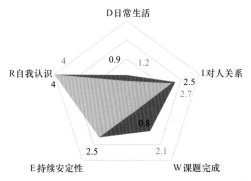

图10-1-7

2．两次FIM评估的比较（表10-1-9）。

表10-1-9　功能独立性评定（FIM）评估进展

日期	进食	梳洗修饰	沐浴	穿上衣	穿下衣	入厕	膀胱管理	大肠管理	床椅转移	向厕所转移	向浴室转移	步行	上下楼梯	理解	表达	解决问题	记忆力	社会交往	总分
2007年5月14日	7	7	7	7	7	7	7	6	7	7	7	7	7	1	3	1	6	2	82
2007年5月31日	7	7	7	7	7	7	7	7	7	7	7	7	7	4	3	5	6	4	112

3．进步情况汇总

（1）制订活动的计划和进程上有所提高。

（2）处理问题的主动性提高。

（3）与他人接触的态度有所改善。

（4）身体活动的积极性有所改善。

（三）仍存在的问题

1．身体结构和功能方面：仍然存在顽固的妄想，计算力下降，体力下降，缺乏自知力。

2．活动方面：不愿意主动和其他人接触，不愿意吃药，不愿意活动身体。

3．参与方面：不信任他人，怀疑别人。不适应外界环境，不愿意参与集体活动。

七、中期康复目标（在初期目标的基础上进一步提高功能）

（一）长期目标

改善对人关系，提高与他人合作的能力，提高完成任务的独立性。

（二）短期目标

1．进一步提高制订计划的能力。

2．进一步提高合作完成活动的能力。

3．进一步提高身体活动的积极性。

4．进一步提高与周围人交流的能力。

八、中期训练计划

1．进行集体性的活动，要求患者参加。

2．要求患者主动和别人交流，帮助别人解决问题。

3．带领患者进行适量的身体活动。

4．帮助患者分析自身的病情，以增强其自知力。

九、讨论

患者住院时间较长，结束该治疗周期之后依然不能出院，因此本病例无末期评估。患者家属不同意患者出院，因此无出院计划。

患者存在固定且顽固的妄想、偏执，缺乏自知力。患者性格内向，不喜欢参加集体活动，很难找到兴趣，也表示不想进行活动，但是能够配合，服从性较好，并且知道只要开始做就要做好。所以在说服她进行贴纸活动后，患者可以自主地进行活动，表现较好。

在作业活动的选择中，治疗师考虑到患者安全，所以选用了撕彩纸进行粘贴的活动，其中使用器具严格进行管理，全程陪同患者。该活动需要患者制订计划及操作顺序，需要患者进行图片的选择及颜色搭配。该活动可以中途停止，在下一次开始时比较容易继续，操作具有一定的重复性但可获得成品。

在治疗中，针对患者不喜欢和别人接触的问题，在活动的时候，治疗师逐步地将活动地点从两个人的角落转移到好几个患者之中。患者最初不想在别人面前做活动，不喜欢别人看，当其他患者提问的时候，她总是不耐烦，或者直接轰走问话的患者。随着活动的进行，作品渐渐完成，患者心情也开始变好，开始喜欢自己的作品，此时，治疗师已经带领患者在人比较多的小圈子里活动，患者可以配合其他人的询问，并且偶尔和别人搭话，也偶尔会对别人的话题发表自己的意见，通过这个变化，治疗师认为应对这种不喜欢集体活动的患者，需要逐步地把活动环境从单一转移到复杂，让患者通过活动带来的满足感，提升兴趣，改善心情，也改善人际关系，这个方式是比较有效果的。

同时通过活动，患者的作业能力也得到了提高。这也提示治疗师在处理具有一定偏执且思维松散的患者时，不能完全让其按照自己的思路进行操作，而更需要让其制订计划和进程，让其更加独立地完成作业活动，并选择可以有完整成品的作业活动，使患者体验到按照计划完成作业活动后的满足感。

第二节 基于PEO模型分析的精神分裂症抑郁状态病例

病例特点：

1．该患者意识清醒，愿意配合。处于精神分裂症较为抑郁状态。

2．该病例使用了PEO模型，集中分析"短视频拍摄"这项作业活动。

一、患者情况

（一）基本情况

姓名：LSC	性别：女
年龄：25岁	婚姻状况：未婚
出生日期：1993年4月11日	文化程度：专科毕业
民族：汉族	国籍：中国
职业：其他	工作单位：无
户口住址：河南省遂平县建设西路（广场街）	现住址：河南省遂平县建设西路（广场街）
联系人：LDH	入院日期：2019年3月2日13:51
住院次数：第1次	病史陈述者：LDH
与患者关系：父女	病史采集时间：2019年3月2日
所在病区：7区	床号：32

家庭构成：见图10-2-1。

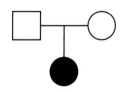

图10-2-1　家族谱系图

（二）个人社会生活情况

胞1行1，足月顺产　　母孕期情况：健康

出生情况：良好　　　学习成绩：良好

参加工作时间及经历：2016年，大专毕业后一直未工作。

冶游史：无　　　　　爱好：哲学、电影鉴赏、短视频拍摄

人际关系：一般　　　生活习惯：正常

婚育史：未婚　　　　医疗费用支付情况：医保

出生于河南省，长期居住于河南省

工业毒物、粉尘、放射性物质接触史：否认

经济状况：家庭月人均收入：1000～3000元。

家庭角色：女儿

家属工作情况：父亲在化工厂担任厂长，母亲自己开公司。

居住情况：居住在小区公寓，20层，有电梯。

（三）心理史

病前性格：开朗、合群
重大精神创伤：无

（四）医学情况

1. 发病基础：患者女，25岁。病前性格开朗合群。
2. 发病诱因：不明。
3. 起病形式及病程：慢性起病，间断病程14年余。
4. 主诉：情绪低、自杀观念14年，重复行为6年。
5. 现病史：2005年，患者曾认为父亲管束自己太严厉，多次向家人提及想自杀，家人曾带其于当地医院就诊，无明确诊断，未用药。2013年，患者高考考试成绩不理想，未考入理想大学，开始出现情绪低落，愧对家人，自责没有考入好的大学，紧张害怕、行为怪异。患者在街上捡带字的纸，问其为何，解释为自己害怕错过任何一件重要的事情，所以要看看上面写的是什么，只要走在街上就会反复地捡纸，称只要不捡纸就会全身难受。但是和同学朋友在一起时患者为了面子会控制住不去捡纸，但表示会感觉心里难受。大学期间成绩一般，与同学相处关系一般，大学军训期间曾因为室友早操迟到怀疑患者打小报告和室友关系差，之后一直未在寝室居住。2014年患者因搬家被玻璃扎到脚，反复诉疼痛，家人先后3次带其于当地医院就诊，均无大碍，后患者一直纠结此事，认为自己疼死家人也不管。

2016年患者开始出现夜眠差、入睡困难、进食差、情绪不稳、脾气大，只要不顺心就会和家人发脾气、拍桌子摔东西，后逐渐开始出现敏感多疑，和家人说高中时的老师让同学整自己、欺负自己。"眼镜"就是在说自己是近视眼，"朋友"就是说自己不愿交际没有朋友。感觉活着没意思，曾喝药自杀，及时被家属发现送入医院，之后在当地精神专科医院治疗，诊断"精神分裂症"，入院治疗2个月，具体用药不详，但能坚持服药，药量自行减量。情绪相对平稳，但不愿活动，孤僻少语，仍存在强迫行为，反复在地上捡纸，反复关灯10多次，无法上学，经家人托关系完成大专毕业，后一直待业在家，生活懒散，个人卫生差。

2019年1月3日，首诊于我院门诊治疗，患者与医生诉总想一件事，做一件事总重复，担心自己没有做好，所以总是反复检查，知道没有必要，就是克制不住，越克制越心烦、焦虑。诊断为"强迫状态"，予以舍曲林50mg/d治疗，坚持服药1个月，强迫行为缓解，在街上可以控制住不去捡纸，反复关灯3次即可。但仍存在强迫观念，家人不按照自己意愿做就会大发脾气，服药不合作，家属为求进一步治疗送入我院。门诊以"精神障碍"首次非自愿住院治疗。

近2周无发热、抽搐、昏迷等症状。夜眠差，饮食可，大小便正常。近期一直坚持服用舍曲林50mg/d。

6. 既往史：有抽搐昏迷史：2019年1月曾因煤气中毒短暂昏迷。
7. 家族史：阴性。
8. 家族构成：父亲、母亲，见图10-2-2。

9. 精神检查

（1）一般表现：意识状况未见异常。举止少动；卫生状况差，头发油腻，身体异味；接触情况异常，问话对答不切题，称医生问的问题自己都忘记了；睡眠异常，入睡困难，睡眠时间约4h/d。

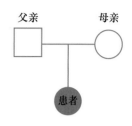

图 10-2-2　家族谱

（2）认知活动：部分自知力，承认自己有强迫症，反复思考一个问题，情绪不好，需要心理医生来治疗。

（3）情感活动：情感不稳，表情烦躁。称自初中开始父亲喝醉酒后就会将自己的头按在沙发上暴打，母亲也不管自己。自己被玻璃扎坏脚在床上躺3个月，疼死也没有管自己。多抱怨父母，称家人怕花钱不让自己看病，家里关系复杂。

（4）意志行为：动作行为激越、减少。入院时情绪激动，违拗多人协助下入院，后一直将头蒙在被子里不理人。精神活动不协调。情感反应与周围环境及内心体验均不协调，怪笑。

10. 辅助检查

（1）查体：未见明显异常。

（2）腹部检查：未见异常。

（3）心电图：未见异常。

11. 入院诊断及药物使用情况（表10-2-1）：抑郁状态、低钾血症。

表 10-2-1　药物使用情况

药物	作用	副作用
盐酸舍曲林	治疗抑郁的相关症状	增加青年患者自杀的想法和实施自杀行为的风险。腹泻/稀便、口干、消化不良和恶心；厌食；眩晕、嗜睡和震颤；失眠；多汗；心悸及心动过速；运动障碍（包括锥体外系不良反应症状如多动、肌张力增高、磨牙及步态异常）、肌肉不自主收缩等

二、初期评价

（一）初次面接

治疗师于2019年3月11日7、8区活动大厅内第一次正式见到患者。当时患者一个人坐在椅子上，周围没有其他人。观察患者个人卫生一般，头发较乱、油腻。主动与患者打招呼，患者给予回应，表情舒缓，语速较快。对患者问话，患者有回答，但常有中断。问患者问题时，患者回答不切题，常常以抱怨父母为主。交流过程中与患者有眼神交流，患者目光没有躲闪。询问患者身体有没有不舒服时，患者指出自己左腹下部常感疼痛，因为疼痛而限制其某些活动的自由。在简单交流过后，患者表示愿意配合进行康复治疗。

（二）OT评价计划及方法（3月12日）

1. 采用COTE量表对患者进行综合作业治疗评估。

2. 采用简明精神病评定量表对其精神分裂症严重程度进行评定。

3. 采用焦虑自评量表（SAS）评定患者是否存在焦虑症状。

4. 采用抑郁自评量表（SDS）评定患者抑郁状况。

5. 采用杨氏躁狂量表（YMRS）评定患者躁狂倾向。

6. 采用自杀风险因素评估量表（NGASR）对患者自杀风险进行评估。

7. 采用攻击风险评估表判断患者是否存在攻击倾向。

8. 采用简易精神状态检查量表（MMSE）对患者认知进行检查。

9. 采用功能独立评定（FIM）对患者日常生活动作进行评价。

10. 采用社会功能缺陷筛选量表（SDSS）对患者社会功能进行检查。

11. 采用小组关系量表对患者小组关系进行评价。

（三）OT初期评价结果

1. 综合作业治疗评估量表（COTE量表）（表10-2-2）。

表10-2-2　综合作业治疗评估量表

	评分
一、一般行为	
A 外观	2
B 非生产性行为	1
C 活动能力（A或B）	A：1
D 情感	2
E 责任感	1
F 准时性/参与度	2
G 实物定位	1
H 概念理解	1
二、人际行为	评分
A 独立性	1
B 合作性	1
C 自我主张（A或B）	A：3
D 社会性	2
E 引起注意行为	1
F 由他人引起的消极回应	1
三、任务行为	评分
A 参与度	2
B 集中度	1
C 合作性	2
D 完成指令	0
E 活动的整洁性/对细节的关注	1
F 解决问题	1
G 任务的复杂性与组织力	2
H 初始学习	1
I 活动兴趣	2
J 完成兴趣	2
K 决策制定	2
L 挫败感容忍度	1
总分	37

2. 简明精神病评定量表（BPRS）（表10-2-3）。

表10-2-3 简明精神病评定量表

总分	53（大于35分的被测者即被归为患者组）
焦虑忧郁	14
缺乏活力	11
思维障碍	10
激活性	9
敌对性	9

3. 焦虑自评量表（SAS）（表10-2-4）。

表10-2-4 焦虑自评量表

测评指标	参考值	分值
总粗分	40	44
标准分	50	55

结果：轻度焦虑症状。

4. 抑郁自评量表（SDS）（表10-2-5）。

表10-2-5 抑郁自评量表

测评指标	参考值	分值
总粗分	41	51
标准分	53	64

结果：中度抑郁症状。

5. 杨氏躁狂量表（YMRS）

总分：9分。

结果：轻度。

6. 自杀风险因素评估量表（NGASR）

总分：6分。

结果：中度风险。

7. 攻击风险评估表

结果：无攻击倾向。

8. 简易精神状态检查量表（MMSE）

总分：25分。

结果：轻度认知功能障碍，在计算、注意力和记忆方面有扣分。

9. 功能独立评定（FIM）

总分：116分。

结果：洗漱修饰6分，理解、表达、社会交往各5分，记忆4分。基本独立。

10. 社会功能缺陷筛选量表（SDSS）

总分：11分。

结果：总分≥2分，为有社会功能缺陷。

11. 小组关系量表（表10-2-6）。

表10-2-6 小组关系量表

小组成员关系行为	评分
1. 团体出勤：通常不会去小组，不参加所有小组会议，迟到/从小组会议上提前离开	4
2. 集体行为：不注意，扰乱其他小组成员，不做任务，不参与讨论	3
3. 与团队领导的关系：不想完成团队领导要求，忽视或者对团队领导无礼，在需要时不寻求指导或协助，不能适应某些团队领导者的风格，或者过度依赖团队领导	3
4. 与小组成员的关系：在团队中没有朋友，过于害羞，在休息期间避开他人，无法进行随意谈话，在请求时不提供帮助，以好战的方式回应他人，作出贬损言论，感觉自己优于他人，不被群体成员喜欢	2
5. 表现：将恐惧或焦虑表现为对生产需求的响应，不按优先级组织任务，在需要时不以更快的速度工作，在中断后不容易恢复工作，不计划在工作期间完成所需数量的工作，避免责任，不以可接受的方式完成分配的任务，延迟完成分配的任务	3
6. 对环境规范的回应：不适当穿着，选择不恰当的谈话话题，任务完成的步伐明显不同于同龄人，不符合设定的规则	3
总分	18

注：1-大大低于标准；2-低于标准；3-基本符合标准；4-超过标准；5-大大超过标准。

三、基于PEO模式分析（表10-2-7）

表10-2-7a 影响作业表现的主要因素评估

聚焦的作业活动：发展短视频拍摄作为职业

影响作业表现的主要因素评估

作业——拍摄短视频

要求：了解软件使用方式，了解政策及获利方式；检查硬件设备和组件；判断软硬件故障、校准及维护；完成视频设计及上传审核方式及要求；了解相关法律法规。

基本技能：使用软件硬件；表达；与他人交流；解决问题；决策；挫折容忍度；查找信息做计划。

行业标准：需要合法合规。

人：
1. 25岁未婚，家中独子，可自理。
2. 患有强迫症，对挫折容忍度一般。
3. 在不同生活层面承担不同角色：女儿、朋友、邻居、学生。
4. 一直无业在家修整。
5. 喜欢哲学、电影欣赏、短视频拍摄。
6. 注意力易分散，记忆力差。
7. 人际交往能力较差。
8. 自认为善良、乐于助人、诚实、值得依赖和信任。
9. 自认为性格较为内向，不擅长交际，自卑，做事没有动力。
10. 没有目标，缺乏责任感。

环境：
1. 与父母同住，有自己独立房间，设备先进。
2. 未婚无子、邻里关系好，身边人支持。
3. 有医保支持就医吃药，无贷款无负债。
4. 大专学历，会计专业。知识基础可以应对硬件软件学习需求

表10-2-7b 评估个人环境和作业交互

评估个人环境和作业交互

个人-作业（P*O）	作业-环境（O*E）	人-环境（P*E）
1. 对短视频拍摄有兴趣和积极性	1. 具备短视频拍摄的设备	1. 身边人愿意提供支持
2. 手功能好，视觉能力好，具有一定的耐力和体力	2. 身边有社区、花园、公园、湿地等拍摄场地	2. 有自己独立的工作室或空间及资源拍摄
3. 通过学习可掌握短视频拍摄的各种技巧和技术（如长镜头、短镜头的拍摄）	3. 阅读相关点评、评价，了解作品可能遇见的正反面评价	3. 有社交账号（如QQ、Wechat、Weibo、Facebook等）。
4. 关注细节，有较好的洞察力和敏锐的直觉，善于捕捉光线、背景、不同角度的专业知识	4. 经济支持可以参加短视频拍摄的相关课程、兴趣圈、讨论组	4. 个人喜爱拍摄短视频
5. 具备一定的想象力与创造力	5. 有一定收入，不用仅依靠短视频收入生活	5. 患有强迫症，对挫折容忍度一般，记忆力稍差，需要他人支持
6. 患有强迫症，对挫折容忍度一般，记忆力稍差，需要他人帮助完成		

制定作业表现问题（P*E*O）

受到精神分裂症抑郁状态对作业表现的影响的挑战，患者需要外界的支持才能将拍摄短视频发展为职业。拍摄短视频的工作环境比较宽松，对专业操作和知识要求门槛较低，正面的评论可以帮助患者体验成功，改善自卑和情绪低落。在过程中可以不停学习新技能及关注社会发展，对患者的自身发展有正面作用。但拍摄短视频不仅需要患者有比较好的外表、表达能力，也需要患者提高注意力和记忆力，对于可能出现的大量负面信息，可能导致患者情绪抑郁或压力过大，因此需要对挫折容忍度、压力管理进行教育

指导干预的方法

1. 神经认知行为理论：了解精神分裂症抑郁状态对患者工作、学习的影响；指导认知行为疗法
2. 环境：分析确定环境情况，确定患者需要的环境保护程度
3. 情绪管理：帮助患者识别情绪，寻找缓解压力的方式

改进作业表现的建议/计划（PEO-Fit）

1. 帮助患者识别目前的优势和劣势
2. 帮助患者确立目标及具体实施
3. 组织集体活动时多关注患者，多和他互动，调动积极性；多鼓励患者，增强自信
4. 组织其他患者和患者一起打牌等娱乐，鼓励患者与他人聊天，锻炼其社会交往能力和表达能力
5. 教会患者尽可能多的作业活动，培养起患者对不同作业活动的兴趣点
6. 多做一些锻炼思维、记忆和注意的活动，如每天记忆晚饭吃的食物以便第二天复述，布置课后阅读内容第二天检查，集中注意力思考以及回答治疗师设计的问题等
7. 每天都和患者聊天，了解其每天的心理情绪变化
8. 每天上午叫患者参加活动室的集体活动，下午叫患者来活动室自由活动，增加患者娱乐活动种类，调动患者情绪
9. 通过交流改善患者的消极情绪，教给患者一些提高睡眠质量的小方法

四、康复目标

（一）长期目标

1. 提高参与集体活动的兴趣，使之融入集体，恢复正常人际交往。
2. 提高患者认知能力，恢复患者学习能力。

3. 改善情绪以及睡眠状况。

（二）短期目标

1. 增强患者参加活动的主动性，增加参加集体活动的时间和主动与人沟通交往的时间，培养患者对不同作业活动的兴趣。

2. 锻炼患者思维能力，增强注意力，增强记忆。

3. 增加患者娱乐活动种类，调动患者情绪。增强自信，改善患者外在整体形象。

五、训练内容及实施过程

1. 2019年3月18日　星期一

（1）训练目标：通过聊天帮助患者建立人际关系，进行人际关系训练，锻炼表达能力。

（2）完成情况：

① 已完成：与治疗师聊天长达30min。

② 未完成：主动述说主要围绕抱怨家庭父母关系为主，回答问题基本都是被动问答，且极易跑题，一直纠结于原生家庭的问题，过程中抵触与同病区患者进行深入交流。

上午组织患者们进行放松训练。患者主动来到活动室坐下，在鼓励下可以跟着音乐做一些简单的上肢动作，但坚持不了多久就放弃，回到座位上休息。做操的时候患者表情稍舒缓，主动与其交流表示愿意沟通，但抵触与同病区女患者进行深入交流。当聊到家庭相关问题时，会观察周围有无认识的病友，若有则会拉着治疗师换一个座位再进行交流，害怕自己的隐私遭到泄露。在与患者交流过程中，努力教会其如何正确建立人际关系。当患者纠结于原生家庭问题时，成功将其引入新话题，并且让其多表达自身观点与看法。

2. 2019年3月19日　星期二

（1）训练目标：通过让患者模仿治疗师用五子棋摆出的图案来锻炼其思维能力和记忆。

（2）完成情况：

① 已完成：对于简单图案如简单形状、数字可顺利模仿摆出。

② 未完成：对于复杂图案常摆错或忘记图案形状，摆出的图案大小与参照物也不相同，一些立体形状常常看不出来。

上午患者出来后，主动找到治疗师并打招呼。治疗师在简单询问过后，便告知患者今日的课堂任务，主要是通过模仿记忆以及患者自身的抽象思维能力来完成治疗师教给其的模仿摆图任务。刚开始比较简单，都是一些三角形、规则四边形等图案，然后加大难度，变成一些简单数字，在这个过程中患者都能较好地完成任务。但当图案变成一些立体几何或者复杂汉字的时候，患者明显表现出记不清图案或看不清图形，以致后面摆出的图案完全不符合要求。下午因家属探视未能治疗，但上午已布置课后作业。

3. 2019年3月20日　星期三

（1）训练目标：进行理解、记忆、表达、思维的训练。上午帮助患者理解讲座内容，下午帮助其回忆并且复述，过程中检查课后任务完成情况。

（2）完成情况：

① 已完成：患者能理解讲座核心内容并概括，在提醒下可回忆起课后阅读内容。

② 未完成：患者在讲座后半程容易走神，若无提醒则忘记课后阅读任务，嘱患者记忆晚饭吃的食物，患者很难成功完成。

上午患者主动来到活动室表示想跟治疗师聊天。治疗师让患者坐下，简单交流过后，开始组织集体讲座，在讲座开始前半部分，患者十分积极参与、认真听讲。后来治疗师组织集体做回春医疗保健操，在治疗师的鼓励下，患者表示愿意参与活动，但做了几节后便放弃了。下午患者也是主动来到活动室，治疗师跟患者坐在活动大厅座位上，帮助患者回忆复述上午的讲座内容，以锻炼患者的思维和记忆。在指导帮助下，患者大概能说出讲座的核心观点。在询问患者课后阅读任务时，提醒下可回忆起，但是嘱患者记忆餐食却无法完成。

4. 2019年3月21日   星期四

（1）训练目标：通过下五子棋锻炼患者思维，通过与棋友的交流进行人际关系训练。

（2）完成情况：

① 已完成：与治疗师下了三盘，与病友下了一盘，均负。

② 未完成：鼓励患者自己找棋友，患者犹豫再三依旧没能主动开口询问，下五子棋时患者注意力不够集中，逻辑思维缺乏导致总是输棋，以致后来不愿继续再玩下去。

上午组织患者做回春操，主动来到活动室站在队伍里，但是中途就停下回到座位上坐着。下午患者出来活动，治疗师与其交流了些兴趣爱好后，便询问其是否愿意下五子棋，患者表示愿意，但在下棋的过程中注意力不够，缺乏下棋的基本思维逻辑，导致一直在输棋，治疗师在边下棋边教的过程中，明显感到患者学习能力较低，讲了三四遍的下棋技巧也无法运用起来。后面在治疗师的鼓励下，患者成功与病友下了一盘棋，虽然输了，但过程中渐渐出现主动交流。

5. 2019年3月22日   星期五

（1）训练目标：进行小组治疗，通过小组上课回答问题来调动患者情绪，增强自信，在课堂上增加患者与他人交流表达的机会。

（2）完成情况：

① 已完成：能跟上整个小组的进程，认真看视频听讲，并且主动回答一些简单问题。

② 未完成：在小组课堂上，与其他病友交流较少，课后询问课堂教授内容，回答不全。

上午患者到活动室，主动找治疗师并打招呼。9点治疗师开始组织患者进行听歌识曲的活动，在督促下患者坐到椅子上积极参与活动并成功回答歌曲名，获得一卷卫生纸的奖励。当遇到举手没被老师叫到或是回答错误时，患者也不感气馁，继续积极参与。做回春操时患者能主动站在队伍里，但是动作经常中断，也经常跟不上，需要治疗师出声提醒。下午的小组治疗，患者也能积极参与，认真听讲并回答问题，回答受到表扬时便增强对自我的肯定以及自信心，当回答错误时也能正确对待。但是整个过程中与其他病友的交流还是过少。课后提问课堂内容，患者总是回答不全。

补充：在这两周多的治疗时间内，除了完成每天着重设定的训练目标外，还穿插着一些其他训练计划。

1．每天记录患者的出勤情况、情绪状况、睡眠质量、个人外观整洁度、集体活动参与度、专注度以及任务完成度。

2．在治疗师准备的课堂讲座以及活动中，观察患者的参与状况以及与周围环境的适应能力。

3．嘱患者完成为期七天的睡眠日志记录任务。

4．帮助患者完成个人参与计划-工作表以及清晨型和夜晚型问卷自评量表。

5．设计三人以上的小组活动。与另外的治疗师形成一个小型的治疗小组，完成"你来比划我来猜"以及"数字炸弹"等活动，与其他患者构成小组，完成"你画我猜"，过程中充分调动患者的想象力，促进患者与他人的沟通交流，锻炼患者的逻辑思维、记忆力以及活动参与专注度。

6．通过画图的形式，让患者描绘出近期的情绪变化以及压力点，画出患者现在所处的原生家庭形态以及所期望的形态，以这种方式来更好的分析患者的精神状态。比如每天出勤等情况见图10-2-3，备课和讲座见图10-2-4，小组活动见图10-2-5，通过画图体现患者自己的压力情况见图10-2-6，患者展示自己编辫子见图10-2-7。

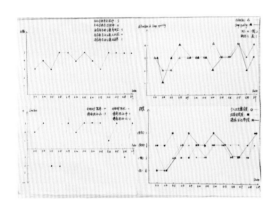

图10-2-3　每天出勤情况

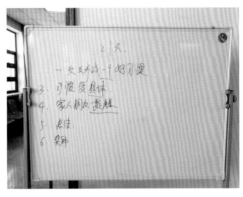

图10-2-4　备课和讲座

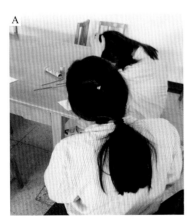

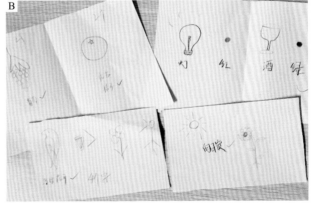

图10-2-5　小组活动

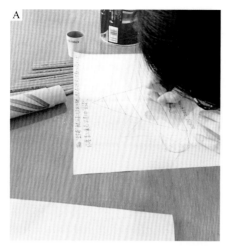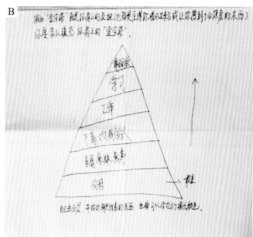

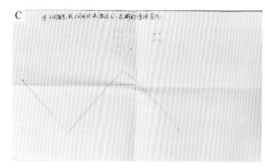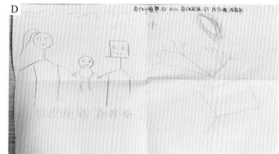

图10-2-6　绘图

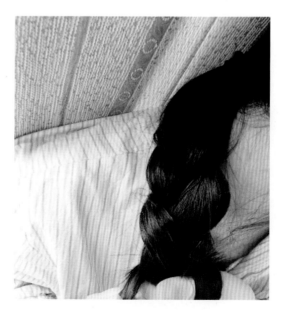

图10-2-7　编辫子

六、再评价（3月29日）

1. 综合作业治疗评估量表（COTE量表）（表10-2-8）。

表10-2-8 综合作业治疗评估量表

	初评	再评	变化情况
一、一般行为			
A外观	2	1	1
B非生产性行为	1	1	
C活动能力（A或B）	A：1	A：1	
D情感	2	1	1
E责任感	1	0	1
F准时性/参与度	2	1	1
G实物定位	1	1	
H概念理解	1	1	
二、人际行为			
A独立性	1	1	
B合作性	1	1	
C自我主张（A或B）	A：3	A：2	1
D社会性	2	2	
E引起注意行为	1	0	1
F由他人引起的消极回应	1	1	
三、任务行为			
A参与度	2	1	1
B集中度	1	1	
C合作性	2	1	1
D完成指令	0	0	
E活动的整洁性/对细节的关注	1	1	
F解决问题	1	1	
G任务的复杂性与组织力	2	2	
H初始学习	1	1	
I活动兴趣	2	2	
J完成兴趣	2	2	
K决策制定	2	1	1
L挫败感容忍度	1	1	
总分	37	28	9

3月12～29日两次评估对比（图10-2-8）：分数降低代表好转。

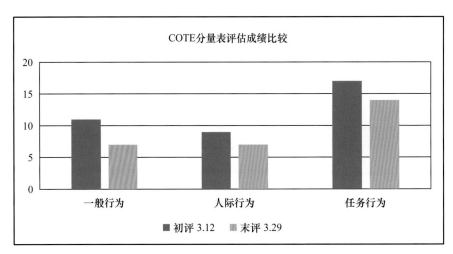

图10-2-8　COTE分量表评估成绩比较

2．简明精神病评定量表（BPRS）（表10-2-9）。

表10-2-9　简明精神病评定量表

项目	初评	再评	变化情况
总分（大于35分的被测者即被归为患者组）	53	49	4
焦虑忧郁	14	11	3
缺乏活力	11	10	1
思维障碍	10	10	
激活性	9	9	
敌对性	9	9	

3月12~28日两次评估对比（图10-2-9）。

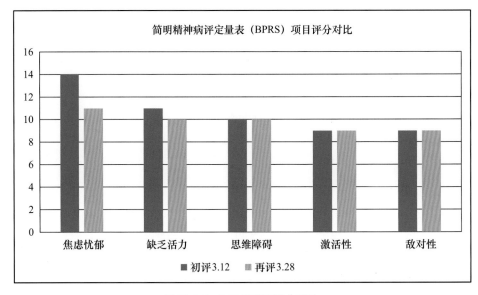

图10-2-9　BPRS项目评分对比

3. 焦虑自评量表（SAS）结果（表10-2-10）：轻度焦虑症状。

表10-2-10 焦虑自评量表

测评指标	参考值	初评	再评	变化情况
总粗分	40	44	41	3
标准分	50	55	51	4

3月12～28日两次评估对比（图10-2-10）。

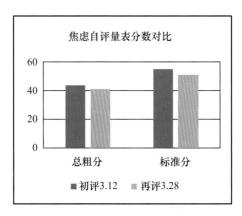

图10-2-10 焦虑自评量表分数对比

4. 抑郁自评量表（SDS）结果：轻度抑郁症状（表10-2-11）。

表10-2-11 抑郁自评量表

测评指标	参考值	初评	再评	变化情况
总粗分	41	51	46	5
标准分	53	64	58	6

3月12～28日两次评估对比（图10-2-11）。

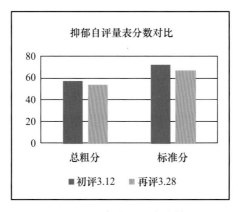

图10-2-11 抑郁自评量表分数对比

5. 杨氏躁狂量表（YMRS）（表10-2-12）。

表10-2-12 杨氏躁狂量表

	初评	再评
总分	8	9
结果	轻度	轻度

6. 自杀风险因素评估量表（NGASR）（表10-2-13）。

表10-2-13 自杀风险因素评估量表

	初评	再评
总分	5	6
结果	低风险	无攻击倾向

7. 简易精神状态检查量表（MMSE）（表10-2-14）。

表10-2-14 简易精神状态检查量表

	初评	再评
总分	25	27
结果	轻度认知障碍：计算、注意力、记忆方面	正常（在计算、记忆方面有扣分）

8. 功能独立评定（FIM）（表10-2-15）。

表10-2-15 功能独立评定

	初评	再评
总分	116	120
结果	洗漱装饰6分，理解、表达、社交5分，记忆4分，基本独立	理解、表达、社会交往各6分，记忆4分。基本独立

9. 社会功能缺陷筛选量表（SDSS）：两次评估无变化。

总分：11分。

结果：总分≥2分，为有社会功能缺陷。

10. 小组关系量表（表10-2-16）。

表10-2-16 小组关系量表

小组成员关系行为	初评	再评	变化
1. 团体出勤：通常不会去小组，不参加所有小组会议，迟到/从小组会议上提前离开	4	4	
2. 集体行为：不注意，扰乱其他小组成员，不做任务，不参与讨论	3	4	1
3. 与团队领导的关系：不想完成团队领导要求，忽视或者对团队领导无礼，在需要时不寻求指导或协助，不能适应某些团队领导的风格，或者过度依赖团队领导	3	3	
4. 与小组成员的关系：在团队中没有朋友，过于害羞，在休息期间避开他人，无法进行随意谈话，在请求时不提供帮助，以好战的方式回应他人，作出贬损言论，感觉自己优于他人，不被群体成员喜欢	2	3	1

续表

小组成员关系行为	初评	再评	变化
5. 表现：将恐惧或焦虑表现为对生产需求的响应，不按优先级组织任务，在需要时不以更快的速度工作，在中断后不容易恢复工作，不计划在工作期间完成所需数量的工作，避免责任，不以可接受的方式完成分配的任务，延迟完成分配的任务	3	3	
6. 对环境规范的回应：不适当穿着，选择不恰当的谈话话题，任务完成的步伐明显不同于同龄人，不符合设定的规则	3	3	
总分	18	20	2

3月12～28日两次评估对比（图10-2-12）：分数提高代表能力提高。

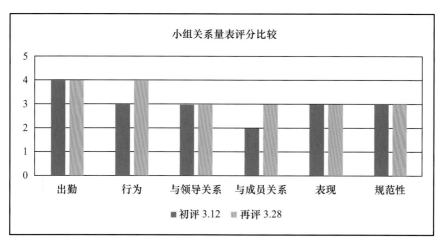

图10-2-12 小组关系量表评分比较

七、总结与反思

1. 信息收集比较琐碎，在第一周收集情报时应该先通过查阅电子病历了解患者基本信息，与患者稍微熟悉后再逐步搜集关于其家庭的一些信息，若操之过急易引起患者反感和防备，并在第一周完成患者情况分析及训练目标制定。第二周可进入正式治疗。

2. 组织集体活动时应该做好面对各种突发情况的心理准备。活动中可能冷场，可能有患者不配合，要在准备时就预想到各种情况，不能惊慌，尽可能做到整个过程顺畅自然。

3. 在与患者沟通时要显得自然，营造一种舒适的沟通氛围，努力获得患者信任。交谈中注意保持聆听状态，避免边问边往小本子上记录。注意倾听和引导谈话的技巧，在心中记住自己需要的信息，谈话结束后再进行记录。

4. 在治疗中要注意把握分寸，注意尺度，要摆明自己治疗师的位置。在与患者交流过程中，构建起正确的医患关系，不能过分亲近，也不能过于严苛，应该把握好"度"。

5. 在治疗过程中，患者总是提出要交换联系方式的要求，当遇到这种情况，应该跟患者交代清楚，告知出于医院规定以及自身保护，不能交换，对于治疗用的量表也是一样要求，不能交还给患者，但需明确跟其表示会妥善保管好，不泄露相关隐私。

第三节 基于PEO模型分析的精神分裂症妄想状态病例

病例特点：

① 该患者意识清醒，愿意配合。处于精神分裂症较为妄想状态。

② 该病例使用了PEO模型，目标设定为"为成为家庭主妇做准备"。

③ 自行设计了评分内容及标准以用折线图反应患者情况变化趋势。

一、患者情况

（一）基本情况

姓名：WB	性别：女
年龄：22岁	婚姻状况：未婚
出生日期：1996年6月16日	文化程度：高中肄业
民族：汉族	职业：学生
家庭住址：北京市鸦儿胡同	入院日期：2019年1月10日
病史陈述人：王◼◼	与患者关系：父女

家庭构成：见图10-3-1。

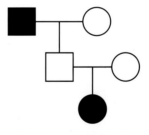

图 10-3-1 家族谱系图

（二）医学情况

1. **主诉：**疑心、孤僻懒散、情绪不稳，伴冲动行为9年，加重3个月。

2. **现病史：**患者自2010年年底起逐渐与同学交往差，有时会发生争执，甚至用书包打同学，后几乎不能与人交往；回家后与母亲发脾气，冲动砸东西。家人当时并未引起重视，未带患者进行治疗。此后患者常有动不动就因小事而发脾气，家人一直未予理睬；学习成绩逐渐下降，与家人谈心越来越少。与父母及亲友亲情逐渐疏远，生活自理尚可。2012年5月，患者无故突然出现觉得自己长得丑，认为父母是流氓把她生得丑了，要求去整容。同时认为同学们都在议论她，认为父母也在骂自己，吃饭时认为母亲在饭里下毒。认为周围的邻居也在背后议论她，说她不好。用红药水泼邻居家的门，走在大街上认为周围路人咳嗽也是针对她，有时称凭空听到邻居在骂她，不去上学，整日在家中上网、看电视，扬言要写恐吓信等。上述情况一直加重至昨日患者突然说邻居议论她，她用力将邻居家的门砸坏后，被110及其家属送入我院，于2012年7月31日至9月24日首次入院后予以MECT治疗，于奥氮平20mg/d系统治疗，好转出院。

患者出院后病情相对平稳，能按时服药，服药后睡眠多、饭量大、体重增加明显，较服药前增重40斤。服药半年后减药至奥氮平10mg/d，坚持服药一直未外出工作，平时闲置在家，多看手机、电视，个人卫生尚能料理，但需要家人给自己洗衣服，不做家务，近2年很少外出，没有朋友，与亲戚关系差，有时说路上的人议论自己，说自己丑。

患者近半年自行将奥氮平减至5mg，病情有所波动，近3个月内因尿酸高停药病情加重，认为水有问题要求父母换水壶、暖壶；疑心街坊针对自己，凭空闻声，又听到父亲叫自己；近1个月不让母亲和自己住在一个房间，自己单独住；近1周症状明显加重，自言自语，自笑，疑心重，称母亲给自己下药，晕了后要带自己去医院装避孕环。不吃家里的饭，自己叫外卖吃，也认为外卖下毒了，以为视频能听懂自己的话，家里两个钟表的时间不一样，觉得家里不安全，认为自己被监视了。看电视时认为演的都是假的，社会脏，为此感到愤怒，骂人、乱语，骂母亲，称母亲为了房子和姥爷有不正当的关系，称父母不高兴自己才高兴，扬言要杀父母，拒绝服药。昨日被家人带入我院急诊留观，今日转至我区继续治疗。门诊以"幻觉、妄想状态"收至我区。今日无感冒发热、昏迷抽搐的病史，进食不规律，夜眠差，便秘，小便正常。

3．既往史：无呼吸系统疾病，心血管疾病。否认工业毒物、粉尘、放射性物质接触史。

4．经济情况：家庭月收入人均1000～3000元。

5．病前性格：孤僻、话少、敏感多疑、脾气大。

6．家族史：患者爷爷患有精神分裂症，已去世。

7．精神检查

（1）一般表现

1）意识：未见异常。

2）定向力：

①自我定向：未见异常。

②时间定向：未见异常。

③人物定向：未见异常。

④地点定向：未见异常。

3）年貌：相符。

4）衣着仪态：

①衣着：未见异常。

②举止：自然。

③卫生状况：良好。

④接触情况：未见异常。

5）日常生活：

① 生活自理情况：自理。

② 饮食：未见异常。

③ 小便：自理。

④ 大便：自理。

⑤ 睡眠：异常，夜眠较差，睡眠时间短，睡眠时间约 5h/d。

（2）认识活动

1）感知觉：

① 感觉障碍：未见异常。

② 错觉障碍：未引出。

③ 幻听：未引出。

④ 幻视：未引出。

⑤ 幻触：未引出。

⑥ 幻嗅：未引出。

⑦ 内脏性幻觉：未引出。

⑧ 反射性幻觉：未引出。

⑨ 运动性幻觉：未引出。

⑩ 感知综合障碍：未引出。

2）思维障碍：

① 思维活动量和速度方面的障碍：无。

② 思维联想连贯性方面的障碍：无。

③ 思维逻辑性方面的障碍：无。

④ 思维障碍的表现形式：无。

⑤ 思维内容方面的障碍：关系妄想、被害妄想及被监视感，称感觉自己肚子不舒服，好几天也不拉大便。父母会不会下了安眠药迷晕自己并让自己怀孕，还要带着自己去医院安节育环。称自己喜欢玩游戏，这周发生了很多不正常的事感觉很奇怪，打开游戏、快手之类的就会蹦出各种图案，自言自语，上面也会出一行字回答自己的问题，玩游戏的时候觉得他们都能看见、听见自己，所以故意让自己赢，可能是可怜自己。因为自己的网名叫王小鸟即王中之鸟，别人误以为自己是个男主播。自己想学一些计算机技术所以打开直播间，直播间主要是陪人睡觉的，自己在直播间乱说话了，所以就被监视，自己说的做的都能被看见、听见，别人要害自己。

3）注意方面：合作。

① 主动注意：正常。

② 被动注意：正常。

③ 注意稳定性方面：正常。

④ 注意集中性方面：正常。

4）记忆：

① 记忆量方面：正常。

② 记忆质方面：正常。

③瞬时记忆：正常。

④近记忆力：正常。

⑤远记忆力：正常。

5）智能：

①总体评价：正常。

②一般常识：正常；理解力：正常；计算力：正常。

③专业知识：正常；抽象概括：正常。

④自知力：缺乏。否认有病，对疾病表现无认知。

（3）情感活动：受妄想内容影响情绪不稳，对父母态度敌对，骂人。

（4）意志行为

1）本能欲望：

①性欲：未见异常。

②性取向：未见异常。

③食欲：未见异常。

2）意志力：减退。高级意向要求：正常。

3）动作行为：未见异常。入院后护理基本能配合，无冲动及怪异行为。

4）精神活动协调性：协调。

8.入院初步诊断：精神分裂症。

二、初期评价

（一）初次面接

初次见到患者WB时，她一直跟着患者AK。据了解已经长达1个月的时间。AK表示不耐烦，WB还是不依不饶。WB的日常生活活动能力尚可，语言表达清晰，无乱语、大笑、大哭等不适宜的表情和行为。告知WB如果想出院，就不要再跟着AK后，跟随行为有所减少，能够配合聊天。

但是WB对自己的个人信息知之甚少，除了名字以外几乎不记得任何事。自述有绘画的爱好，考虑为其准备工具。随后几日目标转移为家庭主妇，想要学做饭，但在具体实施过程中表示反抗，不耐烦。

之后几日情绪有明显的波动，有过分的兴奋或伤心，原因大多与AK有关，较难开展作业活动。

（二）OT初期评估　周次：第二周

1. 个人实力及弱点盘点

方式：在空白处列出与自己健康相关的支持及障碍（图10-3-2）。

2. 目标

（1）出院。

什么人、地点和事情让我难以保持健康	什么人、地点和事情帮助我保持健康
• 有恶意、拍马屁的人（人）	• ■■（人）
• 医院（地点）→想要出院	• 台球、乒乓球区域（地点）
• 被关着、闷在屋里（事情）	• 与■■见面（事情）
• 家人不够关爱自己（事情）	• 保持干净、健康饮食（事情）
	• 与治疗师间的作业活动（事情）

图10-3-2 与自己健康相关的支持及障碍

（2）记住、学会做几道菜。

（3）保持良好的心情。

（4）长期目标（自愿填写）。

（5）组建自己的家庭。

3. COTE（表10-3-1）

表10-3-1 COTE量表

治疗师签名	日期
I. 一般行为	2019年3月7日
A. 外表	3
B. 非生产性行为	1
C. 活动水平*（B）	4
D. 表情	0
E. 责任	2
F. 准时/出勤情况	4
G. 现实定向	3
H. 概念化	0
得分	17
II. 人际交往行为	
A. 独立	0
B. 合作	3
C. 个人主张*（B）	4
D. 交际能力	3
E. 获取注意的行为	3
F. 消极反应（从他人处获得）	2
得分	15
III. 任务行为	
A. 参与度	3
B. 注意力	2
C. 协调性	0
D. 遵循指令	2

续表

治疗师签名	日期
E. 活动整洁/注意细节*（A or B）	2
F. 解决问题	2
G. 任务的复杂性和组织能力	3
H. 初步学习	3
I. 对活动得兴趣	3
J. 对完成的兴趣	4
K. 做决定	4
L. 挫折容忍	2
得分	30
总分	62

注：COTE量表的得分越高，即患者的情况相对越差。

WB在初次评价时，总分62分较高。主要问题点在于：

① Ⅰ一般行为：个人卫生方面较差；配合作业活动较差，易不耐烦；记忆力差，对很多基本信息总是回答"不记得"。

② Ⅱ人际交往行为：不能与治疗师协调合作；不能与其他患者正常交往；有博取AK注意力的行为。

③ Ⅲ任务行为：对活动的兴趣易丧失；几乎没有完成活动的渴望。

三、基于PEO模型总结问题点并讨论（表10-3-2）

表10-3-2a 影响患者表现（为成为家庭主妇做准备）的PEO因素

人（P，Person）	环境（E，Environment）	作业（O，Occupation）
1. 22岁的肄业高中生 2. 家族内有精神分裂症病史 3. 具有冲动行为长达9年 4. 功能独立 5. 第二次入院，此次入院已3个月 6. 独生女 7. 社会角色：女儿、学生 8. 爱好画画、烹饪 9. 渴望离开父母，组建自己的家庭 10. 有喜欢的异性 11. 对自己的基本信息都不记得，对生活无望 12. 性格孤僻、话少、敏感多疑、脾气大	住院，住在多人间，治疗最后一周即4月搬去双人间；病房、四层活动区、家属见面区、生物反馈治疗室及无痛性电抽搐治疗室。 社会环境：周二、周日多由母亲来医院探视，同病区患者有接触机会，最后一周熟络起来的病友有CX	基本自理：个人卫生、穿衣、吃饭、如厕。 娱乐：参与活动室老师的讲课；打乒乓球、下五子棋；与病友交流聊天；与治疗师聊天；做操、跳舞。 生产性活动：完成治疗师布置的作业活动；跟随治疗师学习

表10-3-2b　分析患者表现（为成为家庭主妇做准备）的PEO的相互关系

P-O	O-E	P-E
愿意从病房出来参与治疗师的活动，愿意与人交流。	有可供交流的公共场所，可以与病友交流做饭的内容、方法。	性格因素使得患者自己要求搬到双人间而不是多人间。
对成为家庭主妇有一定的渴望，虽无做饭经验但有一定的了解。	如果需要网购食材或工具，也有身边人可以询问购物经验，也可通过家人探视时进行沟通	家属的探视多会影响患者的情绪和状态，且是不好的影响。
对活动有一定的专注力和耐心，可以关注到活动的细节。		即使有高中学历，但是对自己除了名字以外的信息都不记得。
有一定的创造力（如选择加入不同的调料）		对生活提不起兴趣导致即使在活动室，也常一个人发呆

四、治疗目标

（一）长期目标

1. 胜任家庭主妇的工作。
2. 组建自己的家庭。

（二）短期目标

1. 转移在钟情对象AK身上的注意力，多关注自己。
2. 能够配合作业活动，学习做菜。
3. 保证出勤、个人卫生与人际交往。

五、治疗计划

1. 关注患者的出勤及注意力等情况，绘制状态折线图，进行总结，并根据患者的变化随时调整训练内容。

2. 通过拼棋子的活动来转移患者对钟情对象的过度关注，将其从妄想状态中拉出，用拼图的方式教其表达情绪或者进行思考，比如要拼什么内容。

3. 通过对患者进行背诵模拟讲述做菜步骤、菜谱的方式，帮助其模拟做饭，为"成为家庭主妇"进行准备。

4. 跟着病区病友一同参加集体活动，如跳舞、唱歌、下棋。

六、治疗具体情况

每天为患者准备一道菜的制作方法，用叙述的方式共同完成制作。偶尔让患者与病友交流做菜方法，并进行其他提高社交能力的训练。根据每周情况进行汇总，通过趋势图（图10-3-3），随时调整训练和与患者相处的方式。

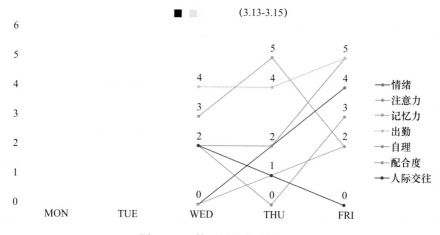

图 10-3-3　第一周状态趋势汇总

（一）第1周

注：

1. 情绪的好转并不代表患者在人际交往中有很大的改善，更多是依赖与治疗师的聊天。

2. 注意力能够保持在作业活动中，但是配合度不够，总是喜欢一意孤行。

3. 根据患者摆的五子棋图案（图10-3-4），可以看出其"心有所属"，可能心里还是想着AK。

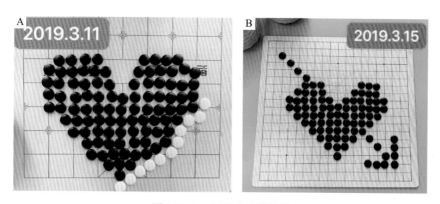

图 10-3-4　心形五子棋图案

（二）第2周

注：

1. 周二的拼图有问号、有爱心（图10-3-5a），周四的拼图是一朵小花（图10-3-5b），认为患者注意力已经稍微有所转移，不再那么执着于AK。

2. 周二开始加入了新的作业活动：教授清除各种污渍的方法，让患者记住并且分清不同情况采用什么方法。

患者本周在情绪上有巨大的起伏，猜测由于周二在病房洗了头，周三希望出来能够见到

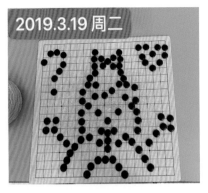
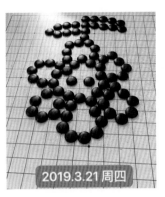

图 10-3-5a 　问号和爱心图案　　　　　　　图 10-3-5b 　花朵图案

AK（她或许忘记了 AK 已经出院一事），自己也反应"我搞错了，AK 走了，我为什么还不出院啊……我要出院……"甚至很伤心地留下眼泪。情绪的波动影响了作业活动地进行。

　　除了自理方面，各项指标都在周三出现了明显的下跌（图 10-3-6）。

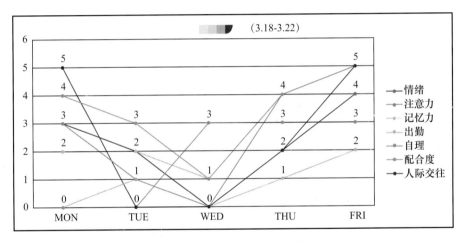

图 10-3-6 　第二周状态趋势

　　3. 进步点：在周五的时候，WB 第一次回答记得治疗师及参加过的活动；能够跟跳徐老师的舞蹈；能够长时间与病友 / 治疗师下五子棋且遵守规则，有输有赢，"胜不骄败不馁"，并且跟着老师学跳舞，状态不错（图 10-3-7）。

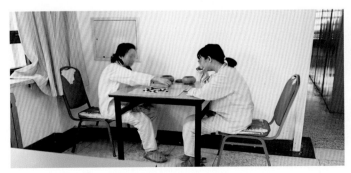
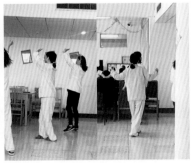

图 10-3-7a 　下棋活动　　　　　　　　　　图 10-3-7b 　跳舞活动

（三）第3周

注：

1. 总体趋势（图10-3-8）：周一、周二持续保持着一个非常好的状态，周三开始（除人际交往和情绪外）明显下降，情绪的变化也是小幅度上升，人际交往虽有上升但并不配合治疗师治疗，但会与其他病友进行一些无用的交谈。

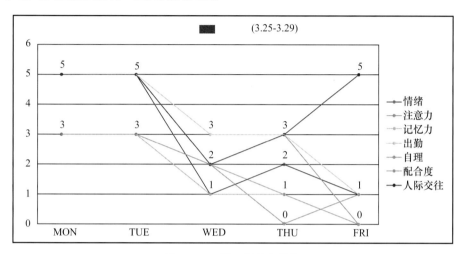

图10-3-8　第三周状态趋势

2. 突发情况

（1）周三（2019年3月27日）：

① 出勤：治疗师看到WB出来活动，但是突然找不到她。最终由其他患者将WB送到治疗师身边，说她蹲在八区门口的垃圾桶旁等人。患者以为WB在等治疗师，但怀疑其实她等的是AK。

② 情绪：在治疗师带领做健身操时，坐在板凳上抹眼泪，之后询问原因否认且拒绝回答。

③ 配合度：在为期近4周的交谈中，第一次拒绝配合作业活动。

（2）周四（2019年3月28日）：

① 出勤：出勤较好，主动找治疗师，说"还记得昨天的水煮牛肉吗？"但是出现活动进行一半突然离开的情况，共2次。

② 个人卫生：周四本应是洗澡时间，发现她个人卫生极差，提醒她去洗澡；经提醒后回去病区，过了一会儿又出来，告诉治疗师洗过澡了，但其实并没有，且个人卫生情况极差。完成出院前指导后，再次提醒去洗澡才回去。

（3）周五（2019年3月29日）：

① 出勤：早上未出来活动，经了解去做了无痛性电抽搐治疗（原因不详）。下午的技能小组活动也没有参加。

② 记忆力：由于做了无痛性电抽搐治疗，记忆力明显下降，不记得合作的作业活动。"做饭？做什么饭啊？医院里还能做饭？"

③ 人际交往：有病友希望能和WB一起下棋，但是WB拒绝，自己摆棋子（图10-3-9）。

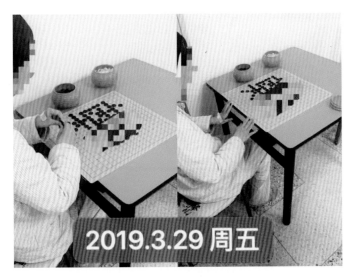

图10-3-9　自己进行摆棋子活动

打断冈比亚黑人患者和其他患者的聊天，要求外国患者说绕口令。

④ "AK" 情节：之前转移注意力的努力相当于功亏一篑，在摆棋子的时候摆出了 "AK" 的名字。

3. 总结分析

（1）探视：怀疑由于周二下午的探视，患者原本以为可以出院而未能达成目标，导致从周三起状况不好，各方面走下坡路。但是周日下午也有探视，周一、周二上午患者的状况都非常好，怀疑周日下午家属未探视。

（2）无抽治疗：患者在周五上午做了无痛性抽搐治疗。在之前的三周内未记录有此治疗。怀疑周三、周四有其他突发情况，需看病例进一步了解。

（四）第4周

注：

1. 总体趋势（图10-3-10）：本周开始，患者WB开始做无痛性电抽搐治疗。根据病例得知原因为"周四、周五她对一位男医生说要在一起，被告知男医生已经结婚了后大发脾气，说在骗她，愤怒、发脾气；说自己要当家庭主妇，组建家庭……"由于无抽搐治疗，患者只有每天下午的活动时间才会出来。

患者从周一开始已不记得治疗师，问是否要继续做饭，回答"做饭？做什么饭？在医院怎么能做饭？"由于无抽治疗，已完全无法进行作业活动。

2. 突发情况

周一，患者开始和病友CX（男）交流。CX开始主动逗WB，WB一直坐在CX旁边看他打麻将或下棋。WB提出要CX帮忙扶一下自己的眼镜。随后每次当WB眼镜滑下来一点时，CX都主动帮忙扶眼镜。

WB拿出纸巾记了CX的电话，保存完好，周三还能背诵出电话号码。周四却说要把写了号码的纸扔了，说"这个东西不好，不吉利。我已经背下来你的号码了，没有关系"。

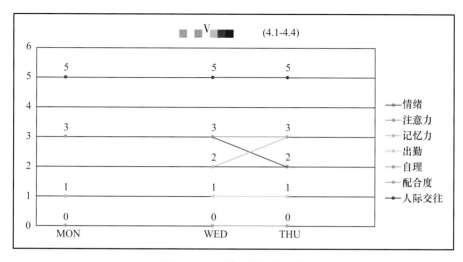

图 10-3-10　第四周状态趋势

周三、周四两天，WB 都不再理治疗师，都是坐在凳子上和 CX 聊天。聊天内容大多是 CX 的基本信息，未来的打算，自己在病房做了什么。周四活动时间都已经结束，两人还是不愿意回到病房里，依旧在聊天（图 10-3-11）。

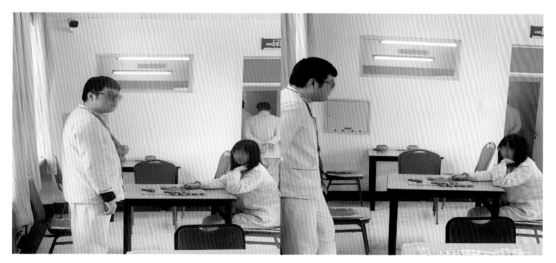

图 10-3-11　患者在与 CX 聊天

七、末期评价

COTE 量表（表 10-3-3）。

表 10-3-3　COTE 量表

治疗师签名	日期	日期	变化
Ⅰ. 一般行为	2019年3月7日	2019年3月26日	
A. 外表	3	0	3
B. 非生产性行为	1	0	1
C. 活动水平*（B）	4	1	3
D. 表情	0	0	
E. 责任	2	2	
F. 准时/出勤情况	4	1	3
G. 现实定向	3	1	2
H. 概念化	0	0	
得分	17	5	12
Ⅱ. 人际交往行为			
A. 独立	0	0	
B. 合作	3	0	3
C. 个人主张*（B）	4	1	3
D. 交际能力	3	1	2
E. 获取注意的行为	3	0	3
F. 消极反应（从他人处获得）	2	1	1
得分	15	3	12
Ⅲ. 任务行为			
A. 参与度	3	1	2
B. 注意力	2	0	2
C. 协调性	0	0	
D. 遵循指令	2	1	1
E. 活动整洁/注意细节*（A or B）	2	1	1
F. 解决问题	2	0	2
G. 任务的复杂性和组织能力	3	1	2
H. 初步学习	3	0	3
I. 对活动得兴趣	3	0	3
J. 对完成的兴趣	4	0	4
K. 做决定	4	1	3
L. 挫折容忍	2	0	2
得分	30	6	24
总分	62	14	48

注：选择WB状态较好的一周作为末评，可以看出，COTE分值有近50分的变化。主要表现在：

① Ⅰ一般行为：由原本的不理治疗师到后来愿意主动找治疗师，以及个人卫生的管理，都有了很大的改善。

② Ⅱ人际交往行为：个人主张变少，能够很好地融入每天的治疗中。注意力也开始转移到自己身上，而不是一心想着AK了。

③ Ⅲ任务行为：对完成活动的兴趣提高，能够容忍挫折等。

两次评估对比（图10-3-12）：附评分标准（自定）。

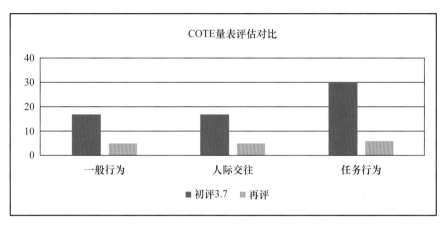

图10-3-12 COTE量表评估对比

情绪：

5：情绪稳定，询问后回答很好，且面带笑容，在适合的场合微笑以示开心。

4：情绪稳定，询问后回答很好/非常好，但是面部表情平淡。

3：情绪较稳定，询问后回答挺好的。

2：情绪较稳定，无过分的开心或伤心。

1：情绪较不稳定，有一些异常的情绪表达，不恰当的大笑或失落。

0：情绪极其不稳定，有过激的情绪表达，如哈哈大笑/哭泣，需要回到病房。

注意力：

5：注意力可持续在作业活动中，持续时间较长。

4：注意力可持续在作业活动中，持续时间不长。

3：不需要治疗师提醒，注意力可以保持在作业活动中。

2：能将注意力保持在作业活动中，但需要治疗师偶尔提醒。

1：需治疗师反复提醒，才能将注意力放在作业活动中（作业活动可完成）。

0：不能保持注意力集中（不能完成作业活动）。

记忆力：

3：能够记得自己的基本信息，以及吃了什么饭、做了什么事等。

2：在询问记得与否时，能给予肯定回答并真记得。

1：虽然嘴上回答不记得任何事，但是交流过程中能够提起前一天发生的事情。

0：总是回答不记得。

出勤：

5：能在活动时间出来活动，并且主动找寻治疗师，并打招呼。

4：能在活动时间出来活动，需治疗师主动找患者，才能进行活动。

3：能在活动时间出来活动，治疗师找患者，不情愿地开始活动。

2：能在活动时间出来活动，对开展作业活动表示不满。

1：能在活动时间出来活动，但不愿进行作业活动。

0：未在活动时间出来活动。

自理及个人卫生方面：

3：保持干净整洁，按时洗澡和整容。

2：经提醒后能够保持整洁。

1：经提醒后否认自己不整洁，照镜子才能去修正。

0：未整容和洗澡，经提醒后也否认。

配合度：

5：较配合治疗师完成作业活动，对活动感兴趣。

4：与治疗师共同完成大部分作业活动。

3：在治疗师的提醒下，能够自己完成小部分作业活动。

2：在治疗师的努力下，能够勉强完成作业活动。

1：在治疗师的努力下，能够勉强进行作业活动。

0：完全不配合。

人际交往：

5：在活动期间，能够与病友交谈/聊天或一起活动（如乒乓球/五子棋/台球）。

4：在活动期间，与他人交流并持续较长的时间。

3：在活动期间，与他人交流并持续一段时间。

2：治疗时间以外，与病友有交流但只有几句话。

1：治疗时间以外，有与他人交流的意愿，但未成功。

0：治疗时间以外，其他时候都自己一个人或与他人发生争吵或口角。

八、总结与反思

本病例为精神分裂症患者的妄想状态，基于PEO模型进行分析，患者希望将来成为家庭主妇，围绕这个主题，治疗师带领患者进行4周的训练。通过4周的折线图可以发现患者的情况每周波动较大，一般在周中（周二至周四）会有状态低落，可能与周二患者家属访视相关，但具体原因尚不明确。

患者出现了做完无抽治疗之后记忆力明显下降的情况。但无抽治疗是必须进行的，因此在患者整体的治疗过程中要做好认知水平波动的准备，建议每周总结，随时调整治疗计划。

患者因对其他病区的某位患者产生了钟情妄想，也因对象存在和彼此相处等原因造成了情绪变化非常起伏。从一开始对AK的念念不忘、注意力完全集中在妄想对象身上、无法进行任何其他活动，到能够对作业活动产生一定兴趣，注意力转移到其他事情上，体现了作业活动可以帮助患者从妄想世界中暂时抽身出来的效果；后来患者自觉状态变好想要出院，但出院失败又导致前功尽弃，再次沉迷妄想。后经一段时间作业治疗又达到一个极好的状态，直到医生不理解她想要当家庭主妇以及患者本人自己对男医生说了不适的话，被医生认为必须进行无抽治疗，治疗后因记忆力下降、活动减少，又出现了不配合等情况；到最后遇到了新病友CX，怀疑产生了新的钟情对象，患者又活跃了起来，这个时间段是进行COTE再评价的时间。与最初的评分相比可见对个人卫生情况好转、愿意融入每天的治疗和与他人接触，任务表现也有所提高。面对妄想状态的患者，作业活动的意义非常大，可以作为药物及无抽治疗的辅助治疗进行，以维持患者生活的能力。

因患者出现过家属访视后情绪低落、作业表现与参与性下降，也出现过与医生沟通不恰当后的情绪异常，可见精神分裂症患者的作业治疗无法离开环境的支持以及医生、家属的配合，需要一个良好的保护性环境以支持患者回归社会及家庭。

第四节　基于MOHO模型分析的精神分裂症病例

病例特点：
① 使用了MOHOST筛查量表进行评估。
② 该病例使用了MOHO模型进行分析。

一、患者信息

（一）基本信息

姓名：BJY	家庭经济状况：好	年龄：48岁
夫妻关系：和睦	民族：回族	职业：房地产
住院次数：第六次住院	入院时间：2018年4月25日	病史采集时间：2003年11月26日

家庭构成：见图10-4-1。

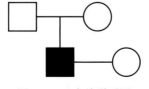

图10-4-1　家族谱系图

（二）医学情况

1. 诊断：情绪不稳，凭空闻语20年，诊断为"精神分裂症。

2. 病史：1998年因工作纠纷而离职，换新工作1～2年后，出现凭空闻语、疑心，2010年起病休在家。夫妻关系和睦，有评论性幻听，针对警察有被害妄想。

3. 自知力：无自知力。

4. 本次入院情况：情绪不稳定，入院后情绪淡漠。与其他患者交流较少，较少参加工娱活动。

二、评估方法：利用MOHOST进行评价和分析

评价内容：第一次评价进行时间为患者在药物稳定期、开始作业治疗介入前（图10-4-2）。

Date of Assessment: 2019 / 3 / 4   Environment: 医院病房内

Motivation for Occupation				Pattern of Occupation				Communication & Interaction Skills				Process Skills				Motor skills				Environment			
Appraisal of Ability	Expectation of Success	Interest	Choices	Routine	Adaptability	Roles	Responsibility	Non-verbal Skills	Conversation	Vocal Expression	Relationships	Knowledge	Timing	Organization	Problem-solving	Posture & Mobility	Coordination	Strength & Effort	Energy	Physical Space	Physical Resources	Social Groups	Occupational Demands
F	F	F	F	F	F	F	F	F	F	[F]	F	F	F	F	F	[F]	F	F	F	F	F	F	F
A	A	A	A	A	A	A	A	A	A	A	A	[A]	[A]	[A]	[A]	A	[A]	[A]	[A]	[A]	[A]	A	[A]
[I]	[I]	[I]	[I]	[I]	[I]	[I]	I	[I]	[I]	I	[I]	I	I	I	I	I	I	I	I	I	I	I	I
R	R	R	R	R	R	R	[R]	R	R	R	R	R	R	R	R	R	R	R	R	R	R	[R]	R

图10-4-2 第一次评价结果

（一）作业动机（Motivation for Occupation）

能力评估（Appraisal of Ability）：患者不参与集体做操，认为自己体力跟不上。（I）

成功期望（Expectation of Success）：患者不和治疗师述说想做的事情，无缘无故拒绝外出活动。（I）

兴趣（Interest）：兴趣调查表中显示对园艺感兴趣，再次询问是不是可以进行园艺活动，比如在大厅养花，表示拒绝。（I）

选择（Choices）：在选择活动时没有要求，总说"听您的"。（I）

（二）作业模式（Pattern of Occupation）

日常（Routine）：早上七点以后起床，会错过早饭；经常在约定的治疗时间迟到；不参加集体活动，只在露台上坐着或在病房休息。（I）

适应力（Adaptability）：未测（do not assess）。

角色（Roles）：只认为自己是患者，不主动与家人联系。（I）

责任（Responsibility）：用吃腹泻药拉肚子来逃避作业活动，实际上没有服用药物。（R）

（三）社交技巧（Communication & Interaction Skills）

非言语技巧（Non-verbal Skills）：初次见面结束后，治疗师退出房间时，患者紧跟，两人距离小于一臂。（I）

对话（Conversation）：可以回答由别人提出的问题，回答简单，没有主动提问。（I）

语言表达（Verbal Expression）：在不想参加活动时，可以依靠谎言清晰地表达不想去的意愿。（F）

关系（Relationships）：只和病房内的几个老病号有被动交流，不和其他人有任何形式的交流。（I）

（四）过程技巧

知识（Knowledge）：有写日记的习惯，偶尔在本子上给朋友们写信，但不会寄出。（A）

时机（Timing）：看报纸时，阅读时间超过正常阅读速度。（I）

统筹安排（Organisation）：未测（do not assess）。

问题解决（Problem-Solving）：桌子前放了多余的椅子，妨碍患者入座时，患者有愣一下然后将椅子规矩地摆放到其他位置。（A）

（五）运动能力

姿势和转移（Posture & Mobility）：运动能力无障碍，行动自如。（F）

协调（Co-Ordination）：在治疗师鼓励下做操时，动作偶尔僵硬，但其他活动自如。（A）

力量和发力（Strength & Effort）：从床头柜中取书时，动作较为缓慢。（A）

能量（Energy）：一直待在病房，外出活动极少，看电视或自己看书。（A）

（六）环境

活动空间（Physical Space）：病房活动空间有限，但患者居住在单间，且每天上午和下午都会定时开放露台，提供露天活动空间。（A）

物质资源（Physical Resources）：病房以及工娱科会提供活动所需用具，但品种有限，患者不能选择内容，只能听工娱护士的统一安排。（A）

社会小组（Social Groups）：患者住在情感病房内，病房内的小组大多针对抑郁症患者，内容不适合该患者。（R）

作业需求（Occupational Demands）：患者在病房自行看书或写字，不想外出活动，对现状满意。（A）

三、基于MOHO分析（表10-4-1）

表10-4-1　基于MOHO分析

人（Person）	意志（volition）	患者处于衰退期，生活可自理，但对生活无要求，坚信妻子退休后就可以出院，对目前的住院生活得过且过。
	习惯（habituation）	每天上午练字（写日记），下午看书、坐在露台、晚上继续练字看书，很少与妻子联系。
	表现能力（performance capacity）	患者无躯体障碍，可被动与人交流
环境（Environment）		病房由单间变成双人间。出院后再次入院的可能性大，家里接受程度低
技巧（skill）		对笔等工具可熟练使用，踢球时表现出的跑、跳、蹦能力都良好。社交技巧缺乏，与人交流时只能被动回答，没有主动言语
表现（performance）		患者每天的表现经常波动，上下午都会变化，心情好时可以主动外出活动，心情不好时会出现假装拉肚子或反复劝说也不外出的情况。总体来说大部分时间，在治疗师或其他患者的带动下，可以进行一定量的体力活动
参与（participation）		不参加集体活动，在反复鼓励下，极少参加集体活动，在病友劝说下可进行小组活动，一对一治疗度尚可。由于患者平时懒动，而工娱科护士休假，老师不主动叫单间患者，患者很难参与到集体做操
作业认同（Occupational Identify）		患者虽然家庭经济条件良好，但因家属接受程度较低，外出游玩以及出院情况都不太可能。患者不爱与人交流，没有主动言语，在反复鼓励下，交流时极少会主动提及其他事情，大多数情况下以简单句回答为主，但进行问答时可配合
作业能力（Occupational Competence）		对于感兴趣的作业活动；制作纸足球时，完成度较好；踢球时，如果不能控球，会出现乐趣丧失的现象而放弃活动；在进行写字训练时，没有完全按照要求，只是简单完成
作业适应（Occupational Adaptation）		患者有一定程度的问题解决能力，在不涉及求助他人的情况下可以自行查阅资料，需要求助他人时用肢体语言表达。对于其他人的加入无特殊情绪，一对一治疗时可以适应作业环境和内容的变化

四、康复目标

1. 短期目标：坚持每天外出活动，与人交流时可用完整句子回答。
2. 长期目标：回归家庭和社区。

五、介入方法

1. 每日读报纸，由患者选择其中感兴趣的一段重点读，要求患者概括主旨大意，并记住其中的重要信息以及相关概念，次日询问患者与文章相关的内容。

2．用报纸制作纸足球，告知患者做完后可以一起去露台踢球。

3．用田字格照着字帖写钢笔字。

4．每日言语鼓励，包括去大厅听课、参与集体做操、外出露台活动（图10-4-3）、踢足球、健身锻炼。

六、再次评估

第二次评价进行时间为在规律服药，每日作业治疗介入3周后（图10-4-4）。

（一）作业动机（Motivation for Occupation）

能力评估（Appraisal of Ability）：叠报纸足球所需的五角型，叠得不整齐时，并不认为叠得不好。（I）

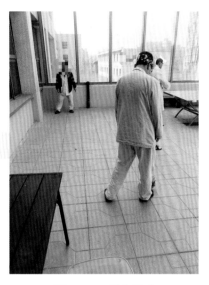

图10-4-3　露台活动

Date of Assessment: 2019 / 4 / 3　　　Environment: 医院病房内

Motivation for Occupation				Pattern of Occupation				Communication & Interaction Skills				Process Skills				Motor skills				Environment			
Appraisal of Ability	Expectation of Success	Interest	Choices	Routine	Adaptability	Roles	Responsibility	Non-verbal Skills	Conversation	Vocal Expression	Relationships	Knowledge	Timing	Organization	Problem-solving	Posture & Mobility	Coordination	Strength & Effort	Energy	Physical Space	Physical Resources	Social Groups	Occupational Demands
F	F	F	F	F	F	F	F	F	F	F	F	F	F	F	F	F	F	F	F	F	F	F	F
A	A	A	A	A	A	A	A	A	A	A	A	A	A	A	A	A	A	A	A	A	A	A	A
I	I	I	I	I	I	I	I	I	I	I	I	I	I	I	I	I	I	I	I	I	I	I	I
R	R	R	R	R	R	R	R	R	R	R	R	R	R	R	R	R	R	R	R	R	R	R	R

图10-4-4　第二次评价结果

成功期望（Expectation of Success）：患者可以在踢球和写字中选择去写字，并且在鼓励下可以去露台踢球。（A）

兴趣（Interest）：在语言鼓励下，患者可以坚持每日外出踢足球，偶尔可以主动调整拖鞋以方便踢球，总接不到球后会停止活动。（A）

选择（Choices）：患者在露台休息时，会突然走向健身器材，速度非常快的运动几下，很快便停止，然后回病房。（A）

（二）作业模式（Pattern of Occupation）

日常（Routine）：患者能记得约定，并按时来，在语言鼓励下可以进行外出活动。（A）

适应力（Adaptability）：病房由单人间变为双人间时，患者没有发表自己的观点，询问住的怎么样，回答"挺好的"，无所谓的态度。（A）

角色（Roles）：患者主动提起妻子去旅游的事情，在治疗师提醒下，外出购物计划里包括

给自己和妻子选购衣服。(A)

责任(Responsibility):在反复提醒和鼓励下,患者可以每日按时出来活动,中途想退出时,在鼓励下可再继续。(I)

(三)社交技巧(Communication & Interaction Skills)

非言语技巧(Non-verbal Skills):治疗师敲门进入病房时,患者起身点头示意,在楼道内相遇后可以点头示意。(A)

对话(Conversation):患者偶尔可以主动提起话题,在治疗师抛出相关问题后,可以进行整句回答。(A)

语言表达(Verbal Expression):患者不想参加活动时,可以依靠谎言清晰地表达不想去的意愿。(F)

关系(Relationships):患者只和病房内的几个老病号有被动交流,不和其他人有任何形式的交流。(I)

(四)过程技巧

知识(Knowledge):治疗师留下需要自己用手机查资料的作业,患者可以自行查阅并完成。(F)

时机(Timing):患者主动询问下次会面时间。(A)

统筹安排(Organisation):患者在制作足球时需要帮助,被治疗师语言提醒后才能正确叠出形状;鼓励患者外出踢球时,足球放在门口箱子里,患者在露台上没找到就直接坐在一旁,没有找球或寻求帮助的动作。(I)

问题解决(Problem-Solving):患者用胶带黏贴纸足球时,欲用笔戳胶带,但操作不方便,将胶带伸向治疗师请其帮助用笔戳断胶带。(F)

(五)运动能力

姿势和转移(Posture & Mobility):运动能力无障碍,行动自如。(F)

协调(Co-Ordination):踢足球时活动自如、灵活。(F)

力量和发力(Strength & Effort):制作纸足球时,因用的力气不够不能很好地将报纸挤成紧密的球,成品比较松散。(A)

能量(Energy):在治疗师鼓励或其他病友的呼唤下可外出踢球活动,一定时间内可以积极参与。(F)

(六)环境

活动空间(Physical Space):病房由单人间改为双人间,患者想安静看书时,同屋病友说话多,会打扰到患者。(I)

物质资源(Physical Resources):病房及工娱科会提供活动所需用具,但品种有限,患者不能选择内容,只能听工娱护士的统一安排。(A)

社会小组(Social Groups):在治疗师组织下,患者偶尔可以和其他患者一起踢球或进行

其他活动。（A）

作业需求（Occupational Demands）：因其他患者在踢足球时将录音机踢倒，足球被没收，患者不再外出活动。（R）

七、讨论

根据MOHO框架分析讨论如下：

患者在作业动机、作业模式上有明显提高，分析原因与治疗师的言语鼓励和每天提醒外出活动的好处有很大关系。患者每天的表现经常波动，上下午都会变化，心情好时可以主动外出活动，心情不好时会出现假装拉肚子或反复劝说也不外出的情况。总体来说大部分时间，患者在治疗师或其他患者的带动下，可以进行一定量的体力活动。患者之前不愿意外出活动大多因为懒惰，由于工娱科护士大多不专门叫单间患者出去活动，所以该患者更适合做一对一治疗，才能从被动的活动慢慢转变为主动的行为。

在社交技巧方面，因为患者在一个月的时间内与治疗师建立起了关系，对治疗师比较熟悉，对熟悉对象的交流有进步；但在陌生病友集中的露台不愿主动交流，可能因为患者不想主动开口说话或者不想和功能比他差的人说话。在观察患者踢足球时，一旦球被另一名重度精分的患者拿走，患者便放弃盯球，有时会等到那名患者不玩，然后去捡球继续玩，有时遇到这种情况会直接停止踢球，改换健身器材或直接回病房休息。回去休息前偶尔会和治疗师主动打招呼，说"我先回去了，有点累"。虽然患者已经发病20年，但因缺乏自知力，且家庭条件较好，自己做房地产生意，自入院起可能就觉得和其他人不一样，所以不愿意和其他病友交流。询问患者为什么不愿意和其他人一起活动，患者给出的理由是其他人出院太快。但根据一个月的观察，病房内情感病患者也不愿意和精分患者或明显呈衰退状态的患者一起交流。所以，在没有新病友主动和他打招呼的情况下，患者并不能拥有一个良好的交流行为。

患者过程技巧和运动功能的问题并不大，第一次评价时，由于患者长时间处于懒动状态，所以会出现行动慢，反应不过来的情况，在患者保持每天一定量的体力和脑力运动的情况下，这一部分的功能可以较好的保存。

关于环境问题，因为患者目前住院已经超过一年，周围环境比较单一，虽然根据患者表述的四月底即可出院，然后妻子便可照顾自己。但是从近期安排出游的情况上看，患者出游时间一直在往后延，家人的态度并不是很积极，未来即便接出院，再入院的概率也很大。由于制作的纸足球在其他患者踢球时砸到了录音机，工娱护士在扶录音机时不慎将手划破，遂将纸足球扔掉了，患者自此就不再外出活动。治疗师去病房交代出院后需要的注意事项时提醒患者出去活动一会，患者虽然答应了，但最终并没有外出。且由于护士的失误，护士长原本答应患者只在病房内放一张床，等其出院后再安排其他患者，结果第二天晚上护士安排了一个新患者与其同屋。新患者对患者情绪有短暂的提升效果，但几天后患者的情况恢复如常。

八、结论

患者BJY除环境外，其余各项都有所改善，为保证效果后续的康复治疗需要一对一的治疗师继续加强其与人交往的能力，因为住院时间较长，需要重新适应社会过程，可以通过一些实景的模拟场所帮助患者快速地融入社会中。同时，因为患者无自知力，出院后的服药情况需要家属监督。

第五节　基于ICF模型分析的合并脑炎致肢体功能障碍的双相情感障碍病例

病例特点：

① 该患者先确诊双相情感障碍后，因脑炎致身体功能障碍，除身体障碍评估训练外，应着重评估患者兴趣点及建议患者自行制订参与计划表。

② 该病例处于义务教育学龄期，需要积极康复以助复学。

一、患者情况

（一）基本情况

姓名：KM	性别：女
民族：汉族	出生日期：2006年4月5日（15岁）
住址：北京市海淀区上地西里雅芳园	病史陈述者及可靠性：母女 可靠
入院日期：2021年10月19日	医疗费用支付方式：少儿医保

家庭构成：见图10-5-1。

父亲：IT从业者

母亲：家庭主妇

本人：病前初中学生，内向

妹妹：一年级小学生，活泼

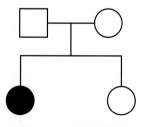

图10-5-1　家族谱系图

（二）医学情况

1. 康复诊断：脑炎恢复期（自身免疫性可能性大）、抑郁症、双相情感障碍、结缔组织病可能、复视双眼屈光不正、左眼动眼神经和外展神经麻痹；认知功能障碍、构音障碍、吞咽功能障碍、双侧肢体共济失调、平衡功能障碍；ADL中度功能障碍；社会参与能力减退。

2．主诉：双侧肢体动作不稳、言语欠清、饮水呛咳、视物成双3个月余。

3．现病史：2021年6月20日无明显诱因出现发作性头痛，病后2天出现发热，逐渐出现走路不稳、嗜睡，病后12天就医，口服头孢抗炎治疗，症状加重，需扶行，言语不清、饮水呛咳、视物成双。头颅MRI示小脑脑沟稍增宽，经治疗，病后1个月余可独立步行，步行时头部不自主抖动，饮水呛咳较前改善。目前双侧肢体动作不稳，言语欠清，饮水偶有呛咳，视物成双，转移、如厕、洗浴等日常生活需他人帮助。患者自发病以来，精神状态尚可，饮食、睡眠尚可。

4．既往史：2年前患者上初中后逐渐出现性格改变，不愿与他人交流，1年前间断躁狂表现，7个月前（2021年2月）就诊于北京回龙观医院精神科，诊断考虑"严重抑郁症，双向情感障碍"，应用碳酸锂、阿立哌唑、喹硫平及草酸西酞普兰治疗，用药后家属发现目光呆滞，表情减少，患者为足月顺产，生长发育未见异常，疫苗按时接种，对疫苗无明显不良反应，否认食物及药物过敏史。

5．个人社会生活史：生于本地，否认长期外地居住史，否认疫区、疫水接触史，否认毒物及放射线接触史。否认吸烟史及饮酒史。

6．家族史：父母体健，有一个妹妹，体健，否认家族遗传性疾病病史。

7．职业史：病前是初中学生。

8．心理史：病前性格内向，存在抑郁症及双向情感障碍。

（三）其他情况

1．患者爱好：乐高、养宠物（诊断为精神障碍后曾养过小仓鼠、小兔子，直至本次发病）。

2．康复动机和欲望

（1）本人：早期训练中时常关注自己的手，希望功能得到改善。

（2）母亲：期待较高，希望实现日常生活自理，改善书写能力，继续学业。

3．居住环境：家住1层，社区环境良好，周围配套设施完善。

4．服药情况

（1）免疫抑制＋抗炎＋护肝类药物。

（2）精神类药物：

1）名称和剂量：碳酸锂0.3g bid（早8:00）、阿立哌唑10mg bid（早8:00）、富马酸喹硫平片（启维25mg×2/晚20:00）。

2）常见不良反应：恶心、呕吐、便秘、烦渴、皮疹、头痛、乏力、焦虑、失眠、记忆减退、视物模糊、锥体外系反应（静坐不能、震颤、四肢强直等）等。患者目前伴有乏力、锥体外系反应，不排除服药副作用可能性。

3）认知与依从性：患者认识药品，并能自觉按时按计量服用。

4）服药后改变：间断躁狂表现消失，精神稳定，抑郁病相，目光呆滞，表情减少。

5．政策补充：将"重性精神病"纳入本市基本医疗保险门诊特殊疾病范围，其中包括双相情感障碍。须在特殊病种定点医疗机构进行备案审核。门诊检查、治疗、药品的相关费用可按照住院费用报销比例和封顶线执行，360天一个结算周期。

6. 其他部门情况

（1）护理：患者容易摔伤，注意保护。

（2）评定：立位动态平衡训练。

（3）PT3：步行稳定性训练，重心转移训练，姿势控制训练。

（4）水疗：水中步行运动训练。

（5）文体：身体功能障碍作业疗法训练，跪走、翻滚、爬行、体操棒等。

（6）ST：改善发音清晰度，改善吞咽功能。

（7）中医：针刺治疗，处方：头运动区、足运感区、感觉区、语言区、视区、平衡区、舞蹈震颤区；风池、百会、四神聪、合谷、内关、神门、通里、三阴交、太溪；针刺得气后留针20～30min，手法治疗。

7. 每日日程安排（表10-5-1）

表10-5-1　每日日程安排

时间	7:00	8:00	9:00	9:30	10:00	11:00	12:00	14:00	14:30	15:00	21:00
内容	起床	OT	评定	中医	PT	水疗	午休	文体	ST	休闲	睡觉

二、OT初期评价（2021年10月26日）

（一）首次面接

2021年10月22日星期五13:30，患者乘轮椅由母亲推进OT室。患者站起时需要母亲帮助稳定轮椅，行走时需母亲在前方用双手扶其双手。患者步态不稳、头部抖动明显、双上肢呈屈肘半握拳状以维持平衡。到达桌边后，患者双手扶着桌子并缓慢侧向移动到座位前，在治疗师的监护下坐下。在不熟悉的环境中，患者可能有些紧张，始终保持端坐，目光呆滞，外界刺激难以引起其表情变化。她可以对治疗师的话做出反应，眼神交流较少，答话简单，音量小，在初步活动和检查中能够理解并执行口头指令，配合度较好。

（二）OT初期评价内容及理由

1. 结合现病史和既往精神障碍药物治疗史，考虑患者可能存在认知障碍，进行MMSE筛查。

2. 脑损伤可引起肢体功能障碍，评价关节活动度、肌张力、运动控制、肌力、耐力等。

3. 头颅增强MRI示小脑脑沟稍增宽，患者可出现共济失调症状，进行协调性检查。

4. 疾病影响患者的日常生活活动，进行ADL评定。

（三）初期评价结果

1. 认知：MMSE29分，延迟回忆略差。

2. 感觉：双侧均正常，包括浅感觉（轻触觉、温度觉、痛觉）、深感觉（位置觉、运动觉、震动觉、压觉）、复合感觉（皮肤定位觉、两点辨别觉、实体觉、体表图形觉、重量觉）。

3. ROM：双侧肩关节主动屈曲160°，无疼痛，被动屈曲可至180°，其余上肢关节活动范围正常。

4. 肌张力：根据改良Ashworth分级，右侧肘关节、腕关节、手指屈肌张力Ⅰ级。

5. 运动控制：布氏：上肢和手指均达到Br-stage6；上田敏：坐位上肢随意运动充分，速度检查左侧26.88s，右侧29.12s。

6. MMT：双侧肩关节屈曲、外展肌力4级，其余可达5级。

7. 握力与捏力（右利手）：该患者左手握力和捏力处于正常水平，右手减弱（表10-5-2）。

表10-5-2 握力与捏力检查

		左侧	右侧
握力/kg		18.8	14.65
捏力/kg	侧腹捏	9	7.3
	对指捏	6.7	3.7
	三指捏	10	8

注：14～15岁女性正常握力范围15.5～27.3kg，捏力正常值约为握力的30%。

8. 简易上肢机能检查STEF：总分左59分，右35分，双侧均未达到正常范围，且单项和总分均显示左侧优于右侧（14～19岁年龄组界线得分98）。

9. 协调性检查：双侧上肢共济失调，右侧较左侧差（表10-5-3、图10-5-2）。

表10-5-3 协调性检查

协调性检查项目	时间/s		
	左侧	右侧	差
膝腭反复试验（10次）	17.06	21.33	4.27
翻掌试验（10次）	16.62	19.06	2.44
三点打点（10圈）	20.90	38.45	8.55
对指试验	3	12s，拇指和小指多次尝试方可完成	左侧稳定快速，右侧不协调
示指打点试验（15s）	30次	21次	9次
指鼻试验 睁眼	14.87	15.44	0.57
指鼻试验 闭眼	15.66	16.73	1.07
靶心试验（50次）	左侧50s内完成35次，右侧5s完成3次后肘部即不能保持悬空位		
空白穿线试验	右手41.59s错误4次及时自我纠正，左手45.06s无误		
划线试验	波浪形，起止位不准确		
书写能力检查	书写姓名加住址共8个字用时75.48s，速度慢，字体大且歪斜，笔画欠平滑		

10. 耐力：BTE肘屈等张耐力测试，做功左495.7J，右465.4J（2021年11月4日，J：焦耳）。

11. ADL

（1）功能独立性量表FIM（表10-5-4）总分78（72～89轻度依赖），其中运动性日常生活活动能力49/91分，认知29/35分。

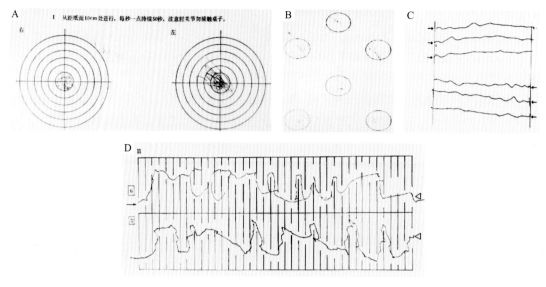

图 10-5-2　协调性检查

表 10-5-4　功能独立性量表

FIM			
评价内容		评分	表现
自我照顾	进食	5	监护下进食，对食物的性质无特殊要求，使用勺子夹取，送入口中的过程偶尔发生食物掉落，大口吃饭时咀嚼时间减少，吞咽偶尔发生呛咳。饮水需要取端坐位或略微低头，仰头会发生呛咳。速度正常
	梳洗修饰	2	刷牙需要他人帮助涂布牙膏，可以打开水龙头拿杯子接水，两只手交替或同时刷，常常需要他人帮忙才能刷得干净。漱口可独立完成。 梳头费力，不能独立完成。 洗脸由母亲用湿毛巾擦脸
	洗浴擦拭	2	全借助，自己未尝试，可配合
	穿上衣	2	需要他人帮助，能够主动配合
	穿下衣	4	可以较稳定地坐在床边，把裤子套入下肢，站起，拉至腰部，整理衣物偶尔需他人帮助。可以穿袜子和没有鞋带的鞋子
	如厕	3	可以独立脱下裤子，完成擦拭和如厕后的衣物整理，提裤子需少量帮助，取卫生纸完全借助他人
排泄控制	排尿管理	7	可完全自主控制膀胱
	排便管理	7	可完全自主排便
转移	床/椅子/轮椅间的转移	3	坐-站-坐经常需要他人帮助稳定支持面，在转移过程中提供监护和扶助
	如厕转移	3	从病房到厕所约10m远，监护下独立步行往返。早上起床后伴有体位性低血压，需要扶着扶手，他人偶尔搀扶，防止摔倒。蹲便、蹲下和起立多数可以独立完成，久蹲后站起需要少量扶助
	入浴转移	3	独立走进浴室，使用洗澡座椅，需要监控，地滑担心摔倒经常需要帮助

续表

FIM			
	评价内容	评分	表现
移动	行走/轮椅	4	能独立行走较短距离（17~49m），时间较长，安全性不好
	上下楼梯	4	扶着扶手可以上下10级台阶，需要监护，偶尔需要接触性帮助以维持平衡
交流	理解能力	7	完全独立，患者可理解复杂、抽象内容，理解口头和书面语
	表达能力	6	口语较少，语句大多简短，欠清晰。可以书写。对于简单的任务如吃饭、疼痛和身体状况等话题可以完整表达，可以谈论自己的兴趣和经历
社会性认知	社会性交往	4	需要药物控制，没有躁狂倾向，不需要约束。在陌生环境中适应一段时间后可以表现得较好，和医护人员友好相处，配合治疗，可以适当地做出微笑和招手互动，但是极少主动提出互动，需要鼓励以提高参与的积极性。对关系亲密的人偶尔发脾气
	解决问题	5	可认识是否存在问题，能对日常问题做出决定。对于复杂问题如用药管理，患者有正确的认知和行为管理，其他复杂问题如资金管理、出院计划、处理人际关系问题等未涉及。能够应对日常问题，处理日常紧急和危险事件，如有跌倒风险时能寻求借助，进食时保持注意力以防止误吸
	记忆	7	认识经常遇到的人，记住日常常规，执行他人的请求而无须重复提示

备注：大部分由母亲描述。

（2）加拿大作业活动表现测量COPM（表10-5-5）

表10-5-5 加拿大作业活动表现测量

作业表现的问题：	表现1	满意度1
1. 写字时笔画歪斜、大写症	1	1
2. 吃饭拿不了筷子	0	0
3. 刷牙晃动、清洁力差、速度慢	4	4
4. 喝水端杯子手抖	3	4
5. 梳头困难	3	2
评分 总分＝表现或满意度总分/问题数	表现总分1 2.2	满意度总分1 2.2

12. 兴趣评估：初中以来患者消磨时光的兴趣有商场逛街（20%）、追剧（20%）、睡觉＋作业（50%）（表10-5-6）。

表10-5-6 日译兴趣爱好检查面接评价报告

日译兴趣爱好检查面接评价报告				
受试者：KM		时间：2021年11月30日		
分类	最大选择项目数	很感兴趣（%）	一般（%）	不感兴趣（%）	合计（%）
手工作业	12项	1.25	5	8.75	15
身体运动	12项	1.25	3.75	10	15
社会性娱乐	32项	3.75	21.25	15	40

续表

日常生活活动	12项	0	10	5	15
文化教育活动	12项	0	6.25	8.75	15
	总计80项	6.26	46.25	47.5	100

评价总结：

1. 患者选择自行填写，填表时流畅地做出选择，没有犹豫不决，并且能够向他人进一步对自己的兴趣做客观阐述。

2. 很感兴趣共5项，其中两项属于手工作业和身体运动，3项属于社会性娱乐，

长期休假：可以获得身心的放松，但是把控力较差，容易出现作息紊乱。

游泳：熟练掌握各种泳姿，生病后仅做水中步行等运动训练。

旅游：通常在寒暑假和家人一起远途旅行，周六日很少出去玩，要写作业，外出一般是和家人或同学，独自外出仅限于逛超市。

组装模型：病前可以独自一人长时间专注于拼乐高，完成小颗粒复杂的作品；病后仅做基础块的拼插，新买的一套模型不愿带到治疗室来，课下用于拼插的时间也不多。

收集物品：糖纸、玩具盲盒，主要通过在商场或网上购物取得，带来神秘和期待。

3. 根据兴趣设计作业活动：拟定长期休假的活动安排，收集信息，做成攻略；模拟收拾行李，整理衣物和洗护用品等；抄写关于游泳的诗词；拼乐高、拧魔方

13. 个人参与计划表

健康相关的支持：康复师、父母、医院、看吃播；阻碍：病房吵闹，食堂饭不好吃。

自知力的评价：良好。

我的生活
- 我的态度：积极。
- 我的行为表现：☺每天坚持吃水果☹因懒惰疲劳等不能每天坚持步行练习。
- 我的健康状态：走路不稳、洗澡依赖、写不了字、言语不清。
- 我的需求：平稳步行、改善书写。
- 我的目标：近一个月每天坚持走路，18:00~19:00在楼道由母亲陪同走2000步；每天中午自己梳头、穿衣服，晚上自己刷牙。

精神改变可能诱因：初中从公立学校转学至私立学校，学习压力和环境压力作用。

叙事走势图（图10-5-3）：以本次发病为主要事件，患者病前生活状态良好，病后情况变坏，患者相信通过现在的训练，可以获得进步，未来重新获得自己满意的生活。

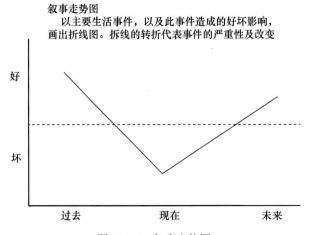

图 10-5-3　叙事走势图

（四）ICF分析（图10-5-4）

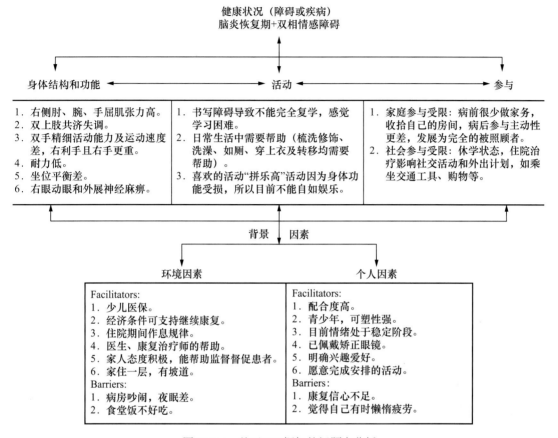

健康状况（障碍或疾病）
脑炎恢复期+双相情感障碍

身体结构和功能　←→　活动　←→　参与

身体结构和功能	活动	参与
1. 右侧肘、腕、手屈肌张力高。 2. 双上肢共济失调。 3. 双手精细活动能力及运动速度差，右利手且右手更重。 4. 耐力低。 5. 坐位平衡差。 6. 右眼动眼和外展神经麻痹。	1. 书写障碍导致不能完全复学，感觉学习困难。 2. 日常生活中需要帮助（梳洗修饰、洗澡、如厕、穿上衣及转移均需要帮助）。 3. 喜欢的活动"拼乐高"活动因为身体功能受损，所以目前不能自如娱乐。	1. 家庭参与受限：病前很少做家务，收拾自己的房间，病后参与主动性更差，发展为完全的被照顾者。 2. 社会参与受限：休学状态，住院治疗影响社交活动和外出计划，如乘坐交通工具、购物等。

背景　因素

环境因素　　　　　　　个人因素

环境因素	个人因素
Facilitators: 1. 少儿医保。 2. 经济条件可支持继续康复。 3. 住院期间作息规律。 4. 医生、康复治疗师的帮助。 5. 家人态度积极，能帮助监督督促患者。 6. 家住一层，有坡道。 Barriers: 1. 病房吵闹，夜眠差。 2. 食堂饭不好吃。	Facilitators: 1. 配合度高。 2. 青少年，可塑性强。 3. 目前情绪处于稳定阶段。 4. 已佩戴矫正眼镜。 5. 明确兴趣爱好。 6. 愿意完成安排的活动。 Barriers: 1. 康复信心不足。 2. 觉得自己有时懒惰疲劳。

图10-5-4　基于ICF框架的问题点分析

（五）初期问题点总结

1. 上肢肌力差。

2. 右侧肘关节、腕关节及手指屈肌张力Ⅰ级。

3. 双侧精细运动能力差，右手更显著。

4. 耐力不足。

5. 双上肢和躯干协调性差。

6. ADL自理障碍。

7. 情绪淡漠，不容易激起兴趣。

（六）初期康复目标

1. 远期目标：日常生活活动自理。

2. 近期目标：降低肌张力；增强上肢肌力；提高耐力；提高双手、手眼协调性；改善书写能力；改善穿衣等ADL能力。

（七）初期训练计划

1．举球、举棍训练（图10-5-5）：维持和扩大关节活动度，增强肌力、提高耐力。将木棍横置，患者双手握住木棍两端，做肩屈曲的动作，尽量保持肘伸展，到运动终末时做冠状面屈肘，然后缓慢伸肘。每组重复10个，共5组，每组间隔30s左右。双手持球，举过头顶，尽量保持肘伸展，再做矢状面屈肘。然后缓慢伸肘，返回原位。每组重复5个，共5组，每组间隔30s左右。

2．肩胛带控制训练：患者在坐位下做肩关节各个方向的主动运动，并在不同位置上保持5～10s，同时可以施加阻力，保持该姿势，促进对肩胛带的控制。

3．精细运动能力、协调性训练：书写训练（图10-5-6）、手指的相对滑动训练、对掌训练、勺子舀棋子（图10-5-7）。

4．ADL训练：自理：穿衣（图10-5-8）、梳洗训练（图10-5-9）；生产：书写训练；休闲：拼拆乐高（图10-5-10）。

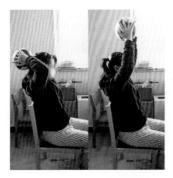 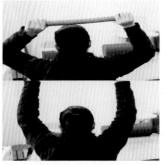 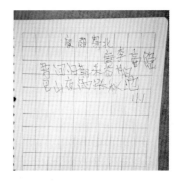

图10-5-5a　举球训练　　　　　图10-5-5b　举棍训练　　　　　图10-5-6　书写

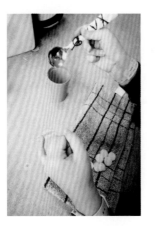 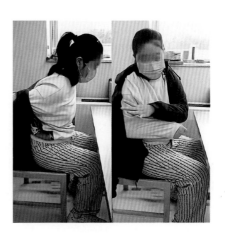

图10-5-7　勺子舀棋子　　　　　图10-5-8　穿衣

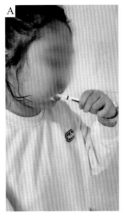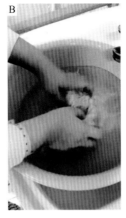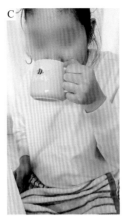

图10-5-9 梳洗训练

三、OT中期评价（2021年11月16日）

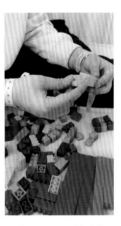

（一）中期评价结果

1. 认知：MMSE 29→30分。

2. ROM：肩屈曲160°→170°。

3. 肌张力：根据改良Ashworth分级，右上肢肌张力Ⅰ级→0。

4. MMT：双侧上肢肌力4→5级。

5. 握力与捏力：右手握力提升至正常范围（详见末评部分数据）。

6. 简易上肢机能检查STEF：总分左59→61分，右35→51分。

图10-5-10 拼乐高

7. 协调性检查：详见末评部分数据。

8. 耐力：BTE肘屈等张耐力，做功左495.7→633.8J，右465.4→508.6J（2021年11月16日）。

9. ADL

（1）功能独立性量表FIM：总分78→82（72～89轻度依赖），其中梳洗修饰2→3分，梳头可以自己完成；穿上衣2→4分，穿衣时偶尔需要他人帮助整理；穿下衣4→5分，穿下衣独立完成。

（2）加拿大作业活动表现测量COPM（表10-5-7）

表10-5-7 加拿大作业活动表现测量

作业表现的问题：	表现1	满意度1	表现2	满意度2
1. 写字时笔画歪斜、大写症	1	1	3	3
2. 吃饭拿不了筷子	0	0	0	0
3. 刷牙晃动、清洁力差、速度慢	4	4	6	6
4. 喝水端杯子手抖	3	4	6	7
5. 梳头困难	3	2	7	7
评分	表现总分1	满意度总分1	表现总分2	满意度总分2
总分＝表现或满意度总分/问题数	2.2	2.2	4.4	4.6
	作业活动表现的变化＝4.4－2.2＝2.2			
	满意度的变化＝4.6－2.2＝2.4			

（二）进步点

1. 肩关节控制能力增强，双上肢动作稳定性较前改善。
2. 双侧上肢肌力提升至5级。
3. 呼吸急促和身体摇晃的情况改善，耐力提升。
4. 右手可写字，大小适中，笔画较前平滑（图10-5-11）。

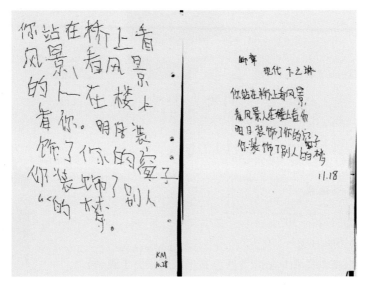

图10-5-11a　训练前　　　　　图10-5-11b　训练后

5. 穿衣、梳头等日常生活自理能力提高。

（三）仍存在的问题

1. 双手精细运动能力差，右手更显著。
2. 耐力不足。
3. 双上肢协调性差。
4. 书写障碍。
5. ADL自理障碍。

（四）中期治疗目标

1. 远期目标：日常生活活动自理，提高左手书写速度。
2. 近期目标：维持和增强上肢肌力；提高耐力；增强双手协调性；提高书写能力；利手交换。

（五）中期训练计划（图10-5-12）

1. 举球、举棍训练：增加组数，要求在高位保持2s。

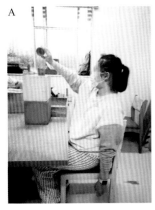
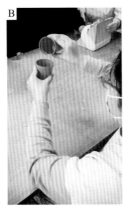
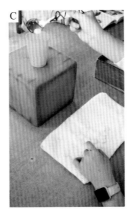
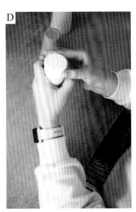
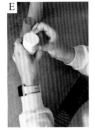
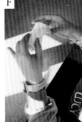
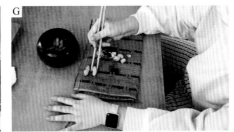
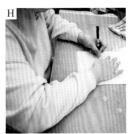
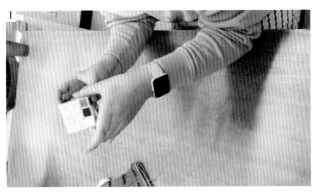

图 10-5-12

2. 精细运动能力、协调性训练：增加拧瓶盖、缠毛线、卷绷带、拧魔方等活动。
3. 训练用左手吃饭、写字。
4. ADL训练：自理活动：洗澡训练；生产性活动：书写训练；休闲活动：魔方。
5. 每天18:00—19:00在楼道由母亲陪同走2000步。

四、OT末期评价（2021年12月16日）

1. ROM：肩屈曲至180°。
2. 握力与捏力（表10-5-8）。

表10-5-8 握力与捏力检查

		左侧	右侧
握力/kg		18.8→19.41→21.07	14.65→18.6→22.03
捏力/kg	侧腹捏	9→9.3→10.7	7.3→7.5→7.5
	对指捏	6.7→7→8.3	3.7→5→5
	三指捏	10→10→10	8→8→8.7

3. 简易上肢机能检查STEF：总分左59→61→72分，右35→51→50分。

4. 协调性检查（表10-5-9）。

表10-5-9 协调性检查

协调性检查项目		时间/s	
		左侧	右侧
上田敏速度检查		26.88→19.48→16.32	29.12→23.72→20.77
膝腭反复试验（10次）		17.06→12.79→10.00	21.33→14.07→15.68
翻掌试验（10次）		16.62→11.66→11.46	19.06→14.49→12.27
三点打点（10圈）		33.27→23.91→20.90	38.45→30.91→27.20
对指试验		3	12→8→7拇指和小指尝试数次完成
食指打点试验（15s）		30次→32次→35次	21次→22次→25次
指鼻试验	睁眼	14.87→10.27→9.35	15.44→11.9→11.8
	闭眼	15.66→15.41→11.98	16.73→13.15→10.87
		明显震颤＋辨距不良→轻度震颤	
靶心试验（50次）		双侧速度慢，起初右肘3即不能保持悬空位，中评时能坚持到30左右，末评可以完成	
空白穿线试验		右手41.59→29.13→28.44，左手45.06→37.91→34.26，中末评均无误	
划线试验		较之前平直，起止位置仍不能精准	
书写能力检查		速度提升，字缩小，欠平滑	

5. 耐力：BTE肘屈等张耐力测试，左495.7→633.8→767.1，右465.4→508.6→672.2（2021年12月16日，单位：焦耳，J）。

6. ADL

（1）功能独立性量表FIM：和中期评价相比，总分82→86，其中步行4→6分，患者能独立行走50m以上，时间合理，活动欠安全；床/椅子/轮椅间的转移3→5分，转移时需要监护和提示。

（2）加拿大作业活动表现测量COPM（表10-5-10）。

表10-5-10　COPM量表

作业表现的问题：	表现1	满意度1	表现3	满意度3
1. 写字时笔画歪斜、大写症	1	1	4	3
2. 吃饭拿不了筷子	0	0	2	2
3. 刷牙晃动、清洁力差、速度慢	4	4	7	7
4. 喝水端杯子手抖	3	4	7	7
5. 梳头困难	3	3	8	8
评分	表现总分1	满意度总分1	表现总分3	满意度总分3
总分=表现或满意度总分/问题数	2.2	2.2	5.6	5.4

作业活动表现的变化=5.6－2.2=3.4

满意度的变化=5.4－2.2=3.2

五、出院指导

1. 建议保持规律作息，可以通过设定每日计划、请人监督等手段来完成。
2. 建议提高日常生活活动的主动参与，以维持身体功能，提高ADL能力。
3. 建议家中浴室安装扶手，以减少洗澡借助，增加安全性。
4. 建议通过电子设备和外出来获取信息及增加社会交往。
5. 建议继续书写练习，左手提高书写速度，右手佩戴握笔器或使用重力笔，为回归学生角色做好准备。

六、讨论与反思

（一）讨论

1. 关于协调能力：改善协调能力的作业活动，其目的是改善动作的质量，即改善完成动作的方向和节奏、力量和速度，以达到能准确地完成日常生活活动的目标。训练基本原则有循序渐进、重复性、综合性、针对性四点。

在对该患者设置作业活动时，治疗师主要划分了改善粗大运动和改善精细运动功能两方面。前者包括肌力、耐力等的训练，一定程度上是改善协调的基础；后者包括多种手指的活动，还有针对书写的训练。活动时首先注意患者运动的姿势基础，以避免损伤和减少能量消耗。为确保患者掌握动作要领，形成正确的运动模式，治疗师对活动进行了分级。起初依靠增加固定点来提高近端稳定性，从而改善远端的灵活性，然后逐渐减少固定点的数目，增加运动范围和速度。此外，活动中需时常提醒患者学会放松，感受放松带来的体验，协调主动肌和拮抗肌的力量。最后重要的一点是重复，每个动作经过多次重复才能被大脑强化记忆，从而促进大脑的功能重组，达到运动再学习的目的。以上策略可减轻患者因为害怕失调而造成的活动受限，患者的日常生活自理能力有所提高。

2. 关于书写技能：书写是集视觉、触觉、本体觉、知觉、上肢稳定性、手指精细运动等加工成分构成的一种高级活动。书写应具备的技能包括稳定的坐位平衡、书写侧的上肢有足够稳定的支撑、腕关节能够保持在中立位或稍背伸位、拇示指可指腹捏物具有较好的控制能力、中指具有分离运动并在桡侧远端对笔有支持能力、手指触觉及本体觉良好、视觉及视知觉正常、足够好的认知能力等。该患者书写时需要保持正确舒适的坐姿,双前臂全部支撑在桌面上。

患者书写存在以下几个问题:腕关节支撑不够稳定、中指对笔的支持欠佳、手指有力量而缺乏控制。经过3周书写训练,患者书写能力有所改善,但效果并不理想。中期计划加入左手书写练习,患者自述左手写字目前虽然速度慢,但满意度高,愿意继续练习。

3. 关于精神障碍

(1)根据患者的病史,在接诊患者之前了解到一些注意事项。

1)作业活动的选择:精神良好,从事创造性活动,注意限制自由度,防止焦虑;精神一般,从事重复性活动;情绪低落什么都不想做时,治疗师可以告知患者"我们可以静静坐一会儿",在身旁或身后陪伴。休息和活动要依据患者的身体状况和精神状态交替进行。

2)治疗环境的选择:对于有躁狂发作的患者,尽量取单独、安静的空间,要更加注意哑铃等危险物品的管理,遇到突发情况应及时疏散人群,保护患者,保护好自己。避免不当的言语刺激,遇到敏感问题时建议患者寻求心理医生的帮助,给予鼓励和夸赞需要适度、真诚、具体。

(2)患者的精神障碍影响了她的作业表现。

1)社交:起初治疗师和患者聊天时,患者能够注意到对方身上,但是目光呆滞、答话简短、音量小。逐渐熟悉治疗环境后,患者与人交流增多,不仅和治疗师,也可以和同桌的其他患者少量聊天,语言表达恰当,面部表情自然,他人反馈良好。但未见患者主动发起社交行为。

2)兴趣:患者没有特别想要去做的事,虽然总是能够完成治疗师交代的任务,但是缺乏兴趣,即使功能有所进步,也难以产生成就感。

3)责任心:12月17日患者出现不遵守行为约定的行为。原因是一周前在患者答应会好好进行康复训练的前提之下,母亲奖给了她一部新手机,患者玩手机自制力低下,逐渐不愿按时进入治疗室,在除OT外的课程中也有同样表现,诉感到身心疲劳,对训练内容提不起兴趣,12月17日起停课休整。

(二)反思

1. 病后患者的依赖性较强,照顾者监护过度。一方面要引导患者培养独立意识;另一方面,要做好家属的宣教,在日常生活中减少借护,鼓励和监督患者自己去完成某些事,提高自我效能感,适当时可给予一定的奖励。

2. 初评时,治疗师没能及时进入角色,对于协调性检查的操作不熟悉,制定训练内容也比较被动。通过和老师探讨才逐渐厘清了评定和治疗思路。后期能够较为简明地告知患者动作要领,活动过程中适当地给予患者口头提醒。

3. 治疗师和患者的交流不够充分,比如虽然发现患者柔韧性很好,但是直到中评后才了解其民族舞八级,而患者本人并不喜欢舞蹈,学习舞蹈是家长的意愿。

4. 治疗师需要提高敏锐地发现问题的能力。近一周即从12月13日开始患者总是卡点或迟几分钟进入治疗室，治疗师只是捕捉到了这种现象，却并未当作一个问题，更没有去探寻这个问题背后的原因。目前患者提出需要一段时间的休整，在此期间建议照顾者管控使用手机时间，让患者在保持规律作息的基础上，多做一些给自己带来愉悦感的事。

5. 有必要开拓更多的手段来激发患者的兴趣和成就感。患者的精神层面问题一定程度上影响了她的作业表现，应该在早期就开始评估，在设立目标和计划时多加以考量。一方面在活动过程中要观察是否引起了患者足够的兴趣和参与，活动的难度是否适宜，治疗师的鼓励是否恰当，患者是否过度疲劳等；另一方面要随时和患者本人、家属、医生等相关人员沟通，以提高长期效益和满意度。

第十一章 烧伤康复治疗病例

第一节 关于四肢、躯干电烧伤后的作业治疗病例

一、患者情况

（一）基本情况

姓名：HXH	病史陈述者：本人
性别：男	籍贯：山东
年龄：45岁	民族：汉族
工作单位：山东金号职业有限公司	职业：电工
利手：右利手	入院时间：2016年4月25日
爱好：羽毛球、篮球	病史采集日期：2016年4月26日
工作单位：山东金号职业有限公司	病史可靠性：可靠
家庭经济情况：一般	

家庭构成：见图11-1-1。

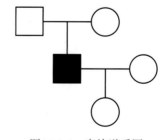

图11-1-1 家族谱系图

（二）医学情况

1. 临床诊断：四肢烧伤后遗症，躯干烧伤后遗症。
2. 障碍诊断：肢体感觉功能障碍。
3. 主诉：电烧伤后肢体活动受限1年6个月余。

4. 病残史：2014年10月12日被高压电烧伤，四肢、躯干、下颌部多处受伤，伤后急送至当地医院住院治疗，先后行6次头皮取皮植皮术，伤口愈合，遗留四肢、躯干、下颌部多处瘢痕，右上肢、左手、右髋膝踝足、左足多发关节活动受限，为进一步康复入我院骨科住院治疗。

5. 既往史：否认肝炎、结核等传染病病史，否认心脑血管等严重内科疾病病史，否认糖尿病等其他慢性病史，否认其他外伤手术史，否认食物药物过敏史，2个月前曾有输血，未出现不良反应。预防接种史不详。

6. 合并症：瘢痕。

7. 个人社会生活史：生于原籍，否认疫区疫水居住史。否认工业毒物、粉尘、放射线接触史。否认吸烟饮酒。

8. 家族史：否认家族性遗传病病史及传染病病史

9. 心理史：病前性格开朗，病后有情绪低落，否认重大心理创伤史。

（三）其他部门信息

1. PT：初步诊断多关节功能障碍，建议进行肢体功能训练。
2. 理疗：建议进行红外线照射、超声波治疗。
3. 中医治疗中心：建议进行按摩训练。
4. 影像科：左右手关节骨质异常改变，肘关节骨质改变。

（四）其他情况

1. 患者居住环境：患者家住县城，住宅类型为楼房，3楼，无电梯，现于我院骨科病房住院治疗并进行康复训练。

2. 经济情况：一般，伤前为普通工人。

3. 康复欲望：强烈，患者伤前性格开朗好动，喜欢参与各种体育活动，希望能够恢复自理并部分回归之前生活状态。

4. 家庭支持情况：患者妻子一直陪同照护，家属及患者本人配合度高，康复意愿强烈。

5. 医疗费用支付方式：工伤保险。

二、初期评价

（一）初次面接

治疗师病房面接患者，初见时，患者独自坐在椅子上，正力型体型，右上肢被动体位，表情自然，言语流利，无病容，神志清楚，查体合作，嘱患者站起在病房走廊观察步行状态，步态蹒跚，但行走速度接近正常。全身皮肤及黏膜无发绀、黄染、苍白，胸廓正常，呼吸节律正常，但偶有用力吸气情况出现。训练时间约定为每天10:00—10:30，并于第二天首次至OT室进行评价。

（二）初次评价

1. 感觉检查
（1）双手震动觉大致正常，双脚震动觉大致正常。

（2）双手浅感觉减退。

2．运动功能检查

（1）PROM（表11-1-1）。

表11-1-1a　PROM评价结果

关节	动作	左侧	右侧
肩	屈曲	N	85°
	伸展	N	30°
	内收	N	5°
	外展	N	80°
	内旋	N	60°
	外旋	N	70°
肘	屈曲	N	90°
	伸展	N	45°
前臂	旋前	N	N
	旋后	N	5°
腕	掌屈	40°	30°
	背伸	60°	30°
	尺偏	15°	10°
	桡偏	15°	10°
拇指	内收	0	0
	外展	45°	45°
四指	屈曲	受限（具体见后）	受限（具体见后）
	伸展	受限（具体见后）	受限（具体见后）
髋	屈曲	N	30°
	伸展	N	0
	内收	N	N
	外展	N	N
	内旋	N	15°
	外旋	N	45°
膝	屈曲	N	105°
	伸展	N	N
踝	背伸	N	N
	跖屈	N	10°
	内翻	N	N
	外翻	N	N

表 11-1-1b　PROM 评价结果

左侧	MP		PIP		DIP	
	屈曲	伸展	屈曲	伸展	屈曲	伸展
拇指	30°	5°		过伸 30°		
示指	80°	0	0	5°	45°	5°
中指	5°	过伸 20°	45°	40°	N	过伸 5°
无名指	30°	过伸 15°	45°	40°	中立位固定畸形	
小指	5°	过伸 20°	45°	40°	中立位固定畸形	

表 11-1-1c　PROM 评价结果

右侧	MP		PIP		DIP	
	屈曲	伸展	屈曲	伸展	屈曲	伸展
拇指	60°	0	N	过伸 40°		
示指	10°	5°	110°	80°	N	过伸 20°
中指	10°	5°	100°	40°	N	过伸 20°
无名指	10°	5°	N	N	N	N
小指	10°	5°	N	0	屈曲 20°	N

注：N 为正常。

（2）徒手肌力评定（MMT）（表 11-1-2）。

表 11-1-2　MMT 评价结果

肌肉	左	右
肱二头肌	4 级	4 级
肱三头肌	4 级	4 级
伸腕肌	3 级	3 级
指深屈肌	3 级	3 级
小指外展肌	3 级	3 级

3．ADL 检查 Barthel 指数 80 分，ADL 部分借助；FIM 评分 104 分，ADL 部分借助。

4．耐力检查 肌肉耐力减退、心肺耐力减退。

5．瘢痕 全身大范围紫红色瘢痕，有明显突起，厚度约为 1mm，瘢痕伸展性较差，指缝间可见瘢痕破裂后渗出物结痂，部分肢体皮下有水肿（图 11-1-2）。

6．平衡

（1）静态平衡功能测定显示重心显著左偏，闭眼测试轨迹面积明显大于睁眼测试，单腿最大负重维持时间左右侧比值 $L/R=60/18.4$，提示右腿单腿支撑能力差（图 11-1-3）。

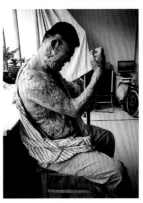

图 11-1-2　瘢痕

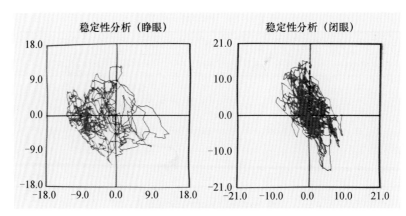

图 11-1-3　平衡评价

（2）动态平衡功能测定显示到达目标的准确性欠佳，时间稍有延长，提示躯干调整反应轻度障碍。

三、基于PEO模式总结问题点（表11-1-3）

表 11-1-3　基于 PEO 模式总结问题点

P（PERSON）	
躯体（physical）	双上肢及躯干大面积烧伤后瘢痕增生，瘢痕及废用性原因导致双上肢关节活动度受限严重，尤其以远端肢体手指精细动作受影响最大，上肢腕、手肌力下降、手指精细动作欠佳，不能完成拇指和中指、无名指、小指的对指动作。肌肉耐力和心肺耐力下降
情绪（affective）	受伤前性格开朗外向，伤后承认情绪低落，由于下颌及面部也存在瘢痕，曾有半年左右的时间抗拒与人交流，不愿出门。患者自身对于瘢痕的护理有惧怕情绪，导致瘢痕的卫生和护理不到位
认知（cognitive）	患者无认知问题，意识清醒、言语清晰、对答流利
E（ENVIRONMENT）	
物理环境（physical）	居住环境：城市 居住情况：与家人同住 房屋情况：自家购入商品房，无电梯，未配备无障碍设施，目前于医院居住
社会环境（social）	家庭角色：父亲、儿子，照料者、家中主要收入来源 社会角色：工人 家庭支持度：高 经济状况：一般 其他：患者属于工伤，目前一应治疗费用均为单位承担，患者感觉周围人对于其烧伤后的形象有偏见，表示心理压力很大
O（OCCUPATION）	
自理（self-care）	FIM得分为104分，ADL需要部分借助，其中需要帮助的项目有修饰、洗澡、上身更衣、下身更衣；可借助辅助具完成进食饮水动作；可独立完成如厕、大小便管理、转移、步行、上下楼梯以及交流认知方面
娱乐（leisure）	患者伤前兴趣爱好广泛，爱好旅游和体育运动，喜欢下厨，希望回家后能继续为家人做饭
工作（productivity）	患者为高级电工，工作中需要具备良好的上肢关节活动度以及手指精细动作，患者返回原岗位的意愿强烈

四、康复目标

（一）长期目标

回归家庭及社会。

（二）短期目标

1. 改善关节受限情况。
2. 增强残存肌力。
3. 改善平衡。
4. 提高日常生活动作能力。
5. 松解瘢痕，消除水肿。

五、训练计划

（一）维持扩大关节活动度训练

手法牵伸，同时利用直臂向前推动滚筒训练，利用自身重量进行肩关节屈曲角度的扩大，利用哑铃进行肘关节角度的扩大，利用弹力绷带进行手指屈曲范围的扩大，同时减轻水肿。

（二）双上肢肌力增强训练

利用拾取大木钉、套圈等作业活动，锻炼患者双上肢肩肘部分肌肉力量。利用捏取小木丁、拧螺丝、提小砝码等作业活动，锻炼患者手腕及手指的肌肉力量。

（三）平衡训练

利用Bobath球，坐位在地面上分别用单双手推动Bobath球的活动，锻炼患者的躯干稳定性，改善平衡。

（四）协调性、稳定性训练

治疗师与患者进行抛接球活动，或带领患者进行单双手交替拍篮球活动，锻炼协调性和稳定性（图11-1-4）；同时增加E-link训练，通过使用盘装抓握和球形抓握配件进行游戏活动，锻炼患者手指精细功能，提高腕手配合的协调性。

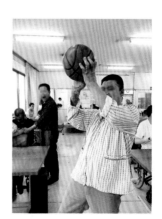

（五）ADL训练

1. 自主穿衣训练。
2. 使用辅助器具进行洗漱、梳洗活动训练。
3. 日常生活动作模拟（图11-1-5）：洗菜、切菜、揉面。

图11-1-4 抛接球训练

4. 肢体基本数据测量，联系压力衣制作。

（六）松解瘢痕

利用冲击波治疗仪，对瘢痕进行松解（图11-1-6）。

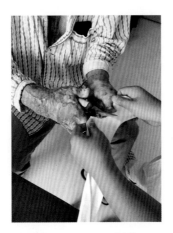 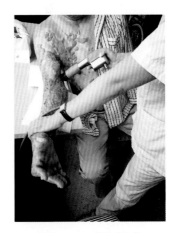

图 11-1-5 ADL 训练   图 11-1-6 松解瘢痕

（七）健康宣教

教患者如何处理瘢痕面的清洁和瘙痒，平时佩戴纯棉袖套用于保护皮肤。

六、中期评价、进展和问题点总结

1个月后对患者情况进行再评价，结果如下：

1. 双手指ROM改善，屈伸范围增大。
2. 手指对指力量增强。
3. ADL改善，FIM分数由104→110，洗澡、穿上衣、穿裤子动作得到改善。
4. 肌肉耐力、全身耐力增强。
5. 双手部痂皮创面愈合，肘关节及前臂瘢痕变薄。

七、中期康复目标

（一）长期目标

回归家庭及社会。

（二）短期目标

1. 继续改善关节受限情况。
2. 继续增强残存肌力。

3．提高日常生活动作能力。

4．松解瘢痕，消除水肿。

5．配置辅助器具及压力衣。

八、根据目标调整训练计划

（一）维持扩大关节活动度训练

1．手法牵伸。

2．同时利用直臂向前推动双棒砂板磨训练，利用自身重量进行肩关节屈曲角度的扩大。

3．平面推滚筒改为斜板推滚筒，斜面初始角度30°。

4．利用沙袋置于前臂进行肘关节角度的扩大。

5．利用弹力绷带进行手指屈曲范围的扩大，同时缠线法减轻水肿，另外在患者皮肤状态较好的部位进行肌内效贴贴扎，用于扩大关节活动度，维持正常体位。

（二）双上肢肌力增强训练

1．利用拾取大木钉、套圈等作业活动，锻炼患者双上肢肩肘部分肌肉力量。

2．利用捏取小木钉、拧螺丝、提小砝码等作业活动，锻炼患者手腕及手指的肌肉力量。

3．利用拉伸橡皮圈、手指桌、揉捏橡皮泥等作业活动，进行手内肌群的锻炼。

（三）平衡训练

利用Bobath球，坐位在地面上分别用单双手推动Bobath球的活动，锻炼患者的躯干稳定性，改善平衡，可分别在睁眼和闭眼状态下活动，但要注意保护。

（四）协调性、稳定性训练

治疗师与患者进行抛接球活动，或带领患者进行单双手交替拍篮球活动，锻炼协调性和稳定性；同时增加E-link训练，通过使用盘装抓握和球形抓握配件进行游戏活动，锻炼患者手指精细功能，提高腕手配合的协调性；增加BTE等张抗阻训练，进行双上肢及躯干的耐力锻炼和协调锻炼。

（五）ADL训练

进行日常生活动作模拟，进行早起后自理清洁并进行烹饪的作业活动模拟，以便从真实日常生活动作中发现问题（图11-1-7）。

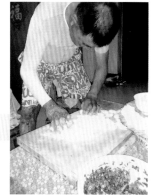

图11-1-7 烹饪

九、末期评价、进展和问题点总结

中期评价15天后进行末期评价，结果如下：患者关节活动度受限及部分肌力低下进一步得到改善，ADL得到部分改善，但由于距离中评时间较短，各项指标改善不明显。治疗师为患者联系压力衣制作团队，根据前期对患者采集的肢体数据，结合当前功能状态，配合患者期望，为其制作并适配了压力衣。

十、出院前指导

（一）训练计划

保证自理动作训练、肌力训练。

（二）环境改造及辅助技术

治疗师与患者家人沟通后建议加装扶手，杯、牙刷、刀具、笔等手柄进行加粗，方便患者抓握，嘱患者在热水管外加装隔热装置，避免因感觉减退而造成烫伤。

（三）健康宣教

嘱患者可适当参与娱乐活动或MET值适中的运动，坚持瘢痕的护理和压力衣、压力袜的佩戴。进行防跌倒知识宣教。

十一、结果与反思

患者在出院前肢体功能和日常生活活动能力仍在进展，若能延长在院康复时间，预计能取得更好的康复效果。关于患者回归家庭后如何进行回归原岗位的申请，由于时间限制未能理清相关制度及所需做的准备，后续会电话或微信回访，确定回归家庭和社会的进度。

第二节　关于爆炸伤致截瘫、大面积烧伤后的作业治疗病例

一、患者情况

（一）基本情况

姓名：LHB	病史陈述者：本人
性别：男	籍贯：山西
年龄：42岁	民族：汉族
家庭经济情况：一般	职业：电焊工
利手：右利手	病史可靠性：可靠
入院时间：2022年5月20日	病史采集日期：2022年5月20日
工作单位：山西阳煤化工机械集团有限公司	

家庭构成：见图11-2-1。

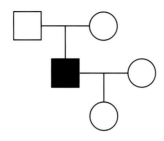

图11-2-1　家族谱系图

（二）医学情况

1. 临床诊断：胸8完全性脊髓损伤；创伤性截瘫；胸8、9骨折脱位内固定术后；神经源性膀胱、神经源性肠道；烧伤、爆炸伤；双上肢周围神经损伤；右肩关节活动受限；右锁骨骨折术后；甲状腺多发结节、甲功异常。

2. 障碍诊断：肢体感觉运动功能障碍；大小便功能障碍；轮椅依赖。

3. 主诉：爆炸伤致肢体运动感觉障碍伴大小便障碍3年余。

4. 病残史：患者于2019年4月11日约凌晨4点工作时，不慎发生爆炸，具体受伤经过不详，患者有短暂的意识丧失，清醒后发现双下肢感觉差、不能活动，120救护车转运至××医院，诊断为特重度烧伤；全身多处火焰伤达85%；爆震伤；创伤性休克；呼吸道损伤；血胸、纵隔积气、肺挫伤；胸椎骨折伴脱位、截瘫、腰椎骨折、锁骨骨折。给予行气管切开术、右锁骨骨折内固定术、烧伤处植皮。经积极抢救治疗，患者烧伤创面大部分愈合，病情稳定后给予拔除气管插管，复查CT、MRI显示胸8、9骨折脱位，脊髓受压。现为进一步康复入我院。

5. 既往史：既往体健，否认肝炎、结核等传染病病史，否认心脑血管等严重内科疾病病史，否认糖尿病等其他慢性病史，否认其他外伤手术史，否认食物药物过敏史。

6. 合并症：瘢痕。

7. 个人社会生活史：生于原籍，否认疫区疫水居住史，否认工业毒物、粉尘、放射线接触史。伤前吸烟20余年，每日半包，适量饮酒。

8. 家族史：否认家族性遗传病病史及传染病病史。

9. 心理史：平素性格中性，对疾病无认识，康复期望值高，否认重大心理创伤史。

（三）其他部门信息

1. PT：初步诊断多关节功能障碍，建议进行肢体功能训练。

2. 理疗：建议进行红外线照射、超声波治疗。

3. 中医治疗中心：建议进行按摩训练。

4. 文体科：建议进行轮椅技能训练。

（四）其他情况

1. 患者居住环境：患者家住山西省太原市，住宅类型为楼房，5楼无电梯，家中及社区未进行无障碍设施改造，现于我院脊髓损伤康复一科病房住院治疗并进行康复训练。

2．经济情况：一般，患者伤前为普通工人。

3．康复欲望：强烈，患者伤前喜欢参与各种体育活动，希望能够恢复自理并部分回归之前生活状态。

4．家庭支持情况：患者妻子在北京照顾患者，家属及患者本人配合度高，康复意愿强烈。

5．医疗费用支付方式：外阜工伤。

二、初期评价

（一）初次面接

治疗师病房面接患者，初见时，患者独自坐在轮椅上，双手可操作轮椅车闸，表情自然，言语流利，无病容，神志清楚，查体合作。患者全身皮肤大面积烧伤愈合瘢痕，全身皮肤及黏膜无发绀、黄染、苍白，胸廓正常，呼吸节律正常，右侧肩关节受限。训练时间约定为每天13:30—14:00，并于第二天首次至OT室进行评价。

（二）初次评价

1．感觉检查（表11-2-1）。

表11-2-1　感觉检查

感觉	左侧	右侧
痛觉	T_8	T_8
温度觉	T_8	T_8
触觉	T_8	T_8
位置觉	T_8	T_8
震动觉	T_8	T_8

2．运动功能检查

（1）PROM（表11-2-2）。

表11-2-2a　PROM检查

关节	动作	左侧	右侧
肩	屈曲	N	90°
	伸展	N	0
	内收	N	5°
	外展	N	70°
	内旋	N	50°
	外旋	N	50°
肘	屈曲	N	N
	伸展	N	N

续表

关节	动作	左侧	右侧
前臂	旋前	N	N
	旋后	N	N
腕	掌屈	N	N
	背伸	N	N
	尺偏	N	N
	桡偏	N	N
拇指	内收	N	N
	外展	N	N
四指	屈曲	N	N
	伸展	N	N
髋	屈曲	N	N
	伸展	N	N
	内收	N	N
	外展	N	N
	内旋	N	N
	外旋	N	N
膝	屈曲	N	N
	伸展	N	N
踝	背伸	N	N
	跖屈	N	N
	内翻	N	N
	外翻	N	N

表 11-2-2b PROM检查

左侧	MP		PIP		DIP	
	屈曲	伸展	屈曲	伸展	屈曲	伸展
拇指	N	N	N	N	—	—
示指	N	N	N	N	N	N
中指	N	N	N	N	N	N
无名指	N	N	N	N	N	N
小指	N	N	N	N	N	N

表11-2-2c PROM检查

右侧	MP		PIP		DIP	
	屈曲	伸展	屈曲	伸展	屈曲	伸展
拇指	N	N	N	N	—	—
示指	10°	N	N	N	N	N
中指	15°	N	N	N	N	N
无名指	N	N	N	N	N	N
小指	N	N	N	N	N	N

注：N为正常。

（2）徒手肌力的评价（MMT）（表11-2-3）。

表11-2-3 徒手肌力评价

肌肉	左	右
肱二头肌	4级	4级
肱三头肌	4级	4级
伸腕肌	4级	4级
指深屈肌	4级	4级
小指外展肌	4级	4级

3. ADL检查：脊髓损伤日常生活能力评定量表得分33分，大部分借助（表11-2-4）。Brathel指数37分，大部分介助。

表11-2-4 脊髓损伤日常生活能力评定量表

项目	得分
进食（10分）	10
着装（10分）	2
个人卫生（一）洗漱（5分）	5
个人卫生（二）洗澡（5分）	0
床上活动（10分）	10
轮椅使用（一）转移能力（8分）	0
轮椅使用（二）轮椅操作（2分）	1
入厕（10分）	0
膀胱管理（10分）	2
排便控制（10分）	2
步行能力（10分）	0
护理知识（10分）	1
总分	33分

4. 耐力检查：肌肉耐力减退、心肺耐力减退。

5. 瘢痕：全身大范围植皮后瘢痕，有明显突起，厚度约为1mm，瘢痕伸展性较差，导致右侧肩关节活动受限；右侧示指、中指活动受限。

6. 平衡：长坐位平衡评级Ⅱ级，坐位平衡欠佳。

三、基于PEO模式总结问题点（表11-2-5）

表11-2-5　基于PEO模式总结问题点

P（PERSON）	
躯体（physical）	双上肢及躯干大面积烧伤后瘢痕增生，瘢痕及废用性原因导致右肩关节活动受限，右侧示指、中指活动受限，爆炸伤导致T_8、T_9脊髓损伤，T_8、T_9骨折脱位，运动感觉功能、日常生活能力以及大小便功能障碍，深、浅感觉在T_8水平以下消失，双下肢关键肌肌力消失，坐位平衡差。肌肉耐力减退、心肺耐力减退，体位性低血压
情绪（affective）	受伤前性格中性，伤后承认情绪低落，由于全身大面积瘢痕，抗拒与人交流，不愿出门，与家人吵架争执的情况发生。患者自身对于瘢痕的护理有惧怕情绪，导致瘢痕的卫生和护理不到位
E（ENVIRONMENT）	
物理环境（physical）	居住环境：城市 居住情况：与家人同住 房屋情况：自家购入商品房，5层无电梯，未配备无障碍设施，目前于医院居住
社会环境（social）	家庭角色：父亲、儿子、照料者、家中主要收入来源 社会角色：工人 家庭支持度：高 经济状况：一般 其他：患者属于工伤，目前治疗费用均为单位承担，但周围人对于其烧伤后的瘢痕常常带有偏见，对此患者表示心理压力很大
O（OCCUPATION）	
自理（self-care）	脊髓损伤ADL评分量表为33/100分，ADL需要大部分介助，其中需要帮助的项目有着装、洗漱、洗澡、轮椅使用、入厕、大小便控制、步行和护理知识
娱乐（leisure）	患者伤前兴趣爱好广泛，爱好旅游和体育运动，希望回家后能生活自理
工作（productivity）	患者返回原岗位的意愿强烈

四、康复目标

（一）长期目标

ADL自理，回归家庭及社会。

（二）短期目标

1. 改善关节受限情况。
2. 增强残存肌力。
3. 改善平衡。
4. 提高移动能力。

5. 提高日常生活动作能力。

6. 松解瘢痕，消除水肿。

五、训练计划

（一）维持扩大关节活动度训练

手法牵伸，同时利用直臂向前推动滚筒训练，利用自身重量进行肩关节屈曲角度的扩大，利用弹力绷带进行右手示指、中指手指屈曲范围的扩大，同时减轻水肿。

（二）双上肢肌力增强训练

利用拾取大木钉、套圈等作业活动，锻炼患者双上肢肩肘部分肌肉力量。利用捏取小木钉、拧螺丝、提小砝码等作业活动，锻炼患者手腕及手指的肌肉力量。

（三）平衡训练

患者长坐于治疗床上，分别进行单双手推动Bobath球的活动，锻炼躯干稳定性，改善平衡；或患者端坐于治疗床边，双手分别进行在身体两侧传递木钉的作业活动，锻炼重心转移能力，改善平衡。

（四）上肢机器人训练

利用BTE Primus训练仪、Armeo-Spring训练仪以及E-link训练仪，分别对患者进行肩关节被动关节扩大训练、肩关节辅助主动训练、上肢等张抗阻训练、日常生活动作模拟训练。

（五）ADL训练

1. 自主穿衣训练。

2. 轮椅操作训练。

3. 转移训练。

4. 肢体基本数据测量，联系压力衣制作。

（六）松解瘢痕

利用冲击波治疗仪，对瘢痕进行松解。

（七）健康宣教

教会患者如何处理瘢痕面的清洁和瘙痒。

六、中期评价、进展和问题点总结

1个月后对患者情况进行再评价，结果如下：

1. 右侧肩关节被动ROM改善，屈伸范围增大，内旋角度达到50°～70°，外旋角度达到

$50°\sim65°$。

2. 右手示指MP关节角度达到$10°\sim35°$，中指MP关节角度达到$15°\sim35°$。

3. ADL改善，脊髓损伤ADL评分量表分数由33分增长至48分，Barthel指数37分增长至51分，穿衣、转移动作得到改善。

4. 肌肉耐力、全身耐力增强。

5. 肩关节、肩胛骨附近瘢痕变薄，瘢痕延展性增加。

七、中期康复目标

（一）长期目标

回归家庭及社会。

（二）短期目标

1. 继续改善关节受限情况。
2. 继续增强残存肌力。
3. 提高日常生活动作能力。
4. 松解瘢痕，消除水肿。
5. 配置辅助器具及压力衣。
6. 改善平衡。

八、根据目标调整训练计划

（一）维持扩大关节活动度训练

1. 手法牵伸。
2. 同时利用直臂向前推动双棒砂板磨训练，利用自身重量进行肩关节屈曲角度的扩大。
3. 平面推滚筒改为斜板推滚筒，斜面初始角度$30°$。
4. 利用弹力绷带进行手指屈曲范围的扩大，同时缠线法减轻水肿，另外在患者皮肤状态较好的部位进行肌内效贴贴扎，用于扩大关节活动度，维持正常体位。

（二）双上肢肌力增强训练

1. 利用拾取大木钉、套圈等作业活动，锻炼患者双上肢肩肘部分肌肉力量。
2. 利用捏取小木钉、拧螺丝、提小砝码等作业活动，锻炼患者手腕及手指的肌肉力量。
3. 利用拉伸橡皮圈、手指桌、揉捏橡皮泥等作业活动，进行手内肌群的锻炼。

（三）平衡训练

患者长坐于治疗床上，分别进行单双手推动Bobath球的活动，锻炼躯干稳定性，改善平衡；或患者端坐于治疗床边，双手分别进行在身体两侧传递木钉的作业活动，锻炼重心转移能力，改善平衡。

（四）上肢机器人训练

利用BTE Primus训练仪、Armeo-Spring训练仪以及E-link训练仪，分别对患者进行肩关节被动关节扩大训练、肩关节辅助主动训练、上肢等张抗阻训练、日常生活动作模拟训练。

（五）ADL训练

进行日常生活动作模拟，进行床-轮椅、轮椅-马桶、轮椅-椅子的转移训练。

（六）健康宣教

教授患者如何自我管理瘢痕状态、自我减压。

九、末期评价、进展和问题点总结

中期评价1个月后进行末期评价，结果如下：

1. 患者关节活动度受限进一步得到改善，ADL得到部分改善。

2. 为患者联系压力衣制作团队，根据前期对患者采集的肢体数据，结合当前功能状态，配合患者期望，为其制作并适配了压力衣。

3. 为患者进行下肢长支具适配指导，与假肢矫形器科室协同会诊，为患者配置下肢KAFO矫形器。

4. 训练计划：保证自理动作训练、肌力训练。

5. 环境改造及辅助技术：治疗师视频了解患者家中的家居环境和社区环境后，建议联系社区加装坡道、去除家门口门槛以方便轮椅通过；卫生间马桶旁边建议加装扶手方便患者抓握。

6. 健康宣教：嘱患者可适当参与娱乐活动或MET值适中的运动，坚持瘢痕的护理和压力衣、压力袜的佩戴，继续进行佩戴长下肢支具下的步行训练。

十、结果与反思

患者在出院前肢体功能和日常生活活动能力仍在进展，若能延长在院康复时间，预计能取得更好的康复效果。患者属于脊髓损伤合并烧伤，在康复过程中脊髓损伤造成的残障远超烧伤带来的残障影响，关于患者回归家庭后如何进行回归原岗位的申请，由于时间限制未能厘清相关制度及所需的准备，后续会电话或微信回访，确定其回归家庭和社会的进度。

第十二章 呼吸及吞咽功能障碍康复治疗病例

第一节　关于脑出血后呼吸及吞咽障碍的康复治疗病例

一、患者情况

（一）基本情况

姓名：HHC	家庭经济情况：中等
性别：女	入院时间：2022年1月16日
年龄：66岁	病史采集日期：2022年1月16日
民族：汉族	病史陈述者：患者儿子
职业：居民	病史可靠性：高
兴趣爱好：广场舞	

家庭构成： 见图12-1-1。

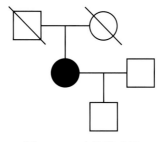

图12-1-1　家族谱系图

（二）医学情况

1. 临床诊断：吸入性肺炎；气管造口状态；脑出血恢复期；脑梗死恢复期；高血压病3级（极高危组）。

2. 障碍诊断：吞咽困难；四肢运动障碍。

3. 主诉：咳嗽、咳痰20余天。

4. 病残史：患者于20余天前因左侧大脑半球脑出血在外院先后行两侧开颅清血肿术后开始出现咳嗽、痰多，为黄白色黏液痰，难咳出，伴气促，诊断为吸入性肺炎，予以抗感染、纤支镜吸痰等治疗，效果欠佳，遂行气管切开治疗。现患者仍留置金属气管套管，咳嗽、咳痰，为拔除气管套管收治我科。

5. 既往史：高血压病史 10 余年，平时规律服用拜新同，血压控制尚可。

6. 合并症：脑出血恢复期（意识、认知、言语、吞咽障碍，双侧偏瘫，ADL 完全依赖）。

7. 个人社会生活史：出生于梅州梅县，否认吸烟史，否认饮酒史，否认药物嗜好。

8. 家族史：家族中否认类似患者，否认家族遗传病病史。

9. 心理史：心理健康。

（三）影像科信息

1. 颈胸部 CT：口咽腔变窄，双肺炎症（双肺下叶明显），右主支气管、右肺下叶支气管黏液栓，双侧胸腔少量积液。

2. 头颅 CT：左侧额颞部术后改变，术区轻度脑膜膨出，少量硬膜下出血，左侧大脑半球大面积脑梗死，左侧颞枕叶少量出血，余左侧大脑半球出血较前减少，右侧额部呈钻孔术后改变，蛛网膜下腔出血较前减少。

（四）其他情况

1. 患者居住环境：有小区、电梯房，与老伴一起居住。

2. 经济情况：中等。

3. 康复欲望：强烈。

4. 家庭支持情况：非常支持。

5. 医疗费用支付方式：城乡医保。

二、初期评价

（一）初次面接

1. 观察：患者浅昏迷状（GCS 评分 E4VTM3），查体不合作，留置鼻胃管，留置金属气管套管，咳嗽，咳较多黄白色黏稠痰，咳嗽力量弱，四肢乏力，留置尿管。

2. 问诊：（家属代诉）神志不清，咳嗽，痰稠难咳出，需反复气管套管吸痰。无发热，四肢无力，留置鼻胃管进食，大小便不能自理。

（二）评价计划及方法

1. 营养评价：体重减轻（62kg→57kg）；NRS2002 评分 6 分，存在营养风险；BMI 24.2kg/m^2。

2. 肺功能评价

（1）浅昏迷状，体型偏胖，脖子粗短，呼吸 20 次 /min，有睡眠呼吸暂停，主动咳嗽力量评分 2 级，咳黄白色浓稠痰 Ⅲ 级，痰难咳出，堵管试验颈部可闻及阻塞音，不能耐受堵管。

（2）膈肌超声评估肺功能：平静呼吸，膈肌厚度 0.25cm，膈肌移动度 1.72cm。

（3）纤维支气管镜检查：鼻咽腔狭窄，勺状襞及会厌肿胀，会厌谷、梨状窝、喉前庭见少量稀薄分泌物，双侧声带活动正常。经声门入镜，气道轻度狭窄，声门下未见明显肉芽组织增生，气管及主支气管少量黄白色浓稠分泌物。

3. 吞咽功能评价：口颜面尚可，唇舌运动欠佳，咽反射、呕吐反射、咳嗽反射减弱，自主吞咽频率减少，咳嗽能力减弱，舌喉复合体上抬小于2cm。染色试验阳性。V-VST评估3mL中高稠食物，指脉氧提示血氧饱和度下降，存在口咽腔大量残留。

4. 肢体运动功能评估：双上肢肌力0级，下肢肌力1级，双上肢肌张力偏低，双下肢肌张力1级。

（三）初期评价结果

1. 结果：胸廓活动减少，气道廓清能力减弱，咳痰困难，气道保护差。

2. 解读：患者脑出血术后双侧大脑半球多发病灶，目前仍浅昏迷，存在吞咽困难、肢体运动障碍，并发吸入性肺炎，既往有打鼾病史，评估存在睡眠呼吸暂停。体型偏胖，脖子粗短，颈部CT及纤支镜提示咽腔、气道变窄，鼻饲管进食、体重下降、四肢乏力，活动受限卧床，呼吸肌乏力，气道廓清能力减弱，咳痰困难，气道通畅性差，不能耐受堵管，因此拔除气管套管困难。

三、康复目标

1. 长期目标：拔除气管套管。
2. 短期目标：2周内提高气道廓清能力、改善气道通畅性。

四、治疗方案

（一）临床

1. 控制血压、防治癫痫、营养神经、化痰等。
2. 制订营养计划：制订肠内营养制剂方案（商品化肠内营养制剂粉剂），每天热卡1800kcal，定期复查体重及营养指标，根据患者情况调整。
3. 定期纤支镜吸痰。

（二）护理

1. 冲吸式口腔护理bid。
2. 雾化Tid、体外震动排痰bid。
3. 体位管理：保持卧位床头抬高15°。
4. 人工管道护理：经气切0.45%氯化钠溶液持续湿化，维持痰液分度在Ⅱ度，气囊压力保持在30cmH$_2$O，定时气囊放气。
5. 高流量湿化3h/d。

（三）肺功能治疗

1. 膈肌低频电刺激30min qd。
2. 胸廓捻转运动。

3. 气道廓清运动：体位引流；胸壁振动排痰。

4. 呼吸肌肌力训练及肋间肌肌群牵伸运动。

5. 膈肌呼吸运动训练。

6. 佩戴说话瓣膜 3h/d。

7. 呼吸机辅助通气 2h，qd，6天/w。

（四）吞咽治疗

口腔运动、感觉训练、吞咽低频神经肌肉电刺激。

（五）物理治疗

四肢关节被动活动训练、坐位平衡训练、电动起立床。

（六）肺功能、吞咽及物理治疗

一天一次，一周6次。

五、中期评价、进展和问题点总结

（一）评价方法和结果

1. 营养评价：体重 58kg。

2. 肺功能评价

（1）浅昏迷状，体型偏胖，脖子粗短，呼吸 20次/min，有睡眠呼吸暂停，主动咳嗽力量评分 3级，咳少许白色稀薄痰Ⅱ级。试堵管颈部可闻及阻塞音，不能耐受 2h堵管。

（2）纤维支气管镜检查：鼻咽腔稍狭窄，勺状襞及会厌轻度肿胀，会厌谷、梨状窝、喉前庭见少量稀薄分泌物，双侧声带活动正常。经声门入镜，气道轻度狭窄，声门下未见明显肉芽组织增生，气管及主支气管少量白色稀薄分泌物。

3. 吞咽功能评价：咳嗽反射增强，自主吞咽动作减少，咳嗽能力改善，舌喉复合体上抬小于2cm。染色试验阳性。V-VST评估 3mL 中高稠食物，指脉氧提示血氧饱和度下降，存在口咽腔大量残留。

4. 肢体运动功能评估：双上肢肌力0级，下肢肌力1级，双上肢肌张力偏低，双下肢肌张力1级。

（二）进步点

1. 气道廓清能力增强。

2. 气道通畅性稍改善。

3. 吞咽功能稍有提高。

（三）仍存在的问题

1. 气道通畅性仍欠佳，不能耐受 2h堵管。

2. 吞咽功能障碍。

（四）中期康复目标

继续改善气道通畅性，能耐受堵管2h。

六、中期治疗方案

（一）临床

1. 更换气管套管（8号→7号）。
2. 定期纤支镜吸痰。

（二）心肺功能

1. 呼吸机辅助通气2h，bid，6天/w。
2. 堵管训练。
3. 余治疗同前。

（三）护理、吞咽及运动康复方案

同初期治疗方案。

七、中期评价结果

（一）结果

气道廓清能力增强，气道分泌物减少，口咽狭窄较前改善，不能耐受堵管2h。

（二）解读

患者气道廓清能力可，痰不多，肺部感染控制尚可。CT提示口咽腔狭窄较前改善，但仍不能耐受堵管，考虑可能存在的原因如下：①声带异常；②声门下、气管套管上的气管有阻塞，包括比较大异常增生物；③口咽腔肿胀、狭窄；④气管塌陷；⑤气管套管过大。

有一次家属因护理不当导致患者气管套管脱出，时间长达半个小时，期间患者无明显呼吸困难，床边心电检测提示生命体征平稳，低中流量吸氧下血氧饱和度维持95%以上。因此排除②、④可能。CT排除①、③。我们考虑⑤可能性大，于是更换了更小一号的气管套管。经过一个星期的治疗，患者气道通畅性较前改善，但仍不能耐受堵管2h，血气分析提示氧合可。

八、末期评价、进展和问题点总结

（一）评价方法和结果

1. 主动咳嗽力量评分4级，咳少许白色稀薄痰Ⅱ级，试堵管颈部可听及气流通畅，能耐受2h堵管，堵管前后血气分析提示正常。

2．超声评估膈肌运动：平静呼吸，膈肌厚度0.25～0.27cm，膈肌移动度1.72～1.83cm。

3．复查颈部CT提示口咽腔狭窄较前改善，肺部炎症较前吸收。

4．纤维支气管镜检查：鼻咽腔狭窄较前改善，勺状襞及会厌无明显肿胀，会厌谷、梨状窝、喉前庭见少量稀薄分泌物，双侧声带活动正常。经声门入镜，气道轻度狭窄，声门下未见明显肉芽组织增生，气管及主支气管少量白色稀薄分泌物。

（二）进步点

1．气道廓清能力可。

2．气道通畅性改善，能耐受堵管2h，拔除气管套管。

（三）仍存在的问题及处理

拔管后24h血气分析提示二氧化碳分压轻度升高。继续予以呼吸机辅助通气治疗2～4h/d，拔管后第三天血气分析提示基本正常。

九、结果与反思

气管切开后引起上气道狭窄的原因包括：①肥胖患者脖子粗短导致的生理性狭窄，发病前有阻塞性睡眠呼吸暂停；②气管套管过大或者气管切开过小；③气管切开肉芽组织或者瘢痕组织增生；④软组织塌陷、瘢痕收缩、套管气囊未间断放松而压迫软骨环变性。这类患者的处理是临床公认的难题，治疗方法因人而异，要具体问题具体分析，并制订个性化的治疗方案。

这个病例主要是存在①、②导致上气道狭窄，经过说话瓣膜、呼吸机辅助通气治疗后患者口咽腔狭窄及阻塞性睡眠呼吸暂停改善，同时存在气管套管过大，更换小一号气管套管后患者气道通畅性明显改善，能耐受堵管2h，最终拔除气管套管。

第二节　关于脑外伤后吞咽障碍的康复治疗病例

一、患者情况

（一）基本情况

姓名：DHL	职业：学生
性别：男	出生地：贵州省安顺市
年龄：9岁	家庭住址：贵州省安顺市平坝县
婚姻状况：未婚	入院日期：2021年3月5日 9:35

家庭构成：见图12-2-1。

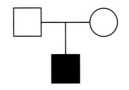

图12-2-1　家族谱系图

（二）医学情况

1. 主诉：吞咽困难7个月余。

2. 现病史：家属代诉，患儿于2020年9月14日下午放学后出车祸，送至就近医院，行头颅CT检查示颅内损伤，予以输液治疗（具体不详），病情无好转，遂于2020年10月25日转到贵州省儿童医院神经内科住院治疗，予以改善脑循环、抗自由基、营养脑细胞等对症治疗；住院期间，患者出现发热、咳嗽、痰多等肺部感染症状，予以吸氧及舒普深抗感染治疗后咳嗽、咳痰好转，病情稳定后出院。其后又送到其他医院住院治疗，予以抗血小板聚集、改善脑循环、营养神经、抗感染对症治疗，病情好转出院。目前患者仍存在吞咽困难、行走困难、咳嗽、咳痰，为求进一步康复治疗收入我科。起病以来，患者情绪烦躁，睡眠差，胃纳差，大小便如常，体重明显减轻。

3. 既往史：患儿平素健康状况良好。否认高血压、糖尿病、心脏病病史，否认肝炎、结核等传染病病史，否认手术、输血史。否认药物、食物过敏史。预防接种史不详。

4. 个人史：生于安顺市，于安顺市长大，学生。无毒物放射性物质接触。无冶游史。

5. 婚育史：未婚。

6. 家族史：父母亲健在，否认遗传病、传染病、肿瘤、冠心病、高血压及糖尿病病史。否认两系三代家族性遗传病病史。

7. 情感态度：积极配合治疗，情绪比较稳定。

8. 费用来源：完全自费。

（三）其他部门信息

1. 体格检查：T 36.8℃，P 105次/min，R 25次/min，BP 85/60mmHg。

2. 反射检查

（1）深反射：双侧肱二头肌腱反射（＋＋），跟腱反射（＋＋），桡骨膜反射（＋＋），膝腱反射（＋＋＋），跟腱反射（＋＋＋），双侧髌阵挛未引出，右侧踝阵挛（＋）。

（2）浅反射：腹壁反射、下颌反射存在，肛门反射未查，跖反射存在。

（3）病理反射：双侧霍夫征（＋），右侧巴氏征（＋），左侧巴氏征（－）。

3. 功能状态：辅助下完成两侧翻身、起坐，辅助下坐站转移，坐位平衡3级，立位平衡不能，ADL重度依赖。

4. 辅助检查：头颅MR＋MRA＋DWI＋SWI（2020年9月14日）示右侧颞顶部硬膜外血肿，右颞骨骨折，右侧颞顶部头皮下血肿，脑疝形成，右侧颞顶叶脑挫裂。

5. 吞咽功能临床评估时间早于入院时间，患者端坐位，清醒，精神可。颈部活动正常，左侧口角下垂；腹式呼吸，25次/min。张口幅度4cm，下垂，常见缓慢不随意的运动；右侧咀嚼力量小于左侧咀嚼力量；流涎e级，嘴角流涎较多，不能控制；唇拢c级，严重变形的笑，显出只有一侧唇角抬高，右侧高于左侧；唇缩e级，患者不能嘟长任何一侧嘴唇，没有唇的嘟拢；鼓腮e级，患者不能保持唇的闭合。观察舌部萎缩，伸舌、摆左、摆右、舔上下唇不能。软腭运动d级，软腭仅有一些最小限度的运动。音质嘶哑，最长发音时间2s，自主咳嗽缺失，自主清嗓缺失。咽反射、呕吐反射减弱，咳嗽反射正常，进食染色液体出现湿性声音及血氧饱和度下降超过3%，进食染色液体有呛咳。吞咽动作<2cm；反复唾液吞咽试验较难配合完成。

6. 吞咽功能检查

（1）吞咽造影检查（2021年3月5日）：自然坐位下，进食1、2、3号食物，头部控制良好，存在食物漏出口外，口腔控制正常，运送控制较差，吞咽启动明显延迟。进食1、2、3号食物会厌谷、梨状窦大量残留，经多次反复吞咽可清除少许。进食1号食物可见较多误吸，咳嗽反射正常。进食1、2、3号食物可见较多渗漏，进食过程中环咽肌偶有开放。

（2）意见：吞咽功能障碍（口咽期）、显性误吸、环咽肌开放不完全。

二、初期评价

（一）目前存在的问题

1. 存在显性误吸。
2. 舌运动受限，伸舌、摆左、摆右、舔上下唇不能。
3. 口腔运送能力欠佳，存在口腔残留及食物漏出口外。
4. 软腭上抬差，存在鼻腔反流。
5. 吞咽启动明显延迟。
6. 会厌谷、梨状窦有明显残留，多次吞咽无法完全清除。
7. 环咽肌开放不完全。

（二）诊断

1. 口腔期、咽期吞咽障碍。
2. 显性误吸。

（三）长期目标

1个月内可以部分经口进食，通过间歇插管的方式进水等稀流质食物，能经口进食浓流质、糊状食物、面条、烂饭等300mL/餐，4～5餐/d。

（四）短期目标

1. 2周内可以经口进食糊状食物50mL/餐，1～2餐/d。

2．2周内改善自主咳嗽与自主清嗓的力量。

3．2周内改善患者的唇及舌运动能力。

4．2周内改善患者的舌喉复合体上抬能力。

三、训练计划

（一）干预措施（2021年3月5～8日）

1．提高呼吸功能

（1）腹部加压或腹部放沙袋训练10次/组，一天3组（患者在病房完成）。

（2）患者坐位，治疗师在患者腹部给予相应压力并指导其进行呼吸训练，共15次。

（3）膈肌起搏器：上端位于双侧胸锁乳突肌外下1/3处，下端位于锁骨中线第2～3肋间，共20min。

（4）呼吸训练：呼吸训练器，呼气3次/组，吸气3次/组，视患者配合度增加至5～8次/组。

2．口颜面功能训练

（1）口腔感觉训练：振动棒快速刷擦患者的舌部、面颊、软腭及硬腭，各个部位10次/组，2组/d。

（2）改善下颌运动：咀嚼，让患者用右侧牙齿咬住吸舌器反复咀嚼，或用纱布包住饼干或薯片（干燥食物即可）进行咀嚼训练，10次/组，2组/d。

（3）改善唇部运动：治疗师辅助该患者用唇部抿压舌板或吸舌器训练10次/组，2组/d。

（4）改善舌运动：①舌部牵伸：用吸舌器吸引患者舌体向上、向下、左、右牵伸，各个方向10次/组，2组/d。②伸舌运动：运用吸舌器吸引患者舌体，示意患者尽可能随着治疗师引导伸舌，10次/组，2组/d。③感应电刺激：刺激舌面、舌根，10min/次，一天一次。

（5）增强软腭功能训练：①推掌法：双手掌合十向内发力，并同时发"啊"，尽量维持时间久一些，10次/组，1组/d。②感应电治疗：刺激软腭，10min/次，一天一次。

3．咽反射重建

（1）冰棉签刷擦患者舌根或软腭并快速按压滑出，嘱咐患者配合做咽口水动作，5次/组，2组/d。

（2）气脉冲治疗：将连接气囊的导气管置于患者舌根部、前咽部、咽后壁进行气体刺激，引出吞咽动作，15次/d。

（3）NMES（二线）：分别贴于下颌舌骨肌、第七颈椎，刺激强度以引起明显吞咽动作为准，20min/（次/d）。

（4）吞咽神经肌肉电刺激仪（四线）：舌骨上肌群，以患儿最大耐受剂量为度，20min/（次/d）。

4．气道保护能力训练

（1）呼吸训练器：10次/组，3组/d。

（2）含住发声笛发"呜"音，坚持5～10s，8个/次，3组/组，2组/d。

（3）声门上吞咽法：让患者吸气，屏住呼吸，然后用力吞咽，在吞咽结束后立刻进行一次自主咳嗽，以防止渗漏误吸的发生，并清除咽腔内滞留的食物。

5. 舌压抗阻训练：将球囊导尿管注水放于舌中及舌根，让患儿用最大力气将舌向上拱起，挤压球囊，坚持5~10s，8个/次，3次/组，2组/d。

6. 治疗性进食

（1）根据造影选用相对较容易吞下的2号食物，从20mL/次开始，根据患儿情况及临床反应，逐渐增加进食量及改变食物的性状开始时1次/d，逐渐增加到4~5次/d。

（2）进展记录（2021年3月11日）：由不能经口进食进展至可治疗性进食糊状食物50mL。

（二）干预措施调整（2021年3月11~23日）

1. 口颜面功能训练：20次/组、1组/d。

2. 舌压抗阻训练：8~10个/次、1次/d。

3. 舌制动吞咽训练：10个/组、1组/d。

4. 气道保护训练：10个/组、1组/d。

5. 球囊扩张：8~10次/d。

6. 进食训练；喂食记录（见附件喂食记录）。

注：2021年3月10日开始采用声门上吞咽（右转头）的方式结合用力吞咽法经口进食糊状食物，到2021年3月15日每餐基本会尝试咳嗽吐出及吸痰机配合吸出20~30mL，之后吐出量逐日减少，到3月17日基本无残留。2021年3月20日采用该吞咽方式进食，并且进食过程完全独立，基本无呛咳、残留。

四、末期评估

（一）进食情况记录表（表12-2-1）

表12-2-1 进食情况记录表

日期	时间	食物成分	食物性状	一口量	每次进食时间	进食反应	进食途径	总量
3.10	9:00	盐水	2~3号	3~4mL	7min	好	经口	20mL
3.11	9:30	盐水	2~3号	3~4mL	10min	好	经口	50mL
3.12	15:00	盐水	2~3号	3~4mL	10min	好	经口	500mL
3.13	9:30	盐水	3号	3~4mL	15min	好	经口	100mL
3.14	14:50	盐水	3号	3~4mL	15min	好	经口	100mL
3.15	9:00	盐水	3号	3~4mL	20min	好	经口	150mL
3.16	9:10	盐水	2号	4~5mL	20min	好	经口	150mL
3.16	15:10	盐水	3号	4~5mL	1min	好	经口	200mL
3.17	9:20	盐水	2~3号	4~5mL	20min	好	经口	200mL
3.17	14:50	盐水	2~3号	4~5mL	20min	好	经口	250mL
3.18	9:10	盐水	2~3号	4~5mL	20min	好	经口	250mL
3.18	14:50	盐水	3号	4~5mL	20mia	好	经口	250mL

续表

日期	时间	食物成分	食物性状	一口量	每次进食时间	进食反应	进食途径	总量
3.19	9:10	米糊	2～3号	4～5mL	20min	好	经口	250mL
3.19	15:00	米糊	3号	4～5mL	20min	好	经口	250mL
3.20	9:00	米糊	3号	3～4mL	8min	好	经口	280mL
3.21	9:10	米糊	2～3号	4～5mL	15min	好	经口	280mL
3.21	14:50	米糊	3号	4～5mL	20min	好	经口	280mL
3.22	9:10	米糊	3号	4～5mL	20min	好	经口	280mL
3.22	14:50	粥	2～3号	4～5mL	20min	好	经口	300mL
3.23	14:55	粥	3号	4～5mL	20min	好	经口	250mL
3.24	9:00	粥	2号	4～5mL	1min	好	经口	300mL
3.25	9:25	粥	2号	4～5mL	15min	好	经口	300mL
3.25	14:50	粥	3号	4～5mL	20min	好	经口	300mL

（二）吞咽造影检查（2021年3月23日）

患者于自然坐位下，进食1、2、3、4号食物及自备米粥，头部控制良好，口腔控制尚可，运送尚可，吞咽启动尚可。进食1、2、3、4号及自备食物会厌谷、梨状窦有明显残留，经多次反复，可清除较多。进食2、3、4号及自备食物无明显误吸，咳嗽反射存在、咳嗽力量正常。进食1号食物可见少许渗漏，进食过程中环咽肌均有开放，开放尚可。

意见：吞咽功能障碍（口咽期），无误吸，环咽肌开放正常。

（三）吞咽功能临床评估（2021年3月23日）

患者端坐位，清醒，精神可。颈部活动各方向PROM正常，胸腹式呼吸，呼吸次数11次/min，最长呼气时10s。口腔完整、清洁，下颌运动正常，唇运动稍差，舌运动稍差，软腭运动欠佳。最长发音时间8s，音质正常，自主咳嗽稍延迟、稍减弱，自主清嗓稍延迟、稍减弱。咽反射、呕吐反射均减弱，咳嗽反射正常。吞咽动作大于2cm，反复唾液吞咽实验5次，饮水实验Ⅱ级，颈部听诊正常。进食米糊（3号）无呛咳，无明显异常。

五、出院指南

（一）改善唇部运动

治疗师辅助该患者用唇部抵压舌板或吸舌器10次/组，2组/d。

（二）改善舌肌运动能力

1. 吸舌器训练：嘱患者先被动做3～5次舌头各个方向的活动（准备活动），然后用吸舌器吸住舌头，让其做舌头各个方向的主动活动，最后将舌头往外拉伸，维持3～5s，用力缩回，并完成一次吞咽动作，吞咽时保持头部微低，吞咽完成后立即咳嗽，10个/次，3次/组，2组/d。

2. 舌制动（Masako）吞咽训练法：让患者轻轻伸出舌头，用纱布拉住舌尖部，让其维持微伸舌的状态做吞咽动作，增强咽缩肌的收缩能力，5个/次，3次/组，2组/d。

（三）气道保护训练

1. 呼吸训练器：10次/组，3组/d。

2. 含住发声笛发"呜"音，坚持5～10s，8个/次，3次/组，2组/d。

3. 声门上吞咽法：让患者吸气，屏住呼吸，然后用力吞咽，在吞咽结束后立刻进行一次自主咳嗽，以防止渗漏误吸的发生，并清除咽腔内滞留的食物。

4. 咳嗽训练：咳嗽时先呼气，再吸气。吸气时腹部隆起，手可放于腹部感受腹部收缩，并于咳嗽的同时给予一个向内向上的力，10个/组，2组/次，2次/d。

（四）改善舌喉复合体上抬

1. 吸吸管训练：堵住吸管一端，另一端放于舌中部，嘱患者舌头包裹吸管向上接触硬颚用力吸，感受舌头用力，10个/组、2组/次，2次/d。

2. 舌压抗阻训练：将球囊导尿管注水放于舌中及舌根，让患者用最大力气将舌向上拱起挤压球囊，坚持5～10s，8个/次，3次/组，2组/d。

3. 软腭抬升训练

（1）软腭抬升训练：双手推撑发"啊"音，维持5～10s，10个/组，2组/次，2次/d。

（2）软腭按摩：洗净双手，伸手指轻柔按摩软腭，1min/组，3组/次，2次/d。

（五）家属注意事项

家人多理解，严格遵医嘱，不可喂食不适当的食物，安排安静的环境及合适体位，把握训练难度适中，及时了解患者情况，有效地沟通。患者无法自行咳出残留物时使用吸痰机帮助吸出，一切以安全为前提，出现任何紧急情况要及时就医。

第三节　关于舌癌切除术后吞咽障碍的康复治疗病例

一、患者情况

（一）基本情况

姓名：Z××	家庭经济情况：优
性别：男	门诊就诊时间：2021年3月
年龄：63岁	病史采集日期：2021年3月
利手：右	病史陈述者：患者本人及爱人
民族：汉	病史可靠性：可靠
职业：退休工程师	家庭构成：妻子、儿子、女儿
兴趣爱好：带外孙	

家庭构成：见图12-3-1。

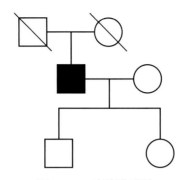

图12-3-1　家族谱系图

（二）医学情况

1. 临床诊断：舌癌切除术后。

2. 障碍诊断：吞咽障碍。

3. 主诉：舌鳞状细胞癌术后8个月余，于当地医院治疗。6个月余吞咽功能无改善，目前鼻饲管进食，痰多，口水多，术后肺部感染2次，鼻饲管1天注食5餐，每餐1000mL。自觉吃东西呛咳，无法下咽。术后体重下降15斤左右。于2021年3月于我院门诊就诊。

4. 病残史：耳聋，器质性构音障碍。

5. 既往史：无。

6. 合并症：肺部感染。

7. 个人社会生活史：无异常。

8. 家族史：不详。

9. 心理史：焦虑、烦躁。

（三）其他部门信息

1. 影像科：肺部感染。

2. 心理科：无。

（四）其他情况

1. 患者居住环境：正常。

2. 经济情况：优。

3. 康复欲望：强烈。

4. 家庭支持情况：支持。

5. 医疗费用支付方式：自费。

6. 患者每日时间安排：周一至周五10:00—12:00。

▌二、初期评价

（一）初次面接

1. 观察：患者就诊态度积极，康复欲望强烈。
2. 问诊：吞咽困难时间、治疗史、康复期望。

（二）ST评价计划及方法

1. 口颜面功能的评价：呼吸次数24次/min，最长呼气时间1.23s；舌瓣修补术；张口幅度2.8cm，下颌运动中度障碍；唇功能中度障碍；舌运动功能重度障碍；软腭运动功能轻度障碍。

2. 喉功能的评价：最长发音时间2.7s，音质嘶哑，自主咳嗽清嗓能力尚可。

3. 相关反射的评价：咽反射、呕吐反射减弱，咳嗽反射存在。

4. 吞咽功能检查：吞咽动作＜2cm，反复唾液吞咽试验＜5次，饮水试验Ⅴ级。

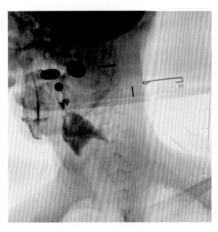

图12-3-2　吞咽造影

5. 摄食评估：半卧位下进食中稠度食物5mL，声音发生改变，血氧饱和度下降3%以上，发现呛咳；唇闭合不良、口腔有残留、咽部有残留感、分次吞咽（安全性受损、有效性受损）。

6. 吞咽造影检查：半卧位下进食中稠度食物3mL、5mL、10mL，头部控制正常，口腔控制重度障碍、运送重度障碍、吞咽启动明显延迟，鼻腔少量反流。会厌谷少许残留，梨状窦左侧部分残留、右侧大量残留，经右转头多次吞咽可清除部分。进食中稠度食物5mL、10mL可见少量渗漏，吞咽前、吞咽中少量误吸，咳嗽反射存在，咳嗽力量正常。环咽肌部分开放（图12-3-2）。

（三）ST初期评价结果

结果：吞咽功能重度障碍（口腔期、咽期）。

（四）基于SOAP模式总结问题点

1. 口腔控制重度障碍。
2. 口腔运送功能重度障碍。
3. 梨状窦大量残留。
4. 渗漏。
5. 吞咽前、中误吸。
6. 环咽肌右侧不开放。
7. 营养不良。

三、康复目标

（一）长期目标

1个月内半卧位下右转头经口进食任何食物，一天5餐，每餐200mL。

（二）短期目标

1周内经口进食糊状食物150mL/餐，一天1餐。

四、训练计划

1. 张口训练棒张口训练。
2. 唇运动功能训练：唇拢、唇缩、闭唇、鼓腮、抗阻。
3. 舌中部上抬抗阻训练。
4. 呼吸功能训练。
5. 超声门上吞咽法。
6. 治疗性进食训练。

五、中期评价、进展和问题点总结

1. 评价方法和结果：吞咽造影检查。
2. 进步点：半卧位下右转头经口进食2号食物，200mL/餐，每天3餐。
3. 仍存在的问题：自然坐位下无法运送食物。

六、中期康复目标

2周内坐位下右转头经口进食糊状食物200mL/餐，一天3餐。

七、中期训练计划

1. 屏气吞咽。
2. 治疗性进食训练。

八、末期评价、进展和问题点总结

1. 评价方法和结果：吞咽功能临床评估、吞咽造影检查。
2. 进步点：经口进食任何食物，每餐250mL，一天4～5餐。

3．仍存在的问题：舌运动功能重度障碍、咀嚼功能重度障碍。

九、出院后康复目标

1．功能方面的维持和提高。
2．ADL、居家及社会适应。

十、出院后训练计划

训练计划：家庭口腔功能操训练指导、饮食指导、营养指导。

十一、结果与反思

口腔癌特别是舌癌术后由于器质性结构变化导致的吞咽功能障碍，应尽早找出合适的代偿姿势、体位、食物性状进行训练，把残余功能发挥到最大，尽早进行口咽功能训练挖掘潜在的功能。

第十三章 其他康复病例

第一节　关于梅尼埃病的前庭康复治疗病例

一、患者情况

（一）基本情况

姓名：WEW	兴趣爱好：钓鱼
性别：男	入院时间：2022 年 5 月 10 日
年龄：47 岁	病史采集日期：2022 年 5 月 10 日
利手：右利手	病史陈述者：患者本人
民族：汉族	病史可靠性：可靠
职业：工程师	

家庭构成：见图 13-1-1。

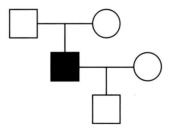

图 13-1-1　家族谱系图

（二）医学情况

1. 临床诊断：梅尼埃病。
2. 障碍诊断：反复发作性眩晕、耳鸣、波动性听力下降、向左侧倾倒。
3. 主诉：无明显诱因下突然出现天旋地转感，伴双眼不自主水平摆动，闭眼行走时向左侧倾倒，走在大马路上看见较多车辆和人流会出现明显眩晕。
4. 病残史：1 年前在无明显诱因下，患者早起睁眼时发觉双眼不自主顺时针旋转，伴剧烈天旋地转感并恶心呕吐，无耳鸣、听力下降、耳部闷胀感、口角歪斜、四肢乏力、意识障碍等问题。眩晕伴双眼旋转持续约3天，输液配合药物治疗后缓解，未行前庭康复治疗。

4月休息时，患者再次在无明显诱因下突然出现天旋地转感，伴双眼不自主水平摆动，行走时向左侧倾倒，随即被家人送至医院治疗，6天后症状逐渐缓解出院，未行前庭康复治疗。现自觉头部有持续沉闷感，视线模糊，行走稍有不稳，闭眼眩晕，闭眼行走会向左侧倾倒，走在大马路上看见较多车辆和人流会出现明显眩晕。

5. 既往史：无晕车史，幼时有庆大霉素使用史，近20年未使用，无三高病史，无心脏病史。否认传染病病史。

6. 个人社会生活史：吸烟饮酒史20余年。已婚，育有1子，体健。

7. 家族史：无。

8. 心理史：无。

（三）其他部门信息

1. 影像科：颅脑MRI未见异常。

2. 心理科：焦虑。

二、初期评价

（一）初次面接

1. 观察：患者神清，面部表情痛苦，行走不稳，多向左侧倾倒。

2. 问诊：患者主诉眩晕，视物成双，视物模糊，行走不稳，生活压力大，工作经常熬夜，睡眠质量差，休息不足，焦虑。

（二）PT评价计划及结果

1. 应用眩晕问卷进行病史及症状特点等资料采集，眩晕问卷量表的调查结果如下：

（1）主要症状：天旋地转、站立不稳、一侧倾倒、视物模糊、步行左右摇晃感（左侧倾斜感较明显）。

（2）起病方式：和缓。

（3）持续时间：持续性。

（4）发作类型：慢性持续存在（1个月）。

（5）诱发因素：弯腰系鞋带、头颈部运动、过于疲劳、在黑暗中行走、紧张压力大、看川流不息人群、看到运动不止景物。

（6）伴随症状：视物成双、视物模糊、行走不稳、焦虑。

（7）既往病史：无。

2. 前庭功能评估

（1）眩晕头晕残障程度评估量表（DHI）：总分54分，DHI-P 16分，DHI-E 10分，DHI-F 28分。提示为中等障碍。

（2）前庭疾病日常生活能力量表（VADL）：提示主要障碍有以下几点。

1）能够进出浴缸或自己用淋浴洗澡。

2）拿高度超过头部水平的物品。

3）在不平坦道路行走。

4）在狭窄的空间内和拥挤人群中行走。

5）上、下升降电梯。

6）上、下自动扶梯。

7）做繁重、辛苦的家务。

8）日常出行（乘坐公交）。

3.特异性活动平衡信心量表（ABC）：ABC测试得分总计45分，平衡信心指数等级28%，低度平衡信心。

4.眩晕视觉模拟评分（VAS）：眩晕完全无症状（1～10分眩晕极其严重），眩晕程度5分。

三、康复目标

（一）长期目标

1.促进视觉系统、本体感觉系统的代偿，以弥补前庭功能不足对平衡感的影响。

2.提高前庭眼动反射及脊髓反射功能。

3.降低跌倒风险。

4.改善患者的生活质量，回归家庭，回归社会。

（二）短期目标

1.利用倾听训练及呼吸训练来缓解患者的紧张焦虑心情。

2.利用适应性训练及习服训练来减轻或消除患者的眩晕症状。

3.提高患者的平衡能力及步态能力。

四、训练计划及训练方案

（一）前庭康复训练计划

1.前庭眼动反射训练（VOR训练）

（1）站立位训练：将示指或一支笔置于眼前方30cm至1m处，或在墙上挂一个写在纸上的"X"看清楚。

（2）转头训练：左右转头30°，转头时眼睛注视手指或笔，每次1～2分钟，每天3次。如果转头速度慢速不头晕，则加快速度（图13-1-2）。

（3）点头训练：抬头或低头运动，上下30°，头部运动时眼睛注视手指或笔，每次1～2分钟，每天3次。如果点头速度慢速不头晕，则加快速度。

（4）弯腰从地上捡东西、单脚抬起、提跟抬趾（图13-1-3）。

（5）由坐到站训练：睁眼和闭眼时进行坐到站，迅速站起，缓慢坐下，再迅速站起。

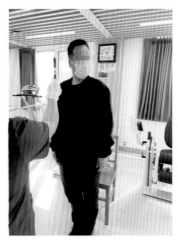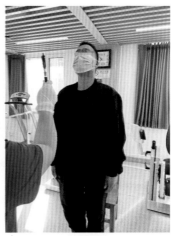

图 13-1-2a　　　　　　　　　图 13-1-2b

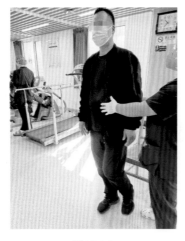

图 13-1-3

（6）向前走直线训练：脚跟、脚尖一条线边向前走，边进行转头训练、点头训练、捡东西训练，边走边跨过障碍物训练（图13-1-4）。

（7）球类训练：用球投掷或转动，配合眼的跟踪来练习（图13-1-5）。

2. 前庭脊髓反射训练（VSR训练）

（1）重心变换康复训练：双腿快速交替抬起或站立，双臂尽可能前伸，正常行走听到指令突然转髋（图13-1-6）。

（2）原地转圈练习（有亲属陪护）：

1）睁眼转圈：向左转圈，一圈为一个周期，根据具体情况决定转圈数，逐渐增加。向右转圈，一圈为一个周期，根据具体情况决定转圈数，逐渐增加。

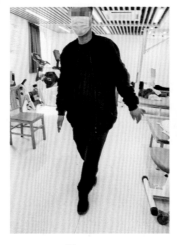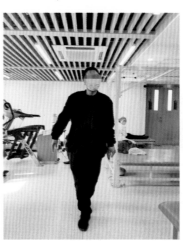

图 13-1-4a　　　　　　　　　图 13-1-4b

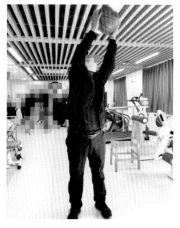

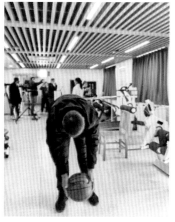

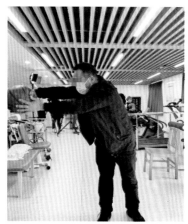

图 13-1-5a　　　　　　　　图 13-1-5b　　　　　　　　图 13-1-5c

2）闭眼转圈：向左转圈，一圈为一个周期，根据具体情况决定转圈数，逐渐增加。向右转圈，一圈为一个周期，根据具体情况决定转圈数，逐渐增加。

（3）转身运动：

1）身体左右转动，左右各转90度，同时，眼睛向侧方看，看清周围物体，左右都转完为一个周期，15-20次为一个周期，每天重复3次。

2）身体左右转动，左右各转大于90度，同时，眼睛向后方看，看清周围物体，左右都转完为一个周期，15-20次为一个周期，每天重复3次。

（4）站立或坐立：在大型超市看货架，在车流繁忙的路边看车辆：边走边看货架或车辆。

（5）球类活动：如羽毛球、乒乓球、网球等有助于前庭功能训练。

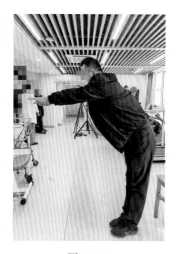

图 13-1-6

（6）整体平衡功能训练

姿势：双脚并拢增加难度至脚尖脚跟一条线，站在硬地板地面，两手下垂

1）睁眼练习，立正站立睁眼，双脚并拢站立，持续1-2分钟。如果维持平衡困难，双脚间距可以根据实际情况调整，可加大双脚间距，直到维持平衡为止，连续3次为一个循环。

2）闭眼练习，双脚并拢站立，维持1-2分钟，共3次。如果维持平衡困难，双脚间距可以根据实际情况调整，可加大双脚间距，直到维持平衡为止。

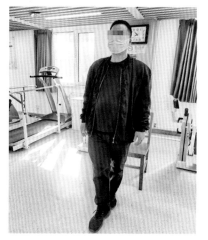

图 13-1-7

3）站在海绵垫上进行练习，动作同上，分睁眼和闭眼两个条件。

上述动作每天进行3次，每次3个循环。练习过程可以在角落里或有家人协助，以免摔倒。

（二）前庭康复训练方案

1. 方案：外周前庭康复方案。
2. 方法：VSR与VOR交替训练。
3. 周期：4个周期（一个周期训练5天，休息2天）。
4. 频率：一天两次（上午、下午各一次），每次训练30分钟。
5. 使用药物情况：无。

五、疗效评估

（一）眩晕头晕残障程度评估量表（DHI）对比

DHI量表对比（表13-1-1）

表13-1-1　DHI量表对比

5月10日	5月24日
DHI-P（16分）	DHI-P（10分）
DHI-E（10分）	DHI-E（2分）
DHI-F（28分）	DHI-F（16分）
总分：54分	总分：28分
眩晕评定：中等障碍	眩晕评定：轻微障碍
眩晕程度：部分控制	眩晕程度：基本控制

提示：眩晕残障程度由A级（部分控制）改善为B级（基本控制）。

（二）前庭疾病日常生活能力量表（VADL）对比

VADL量表对比（表13-1-2）

表13-1-2　VADL量表对比

5月10日	5月24日
①能够进出浴缸或自己用淋浴洗澡；	①能够进出浴缸或自己用淋浴洗澡；
②拿高度超过头部水平的物品；	②在狭窄的空间内和拥挤人群中行走；
③在不平坦道路行走；	③上、下自动扶梯；
④在狭窄的空间内和拥挤人群中行走；	④做繁重、辛苦的家务；
⑤上、下升降电梯；	⑤日常出行（乘坐公交）
⑥上、下自动扶梯；	
⑦做繁重、辛苦的家务；	
⑧日常出行（乘坐公交）	

提示：前庭疾病症状对日常活动的影响降低。

（三）特异性活动平衡信心量表（ABC）对比（表13-1-3）

表13-1-3　特异性活动平衡信心量表

5月10日	5月24日
ABC测试得分总计：45分	ABC测试得分总计：101分
百分比：28%	百分比：63%
平衡信心指数等级：低度平衡信心	平衡信心指数等级：中度平衡信心

不低于80%为正常，≤66%则有很高的跌倒风险。

提示：平衡信心提高，跌倒风险降低。

（四）眩晕视觉模拟评分（VAS）对比（表13-1-4）

表13-1-4　眩晕视觉模拟评分（VAS）对比

VAS评分	5月10日	5月24日
眩晕完全无症状1～10分眩晕极其严重	5分	3分

提示：眩晕感较之前好转。

六、病例分析及讨论

1. 对恶性眩晕的及时救治能挽救生命。

2. 对良性眩晕及时诊治可改善生活质量。

在门诊及临床接诊治疗中我们发现有大量患者因头晕眩晕及平衡障碍导致就业能力、日常活动能力，甚至独立生活能力降低，从而严重影响其生活质量。研究证明，眩晕的发作频率和严重程度对患者日常活动和生活质量有很大的负面影响。

前庭康复是一种专门针对前庭系统设计的运动性训练，通过运动训练促进前庭适应和代偿，改善或恢复前庭功能损害性异常的物理治疗方法。据研究显示，大约85%患者接受前庭康复后症状得到完全缓解，75%患者的残障功能得到改善。前庭康复治疗是一种广为接受的非药物、非创伤性、物理性康复治疗方法。

但在临床实践中，前庭康复的临床推行比较困难，大部分患者对前庭康复的认知度不够高，缺少对外界的推广，发病开始的干预时间太晚，还有些患者由于住院和门诊就诊时间的不便及依从性比较低，以及伴有认知功能障碍，均会影响其前庭康复训练效果等。前庭功能康复训练的基础基于平衡功能的三个要素，即视觉、前庭和本体感受器。在视觉、本体感受器和前庭感受器中，前庭感受器的作用最重要，一旦有病变，患者会有天旋地转、不敢睁眼、恶心呕吐、手脚麻木，心慌等感觉，长期发作还会带来颈部酸痛、腿脚发软、头晕眼花的感觉，可能辗转于神经内科、骨科、内科等治疗均效果不佳从而延误病程。所以如果患者出现反复眩晕、颈部酸痛、头晕眼花、平衡功能降低等症状，需要来耳鼻咽喉科就诊，看是否是前庭功能的问题。

以下是本人在前庭康复临床实践中总结的几个关键点，仅供参考。

首先，前庭康复流程。前庭康复流程的规范性是取得良好疗效的基础，包括康复初期评估、康复方案选择、前庭康复治疗、疗效评估、家庭康复和随诊。

其次，前庭康复评估。康复评估包括基线评估和疗效评估。前庭康复的效果与很多因素有关，如家庭成员之间关系是否融洽、工作及生活压力是否大、睡眠质量是否良好、患者本人的情绪、心情是否良好、有无心理疾病、有无颈椎及中枢神经病变。前庭康复评估是其中的重要因素。

最后，前庭康复的训练方案。康复训练应该遵循安全第一、循序渐进、及时调整训练强度并与呼吸训练相结合，训练方案因人而异，采取个性化方案，训练环境需安静、敞亮，训练前患者应身心放松，避免紧张，可促使康复效果最优。医院内训练应遵循与家庭训练相结合的原则。在遵循训练原则的前提下，采取一天2次的康复训练，运用VOR与VSR相结合的训练方法，在最短时间内取得最好的治疗效果。

第二节　关于脑梗死患者的门诊康复指导与居家康复治疗病例

一、患者情况

（一）基本情况

姓名：LST	家庭经济情况：良好
性别：男	入院时间：2021年9月16日
年龄：72岁	病史采集日期：2021年9月16日
利手：右手	病史陈述者：患者本人
民族：汉	病史可靠性：可靠
职业：退休教师	兴趣爱好：看书、下棋、慢跑

家庭构成：见图13-2-1。

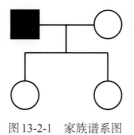

图13-2-1　家族谱系图

（二）医学情况

1. 临床诊断：脑梗死后遗症。

2. 障碍诊断：左侧肢体偏瘫。

3. 主诉：左侧肢体活动不灵1年余。

4. 病残史：患者于1年前无明显诱因出现口角歪斜、言语不清，随后出现左侧肢体活动不灵，无头晕、头痛、寒战、肢体抽搐、大小便失禁。即刻被家人送往县医院进行"颅脑CT"，诊断为"脑梗死"，立即药物静脉滴注治疗。诊治1个月后可下地进行慢走，嘴角歪斜好转，左侧鼻唇沟略浅，言语功能正常，病情稳定后出院。后到我院进行康复治疗，住院时间2021年9月16日，入院后给与物理治疗，患者肢体活动不灵症状减轻。

5. 既往史：既往有高血压病史（最高时160/100mmHg），服药用结沙坦胶囊80mg/d控制血压。否认冠心病、糖尿病等病史，否认"肝炎、结核"等传染病病史。否认重大疾病、手术及外伤史。无输血史。否认药物过敏史。

6. 合并症：合并高血压病史。

7. 个人社会生活史：生活规律，退休后正常作息，无熬夜、不良嗜好等情况。否认吸烟、饮酒史。否认其他不良嗜好。无毒物长期接触史，无精神创伤史。

8. 家族史：家族内无脑梗死病史，无遗传疾病病史。

9. 心理史：无精神疾病史，精神正常。

（三）其他部门信息

1. 影像科
（1）诊断为右侧脑梗死。
（2）心电图窦性心动过速、T波改变。

2. 心理科：心理轻微焦躁，无精神病史。

3. PT初期评价结果
（1）脑出血恢复期，高血压病3级（极高危）。
（2）单侧肢体运动障碍，左侧肢体感觉障碍，废用综合征。
（3）不能独立步行及上下楼梯。
（4）不能下蹲如厕。

解读：患者左侧下肢肌力大部分在3级或者2级，不能完成蹲起动作。站位平衡2级，站位稳定性不好，不能完成独立步行及上下楼梯等动作。

（四）其他情况

1. 患者居住环境：小区楼房，有楼梯，地面较平坦，但是有门槛，无障碍设施较齐全。

2. 经济情况：退休教师职工医保，经济情况良好。

3. 康复欲望：正常步行，回归社会。

4. 家庭支持情况：非常支持。

5. 医疗费用支付方式：职工医保。

二、初期评价

（一）初次面接

1. 观察：老年男性，仰卧位，床头略高30°，面部无表情，发育正常，神志清，精神尚可，言语交流语速欠佳，查体合作。

2. 问诊：血压吃药后控制在正常水平，肢体无血栓病史，口角稍歪斜，无血糖异常、心脏病等病史，左侧肢体偏瘫。

（二）初期评价内容及结果

1. Brunnstrom评定：左上肢4级，左手4级，左下肢4级。

2. 认知功能评价：MMSE评分30分。

3. 躯体感觉功能的评价：右侧浅感觉、深感觉及复合觉正常，左侧浅感觉、深感觉及复合觉减退。

4. 关节活动度检查：仰卧位左侧下肢主动关节活动度，髋关节外展50°，髋关节后伸30°，髋关节屈曲70°，膝关节屈曲50°，踝关节背屈5°。被动关节活动度无受限。

5. 肌张力检查（改良Ashworth）：腘绳肌肌张力1级，股四头肌肌张力1级，小腿三头肌肌张力1+级，其他均正常。

6. 肌力检查（表13-2-1）

表13-2-1　肌力检查

下肢	肌力	上肢	肌力	下肢	肌力	上肢	肌力
髋前屈	3	肩屈曲	3-	膝屈曲	2	肘屈曲	2
髋后伸	3	肩外展	2-	踝背伸	2	腕背屈	1
髋外展	3	肩后伸	2-	踝背屈	2	腕背伸	0
膝伸展	2	肘伸展	2+				

7. 步行能力：Holden步行能力分级2级。

8. 协调障碍检查：协调活动有辨距不良及震颤。

9. 平衡：坐位平衡3级，站立平衡2级。

10. ADL（改良barthel指数）检查（表13-2-2）。

表13-2-2　ADL（改良barthel指数）检查

项目	得分	项目	得分
个人卫生	10	小便控制	10
洗澡	0	大便控制	10
进食	10	步行（或轮椅操作）	5
使用厕所	10	床椅转移	10
上下楼梯	5	总分	75
穿衣	5		

11．SAS评分50分，轻度焦虑状态。

三、康复目标

（一）长期目标

1．日常生活自理：独立床边坐起、坐站、床椅转移、轮椅驱动、独立穿衣、进食、洗漱、如厕。

2．独立扶单拐佩戴AFO室内步行200m，扶单拐上下楼梯。

（二）分析患者能完成长期目标的依据

1．患者尚在恢复期。

2．患者健侧上肢及手功能大部分存在，能代偿完成大部分日常生活活动。

3．屈髋肌肌力3级，观察膝伸有力，肌力条件满足步行。

（三）短期目标

纠正足内翻，足下垂，提高上肢功能的实用性，改善站位平衡。

四、训练计划

1．第一阶段（1～2周）：左侧髋后伸肌肌力达4级往上，可以辅助助行器维持站立1分钟，1人辅助助行器能完成坐站的转移。

（1）影响因素

1）躯干侧屈肌力量较弱。

2）技巧缺失（转移、轮椅）。

（2）治疗措施

1）上下肢肌力诱发与加强。

2）躯干力量训练，利用SET（5次每组，3组每天，5天每周）PNF技术（同上），四点跪位技术（同上）。

3）床椅转移轮椅技巧训练。

2．第二阶段（3～4周）：站立位下完成患侧负重健侧迈步。

（1）影响因素

1）左肢站立震颤，影响身体负重及下肢力线。

2）左股四头肌力量较弱，膝关节支撑不足，影响站位平衡。

（2）治疗措施

1）股四头肌力量训练。

2）患腿左侧负重训练及站位平衡的训练。

3）坐站转换训练。

4）扶固定物步行分解训练。

3. 第三阶段（5～6周）：站位下完成骨盆的旋转训练。

4. 第四阶段（7～8周）：四点步步态，辅助助行器行走。

每个阶段增加上肢ADL的能力训练。

五、中期评价、进展和问题点总结

（一）缺失评价方法和结果

1. 通过早期的训练患者可以辅助助行器进行行走。

2. 通过第一阶段的训练膝关节支撑力量增加，提高了站位平衡。

（二）进步点

1. 骨盆的旋转及前倾后倾的灵活性提高。

2. 站位下躯干的稳定性提高。

3. 患侧上肢实用性提高。

（三）仍存在的问题

1. 足内翻及足下垂。

2. 小腿三头肌紧张。

3. 患侧上肢IADL速度慢。

六、中期康复目标

1. 站位下完成骨盆的旋转训练。

2. 四点步步态，辅助助行器行走60m。

3. 步态纠正（摆动末期膝伸控制）。

4. 改善小腿三头肌紧张及纠足内翻及足下垂。

5. 加强上下肢体的协调性及运动能力。

七、中期训练计划

（一）站位下完成骨盆的旋转训练

1. 分析影响因素

（1）不稳定型震颤。

（2）臀大肌，臀中肌，股四头肌力量不均，骨盆产生倾斜。

2. 治疗措施

（1）振动促进本体输入，患腿负重训练（图13-2-2）。

（2）骨盆的旋转训练（图13-2-3）。

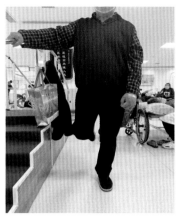
图 13-2-2

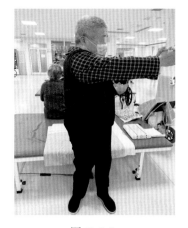
图 13-2-3a

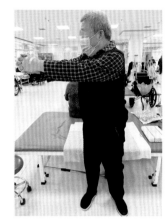
图 13-2-3b

（3）膝关节等速训练，感觉输入下股四头肌力量训练。

（4）纠正骨盆前倾时患侧负重训练。

（5）加强患侧肩关节的控制训练。

（二）中期第二阶段目标及治疗方法

1. 目标：四点步步态，辅助助行器行走60m、步态纠正（摆动末期膝伸控制）。

2. 分析原因

（1）股四头肌动态张力，双膝关节震颤。

（2）腘绳肌无力。

（3）患侧摆动相骨盆旋转不足。

3. 处理措施：股四头肌力量训练。

（1）牵伸股四头肌同时单膝支撑训练，锻炼双膝关节的稳定性。

（2）增加屈膝训练，增强腘绳肌的力量（图13-2-4）。

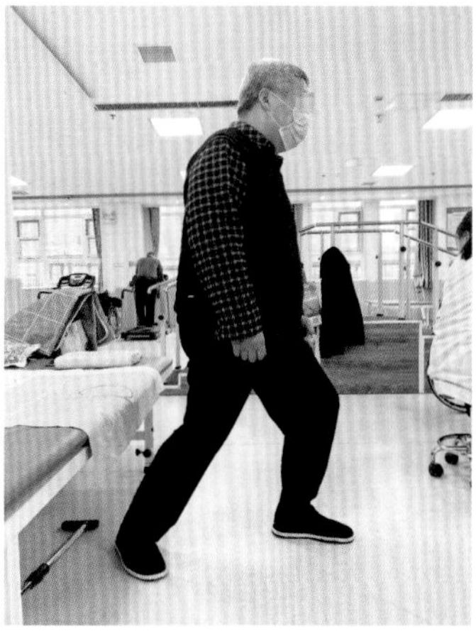

图 13-2-4

（3）辅助助行器步行增加骨盆的旋转训练，辅助助行器可以步行60m。

（4）沙袋患侧负重训练，腘绳肌力量训练、步行骨盆促进训练。

八、末期评价、进展和问题点总结

（一）评价方法和结果

1. 评定方法：量表评定。

2. 结果

（1）平衡：坐位平衡3级，站立平衡3级。

（2）步行能力：Holden步行能力分级3级。

（二）进步点

患者进一步改善步态功能。

（三）仍存在的问题

患者步态中的步频、步速、步宽、步长不统一，可进一步改善。步行中骨盆的旋转角度不对称需进一步加强。上下肢的协调性要加强，患侧上肢的ADL能力及速度需加强。

九、出院后康复目标

（一）功能方面的维持和提高

提高患侧肢体屈膝屈髋功能加强训练，提高站位下躯干的前屈、后伸、旋转的训练。在维持中提高步态（步频、步速、步宽、步长）的功能。提高患侧上肢的实用性，协调性和运动速度。

（二）ADL、居家及社会适应

IADL、BADL基本自理，适应家庭生活，回归社会。

十、出院后训练计划

（一）居家康复训练计划

1. 蹲起每天30～50/组，早晚各一组。
2. 纠正步态，要求步速、步频、步长一致，每天30～60min。
3. 上下楼梯50台阶/组，早晚各一组。
4. 踝关节背屈50/组，早晚各一组。
5. 蹬车训练每天30min。
6. 双侧上肢的协调训练，如打牌训练、编织训练、计算机打字训练等。

（二）家庭及周边环境改造

1. 家里楼梯旁边要安装安全扶手。
2. 台阶不超过20cm。
3. 改成坐便。
4. 卫生间淋浴间增加扶手。

（三）居家器械及辅助技术

家庭便携式中频治疗仪每天刺激腘绳肌及胫前肌增加屈膝和踝背屈功能，改善足内翻。

十一、结果与反思

（一）结果

1. 患者上肢及下肢平衡与协调能力应同时进行，避免以后锻炼的上下肢不协调，还要结合步态分析仪及平衡训练仪同时训练，进行精细化的平衡训练。

2. 髋关节稳定加强训练时应锻炼臀中肌、臀大肌肌肉的耐力及爆发力，防止在步行过程中突然出现姿势倾斜的现象，导致跌倒。

3. 步态的训练应结合患者的年龄、身体情况，因为不同的年龄段有不同的步态姿势。

4. 患者在锻炼中出现足内翻及内下垂现象，正确穿戴踝矫正器，纠正足下垂及足内翻，在步行前应先降低小腿三头肌及股四头肌肌张力，然后促进腘绳肌及胫前肌充分收缩，然后进行步态的训练，最大限度地改善异常步态。

5. 偏瘫患者在进行步态训练中，先进行躯干及骨盆的松解很有必要，松解完之后可有效改善步行中的身体姿势及步行状态，再加上踝关节矫形器有效改善其步行状态中出现的足内翻及足下垂，更好地增加患者在步行训练中的步频、步速、步宽、步长。

6. 纠正坐姿及站姿在偏瘫患者的步行训练中也是起到至关重要的作用，身体力线如不纠正，在训练中就会出现翘臀、骨盆倾斜、塌肩、身体前倾等现象，严重影响正确的步态训练。

（二）反思

1. 患者存在跌倒高风险，并存在感觉缺失，在治疗的过程中适当地使用视觉补偿，同时强化力量、耐力和感觉的训练，有效地降低跌倒风险。患者曾有跌倒史，除了上述提到的康复训练以外，在日常生活中如衣服、鞋袜的选择，药物管理以及环境安全给出合理意见。

2. 密切关注患者情况变化，如治疗时发现其出现异常情况及时通知医生，调整或停止治疗，保证治疗安全。

3. 疼痛部位并非问题所在，疼痛患者的评估诊断既要有局部观又要有整体观，既要有关节思路也要有软组织思路，还要有神经思路，缺一不可。

4. 疼痛控制并非治疗的结束。需要根据患者不同的需要，设定不同治疗方法，结构决定功能，功能反作用于结构，临床工作应双兼顾。

5. 膝关节力线尤为重要。力线对于关节疼痛的诊断、治疗方案的选择都具有重要意义。

6. 在进行步态训练前，应该降低患者上肢屈肌肌张力，因为上肢肩关节屈曲、肘关节屈曲可严重影响患者的站位姿势，可使患者躯干前倾、骨盆前倾，影响增加下肢的伸肌张力、股四头肌及小腿三头肌肌张力，影响患者步态功能训练。降低上肢屈肌张力可有效改善患者在步行中的姿势，从而改善患者的步行姿势。

7. 在偏瘫患者步行训练的时候应降低主动肌肌张力，增加拮抗肌的肌力训练，改善关节活动度后再进行步态功能的训练，这样可以充分增加患侧本身肌肉的收缩力量，更好地刺激偏瘫侧肌肉的活性。

8. 在步态训练中也可以增加Tens的使用，在步行过程中在收缩比较差的肌肉上使用Tens可以有效地改善步态的姿势、抑制异常姿势的产生及纠正异常的姿势，改善步行功能。

9. 居家康复越来越普遍，也越来越体现出重要性，在家庭中也要维持和改善偏瘫患者的肢体运动，避免二次损伤，家庭环境的改进也势在必行。

第三节　基于SOAP记录方法的帕金森病综合征患者四肢运动障碍的康复治疗病例

病历资料部分

姓名：Z××	性别：男
年龄：77岁	入院时间：2022年2月17日
评价日期：2022年2月17日	

家庭构成：见图13-3-1。

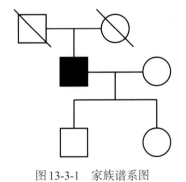

图13-3-1　家族谱系图

一、主诉

运动迟缓10年余，吞咽障碍1年余。

二、病残史

患者10年前出现运动迟缓、动作笨拙、四肢肌肉僵硬、起步困难、行走速度逐渐减慢，不伴肢体疼痛及关节活动受限，无肢体震颤，症状进行性加重。3年前开始出现行走无力、进食缓慢，只能用勺子进食。1年前不能自己进食，开始依赖家人喂饭，伴饮水呛咳、流涎。半年前开始依赖单人扶行及轮椅出行。2个月前来我科门诊就诊，予以美多芭治疗后运动功能较前好转，可室内独立缓慢行走。现为求进一步诊治，门诊拟"帕金森病"收住入院。

自发病以来，精神可、情绪可、饮食可、睡眠可，无味觉及嗅觉减退，大小便正常，体重无明显变化。

▌三、既往史

2017年曾患"硬脑膜下积液"，2019年行"脑血肿清除术"。

▌四、个人社会生活、家族史

无特殊。

▌五、专科查体

神清，屈颈体态，面具脸，瞬目减少。言语欠清晰，对答切题。定向力可，近期记忆力减退，远期记忆力可，计算力可，逻辑思维能力可。咽反射差，软腭上抬弱。四肢肌力5级，左上肢肌张力铅管样增高。关节活动度正常。四肢腱反射正常对称（＋＋），双侧Hoffmann征阴性，Rossolimo征阴性，Babinsik征阴性。双侧指鼻试验、快速轮复试验完成速度慢。深浅感觉无明显减退。翻身可，起坐困难，步行缓慢，行走时身体前倾，双侧单腿站立困难，闭目难立征（－）。

▌六、辅助检查

我院颈椎＋头颅MRI（图13-3-3）：双侧脑室周围脑白质高信号（Fazekas 2级）；脑萎缩；空泡蝶鞍（图13-3-2）；颈椎退行性改变：骨质增生，后纵韧带肥厚，椎间盘变性，$C_{4/5}$～$C_{5/6}$椎间盘突出（中央型），椎管狭窄。

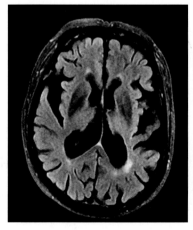 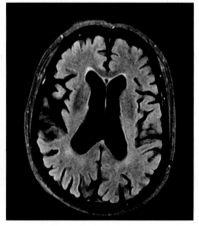

图13-3-2a　　　　　　　　　　　　图13-3-2b

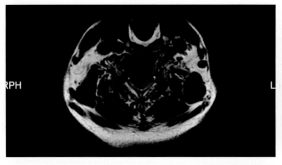 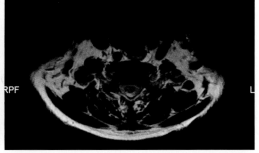

图 13-3-3a   图 13-3-3b

七、康复诊断

1. 帕金森病综合征、双侧尾状核、壳核、四肢运动障碍、构音障碍，脑白质变性。
2. 构音障碍、吞咽障碍、双侧肢体运动功能障碍、平衡功能障碍、废用综合征。
3. 家庭人，ADL小部分自理。
4. 社会参与能力减退。
5. 骨质疏松。
6. 颈椎病。

八、问题小结

1. 构音障碍：唇齿活动僵硬、缓慢，致言语不流畅。
2. 吞咽障碍：唇舌活动受限，软腭抬举力弱，考虑主要为口腔期、咽期吞咽障碍。
3. 双侧肢体运动功能障碍：全身僵硬、运动迟缓，姿势调整困难，步态缓慢。
4. 平衡功能障碍：站位平衡差，行走时重心调整困难，易摔倒。
5. 废用综合征。
6. ADL重度依赖：洗漱、进食、洗澡、转移、步行等日常生活大部分依赖。
7. 社会参与能力减退。

九、康复目标及计划

（一）康复目标

1. 长期目标（1个月）：延缓疾病进展，提高、延长目前生活能力，回归家庭及社区。
2. 短期目标（2周）：改善废用综合征；改善身体前倾姿势；保持关节活动度；改善四肢肌肉僵硬；改善平衡能力；提高运动速度；提高步态稳定性；提高ADL能力。

（二）康复计划

1. 药物治疗：继续予以美多芭补充多巴胺，予以丁苯酞、银杏叶营养神经治疗。

2．康复治疗：PT肌力训练，松弛训练，LSVT-BIG训练，平衡功能训练，视觉、听觉提示帮助患者步态更加自然流畅。OT双上肢粗大运动及精细运动训练，ADL训练。

PT（第一次评价2022年2月18日）

一、S（主观资料）

病史描述人：□患者本人　　☑家属　　□陪护　　□其他 _____

1．现病史/医疗史：患者家属表示患者3年前开始出现行走无力，进食缓慢，只能用勺子进食。1年多前不能自己进食，开始依赖家人喂饭，伴饮水呛咳、流涎。半年前开始依赖单人扶行及轮椅出行。现患者坐下、站起、翻身困难，走路不稳。

2．环境和个人情况

（1）照料者　　　□独居　　☑一个　　□两个

（2）家人态度　　□消极　　□一般　　☑积极

（3）居住环境　　<u>7楼</u>　　☑电梯　　□楼梯　　□其他 _____

（4）经济状况　　□差　　☑一般　　□好

（5）心理状态　　□焦虑　　□抑郁　　☑正常

3．社会参与

工作：<u>退休（大学教授）</u>　　兴趣爱好：<u>太极拳、八段锦</u>

4．患者/家属意愿及目标：能独立完成翻身、坐下、站起，独立行走，提高日常生活活动能力。

二、O（客观资料）

1．一般情况及躯体功能（表13-3-1）

表13-3-1　一般情况及躯体功能

评定内容		评定结果
意识状态		☑清醒 □嗜睡 □昏睡 □浅昏迷 □深昏迷
理解能力		□消极 □一般 ☑积极
配合程度		□消极 □一般 ☑积极
情绪状态		□焦虑 □抑郁 ☑正常
疼痛（VAS）		右肩关节周围，VAS评分不能描述
ROM	上肢及手	PROM：左肩0～150°、右肩0～150°；
		AROM：左肩0～150°、右肩0～150°；
	下肢	PROM：左踝背伸0～5°，右踝背伸0～8°
		AROM：左踝背伸0～5°，右踝背伸0～8°

评定内容		评定结果
萎缩		无
肿胀		无
肌张力	上肢	被动活动肢体有轻度阻力反应（铅管样）
	下肢	正常
感觉功能	浅感觉	正常
	深感觉	正常
肌力评价（MMT）	上肢及手	外展：左肩、右肩5⁻级；余5级
	下肢	左髋、右髋4⁺级；余5级
平衡功能	三级平衡评定	坐位平衡Ⅲ级，站立位平衡Ⅱ级
	Berg平衡量表	22/56
协调功能	指鼻试验	无异常
	跟膝胫试验	无异常

2. MDS-UPDRS得分：Ⅰ-12、Ⅱ-40、Ⅲ-33、Ⅳ-0，总分85（表13-3-2）。

表13-3-2　MDE-UPDRS

1. A	信息来源	□患者 □照料者 ☑患者＋照料者	3.3b	强直-右上肢	0
			3.3c	强直-左上肢	1（轻微：只有其他肢体在做诱发动作时才可测到）
Part Ⅰ	日常生活非运动症状体验		3.3d	强直-右下肢	0
1.1	认知功能受损	1（轻微：患者或照料者察觉有受损，但并不对患者正常进行日常生活及社交的能力构成具体干扰）	3.3e	强直-左下肢	0
1.2	幻觉和精神症状	0	3.4a	手指拍打-右手	1b（轻微：动作稍微变慢）
1.3	抑郁情绪	0	3.4b	手指拍打-左手	0
1.4	焦虑情绪	0	3.5a	手掌运动-右手	1b（轻微：动作稍微变慢）
1.5	淡漠	4（重度：被动且孤僻，完全失去积极性）	3.5b	手掌运动-左手	1b（轻微：动作稍微变慢）
1.6	多巴胺失调的特征	0	3.6a	前臂回旋运动-右手	1b（轻微：动作稍微变慢）
			3.6b	前臂回旋运动-左手	1b（轻微：动作稍微变慢）
1.6a	本问卷填写者	□患者 □照料者 ☑患者＋照料者	3.7a	脚趾拍地运动-右脚	2ab（轻度：①手掌翻转的规律性被3～5次的动作中断或迟疑所打断；②动作轻度变慢）

续表

1.7	睡眠问题	0	3.7b	脚趾拍地运动-左脚	2ab（轻度：①手掌翻转的规律性被3~5次的动作中断或迟疑所打断；②动作轻度变慢）
1.8	白天嗜睡	2（轻度：当自己一人或放松的时候，有时候患者会睡着，例如阅读或看电视时）	3.8a	两脚灵敏度测试-右腿	1a（轻微：脚踩地的规律性被1~2次的动作中断或迟疑所打断）
1.9	疼痛和其他感觉	0	3.8b	两脚灵敏度测试-左腿	1c（轻微：脚踩地的振幅在10下的范围最后有越做越小的趋势）
1.10	排尿问题	3（中度：排尿问题造成患者日常活动很大的困难，且患者会漏尿）	3.9	起立	3（中度：需要手推椅子把手站起来，但是容易向后跌回椅子中）
1.11	便秘问题	1（轻微：患者有便秘的问题，需要额外的努力让肠胃蠕动，但这问题并不会干扰患者的活动或让其感到不适）	3.10	步态	2（轻度：可以独立行走但是有明显的步态问题）
1.12	站立时头晕	0	3.11	步态冻结的评估	1（轻微：在步态起始、转弯或走过出入口时有一次停顿，但之后可以于平直路面上平顺地行走）
1.13	疲劳感	1（轻微：有疲倦感，但不会造成患者做事及与人相处困难）	3.12	姿势平稳度	3（中度：可以安全地站立，但是缺乏姿势平稳反应，若没有评定者扶住，会摔倒）
Part II	日常生活运动症状体验		3.13	姿势	3（中度：姿势驼背、脊柱侧弯或身体倾向一侧，无法经由提醒将姿势矫正回来）
2.1	言语	3（中度：患者因说话不够清楚，因此每天别人要其重复述说，虽然他们可以了解患者的意思）	3.14	全身自发性的动作评估	3（中度：整体动作中度变慢，全身自发性的动作中度减少）
2.2	唾液分泌与流口水	3（中度：患者清醒时会流一些口水，但通常不需要面纸或手帕擦拭）	3.15a	双手姿态性震颤-右手	0

续表

2.3	咀嚼与吞咽	3（中度：过去一周内，患者至少呛到一次）	3.15b	双手姿态性震颤-左手	0
2.4	进食能力	2（轻度：患者进餐时会缓慢，偶尔会使食物散落出来；有时需要别人的帮助）	3.16a	双手动作性震颤-右手	0
2.5	穿衣	4（重度：患者穿衣时大部分或完全地需要别人的帮助）	3.16b	双手动作性震颤-左手	0
2.6	卫生清洁	4（重度：患者所有卫生清洁大部分或所有需要别人的帮助）	3.17a	静止型震颤幅度-右上肢	0
2.7	写字	2（轻微：患者写字有点缓慢、笨拙、不工整，但可以辨认所有字体）	3.17b	静止型震颤幅度-左上肢	0
2.8	嗜好与其他活动	4（重度：患者无法从事大部分或所有活动）	3.17c	静止型震颤幅度-右下肢	0
2.9	翻身	4（重度：如果没有别人的帮助，患者完全没办法翻身）	3.17d	静止型震颤幅度-左下肢	0
2.10	震颤	0	3.17e	静止型震颤幅度-嘴唇/下巴	0
2.11	起床	4（重度：患者大部分或完全地需要别人的帮助）	3.18	静止型震颤持续性	0
2.12	走路与平衡	4（重度：患者经常需要别人协助走路避免跌倒）		异动症是否在检查中出现	☑No　□Yes
2.13	冻结	3（中度：当患者冻结时，会有很多的困难再次起步，且有时需要助行器或别人的帮助）		是否干扰动作功能的检查	☑No　□Yes
3a	是否正接受药物治疗	□No　☑Yes		Hoehn-Yahr分期	
3b	临床功能状态	□Off　☑On		3（轻度至中度之两侧症状，姿势稍微不平衡，不需他人协助，"后拉"试验中需协助才能站稳）	
3c	是否有服左旋多巴	□No　☑Yes	4.1	出现异动症的时间	0
3. C1	距离最近一次服药时间	2h	4.2	异动症对生活功能造成的影响	0
Part Ⅲ	运动功能检查		4.3	发生"关"的时间	0
3.1	言语	2（轻度：丧失正常的音调、发音与音量，少数字句听不清楚，但是整体语句仍可轻易了解）	4.4	药效波动对生活功能造成的影响	0
3.2	面部表情	4（重度：面具脸，当嘴巴休息时大多数时间会出现嘴唇微张情形）	4.5	药效波动的复杂性	0
3.3a	强直-脖子	0	4.6	疼痛性"关"期肌张力不全症	0

三、A（评估与分析）

（一）ICF 总结、分析、解释

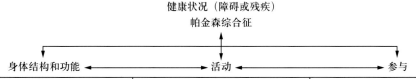

健康状况（障碍或残疾）
帕金森综合征

身体结构和功能 ← → 活动 ← → 参与

身体结构和功能	活动	参与
1. 站立位平衡较差，后拉试验阳性，易跌倒。 2. 全身自发性动作减少，动作缓慢。 3. 双侧患病。 4. 铅管样肌张力增高。 5. 姿势异常，屈颈屈膝屈髋状态。 6. 说话含糊不清，吞咽困难，易呛咳。 7. 控制排尿困难，有少量漏尿。 8. 记忆力轻度减退。	1. 主动性差，穿衣、洗澡、刷牙、刮胡子等个人卫生清洁完全需要他人提醒辅助。 2. 翻身、转移、步行需要他人辅助。	1. 患者性格内向，不爱与人交流，不愿意表达、倾诉。 2. 说话含糊不清，与他人交谈存在困难。 3. 患者积极性不高，喜欢独自静坐。 4. 病后肢体运动功能差，社会参与需要他人帮助，外出行走需要家属监督辅助。

背景 因素

环境因素　　　　　　　　　个人因素

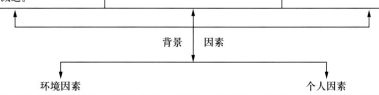

环境因素	个人因素
Facilitators： 1. 居住环境有电梯，便于上下楼，家里有坐厕。 2. 居住地周围空地较多，利于患者社区内活动。 3. 患者与家属关系和睦，家属支持患者进行康复训练。 4. 患者家属尽心照顾患者，在日常生活各方面给予帮助。 Barriers： 1. 家庭经济状况不佳，虽家属支持患者在医院接受持续性的系统正规的康复训练，但是会给家庭带来一些经济负担。 2. 居家无障碍设施设备较少，患者洗澡等自理活动存在安全隐患。	Facilitators： 1. 患者对生活没有过多的要求。 2. 能理解指令并积极配合训练。 3. 不挑食。 4. 情绪较稳定。 Barriers： 1. 患者性格淡漠，积极性不高，自主训练意识较弱。 2. 患者对家属依赖度高，不愿意日常生活自理。 3. 患者与他人交流欲望不强烈，很少表达不满或身体的不适。 4. 易疲劳。

图 13-3-4

问题总结：

1. ROM受限：双侧肩前屈、踝背伸活动度轻度受限。

2. 肌张力增高：左肘关节肌张力轻度铅管样增高。

3. 平衡功能障碍：站位平衡Ⅱ级。

4. 姿势异常：屈颈屈膝屈髋状态。

5. 动作缓慢。

6. 步行障碍：躯干稳定性差、步速慢、重心转移困难。

（二）制定康复目标

1. 长期目标（1个月）

（1）提高转移、步行能力。

（2）肩部、踝部的关节活动度调整至接近正常。

（3）改善髋外展肌力，提高步行速度，可在家属监护下完成社区内散步。

（4）提高运动速度，增强耐力，能在家属监护下打太极拳、八段锦。

（5）日常生活大部分自理。

2. 短期目标（2周）

（1）1周，能独立完成床上翻身、从坐到站。

（2）1周，双侧肩关节屈曲角度扩大至160°，踝关节背伸角度扩大（左0～10°，右0～13°）。

（3）1周，能在监护下完成站立位重心转移。

（4）2周，提高各肌群肌力至5级。

（5）2周，平衡功能改善，站立位平衡达到3级。

（6）2周，协调功能改善。

四、P（治疗计划）

1. LSVT BIG训练（1h）

（1）基础性动作（30min）

1）坐位转身：端坐位，一侧肩关节外展，肘关节伸直，掌心向前，向对侧转身的同时由下而上划圈至对侧，掌心向后，下肢向后滑动，8个/组，左右各做1组。

2）坐位伏地挺身：端坐位，双手掌心向下碰触地面，回到端坐位，双上肢伸直上抬，掌心向上，然后双上肢后伸至最大范围，8个/组，2组/次。

3）立位前向跨步挺胸：直立位，向前弓步，双上肢水平外展，然后逆序回到立位，8个/组，左右各做1组。

4）立位侧向跨步挺胸：直立位，左转，左脚向左前方跨步，双上肢水平伸展，然后逆序回到立位，8个/组，左右各做1组。

5）立位前后摆臂：双足前后站立，双上肢下垂，双足重心转移，双上肢前后摆动，8个/组，左右各做1组。

6）立位旋转摆臂：直立位，躯干及双下肢向一侧旋转的同时双上肢前后摆动，8个/组，左右各做1组。

7）立位后撤摆臂：直立位，双上肢前伸，腕背屈，一侧下肢后撤下蹲的同时躯干前屈，双上肢保持腕背屈向后摆动，8个/组，左右各做1组。

（2）功能性动作（30min）

1）床上翻身、床上转移训练。

2）卧-坐、坐-站训练。

3）站立位拾物：站立位，在患者足前放置物体（如消毒液、尺子、笔等），嘱患者尽最大努力拾起物体，注意全程保护患者，切勿跌倒。

4）平衡训练：①仪器平衡功能训练；②重心的前后左右转移训练：患者正立位，左足向前迈一小步，双手作向前推状，将重心充分前移至左足，右足离地或右足尖着地，然后重心向后移至右足，左足离地或左足跟着地。如此缓慢地反复进行；③单腿站立平衡训练。

5）步态训练：①视觉、听觉提示下步行训练：PT室"斑马线"上按照治疗师口令"1、2、1"进行步行训练；②上、下肢协同运动训练：让患者两手各持两根体操棒的一端，治疗师持另一端。在行走时，治疗师指引患者两上肢交替摆动，并且在这种相对行走中，按治疗师的指令停止、改变运动方向、转弯等训练。

2. 经颅直流电刺激：M1区阳极，20min/次，1天/次。

3. 主动蹬车训练：10min正向，10min反向。

家庭作业（表13-3-3）。

表13-3-3　患者家庭作业完成表

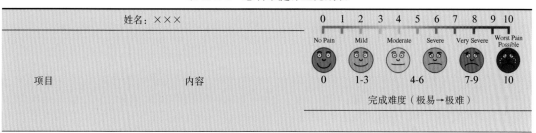

项目	内容	完成难度（极易→极难）
1. 基础性训练（方法同治疗室）	1）坐位转身：端坐位，一侧肩关节外展，肘关节伸直，掌心向前，向对侧转身的同时由下而上划圈至对侧，掌心向后，下肢向后滑动	
	2）坐位伏地挺身：端坐位，双手掌心向下碰触地面，回到端坐位，双上肢伸直上抬，掌心向上，然后双上肢后伸至最大范围	
	3）立位前向跨步挺胸：直立位，向前弓步，双上肢水平外展，然后逆序回到立位	
	4）立位侧向跨步挺胸：直立位，左转，左脚向左前方跨步，双上肢水平伸展，然后逆序回到立位	
	5）立位前后摆臂：双足前后站立，双上肢下垂，双足重心转移，双上肢前后摆动	
	6）立位旋转摆臂：直立位，躯干及双下肢向一侧旋转的同时双上肢前后摆动	
	7）立位后撤摆臂：直立位，双上肢前伸，腕背屈，一侧下肢后撤下蹲的同时躯干前屈，双上肢保持腕背屈向后摆动	
2. 功能性训练	1）大走路训练：每日两次，每次5～10min	
	2）坐下、站起训练：每日两次，每次5～10min	
	3）床上翻身训练：每日两次，每次5～10min	

PT（第二次评价 2022 年 3 月 5 日）

一、评价结果

1．一般情况及躯体功能（表 13-3-4）

表 13-3-4　一般情况及躯体功能

评定内容		评定结果	
		第一次	第二次
意识状态		☑清醒　□嗜睡　□昏睡 □浅昏迷　□深昏迷	☑清醒　□嗜睡　□昏睡 □浅昏迷　□深昏迷
理解能力		□消极　□一般　☑积极	□消极　□一般　☑积极
配合程度		□消极　□一般　☑积极	□消极　□一般　☑积极
情绪状态		□焦虑　□抑郁　☑正常	□焦虑　□抑郁　☑正常
疼痛（VAS）		部位：右肩关节周围 性质：不能描述 VAS 评分：描述不清晰	部位：无 性质：__ VAS 评分：
肌肉萎缩		☑无　□有　部位：_____	☑无　□有　部位：_____
肢体肿胀		☑无　□有　部位：_____	☑无　□有　部位：_____
ROM	上肢及手	PROM： 左肩前屈 0～150°、 右肩前屈 0～150°； AROM： 左肩 0～150°、 右肩 0～150°；	PROM： 左肩 0～160°、 右肩 0～160°； AROM： 左肩 0～160°、 右肩 0～160°；
	下肢	PROM：左踝背伸 0～5°，右踝背伸 0～8° AROM：左踝背伸 0～5°，右踝背伸 0～8°	PROM：左踝背伸 0～10°，右踝背伸 0～10° AROM：左踝背伸 0～10°，右踝背伸 0～10°
肌张力	上肢	被动活动肢体轻度有阻力反应（铅管样）	被动活动肢体轻度有阻力反应（铅管样）
	下肢	正常	正常
感觉功能	浅感觉	正常	正常
	深感觉	正常	正常
肌力评价（MMT）	上肢及手	外展：左肩、右肩 5‾级 余 5 级	外展：左肩 5‾级 余 5 级
	下肢	左髋、右髋 4⁺级；余 5 级	左髋、右髋 5‾级；余 5 级
平衡功能	三级平衡评定	坐位平衡Ⅲ级，站立位平衡Ⅱ级	坐位平衡Ⅲ级，站立位平衡Ⅱ级
	Berg 平衡量表	22/56	30/56
协调功能	指鼻试验	无异常	无异常
	跟膝胫试验	无异常	无异常

2．MDS-UPDRS（表13-3-5）

表13-3-5a　MDS-UPDRS

		第一次	第二次			第一次	第二次
1．A	信息来源	☐患者 ☐照料者 ☑患者＋照料者		3.3b	强直-右上肢	0	0
				3.3c	强直-左上肢	1	1
Part I	日常生活非运动症状体验			3.3d	强直-右下肢	0	0
1.1	认知功能受损	1	1	3.3e	强直-左下肢	0	0
1.2	幻觉和精神症状	0	0	3.4a	手指拍打-右手	1b	1b
1.3	抑郁情绪	0	0	3.4b	手指拍打-左手	0	0
1.4	焦虑情绪	0	0	3.5a	手掌运动-右手	1b	1b
1.5	淡漠	4	3	3.5b	手掌运动-左手	1b	1b
1.6	多巴胺失调的特征	0	0	3.6a	前臂回旋运动-右手	1b	1b
1.6a	本问卷填写者	☐患者 ☐照料者 ☑患者＋照料者		3.6b	前臂回旋运动-左手	1b	1b
				3.7a	脚趾拍地运动-右脚	2ab	2ab
1.7	睡眠问题	0	0	3.7b	脚趾拍地运动-左脚	2ab	2ab
1.8	白天嗜睡	2	1	3.8a	两脚灵敏度测试-右腿	1a	1a
1.9	疼痛和其他感觉	0	0	3.8b	两脚灵敏度测试-左腿	1c	1c
1.10	排尿问题	3	3	3.9	起立	3	2
1.11	便秘问题	1	1	3.10	步态	2	1
1.12	站立时头晕	0	0	3.11	步态冻结的评估	1	1
1.13	疲劳感	1	1	3.12	姿势平稳度	3	2
Part II	日常生活运动症状体验			3.13	姿势	3	3
2.1	言语	3	3	3.14	全身自发性的动作评估	3	3
2.2	唾液分泌与流口水	3	3	3.15a	双手姿态性震颤-右手	0	0
2.3	咀嚼与吞咽	3	3	3.15b	双手姿态性震颤-左手	0	0
2.4	进食能力	2	2	3.16a	双手动作性震颤-右手	0	0
2.5	穿衣	4	3	3.16b	双手动作性震颤-左手	0	0
2.6	卫生清洁	4	4	3.17a	静止型震颤幅度-右上肢	0	0
2.7	写字	2	1	3.17b	静止型震颤幅度-左上肢	0	0
2.8	嗜好与其他活动	4	4	3.17c	静止型震颤幅度-右下肢	0	0
2.9	翻身	4	3	3.17d	静止型震颤幅度-左下肢	0	0
2.10	震颤	0	0	3.17e	静止型震颤幅度-嘴唇/下巴	0	0
2.11	起床	4	4	3.18	静止型震颤持续性	0	0
2.12	走路与平衡	4	3		异动症是否在检查中出现	☑No	☐Yes
2.13	冻结	3	3		是否干扰动作功能的检查	☑No	☐Yes
3a	是否正接受药物治疗	☐No	☑Yes		Hoehn-Yahr分期	3	3
3b	临床功能状态	☐Off	☑On				
3c	是否有服左旋多巴	☐No	☑Yes	4.1	出现异动症的时间	0	0
3．C1	距离最近一次服药时间	2h		4.2	异动症对生活功能造成的影响	0	0
Part III	运动功能检查			4.3	发生"关"的时间	0	0
3.1	言语	2	2	4.4	药效波动对生活功能造成的影响	0	0
3.2	面部表情	4	4	4.5	药效波动的复杂性	0	0
3.3a	强直-脖子	0	0	4.6	疼痛性"关"期肌张力不全症	0	0

表13-3-5b 得分

项目	I	II	III	IV	总分
第一次	12	40	33	0	85
第二次	10	36	30	0	76

二、进步点

1. 精神状态较前改善。
2. 穿衣、翻身较前改善。
3. 步态较前改善。
4. 姿势较前平稳。

三、仍存在的问题

1. 肌张力增高：左肘关节肌张力轻度铅管样增高。
2. 平衡功能障碍：站立位平衡稍有改善，但稳定性差，仍未到III级水平。
3. 姿异常：屈颈屈膝屈髋状态。
4. 动作仍较缓慢。
5. 躯干稳定性、步速和重心转移仍有进一步提升空间。

四、调整康复目标

1. 长期目标（1个月）：进一步改善患者动作缓慢，步态和姿势异常。
2. 短期目标（2周）
（1）提升患者动作幅度。
（2）改善患者步速。
（3）改善患者站立平衡功能。

五、根据目标调整训练计划

1. 继续LSVT BIG训练（1h）
（1）基础性动作（30min）
1）坐位转身：端坐位，一侧肩关节外展，肘关节伸直，掌心向前，向对侧转身的同时由下而上划圈至对侧，掌心向后，下肢向后滑动，8个/组，左右各做1组。
2）坐位伏地挺身：端坐位，双手掌心向下碰触地面，回到端坐位，双上肢伸直上抬，掌心向上，然后双上肢后伸至最大范围，8个/组，2组/次。
3）立位前向跨步挺胸：直立位，向前弓步，双上肢水平外展，然后逆序回到立位，8个/

组，左右各做1组。

　　4）立位侧向跨步挺胸：直立位，左转，左脚向左前方跨步，双上肢水平伸展，然后逆序回到立位，8个/组，左右各做1组。

　　5）立位前后摆臂：双足前后站立，双上肢下垂，双足重心转移，双上肢前后摆动，8个/组，左右各做1组。

　　6）立位旋转摆臂：直立位，躯干及双下肢向一侧旋转的同时双上肢前后摆动，8个/组，左右各做1组。

　　7）立位后撤摆臂：直立位，双上肢前伸，腕背屈，一侧下肢后撤下蹲的同时躯干前屈，双上肢保持腕背屈向后摆动，8个/组，左右各做1组。

　　（2）功能性动作（30min）

　　1）床上翻身、床上转移训练。

　　2）卧-坐、坐-站训练。

　　3）站立位拾物：站立位，在患者足前放置物体（如消毒液、尺子、笔等），嘱患者尽最大努力拾起物体，注意全程保护患者，切勿跌倒。

　　4）平衡训练：①仪器平衡功能训练；②重心的前后左右转移训练：患者正立位，左足向前迈一小步，双手做向前推状，将重心充分前移至左足，右足离地或右足尖着地，然后重心向后移至右足，左足离地或左足跟着地，如此缓慢地反复进行；③单腿站立平衡训练；④根据患者平衡功能情况，改变患者支撑面材质，如在硬地板训练改为在软垫上训练。

　　5）步态训练：①视觉、听觉提示下步行训练：PT室"斑马线"上按照治疗师口令"1、2、1"进行步行训练；②上、下肢协同运动训练：让患者两手各持两根体操棒的一端，治疗师持另一端。在行走时，治疗师指引患者两上肢交替摆动，并且在这种相对行走中，按治疗师的指令停止、改变运动方向、转弯等训练。

　　2. 重复经颅磁刺激（rTMS）：高频刺激双侧M_1区，改善运动功能。

OT（第一次评价2022年2月18日）

一、S（主观资料）

　　1. 现病史：患者4年多前出现运动迟缓，症状逐渐加重，动作笨拙，四肢肌肉僵硬，行走缓慢，半年前开始依赖轮椅。1年多前出现饮水呛咳。2个月前来我科门诊就诊，予以美多芭治疗后运动功能较前好转，可室内独立缓慢行走。现为求进一步诊治，门诊拟"帕金森病"收住入院。自发病以来精神可、饮食可、睡眠可，无味觉及嗅觉减退，情绪可，大小便正常，体重无明显变化。

　　2. 患者居住环境：患者居住在6楼，有电梯，家中无无障碍设施，家中配有淋浴、坐便马桶。

　　3. 生活方式及经济情况：患者已退休，病前在老家陕西，病重后即去年11月来深圳与子同住，家庭经济情况良好。

4. 主要问题：上肢活动较为缓慢，灵活性不足；手指精细性动作欠佳。

5. 患者目标：期望生活可以大部分自理。

二、O（客观资料）

（一）观察／初次面接

患者身体前倾、头前屈姿势，由妻子扶着步行至OT室，行走过程中无摆臂，听到治疗师指令后可缓慢坐下，经提醒后可将头稍抬起及把双手缓慢放至桌面。患者面无表情，眼睛发红，精神状态尚可。与治疗师交谈、评估过程中配合程度高，听理解可。但回答问题较为缓慢，含糊不清。患者病重前喜欢在计算机上看电视剧（从早到晚），家属说患者性格内向，不喜与人沟通交流；患病后对照顾者的依赖性强，生活中不愿自己动手，能自己系纽扣，但需要家人帮助穿衣及刷牙。嘱患者自主活动双上肢，患者动作缓慢。

（二）评价结果

1. 认知功能评价：MMSE 24/30分，认知功能轻度障碍（患者本科学历）（表13-3-6），定向力、计算力、表达能力和视空间能力减退。

表13-3-6　MMSE

Q1	Q2	Q3	Q4	Q5	Q6	Q7	Q8	Q9	Q10	Q11	总分
4	5	3	2	3	2	1	1	3	0	0	24

2. 感觉功能的评价：双上肢皮肤轻触觉、痛觉无明显异常。

3. 躯体运动功能评价

（1）上肢ROM的评价：左肩关节 AROM/PROM 0～150°/0～150°，右肩关节 0～150°/0～150°，余上肢各关节活动范围无明显异常。

（2）上肢MMT的评价：双上肢肩外展肌群5⁻级，肩前屈肌群5⁻级，屈肘肌群5⁻级，伸肘肌群5⁻级，旋后肌群5⁻级，旋前肌群5⁻级，指伸肌5⁻级，指屈肌5级。

（3）站立位平衡检查：站立位平衡Ⅱ级。

（4）肌张力评价：双上肢肌张力呈铅管样增高。

4. ADL评价（Barthel指数）：45/100分，大部分依赖（表13-3-7）。

表13-3-7　Barthel指数

项目	得分	完成情况
进食	10/10	无异常
转移	10/15	需要少量帮助或者指导
修饰	0/5	不会刷牙
用厕	0/10	不会自己蹲
洗澡	0/5	依赖家人
平地行走	10/15	需要一个人帮助

续表

项目	得分	完成情况
上下楼梯	0/10	不能
穿脱衣服	0/10	依赖
大便控制	10/10	无异常
小便控制	5/10	偶尔失禁

5．协调性

（1）指鼻/指指试验：完成速度减慢。

（2）快速轮替试验：完成速度减慢。

三、A评估分析

（一）ICF总结、分析、解释

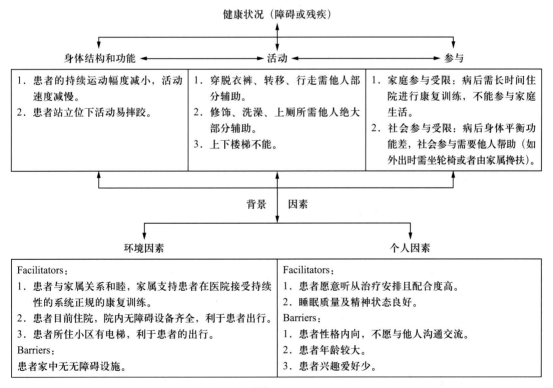

图13-3-5

问题总结：

1．运动功能障碍

（1）运动迟缓，运动灵活性差。

（2）立位平衡功能差。

2. 日常生活大部分依赖：穿脱衣服、洗漱、淋浴、如厕及功能性行走等基本日常活动需要家属大量帮助，独立性差。

（二）制定康复目标

1. 长期目标（1个月）：维持和提高患者日常生活活动能力，减少对照顾者的依赖。
2. 短期目标（2周）
（1）改善肢体协调性，提高运动速度。
（2）改善精细运动能力。
（3）提升站立位下上肢活动能力。

四、P（制订计划）

（一）躯体运动功能训练

1. 颈、肩、肘、腕、手的关节活动范围维持训练（帕金森体操）。
2. 站立位下摆臂训练或者坐位下伸一侧下肢，双上肢在另一侧的头外侧击掌，然后交换另一侧，如此反复进行。
3. 站立位下双手抛接球训练：嘱患者与治疗师进行抛接球。
4. 粘毛毛虫训练：嘱患者向粘板上粘所属颜色图案的毛线。
5. 写字训练：嘱患者抄写一段话。
6. 上肢功能仪器训练：提高患者的反应速度及短时记忆力。
7. 站立位下套圈训练：嘱患者向木架上套圈，可以将木架放在患者的身旁，提高患者转身能力。
8. 日常生活活动能力训练：如穿脱衣指导、刷牙训练。

（二）注意事项

1. 训练强度应适中，避免引起患者过度劳累。
2. 避免跌倒。

（三）家庭作业

1. 颈、肩、肘、腕、手的关节活动范围维持训练：10分钟/次，早晚各一次。
2. 站立位下摆臂训练：15分钟/次，早晚各一次。

OT（第二次评价2022年3月5日）

一、评价结果

1. 认知功能评价：MMSE：24/30分，属于正常范围（患者本科学历）（表13-3-8）。

表 13-3-8　MMSE

	Q1	Q2	Q3	Q4	Q5	Q6	Q7	Q8	Q9	Q10	Q11	总分
初评	5	4	3	2	3	2	1	1	3	0	0	24
中评	5	5	3	2	3	2	1	1	3	0	0	25

2．感觉功能的评价：双上肢皮肤轻触觉、痛觉无明显异常。

3．躯体运动功能评价

（1）上肢ROM的评价：左肩关节AROM/PROM 0～160°/0～160°，右肩关节0～160°/0～160°，余上肢各关节活动范围无明显异常。

（2）上肢MMT的评价：双上肢肩外展肌群5⁻级，肩前屈肌群5级，屈肘肌群5级，伸肘肌群5⁻级，旋后肌群5⁻级，旋前肌群5级，指伸肌5⁻级，指屈肌群5级。

（3）站立位平衡检查：双腿站立平衡Ⅱ级。

（4）肌张力评价：双上肢肌张力呈铅管样增高。

4．ADL评价（Barthel指数）：45→50/100分，部分依赖（表13-3-9）。

表 13-3-9　Barthel指数

项目	得分	完成情况
进食	10/10	无异常
转移	10/15	需要少量帮助或者指导
修饰	0/5	不会刷牙
用厕	0→5/10	需部分帮助
洗澡	0/5	依赖家人
平地行走	10/15	需要一个人帮助
上下楼梯	0/10	不能
穿脱衣服	0/10	依赖
大便控制	10/10	无异常
小便控制	5/10	偶尔失禁

5．协调性

指鼻/指指试验：完成速度减慢。

快速轮替试验：完成速度减慢。

二、进步点

1．部分肌力提高。

2．部分ADL能力提高。

3．肩关节主被动活动度改善。

三、仍存在的问题

1. 运动迟缓，运动灵活性差。
2. 日常生活需要帮助，独立性差。

四、调整康复目标

1. 长期目标（1个月）：提高患者日常生活活动能力，减少对照顾者的依赖。
2. 短期目标（2周）
（1）改善肢体协调性，提高运动速度。
（2）改善精细运动能力。
（3）提升站立位下上肢活动能力。

五、根据目标调整训练计划

（一）躯体运动功能训练

1. 颈、肩、肘、腕、手的关节活动范围维持训练（帕金森体操）：10分钟/次。
2. 拧螺丝、写字训练。
3. 站立位下投掷沙包训练：嘱患者向粘板投掷沙包，5分钟/次。
4. 站立位下双手抛接球训练：嘱患者与治疗师进行抛接球，5分钟/次。
5. 站立位下摆臂训练或者坐位下伸一侧下肢，双上肢在另一侧的头外侧击掌，然后交换另一侧，如此反复进行。
6. 上肢功能仪器训练：提高患者的反应速度及短时记忆力。
7. 日常生活活动能力训练：如穿脱衣指导、刷牙训练。

（二）生活建议及家庭环境改造

针对患者家庭中情况，推荐患者家中增设无障碍设施，如可在浴室安装扶手、调高坐便马桶的高度，给予患者安全的活动环境，减少活动难度、避免摔倒等。

（三）注意事项

1. 训练强度应适中，避免引起患者过度劳累。
2. 避免跌倒。

（四）家庭作业

1. 颈、肩、肘、腕、手的关节活动范围维持训练：10分钟/次，早晚各一次。
2. 站立位下摆臂训练：5分钟/次，早晚各一次。

护　　理

一、护理评估

（一）一般护理评估

体温36.2℃，脉搏78次/min，呼吸20次/min，血压154/93mmHg，体重57.5Kg，身高165cm，体质指数21.12，无吸烟喝酒等不良嗜好，患者精神、饮食、睡眠可，双侧听力下降。小便正常，大便正常1次/d

（二）常用护理量表评估

1. 数字疼痛评分：0分。
2. STRATIFY跌倒评分：1分，有跌倒风险。
3. 营养风险筛查（NRS 2002）：3分，存在营养风险。
4. Braden压疮风险评估：23分，无压疮风险。
5. 基本生活活动能力（BADL）评分：45分/100分，生活需要帮助（大便控制10/10分，小便控制5/10分，修饰0/5分，如厕0/10分，进食10/10分，转移10/15分，行走10/15分，穿衣0/10分，上下楼梯0/10分，洗澡0/5分）。

（三）专科护理评估

1. 徒手肌力检查（MMT）：双上肢5⁻级，双下肢4～5级。
2. 三级平衡评定：坐位平衡Ⅲ级，站立位平衡Ⅱ级。
3. 步行能力评定：Holden步行功能1级。
4. MMSE：24/30分，轻度认知障碍，主要失分项提示时间定向、计算力注意力、书写能力、空间结构及执行能力障碍。

（四）心理社会方面

家庭支持好，情绪稳定，配合治疗。

二、护理问题

1. 有跌倒的风险：与患者平衡能力、协调能力差有关。
2. 吞咽功能障碍：与喉部肌肉运动功能障碍有关。
3. 有营养障的可能：与患者自主进食意识差，吞咽功能障碍有关。
4. 自理能力缺陷：与运动功能障碍有关。
5. 知识缺乏：缺乏帕金森病相关知识及自我护理知识。

三、护理目标

1. 长期目标（1个月）：防止失用和误用综合征，减轻不适感，提高生活质量。
2. 短期目标（2周）
（1）患者及其陪护知晓安全知识，无跌倒发生。
（2）生活自理能力和活动能力得到提升。
（3）吞咽功能得到改善，进食时间减少。
（4）无疾病相关并发症：压疮、尿路感染、深静脉血栓等。

四、护理措施

（一）一般护理措施

1. 做好入院宣教，让患者及其照护者尽快熟悉新环境，消除陌生感，因患者及其照护者年纪较大，多给予生活上的帮助和提示，建立良好的护患关系。
2. 患者吞咽功能障碍，进食慢，需进面肌功能训练，以改善面部表情和吞咽困难。
3. 加强营养，给予高蛋白、易消化等食物，养成定时进食及饮水的习惯，每周进行营养评分。
4. 标注"跌倒高风险"高警示，夜间加强巡视，保持病房地灯光亮，无障碍物，无积水等；告知家属日常照护相关知识：保持光亮的环境，开关在随手可触的位置，夜间常开小夜灯。减少活动范围内障碍物，洗手间使用扶手及防滑垫，物品放在随手可得范围内，以免发生跌倒。
5. 让患者参与日常生活活动，加强日常生活动作训练，提升自理能力。
6. 做好疾病相关宣教，让家属了解帕金森病的进展情况和自我护理的方法，平时关注患者情绪，积极引导，多进行日常沟通交流，积极配合治疗和煅炼，以延缓疾病进展。

（二）用药护理

遵医嘱按时服药，家属知晓药物的作用及不良反应，了解用药过程中的"开-关"现象以及应对方法。

（三）心理护理

1. 患者因听力下降，沟通时需提高音量并放慢语速，以便更好地沟通，以取得合作。
2. 患者性格内向，不愿表达自己的不适和意愿，但对于指令性任务非常配合，应及时给予鼓励及支持。

五、护理评价（2022年3月5日）

1. 家属了解帕金森病的进展情况和自我护理的方法。

2. 家属能够知晓药物的作用及不良反应，了解用药过程中的"开-关"现象以及应对方法。

3. 患者愿意配合进行康复，出院后愿意加强煅炼，以延缓身体功能障碍的发展。

六、讨论与总结

帕金森病是一种以中脑黑质多巴胺神经元进行性退变为主、多系统受累的缓慢进展的神经系统变性疾病，其主要主要临床表现分为运动迟缓、静止性震颤、肌肉僵硬及姿势步态障碍的运动症状，以及认知情绪障碍、睡眠障碍、大小便异常、疼痛和疲劳等非运动症状。康复治疗主要针对患者的功能障碍，因此应对患者的功能障碍进行全面评定，以制订客观和个体化的康复目标及计划，进行针对性精准康复治疗。

该患者目前 Hoehn-Yahr 分期3期，此时目标为避免跌倒、克服废用综合征，提高活动性如转移、平衡步行和手臂活动。因此应制定功能性特定任务训练，采用注意和提示策略、认知运动策略、双重任务训练。值得注意的是，双重任务训练应该专业，训练中鼓励进行，但在患者的日常生活中应减少，因为这可能会带来患者跌倒危险。此外该患者存在明显的言语障碍，言语训练也应进行，治疗内容和方法包括LSVT LOUD、呼吸系统（腹式和胸式呼吸）、发声系统（声带和喉）和调音系统（唇、舌、齿、下颌和软腭等）等训练。